全国中医药行业高等教育"十二五"规划教材

全国高等中医药院校规划教材（第九版）

中药分析学

（供中药学类、药学类、工商管理类等专业用）

主　编　李　萍（中国药科大学）
　　　　　贡济宇（长春中医药大学）
副主编　甄汉深（广西中医药大学）
　　　　　钱大玮（南京中医药大学）
　　　　　孙　晖（黑龙江中医药大学）
　　　　　张振秋（辽宁中医药大学）
　　　　　王淑美（广东药学院）
　　　　　李喜凤（河南中医学院）

中国中医药出版社
·北　京·

图书在版编目（CIP）数据

中药分析学/李萍，贡济宇主编 . —北京：中国中医药出版社，2012.9 （2013.1 重印）

全国中医药行业高等教育"十二五"规划教材

ISBN 978 -7 -5132 -1057 -7

Ⅰ. ①中…　Ⅱ. ①李…　②贡…　Ⅲ. ①中药材 -药物分析 -中医药院校 -

教材　Ⅳ. ①R284.1

中国版本图书馆 CIP 数据核字（2012）第 159174 号

中 国 中 医 药 出 版 社 出 版

北京市朝阳区北三环东路 28 号易亨大厦 16 层

邮政编码　100013

传真　010 64405750

北京泰锐印刷有限公司印刷

各地新华书店经销

*

开本 787 ×1092　1/16　印张 21.875　彩插 0.375　字数 498 千字

2012 年 9 月第 1 版　　2013 年 1 月第 2 次印刷

书　号　ISBN 978 -7 -5132 -1057 -7

*

定价　36.00 元

网址　www. cptcm. com

全国中医药行业高等教育"十二五"规划教材
全国高等中医药院校规划教材（第九版）
专家指导委员会

名誉主任委员　王国强（卫生部副部长兼国家中医药管理局局长）
　　　　　　　邓铁涛（广州中医药大学教授　国医大师）
主 任 委 员　李大宁（国家中医药管理局副局长）
副主任委员　王永炎（中国中医科学院名誉院长　教授　中国工程院院士）
　　　　　　　张伯礼（中国中医科学院院长　天津中医药大学校长　教授
　　　　　　　　　　　中国工程院院士）
　　　　　　　洪　净（国家中医药管理局人事教育司巡视员兼副司长）
委　　　　员　（以姓氏笔画为序）
　　　　　　　王　华（湖北中医药大学校长　教授）
　　　　　　　王　键（安徽中医学院院长　教授）
　　　　　　　王之虹（长春中医药大学校长　教授）
　　　　　　　王北婴（国家中医药管理局中医师资格认证中心主任）
　　　　　　　王亚利（河北医科大学副校长　教授）
　　　　　　　王国辰（全国中医药高等教育学会教材建设研究会秘书长
　　　　　　　　　　　中国中医药出版社社长）
　　　　　　　王省良（广州中医药大学校长　教授）
　　　　　　　车念聪（首都医科大学中医药学院院长　教授）
　　　　　　　石学敏（天津中医药大学教授　中国工程院院士）
　　　　　　　匡海学（黑龙江中医药大学校长　教授）
　　　　　　　刘振民（全国中医药高等教育学会顾问　北京中医药大学教授）
　　　　　　　孙秋华（浙江中医药大学党委书记　教授）
　　　　　　　严世芸（上海中医药大学教授）
　　　　　　　李大鹏（中国工程院院士）
　　　　　　　李玛琳（云南中医学院院长　教授）
　　　　　　　李连达（中国中医科学院研究员　中国工程院院士）
　　　　　　　李金田（甘肃中医学院院长　教授）
　　　　　　　杨关林（辽宁中医药大学校长　教授）
　　　　　　　吴以岭（中国工程院院士）

全国中医药行业高等教育"十二五"规划教材
全国高等中医药院校规划教材（第九版）

《中药分析学》编委会

前　言

全国中医药行业高等教育"十二五"规划教材是为贯彻落实《国家中长期教育改革和发展规划纲要（2010－2020年)》、《教育部关于"十二五"普通高等教育本科教材建设的若干意见》和《中医药事业发展"十二五"规划》，依据行业人才需求和全国各高等中医药院校教育教学改革新发展，在国家中医药管理局人事教育司的主持下，由国家中医药管理局教材办公室、全国中医药高等教育学会教材建设研究会在总结历版中医药行业教材特别是新世纪全国高等中医药院校规划教材建设经验的基础上，进行统一规划建设的。鉴于由中医药行业主管部门主持编写的全国高等中医药院校规划教材目前已出版八版，为便于了解其历史沿革，同时体现其系统性和传承性，故本套教材又可称"全国高等中医药院校规划教材（第九版）"。

本套教材坚持以育人为本，重视发挥教材在人才培养中的基础性作用，充分展现我国中医药教育、医疗、保健、科研、产业、文化等方面取得的新成就，以期成为符合教育规律和人才成长规律，并具有科学性、先进性、适用性的优秀教材。

本套教材具有以下主要特色：

1. 继续采用"政府指导，学会主办，院校联办，出版社协办"的运作机制

在规划、出版全国中医药行业高等教育"十五"、"十一五"规划教材时（原称"新世纪全国高等中医药院校规划教材"新一版、新二版，亦称第七版、第八版，均由中国中医药出版社出版），国家中医药管理局制定了"政府指导，学会主办，院校联办，出版社协办"的运作机制，经过两版教材的实践，证明该运作机制符合新时期教育部关于高等教育教材建设的精神，同时也是适应新形势下中医药人才培养需求的更高效的教材建设机制，符合中医药事业培养人才的需要。因此，本套教材仍然坚持这个运作机制并有所创新。

2. 整体规划，优化结构，强化特色

此次"十二五"教材建设工作对高等中医药教育3个层次多个专业的必修课程进行了全面规划。本套教材在"十五"、"十一五"优秀教材基础上，进一步优化教材结构，强化特色，重点建设主干基础课程、专业核心课程，加强实验实践类教材建设，推进数字化教材建设。本套教材数量上较第七版、第八版明显增加，专业门类上更加齐全，能完全满足教学需求。

3. 充分发挥高等中医药院校在教材建设中的主体作用

全国高等中医药院校既是教材使用单位，又是教材编写工作的承担单位。我们发出关于启动编写"全国中医药行业高等教育'十二五'规划教材"的通知后，各院校积极响应，教学名师、优秀学科带头人、一线优秀教师积极参加申报，凡被选中参编的教师都以积极热情、严肃认真、高度负责的态度完成了本套教材的编写任务。

4. 公开招标，专家评议，健全主编遴选制度

本套教材坚持公开招标、公平竞争、公正遴选主编原则。国家中医药管理局教材办公室和全国中医药高等教育学会教材建设研究会制订了主编遴选评分标准，经过专家评审委员会严格评议，遴选出一批教学名师、高水平专家承担本套教材的主编，同时实行主编负责制，为教材质量提供了可靠保证。

5. 继续发挥执业医师和职称考试的标杆作用

自我国实行中医、中西医结合执业医师准入制度以及全国中医药行业职称考试制度以来，第七版、第八版中医药行业规划教材一直作为考试的蓝本教材，在各种考试中发挥了权威标杆作用。作为国家中医药管理局统一规划实施的第九版行业规划教材，将继续在行业的各种考试中发挥其标杆性作用。

6. 分批进行，注重质量

为保证教材质量，本套教材采取分批启动方式。第一批于2011年4月启动中医学、中药学、针灸推拿学、中西医临床医学、护理学、针刀医学、中药资源与开发7个本科专业124种规划教材。2012年下半年启动其他专业的教材建设工作。

7. 锤炼精品，改革创新

本套教材着力提高教材质量，努力锤炼精品，在继承与发扬、传统与现代、理论与实践的结合上体现了中医药教材的特色；学科定位准确，理论阐述系统，概念表述规范，结构设计更为合理；教材的科学性、继承性、先进性、启发性及教学适应性较前八版有不同程度提高。同时紧密结合学科专业发展和教育教学改革，更新内容，丰富形式，不断完善，将学科、行业的新知识、新技术、新成果写入教材，形成"十二五"期间反映时代特点、与时俱进的教材体系，确保优质教育资源进课堂，为提高中医药高等教育本科教学质量和人才培养质量提供有力保障。同时，注重教材内容在传授知识的同时，传授获取知识和创造知识的方法。

综上所述，本套教材由国家中医药管理局宏观指导，全国中医药高等教育学会教材建设研究会倾力主办，全国各高等中医药院校高水平专家联合编写，中国中医药出版社积极协办，整个运作机制协调有序，环环紧扣，为整套教材质量的提高提供了保障机制，必将成为"十二五"期间全国高等中医药教育的主流教材，成为提高中医药高等教育教学质量和人才培养质量最权威的教材体系。

本套教材在继承的基础上进行了改革与创新，但在探索的过程中，难免有不足之处，敬请各教学单位、教学人员以及广大学生在使用中发现问题及时提出，以便在重印或再版时予以修正，使教材质量不断提升。

国家中医药管理局教材办公室
全国中医药高等教育学会教材建设研究会
中国中医药出版社
2012年6月

编写说明

1987 年 8 月由国家教育委员会决定在高等医药院校设置中药资源学专业。2002 年经教育部批准设置中药资源与开发专业，2008 年 7 月由中国自然资源学会天然药物资源专业委员会提出编写一套中药资源与开发专业系列教材。经过多方反复调研，最终确定本套教材的编写计划，并纳入国家"十二五"行业规划教材系列之中。本套教材在国家中医药管理局的统一规划和指导下，由全国高等教育研究会、全国高等中医药教材建设研究会具体负责，由南京中医药大学段金廒教授担任总主编，为我国中药与天然药物资源以及相关学科本科生提供了第一套包含 12 门课程的系列规划教材。

本系列教材的主要编写单位有：南京中医药大学、中国药科大学、中国中医科学院中药研究所、中国医学科学院药用植物研究所、山东中医药大学、长春中医药大学、北京中医药大学、黑龙江中医药大学、中国科学院昆明植物研究所、南京农业大学、沈阳药科大学、复旦大学、天津中医药大学、广东药学院、河南中医学院、湖北中医药大学、上海中医药大学、江西中医学院、安徽中医学院、甘肃中医学院、湖南农业大学等。

中药分析学是一门以中医药理论为指导，综合运用化学、物理学、生物学和信息学等技术和方法，研究中药质量及其控制方法的学科。随着研究领域的拓展与分析技术的进步，中药分析学已成为解决中药质量标准化、规范化等中药现代化、国际化进程中关键问题的重要学科。《中药分析学》是由国家中医药管理局统一规划、宏观指导，全国中医药高等教育学会、中医药教材建设研究会具体负责，组织全国 21 所高校共同编写的全国中医药行业高等教育"十二五"规划教材。

本教材紧扣中药学、药学、中药资源与开发等专业的培养目标，具有如下特点：①系统性，即以中药质量控制的方法学为主线，从反映中药质量特性的三个方面（真实性、有效性和安全性）出发，全面、系统地介绍相关的"基础理论、基本知识和基本技能"，如第一章为绪论，第二、三章为中药分析的通用方法，第四章为中药真实性分析方法，第五、六、七章为中药有效性分析方法，第八章为中药安全性分析方法，第九章为体内中药成分分析方法，第十章为中药生产过程质量分析，第十一章为中药分析学的终极目标，即中药质量标准的制定。②实用性，即突出理论联系实际，力求教学内容能充分反映当前中药研究、开发与生产实践，并与国家最新药品标准接轨。③前瞻性，即对中药分析领域的发展前沿与研究进展给予适当介绍，以期拓展学生的知识面，更好地培养学生的创新能力。④直观性与可读性，即充分发挥结构式、图片、图谱在信息传递方面的独特优势，以图文并茂的形式增加教材的直观性与可读性。另外，充分考虑到中药复杂性和整体性的特点，本教材首次增列了第七章中药生物活性测定法和第十章中药生产过程质量分析。

　　本教材在各单位分工起草的基础上，由李萍、李会军、贡济宇统一审改与定稿，并经编委会集体审核。各章起草人员如下：李萍、李会军编写第一章，张彤编写第二章，张振秋、谢晓梅、曹君、董玉、赵岩、胡晶红编写第三章，汪红、赵杨编写第四章，田树革、马晓驰、邵晶、钱大玮、单鸣秋、李喜凤编写第五章，孙晖编写第六章，马莉编写第七章，甄汉深、李可强编写第八章，贡济宇编写第九章、第十章，王淑美编写第十一章。

　　在本教材编写过程中，得到了中国中医药出版社的大力支持。此外，中国药科大学药用植物园刘惠娟主任提供了药材显微图；上海市食品药品检验所中药室季申主任提供了安宫牛黄丸质量标准的研究资料及图谱；济南金宏利实业有限公司提供了部分近红外光谱图；解放军第 302 医院全军中药研究所肖小河研究员审阅、修改第七章内容；国家药典委员会钱忠直首席专家审阅第八章内容。在此一并致谢。

　　由于编者水平有限，教材中难免存在疏漏、不妥之处，恳请广大师生和读者提出宝贵意见，以便再版时修改。

《中药分析学》编委会
2012 年 5 月

目　　录

第一章　绪　论

第一节　中药分析学的性质与任务

一、中药分析学的性质

中药（Chinese medicines）是指依据中医学理论和临床经验应用于医疗或保健的药物。通常认为，中药的物质表现形式包括中药材（Chinese medicinal materials）、饮片（decoction pieces）和中药制剂（Chinese medicinal preparations）。近年来，随着国际范围内对天然药物、传统药物认知度的不断提高，中药提取物（Chinese medicinal extracts）已成为一种新的物质表现形式。

中药材是饮片、提取物的原料，指取自天然的、未经加工或只经简单产地加工（净选、干燥等）的药用物质，按其基原可分为生物类药材（植物类、动物类）和矿物类药材两大类。饮片指药材经过炮制（净制、切制、炮炙等）后可直接应用于中医临床或制剂生产使用的处方药品。中药提取物是指从植、动物中制得的挥发油、油脂、有效部位或有效成分，可作为中药的"新型"饮片和中药制剂的原料药。中药制剂，是指在中医药理论指导下，以中药饮片或中药提取物等为原料，按一定的处方经制剂加工制成各种不同剂型的中药制品。

中药的质量是指中药所固有的一组用以达到中药临床用药需求的整体特征或特性，包括真实性、有效性、安全性、整体性和均一性。中药分析学（analytical science of Chinese medicines）即是以中医药理论为指导，综合运用化学、物理学、生物学和信息学等技术和方法，研究中药质量及其控制方法的一门学科。中药分析学和其他相关学科，如中药鉴定学、中药炮制学、中药药理学、中药药剂学等一样，是中药学类专业的一门主要专业课程，是中药学一级学科的一个重要组成部分。它不仅是一门研究中药质量控制的"方法学科"，而且还能为相关学科的研究提供必要的基础支撑，共同致力于中药学科的发展。

二、中药分析学的任务

中药及其制品皆属于特殊商品，其质量的优劣不仅影响药效的发挥，还直接关系到应用者的健康与生命安危，因此质量控制自然应远较其他商品严格。药品质量控制涉及生产、流通和应用等各个环节，应是动态的、全过程的质量控制。中药分析学的任务主要包括：

1. 研究中药质量控制方法，促进中药的现代化与国际化 由于中药作用的整体性、组成成分的多样性和可变性、作用靶点和机制的复杂性以及成分间相互作用的难以预测性，给中药质量控制带来了极大的挑战。因此，运用现代科学技术破解这一难题，建立符合中药作用特点的质量标准体系，是中药分析学的重要任务，也是当前中药现代化、国际化进程中迫切需要解决的瓶颈之一。

（1）中药真实性的控制方法 真实性控制即"真伪"鉴定。中药材品种繁多，应用历史悠久，产区分布广泛，加之历代本草记载、地区用语、使用习惯的不同，类同品、代用品和民间用药不断涌现，以及药材外形相似等，造成了中药材存在着同名异物、同物异名现象。此外，多基原在中药材的使用中普遍存在。基原植物不同，会表现出质量上的差异。如对同一条件下生长的 4 年生甘草属 5 种植物根及根茎中的甘草酸含量进行研究，结果发现不同种之间甘草酸含量存在显著差异。其中，以乌拉尔甘草（*Glycyrrhiza uralensis* Fisch. 根及根茎）含量最高（达 8.44%），其次是胀果甘草（*G. inflata* Bat. 根及根茎）和光果甘草（*G. glabra* L. 根及根茎），分别为 7.27% 和 4.63%，而刺毛甘草（*G. echinata* L. 根及根茎）和刺果甘草（*G. pallidiflora* Maxim. 根及根茎）则甘草酸含量较低，仅为 2.79% 和 0.20%。因此，弄清中药材的确切基原（物种），以达到正本清源、去伪存真的目的，是中药质量控制的第一步。中药真实性的控制方法，主要包括基于形态学的性状和显微鉴定方法、基于化学成分的理化鉴定方法以及基于遗传物质的 DNA 分子标记鉴定方法等。

（2）中药有效性的控制方法 中药产生疗效的物质基础是存在于其中的有效成分。因此，针对中药的化学属性，对中药有效成分进行定性和定量分析是评价其有效性的手段之一。目前，多数中药的有效成分并不明确，在此前提下，分析中药所含活性成分、特征性成分或指标性成分，也能从某种程度上确保药物疗效。由于中药的功能主治不像化学药那样可以明确而直接地瞄准某个或几个"靶点"发挥作用，往往是通过修复、调整、调动人体的某些机能而达到防病治病的目的，因而带有整体性特征，一般单一的有效成分或活性成分含量高低不能表达其整体疗效。因此，中药有效性化学表征方法的趋势是多成分同时分析以及指纹图谱分析等整体性控制策略。

另一方面，中药的有效性也可通过表征中药的生物学属性来完成，即基于药效的生物活性评价法也是中药有效性评价的一种手段。

中药的有效性最终需要靠中医临床实践来检验，无论采用化学手段或生物学手段来研究中药的有效性，都需要以中医药理论为指导，这样才能避免与传统中医药理论和临床实践相矛盾。中药的功效往往具有多样性，质量分析时应考虑质量控制指标与中药临床应用的功能主治密切相关。例如，对山楂（Crataegi Fructus）的质量分析，当临床选其消食健胃功效时，应监控有机酸含量；当选其活血止痛功效时，则应监测黄酮类成分。中药方剂按照"君、臣、佐、使"针对不同病情组方遣药，对中药复方制剂进行质量分析，应分清各药味在组方中的地位和作用，抓住君药、贵重药及毒剧药重点进行检测。例如黄连在黄连上清丸中是君药，而在安宫牛黄丸中是臣药，因此，测定黄连生物碱来评价前者的质量优劣是合适的，但若用于评价后者的质量则不够全面。

（3）中药安全性的控制方法 中药所含杂质或有害物质，会影响其疗效的发挥，甚至危害人体健康，因此需要进行安全性控制。为客观反映中药杂质或有害物质的量是否在安全使用的范围内，应用可靠、灵敏的检测方法进行有效检测并作出限量规定。

2. 研究中药质量变化规律，探索提高中药质量的有效途径 中药的质量受到生产、采收加工、贮藏、炮制、制剂工艺、供应及流通过程中的一系列环节影响，因此中药分析不是一项简单的、被动的质量检验与监督工作。要对中药质量进行有效控制，需要从药材的种植（养殖）、采收、加工、贮存到饮片炮制、制剂生产制备等一系列过程进行质量分析，系统考察质量的影响因素及其变化规律，探索提高中药质量的有效途径。

例如，青蒿（Artemisia annua L. 地上部分）的活性成分青蒿素的积累与植株部位及采收时间有密切关系，以叶片中含量最高，花蕾次之，而枝条含量最低；青蒿素在植株叶片内的动态积累规律表明，从幼苗期到孕蕾期含量持续上升，至孕蕾末期含量积累达到最高峰，现蕾期含量逐渐下降，开花期含量迅速降低。只有掌握了以上质量变化规律，才能较好地在青蒿药材生产、采收方面采取有针对性的措施，提高其质量。

又如，含草乌（Aconiti Kusnezoffii Radix）的各种中药制剂中，酯型生物碱属于有毒成分，其在制剂中含量高低与草乌的炮制方法（工艺）有关，监测分析发现，若用流通蒸汽蒸制草乌，则随着压力和温度升高，总生物碱含量无明显变化，而酯型生物碱含量显著下降。说明只有充分了解炮制过程中酯型生物碱的变化规律，才能合理改进草乌传统炮制工艺，确保相关复方制剂的有效性与安全性。

中药制剂生产工艺复杂，影响因素较多，即使同一批原料，同一生产车间，如果工艺上稍有差异，也很难保证不同制剂批次之间化学成分的一致性。特别是有一些在单味中药中存在的化学成分，由于受制备工艺、辅料、药味之间的影响，产生挥发、分解、沉淀、聚集、吸附等作用，而使其质和量发生变化。如中药生地黄（Rehmanniae Radix）中含有梓醇，当长时间煎煮后就难以检测到。因此，对中药制剂生产全过程各环节的质量监测，可及时反馈质量信息，用于指导生产，确保产品质量。

第二节 中药分析学的形成与发展

一、中药分析学的形成

中药分析学是伴随着人们对中药在生产、流通、临床应用的质量控制需求而逐渐形成的，并随着相关学科技术的发展而发展。依据所采用的主要分析方法与手段，中药分析学的形成可分为以下三个阶段。

1. 基于中药外形特征的"性状分析"阶段 对于中药的质量控制，自有中草药以来即有之。《神农本草经》载："药有酸、咸、甘、苦、辛五味，又有寒、热、温、凉四气，及有毒、无毒，阴干、曝干，采造时月，生熟，土地所出，真、伪、陈、新，并各有法。药性有宜丸者，宜散者，宜水煮者，宜酒渍者，宜膏煎者，亦有一物兼宜者，亦有不可入汤酒者，并随药性，不得违越。"此段论述奠定了后世中药质量控制的思想。《本草经集注》谓："诸药所生，皆的有境……自江东以来，小小杂药，多出近道，气势性理不及本邦……所以治病不及往人者，亦当缘此故也。"这说明了药材的质量与产地的关系。明代陈嘉谟所著《本草蒙筌》，从"产择土地，采收按时月，藏留防耗坏，贸易辨真假，咀片分根梢，制造资水火，治疗用气味，药剂别君臣"等方面详细分析了影响中药质量的诸多因素，强调为了保证药品质量优良，要从产地、采收季节、储藏、药材鉴定、炮制加工等多方面严把质量关。

早期人们对中药"真、伪、优、劣"的质量分析，主要依据形状、大小、颜色、气味、表面、质地、断面等外观特征，有时还会辅以水试法与火试法。历经长期的实践总结，形成了一套用词精当的描述性状的术语来鉴别药材的真伪，如"铜皮铁骨"、"狮子盘头"、"怀中抱月"等等，评价药材的优劣则用"最佳"、"最胜"、"最有力"、"为佳"、"为良"、"可用"、"不堪用"等。例如，党参（Codonopsis Radix）的芦头有多数疣状突起的茎痕及芽，每个茎痕的顶端呈凹下的圆点状，故《本草从新》有"有狮子盘头者真"之言；羌活（Notopterygii Rhizoma et Radix）与独活（Angelicae Pubescentis Radix）常被人混淆，但古人从颜色上便将二者区分，即所谓"紫色节密者为羌，黄色成块者为独"；川芎（Chuanxiong Rhizoma）为不规则结节状拳形团块，表面黄褐色，《本草图经》称："以蜀川为胜……形块重实，作雀脑状者，谓之雀脑芎，此最有力也"；当归（Angelicae Sinensis Radix），《本草蒙筌》曰："大叶者名马尾归，黄白气香肥润，此为上品……小叶者名蚕头当归，质黑气薄坚枯，此为下品，不堪入药"；秦皮（Fraxini Cortex）外表灰白色至灰棕色，内表面黄白色或棕色，没有突出的特征，但《新修本草》载有"取皮水渍便碧色，书纸看皆青色者是"；《雷公炮炙论》对沉香（Aquilariae Lignum Resinatum）的质量评价为"沉水者为上，半沉水者次之，不沉水者劣"。

这种质量评价方法是千百年来人们对中药真伪优劣鉴别实践的高度概括和总结，具有直观性、便捷性、实用性和成熟性的特点。然而，这种传统经验鉴别方法也不是万能的，有其自身的局限性：中药外部性状与内在品质之间有时会表现出不一致性，仅靠人们的感官很难窥察出中药内在品质；传统经验鉴别方法主要依靠主观判断，分析结果的客观性相对较差。

2. 基于中药内部组织构造的"显微分析"阶段　　1838 年，德国学者 Schleiden 阐明了细胞是植物体构造的基本单位，并利用显微镜观察了多种植物药的显微构造，发现根据显微构造的不同，各种药材可以准确区别。在此基础上，许多研究者对本国常用的或国家药典收载的药材，进行了显微鉴定研究，目的是为了防止药材的掺杂或假冒。如德国学者 J. Moeller 于 1892 年所著《解剖图谱》（*Anatomischer Atlas*）是一本描述德国药典中重要植物药材粉末显微特征的著作。法国学者 E. Collin 于 1893 年所著《实用粉末生药鉴定手册》（*Guide pratique pour la determination des poudres officinales*），描绘了法国药典中植物性药材的粉末组织特征。英国学者 B. E. Nelson 于 1910 年所著《生药和药品分析入门》（*Introduction of the analysis of drugs and medicines*）一书中，介绍了粉末生药显微分析的方法，绘有较精细的显微特征图，并将 197 种粉末药材按类别列成详细的分类检索表。美国学者 A. Schneider 于 1921 年所著《粉末生药显微分析》（*The microanalysis of powdered vegetable drugs*）（第二版）较全面、详细地叙述了研究粉末植物药的通则、操作方法、显微描述及检索表的编列等，并收载了 210 种粉末生药的显微特征和特征图。

自 20 世纪 50 年代，徐国钧、楼之岑等一批学者将显微鉴别方法引入到中药的真伪鉴别中，使之成为真伪鉴别的重要手段之一。1977 年版《中华人民共和国药典》（以下简称《中国药典》）开始将中药显微鉴别方法作为法定分析方法，用于中药材及中药粉末制成的中成药的鉴别。《中国药典》（2005 年版）收载显微鉴别 620 项，而 2010 年版仅新增显微鉴别就达 633 项，所有的药材和饮片及含生药粉末的中成药都增加了专属性的横切面或粉末显微鉴别。

3. 基于中药所含化学成分的"理化分析"阶段 随着中药产业的飞速发展，常用中药的数量与品种极大增加，中药质量问题日益凸显，客观上对中药质量控制方法提出了更高要求。自 20 世纪 70 年代，在继承传统经验鉴别及显微鉴别的基础上，广泛吸取了现代分析化学等学科的研究成果，化学分析法、光谱分析法、色谱分析法等分析技术逐步大规模应用于中药质量研究中。借鉴化学药品的质量控制模式，采用现代仪器分析技术针对中药某单一成分定性、定量分析的质量分析方法逐渐成为主流。此外，人们对药品安全性的要求，使得农药残留量检测、重金属检测等内容也出现在中药质量研究中。

其后，随着中药化学、药理学以及中药临床应用等诸多中药研究领域的不断深入，人们对中药化学成分的复杂性和中药效应的多样性的认识日益深刻。中药不同于化学药品的特质，要求有与其自身特点相符合的质量评价模式来表达，反映在中药内在质量的评价方法上，即是中药质量控制模式逐步由单一的指标性成分向包括指标性成分、活性成分和有效成分等多个成分综合检测、指纹或特征图谱整体质量控制模式的转变。

二、中药分析学的发展

目前，中药质量控制还存在许多困境，比如定量分析指标与其主要药效作用间缺乏相关性。同时，很难结合药理试验阐明中药成分之间的相互关系及其对机体的作用机制，导致目前对中药质量控制的方法存在一些"模糊性"。但是，集合多学科方法与技术，使中药质量控制朝着科学化、规范化和现代化方向发展，则是中药分析学科的发展趋势。

1. 以化学成分为核心的中药质量分析学将不断完善 中药起效的本质是化学成分对机体的作用，所以对中药质量的控制应该围绕与疗效相关化学成分进行分析，明确有效成分和无效成分、协同成分和拮抗成分、有毒成分和无毒成分及其量效关系等，让中药质量控制更加具有针对性。

由于基础研究薄弱，中药学基础研究与药效、临床研究联系紧密度不够，目前大部分中药的有效成分仍未得以阐明，对单一成分的质量控制无法体现中药"多成分、多靶点、整体作用"的特点，现阶段较为有效的措施就是根据中医药理论的整体观，突破单一成分控制质量的模式，采用多指标成分综合控制质量。如药材丹参（Salviae Miltiorrhizae Radix et Rhizoma），在《中国药典》（2000 年版）中只测定了脂溶性成分丹参酮ⅡA（tanshinoneⅡA）的含量，而从《中国药典》（2005 年版）起则新增了水溶性主要有效成分丹酚酸 B（salvianolic acid B）的含量测定，使丹参脂溶性成分和水溶性成分得到了全面控制。又如，黄连和黄柏均含有小檗碱（berberine），以前多版《中国药典》的质量标准规定对两者均测定小檗碱含量，这只能相对控制两种药材本身的质量，却无法说明黄连和黄柏在中医用药中的不同，而《中国药典》（2010 年版）同时检测黄连中小檗碱、表小檗碱（epiberberine）、黄连碱（coptisine）和巴马汀（palmatine）4 种生物碱，对黄柏则同时测定小檗碱和黄柏碱（phellodendrine），较好体现了两者的区别，实现了相似药材的"个性化"质量控制。

由单一成分的质量控制转向多个成分（指标成分、有效成分或者有效成分群）的化学成分分析模式将是中药质量分析的发展趋势之一。

2. 中药指纹图谱技术应用将越来越广泛　指纹图谱已成为国内外植物药领域公认的质量控制方法，如银杏叶提取物 EGb761® 以及贯叶连翘提取物等一直采用指纹图谱整体控制技术。美国食品与药品监督管理局（FDA）相关植物药原料及其产品的质量控制部分鉴别项下就包括指纹图谱；世界卫生组织（WHO）在制定的"草药评价指南"中指出：如果草药制剂的活性成分不能鉴别，可以通过色谱指纹图谱证明产品的一致性。

在尚不清楚全体化学成分的情况下，指纹图谱可以实现对中药物质群整体的控制。几个物质群在相同仪器、相同试验条件、相同操作方法下所得的指纹图谱的相似性，即可反映这些物质群的同属性。虽然对图谱中每个特定峰的成分并不一定了解，即对物质群的化学成分并不全然知晓，但这并不影响对物质群一致性的判断。建立在色谱、光谱、波谱、质谱等现代仪器分析方法以及化学计量学等信息处理技术基础上的中药指纹图谱不仅可以定性鉴别，还可以半定量分析。多成分分析和指纹图谱结合技术是中药分析发展的趋势之一。

3. 联用技术应用将会更加普及　从分析化学学科的发展看，纯品分析现已基本无特殊困难，而面对复杂有机混合物体系的快速定性定量分析，则在环境科学等多个领域都提出了要求。化学体系的复杂化和分析手段的仪器化已成为现代分析化学学科的两大重要特征。

色谱–质谱联用可以有效的将色谱仪器的快速、高效分离能力和质谱的高灵敏度分析能力有效结合，实现对复杂混合物的分析，正迅速成为中药分析的强有力工具。液相色谱–核磁共振联用技术同样以其高分离性能和强大的结构确证能力开始应用于中药分析领域。一些联用技术，如生物色谱法–质谱、薄层色谱–生物自显影技术不但可以揭示化学成分的信息，而且还在线显示各化学成分体外活性信息，有助于中药活性成分的高通量筛选及质量评价。

4. 中药生物活性测定方法的应用将不断增多 生物活性测定是药品内在质量控制的两大方法体系（化学的和生物的）之一，特别适用于成分复杂、具有多种活性成分和未知药效或毒性成分的药品，如由微生物发酵产生的抗生素、以动物为原料提取的生化药品、从植物中提取的洋地黄制剂等均采用此法来评价药品的效价和安全性。中药也具有上述特性，故采用生物活性测定法是可行的。

中药生物活性测定在现有理化分析质量控制体系的基础上，引入生物活性测定指标和方法，以期从常规、化学、生物等多角度控制与评价中药质量。从某种意义上说，基原、性状、理化等常规检测重点把关中药的"真伪"，而生物活性测定则重点把关中药的"优劣"。生物活性测定因具有整体可控、药效相关等优势，作为符合中医药特点的质量控制模式及方法，渐已成为中药质量控制的重要发展方向之一。《中国药典》（2010 年版）一部已将"中药生物活性测定指导原则"收载于附录，充分肯定了生物活性测定在中药质量控制体系构建中的作用与价值。

5. 中药自动化、智能化分析方法的应用将会越来越广泛 中药质量与中药的产地、品种、采收、贮藏、流通、炮制、生产等具有紧密联系。然而，现今中药质量分析多依靠大型的精密仪器，携带不方便，对于各个环节特别是在田间、地头的中药材分析，难以实现。

中药试剂盒检测技术，是依据中药所含的特定化学成分、DNA 片段、金属离子或者蛋白质等，与试剂盒内试剂发生特异性反应而快速鉴别中药，甚至达到快速含量测定的目的。近红外技术根据 O—H、N—H、C—H、S—H 等含氢基团振动光谱的倍频及合频吸收，结合计算机技术，可无需对样品进行预处理而方便快速地进行在线现场分析。某些中药往往具有气味差异，可以运用基于现代传感器技术的电子鼻、电子舌等气味指纹分析仪而达到快速鉴别的目的。总之，根据中药中某一或某类特征而开发出的快速有效的分析方法将会越来越多样。

6. 更加注重安全性将是中药质量分析的趋势 世界卫生组织对药品的基本要求是"安全、有效和质量可控"，其中"安全"被放在首位。中药来源于自然，自然环境污染所造成的中药重金属及有害元素含量过高、农药残留量及黄曲霉素过高等，以及某些中药自身所含有的一些内源性有毒成分，都带来了较严重的安全性隐患。近年来，中药在海外因重金属、农药残留量超标等被查扣的事件时有发生，对中药的国际声誉产生了负面影响。

加强中药的安全性控制，是中药走向国际市场的必然选择。我国对中药外源性及内源性有害成分的检测标准还有待提高和完善，在质量标准中仍需进一步扩大控制品种和检测对象的范围。值得一提的是，《中国药典》（2010 年版）一部较前版新增了 32 项毒性成分检查，即增加了一些中药材品种有毒成分的检测并规定了其限量，以降低可能的药物不良反应和用药风险，突显了对中药安全性问题的重视。例如，规定了千里光（Senecionis Scandentis Herba）药材中肝毒性的吡咯里西啶类生物碱阿多尼弗林碱（adonifoline）的含量不得超过 0.004%；规定了胖大海（Sterculiae Lychnophorae Semen）、桃仁（Persicae Semen）、酸枣仁（Ziziphi Spinosae Semen）等药材中黄曲霉素的限量标准。

7. 更加注重中药质量管理体系的建立与发展 根据国际标准化组织（international organization for standardization，ISO）关于质量是"产品、过程或服务满足规定或潜在需求的特征或特征的总和"的含义，中药质量应包括产品质量、工作质量和服务质量。中药产品质量表现为真实性、有效性、安全性、稳定性、均一性和经济性。由于产品的质量是在生产过程中形成的，人们在长期的生产实践中，总结和形成了各种方法来控制产品的质量，并将其有机地整合起来，逐渐形成了质量管理体系。用质量管理体系来控制产品质量是质量控制的新阶段。中药质量管理亦吸纳国际通行标准和规范，推行全面质量管理（total quality management，TQM），即以质量为核心，有效地利用人力、物力、财力、信息等资源，综合运用一整套质量管理体系和方法，控制影响药品质量的全过程和各因素，经济地研制、生产和提供用户满意的产品，使企业与社会长期受益的管理活动。由过去的事后检验、把关为主，转变为预防、改进为主，由管结果变为管因素，使中药研发、生产、经营和使用全过程都处于受控状态。

中药质量管理体系要求中药材种植（养殖）生产须执行《中药材生产质量管理规范》（good agriculture practice，GAP），以保证中药材质量的基原准确、优质、稳定和可控；中药饮片、提取物及制剂等产品生产须执行《药品生产质量管理规范》（good manufacture practice，GMP），建立有效运作的中药生产质量体系，在机构、人员、厂房、设备设施、卫生、验证、文件、生产管理、质量管理、产品销售与回收等方面制定系统的、规范的标准操作规程（SOP），控制中药生产中影响质量的各环节及全过程；经营企业须执行《药品经营质量管理规范》（good supply practice，GSP），保证购、销、贮、运等环节的质量；新药研究须执行《药品非临床研究质量管理规范》（good laboratory practice，GLP）和《药品临床试验质量管理规范》（good clinical practice，GCP），以确保实验过程的科学性和实验结果的可靠性，同时保护受试者的权益并保证其安全。另外，分析检验中应执行《分析质量控制》（analytical quality control，AQC），以对药品检验、管理和分析结果进行质量控制。

在实际工作中，根据质量管理体系要素，按照工作性质，可将质量管理分为质量控制（quality control，QC）、质量保证（quality assurance，QA）和质量工程（quality engineering，QE）三部分，并且这些部分之间既相互联系，又相互制约，共同构成了中药的质量控制体系。

第二章　中药质量分析的依据与工作程序

中药分析的目的是保障中药的质量，确保临床用药的安全和有效。分析工作者应熟悉中药质量分析的依据和一般工作程序，掌握所需的检验方法和相应的实验操作技能，从而确保检验结果的准确性、客观性和公正性。

第一节　中药质量分析的依据

中药质量分析的依据是中药质量标准，即中药标准。目前，中药质量标准包括国家标准和部分地方标准。《中华人民共和国药品管理法》第十条规定，除中药饮片的炮制外，药品必须按照国家药品标准和国务院药品监督管理部门批准的生产工艺进行生产。中药饮片必须按照国家药品标准炮制，国家药品标准没有规定的，需按照省、自治区、直辖市人民政府药品监督管理部门制定的炮制规范炮制。地方政府制定的炮制规范应当报国务院药品监督管理部门备案。

一、国家药品标准

国家药品标准是国家对药品质量规格及检验方法所做的技术规定，是药品生产、供应、使用、检验和管理部门共同遵循的法定依据，其内容包括质量指标、检验方法以及生产工艺等技术要求。药品必须符合国家药品标准。我国现行的国家药品标准，包括《中国药典》《局（部）颁药品标准》和药品注册标准。前两者由国家药典委员会负责制定和修订，由国家食品药品监督管理局颁布实施；后者是指国家食品药品监督管理部门批准给申请人特定的药品标准，生产该药品的企业必须执行该标准，其不得低于《中国药典》的规定。

（一）《中国药典》

药典（pharmacopoeia）是记载药品规格和质量标准的法典，由国家药典委员会编纂，由政府颁布发行，所以具有法律的约束力。药典中收载的是疗效确切、副作用小、质量较稳定的常用药物及其制剂，规定其质量标准、制备要求、鉴别、杂质检查与含量测定方法等，作为药品生产、检验、供应与使用的依据。

《中华人民共和国药典》（Pharmacopoeia of the People's Republic of China），简称

《中国药典》（Chinese Pharmacopoeia，缩写为 Ch. P.）。《中国药典》一经颁布实施，其同品种的上版标准或其原国家标准即同时停止使用。除特别注明版次外，本书中《中国药典》均指现行版，即 2010 年版。

1. 《中国药典》沿革　《新修本草》（又称《唐本草》）是我国也是世界上第一部由国家制定、颁布的药典。它由苏敬等人于唐显庆四年（公元 659 年）编撰完成，并由政府颁行全国。该书共 54 卷，分为本草、药图和图经三部分，共收录药物 844 种，其中考证先前本草经籍所载有差错药物 400 余种，增补新药 100 余种，包括外来药物如安息香、龙脑、胡椒、诃子、郁金、茴香、阿魏等，并详细记述了这些药物的性味、产地、形态、采集时间、炮制方法、功效和主治等。该书在规范、统一用药方面起了很大作用。

新中国成立以来，1953 年出版了我国第一部《中国药典》。根据当时规定，《中国药典》每 5～10 年审议改版一次，并根据需要出增补本。至今已先后出版了九版药典，分别为 1953 年版、1963 年版、1977 年版、1985 年版、1990 年版、1995 年版、2000 年版、2005 年版、2010 年版。《中国药典》英文版自 1993 年出版，于 2005 年中英文版同步出版。

第九版《中国药典》为现行版，分一部、二部和三部，共收载药品 4567 种。一部收载药材和饮片、植物油脂和提取物、成方制剂和单方制剂等，共计品种 2165 种。《中国药典》（2010 年版）一部有以下特点。

（1）收载品种有较大幅度的增加　《中国药典》（2010 年版）积极扩大了收载品种范围，药材和饮片、植物油脂和提取物、成方制剂和单味制剂新增品种数分别为 65、16 和 499 种。基本覆盖了《国家基本药物目录》的品种，重点解决了长期以来中药饮片和常用药用辅料国家标准欠缺的问题。

（2）现代分析技术应用扩大　采用了液相色谱－质谱联用（应用于毒性大、量微成分，如中药千里光毒性成分的限量检查）、DNA 分子鉴定（应用于蛇类、川贝母类药材的真伪鉴别）、薄层生物自显影技术（应用于熟地黄、紫苏梗中具有清除自由基和抗氧化成分的鉴别）等方法。

（3）药品的安全性得到进一步加强　对中药注射剂增加了重金属和有害元素限度标准；对用药时间长和儿童常用的药品，以及常用硬胶囊增加了重金属和有害元素检查；对易霉变的中药材及饮片（如桃仁、酸枣仁等）新增黄曲霉毒素检测；对于川乌、草乌、马钱子等剧毒性饮片采用高效液相色谱等更先进、更准确的方法进行限量检查。

（4）药品的质量可控性、有效性技术保障得到进一步提升　大幅度增加了符合中药特点的专属性鉴别内容，除矿物药外均有专属性较强的薄层鉴别方法，并建立了与质量直接相关的、能体现活性的专属性检测方法。新增电感耦合等离子体原子发射光谱法，修订了原子吸收光谱法、重金属检查法等，组成较完整的控制重金属和有害元素的检测方法体系。

（5）鼓励技术创新，积极参与国际协调　根据中医药理论和中药成分复杂的特点，积极研究并引入了能反映中药整体特性的有效质量控制方法，力求反映中药内在质量的整体变化情况，以保障药品质量的稳定、均一。同时，积极引入国际协调组织在药品杂质控制、无菌检查法等方面的要求和限度，部分品种的控制指标与欧美国家的药典一致，某些品种的控制指标已优于欧美国家的药典。

此外，《中国药典》（2010 年版）充分体现了保护野生药材资源和中药可持续发展的理念，依据相关国际公约，明确规定不再增收濒危野生药材，从国家标准的角度，积极引导并支持人工种养药材的产业化发展。《中国药典》（2010 年版）还积极倡导绿色标准，鼓励采用毒害小、污染少、有利于节约和综合利用资源、保护环境、简便实用的检测技术和方法。

2.《中国药典》的基本结构和内容　《中国药典》由一部、二部、三部及其增补本组成，内容分别包括凡例、正文和附录。药典收载的凡例、附录对药典以外的其他中药国家标准具同等效力。现以《中国药典》一部为例说明如下。

（1）凡例　凡例是解释和使用《中国药典》进行药品质量检定的基本原则，是对《中国药典》正文、附录及与质量检定有关的共性问题进行的统一规定，以帮助理解和掌握药典正文。凡例中的有关规定具有法定的约束力。

（2）正文部分　品种项下收载的内容称为正文，正文系根据药品自身的理化与生物学特性，按照批准的处方来源、生产工艺、贮藏运输条件等所制定的、用以检测药品质量是否达到用药要求并衡量其质量是否稳定、均一的技术规定。

①正文分为药材和饮片、植物油脂和提取物、成方制剂和单味制剂三部分。正文内容根据品种和剂型的不同，按顺序可分别列有品名、来源、处方、制法、性状、鉴别、检查、浸出物、特征图谱或指纹图谱、含量测定、炮制、性味与归经、功能与主治、用法与用量、注意、规格、贮藏、制剂、附注等 18 项内容。

②药材和饮片名称包括中文名、汉语拼音及拉丁名，其中药材和饮片拉丁名排序为属名或属名 + 种加词在先，药用部位在后；药材原植物的拉丁学名的主要参照依据为《Flora of China》和《中国高等植物图鉴》等。植物油脂和提取物、成方制剂和单味制剂名称不设拉丁名。

③正文中未列饮片和炮制项的，其名称与药材名相同，该正文同为药材和饮片标准；正文中饮片炮制项为净制、切制的，其饮片名称或相关项目亦与药材相同。

（3）附录部分　附录主要收载制剂通则、通用检测方法和指导原则。

制剂通则按照药物剂型分类，是针对剂型特点所规定的基本技术要求。在每一种剂型项下，有该剂型的定义、基本要求和常规检查项目。除另有规定外，各类制剂均应符合制剂通则项下有关的各项规定。

通用检测方法系各正文品种进行相同检查项目检测时所应采用的统一的设备、程序、方法及限度等。通用检测方法包括一般鉴别试验、分光光度法、色谱法、物理常数测定法、特殊物质和基团的测定方法、一般杂质检查法以及制剂的一些常规检查方法等。

指导原则系为执行药典、考察药品质量、起草与复核药品标准等所制定的指导性规定。

（二）局（部）颁标准

我国的药品标准除《中国药典》外，尚有《中华人民共和国卫生部药品标准》（简称《部颁标准》），主要收载来源清楚、疗效确切、药典未收载的常用药品。《部颁标准》由药典委员会编纂出版，卫生部颁布执行。1986 年卫生部颁布了进口药材标准，载药 31 种。1992 年卫生部又颁布了《卫生部药品标准》（中药材第一册），收载中药材101 种。此后，卫生部又颁布了《中成药部颁标准》（1～20 册）、《化学药品部颁标准》（1～6 册）。

自 1998 年国家药品监督管理局（2003 年更名为国家食品药品监督管理局）成立后，新药标准改为由国家食品药品监督管理局负责。国家食品药品监督管理局批准的新药标准称为《国家食品药品监督管理局标准》（简称《局颁标准》），属于国家药品标准。先后颁布有局颁中药标准（1～14 册）、化学药品标准（1～16 册）、局颁新药转正标准（1～76 册）。

二、地方标准

地方标准主要有：各省、直辖市、自治区食品药品监督管理部门制定的《中药材标准》《中药饮片炮制规范》以及批准给特定医院的院内制剂标准。这些标准是国家药品标准体系的重要补充，也是法定的药品标准。

例如，广东省食品药品监督管理局 2004 年颁布了《广东省中药材标准（第一册）》，2011 年颁布了《广东省中药材标准（第二册）》，分别收载了《中国药典》现行版未收载的、广东省地方习用中药材品种 119 个和 112 个，作为该省中药材生产、经营、使用的质量依据以及检验、管理部门监督的技术依据。

三、世界其他国家及地区药典简介

据不完全统计，世界上已有近 40 个国家编制了国家药典，另外尚有区域性药典（如《北欧药典》《欧洲药典》和《亚洲药典》）及世界卫生组织编订的《国际药典》。这些药典对世界医药科技交流和国际医药贸易具有极大的促进作用，可作为中药分析工作者常用参考资料。

1.《美国药典》及《美国国家处方集》　《美国药典》（United States Pharmacopoeia，缩写为 USP）由美国药典委员会编辑出版。首版于 1820 年出版，其后每 10 年左右修订一次，自 1940 年改为每 5 年修订一次，从 2002 年开始每年出一次修订版。美国《国家处方集》（National Formulary，缩写为 NF）为 USP 补充资料，可视为美国的副药典。1884 年美国药学会编制出版第一部《国家处方集》，1975 年以后由美国药典委员会负责修订出版。1980 年起，美国药典委员会将 USP（20）与 NF（15）制成合订单行本出版，前面部分为 USP，后面部分为 NF，因此出版物的完整名称应为《美国药典/国家处方集》（United States Pharmacopoeia/National Formulary，缩写为 USP/NF），至 2011 年 USP/NF 最新版为 USP34/NF29。

USP 自第一版起，即收载有数量不等的传统植物药（在 USP 中称为食品补充剂，即 dietary supplements）。USP 收载的植物药质量标准较为详尽，首先规定其来源（拉丁学名、药用部位及科名）及质量要求（主要成分的含量限度），有的品种还指明产地与采收时间；收载的项目一般包括：包装与贮藏、标签（必须标明法定名称、拉丁学名及药用部位）、USP 参比标准品、植物特性（性状与组织显微特征）、鉴别（以薄层色谱鉴别为主）、外来有机物、农药残留量、干燥失重、总灰分、酸不溶性灰分、醇溶性或水溶性浸出物含量、微生物、重金属、含量测定等。

目前，世界上一些没有法定药典的国家通常采用 USP 作为本国药品质量检验的标准，故该药典具有一定的国际性。

2.《日本药局方》 《日本药局方》（Japanese Pharmacopoeia，缩写为 JP）由日本药局方编辑委员会编纂，厚生省颁布执行，有日文和英文两种文本。分两部出版，第一部收载化学原料药及其制剂；第二部主要收载生药（crude drugs，包括药材、粉末生药、复方散剂、提取物、酊剂、糖浆、精油、油脂等）、家庭药制剂和制剂原料。至 2011 年 JP 最新版为第 16 改正版。

JP 收载生药的质量标准一般包括：品名（日文名、英文名和拉丁名）、来源及成分含量限度、性状、鉴别、纯度（外来有机物、重金属及有害元素、农药残留等）、干燥失重、灰分（总灰分、酸不溶性灰分）、浸出物、含量测定等。

3.《欧洲药典》 《欧洲药典》（European Pharmacopoeia，缩写为 Ph. Eur.）由欧洲药典委员会编辑出版，有英文和法文两种法定文本。Ph. Eur. 第一版第一卷于 1969 年出版发行；从 2002 年第四版开始，Ph. Eur. 的出版周期固定为每 3 年修订一次，每一版发行八部增补本。至 2011 年，Ph. Eur. 最新版是第七版，即 7.0 版，于 2010 年 7 月出版，2011 年 1 月生效，包括两个基本卷及 8 个非累积增补本（7.1～7.8）。

Ph. Eur. 不仅收载的品种数量较多，而且标准的质量和水平也比较高，并在某些方面具有突出特点。如 Ph. Eur. 7.0 版收载有 233 种草药（herbal drugs），在许多品种的质量标准中绘制了粉末显微图、气相或液相色谱图等。例如，图 2－1、图 2－2 分别为 Ph. Eur. 7.0 版收载的人参薄层色谱图及高效液相色谱图。

Ph. Eur. 的附录，不仅包括各论中通用的检测方法，而且凡是与药品质量密切相关的项目在附录中均有规定。另外，在附录中，除了采用通用的检测方法外，收载的先进技术也比较多，如原子吸收光谱、原子发射光谱、质谱、核磁共振谱和拉曼光谱测定法等，对色谱法还专门设立了一项色谱分离技术附录。从整体上看，Ph. Eur. 的附录是当今药典中最全面、最完善也是最先进的。

目前采用 Ph. Eur. 的国家除欧盟成员国外，还有其他国家如土耳其等。

4.《英国药典》 《英国药典》（British Pharmacopoeia，缩写为 BP）由英国药典

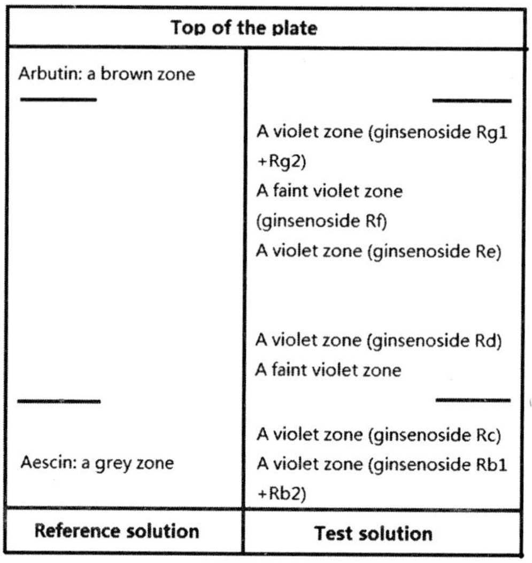

Top of the plate	
Arbutin: a brown zone ____	____
	A violet zone (ginsenoside Rg1 +Rg2)
	A faint violet zone (ginsenoside Rf)
	A violet zone (ginsenoside Re)
	A violet zone (ginsenoside Rd)
	A faint violet zone ____
____	
Aescin: a grey zone	A violet zone (ginsenoside Rc)
	A violet zone (ginsenoside Rb1 +Rb2)
Reference solution	**Test solution**

图 2 – 1　Ph. Eur. 7. 0 版收载的人参薄层色谱图（色谱条件见表 2 – 1）

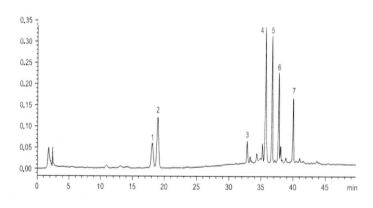

图 2 – 2　Ph. Eur. 7. 0 版收载的人参高效液相色谱图（色谱条件见表 2 – 1）

1. 人参皂苷 Rg_1；2. 人参皂苷 Re；3. 人参皂苷 Rf；4. 人参皂苷 Rb_1；

5. 人参皂苷 Rc；6. 人参皂苷 Rb_2；7. 人参皂苷 Rd

委员会编辑出版。自 1816 年开始编辑《伦敦药典》，其后出版有《爱丁堡药典》和《爱尔兰药典》，1864 年合并为 BP。至 2011 年 BP 最新版为 BP2011 版，共 6 卷，2010 年 8 月出版，2011 年 1 月生效。

　　BP 收载的草药，首先规定其来源（种名、药用部位及科名）及质量要求（主要成分的含量限度），有的品种还指明产地与采收；其质量控制项目还包括以下各项：定义（包括来源与有效成分含量）、特性（包括气味及鉴别项下的性状与显微特征）、鉴别（包括性状、粉末显微特征、化学反应与检查项下的 TLC）、检查（包括 TLC、外来物、干燥失重、总灰分与酸不溶性灰分）、含量测定、贮藏、作用与用途、制剂等。BP 和《欧洲药典》收载品种相同者，药品标准内容完全一致，BP 在品种名称下标明其在

《欧洲药典》中的收载位置。

　　BP 不仅在英国使用，加拿大、澳大利亚、新西兰、斯里兰卡及印度等英联邦国家也采用。

　　除了以上介绍的几部药典外，中药分析人员在实际工作中可参考的还有《美国草药典》（American Herbal Pharmacopoeia）、《英国草药典》（British Herbal Pharmacopoeia）等相关资料。

　　现以人参为例，就各国药典收载中药/草药质量标准作一比较，详见表 2 - 1。

表 2 - 1　中国、美国、欧洲、日本药典收载人参质量标准比较

标准项目	中国药典（2010 年版）	美国药典（USP34/NF29）	欧洲药典（7.0 版）	日本药局方（第 15 版）
名称	人参（Ginseng Radix et Rhizoma）	Asian Ginseng	Ginseng（Ginseng Radix）	Ginseng（Ginseng Radix）
来源	五加科植物人参 *Panax ginseng* C. A. Mey. 的干燥根和根茎。栽培的俗称"园参"；播种在山林野生状态下自然生长的称"林下山参"，习称"籽海"	五加科植物 *Panax ginseng* C. A. Meyer 的干燥根	五加科植物 *Panax ginseng* C. A. Meyer 的干燥根。直接干燥者为"白参"，经过蒸制后干燥的为"红参"	五加科植物 *Panax ginseng* C. A. Meyer 的主根
性状	主根呈纺锤形或圆柱形，长 3～15cm，直径 1～2cm。表面灰黄色，上部或全体有疏浅断续的粗横纹及明显的纵皱，下部有支根 2～3 条，并着生多数细长的须根，须根上常有不明显的细小疣状突出。根茎（芦头）长 1～4cm，直径 0.3～1.5cm，多拘挛而弯曲，具不定根（艼）和稀疏的凹窝状茎痕（芦碗）。质较硬，断面淡黄白色，显粉性，形成层环纹棕黄色，皮部有黄棕色的点状树脂道及放射状裂隙。香气特异，味微苦、甘	主根纺锤形或圆柱形，具特异香气，有时带有侧根，一般长 1～10cm，有时可达 20cm，上部直径可达 2.5cm，具一个或数个茎痕。表面浅黄色至黄色，下部粗糙，干燥品具有明显的横环纹和浅纵沟，根痕和支根明显。质硬，断面浅黄白色，可见明显的形成层环纹，皮部分布有点状树脂道	主根纺锤形或圆柱形，有时具侧根，长约 20cm，直径 2.5cm，可见弯曲的横环纹。白参表面淡黄白色至黄色，红参为棕红色，表面有浅纵沟。顶端有茎痕，质硬。断面外侧较宽广，散布有橘红色的树脂道，内侧可见致密放射状射线。白参下部具多数须根，红参一般不具有	主根呈细长的圆柱形或纺锤形，常有 2～5 个侧根，长 5～20cm，主根直径 0.5～3cm，表面淡黄棕色至淡灰棕色，具有浅纵沟和支根痕，有时顶端多拘挛可见残留的短根茎，断面略平坦，淡黄色，可见棕色的形成层环纹，气特异，味先甘后稍苦

标准项目		中国药典（2010年版）	美国药典（USP34/NF29）	欧洲药典（7.0版）	日本药局方（第15版）
鉴别	显微鉴别法	横切面：木栓层数列细胞。栓内层窄。韧皮部外侧有裂隙，内侧薄壁细胞排列较紧密，有树脂道散在，内含黄色分泌物。形成层成环。木质部射线宽广，导管单个散在或数个相聚，断续排列成放射状，导管旁偶有非木质化的纤维。薄壁细胞含草酸钙簇晶。粉末：黄白色。树脂道碎片易见，含黄色块状分泌物。草酸钙簇晶直径20~68μm，棱角锐尖。木栓细胞表面观类方形或多角形，壁细波状弯曲。网纹导管和梯纹导管直径10~56μm。淀粉粒甚多，单粒类球形、半圆形或不规则多角形，直径4~20μm，脐点点状或裂缝状；复粒由2~6分粒组成	横切面：木栓层数列细胞；韧皮部外侧有裂隙，含有大量淀粉粒，可见环状的树脂道；木质部具导管，可见淀粉粒及草酸钙簇晶	粉末浅黄色。可见大量薄壁细胞碎片，树脂道碎片内含黄棕色树脂；非木化管胞和微木化螺纹或网纹导管散在或相聚；草酸钙簇晶可见。淀粉粒丰富，可见单粒或由2~3个分粒组成复粒，直径1~10μm；红参中淀粉粒因蒸制而被破坏或消失	
	薄层色谱法	对照品：人参对照药材和人参皂苷Rb₁、Re、Rf、Rg₁对照品	熊果苷（arbutin）和七叶素（escin）对照品	熊果苷和七叶素对照品	人参皂苷Rg₁对照品
		供试品溶液的制备：取1g，加三氯甲烷40ml，加热回流1小时，弃去三氯甲烷液，药渣加水0.5ml搅拌湿润，加水饱和正丁醇10ml，超声30分钟，吸取上清液加3倍量氨试液，摇匀，放置分层，取上层液蒸干，残渣加甲醇1ml使溶解，即得	取1.0g，加甲醇－水（7:3）混合溶液10.0ml	取1.0g，加70%甲醇10ml回流15分钟，放冷，滤过，滤液用甲醇稀释到10ml	取2.0g，加甲醇20ml回流15分钟，放冷，滤过，即得

标准项目			中国药典(2010 年版)	美国药典(USP34/NF29)	欧洲药典(7.0 版)	日本药局方(第 15 版)
鉴别	薄层色谱法	吸附剂	硅胶 G	硅胶 G	硅胶 G	硅胶 G
		展开剂	三氯甲烷－乙酸乙酯－甲醇－水(15:40:22:10)10℃以下放置的下层溶液	正丁醇－水－乙酸乙酯(10:5:2.5)上层溶液	乙酸乙酯－水－正丁醇(25:50:100)上层溶液	三氯甲烷－甲醇－水(13:7:2)下层溶液
		显色	10% 硫酸乙醇,105℃加热显色	茴香醛硫酸溶液,105℃～110℃加热 10 分钟显色	茴香醛试液,105℃～110℃加热 5～10 分钟显色	稀硫酸溶液,110℃加热 5 分钟显色
		检识	日光及紫外光灯(365nm)下检视。供试液色谱中,在与对照药材色谱和对照品色谱相应位置上,分别显相同颜色的斑点或荧光斑点	对照品色谱中,上面 1/3 位置处有一条熊果苷的棕色带,在下面 1/3 位置处有一条七叶素的灰色带。供试品色谱中,在两个对照品色带相应位置之间,靠上部位置可见紫灰色的人参皂苷 Rg_1 色带,中间位置可见人参皂苷 Re 的色带,而紫灰色的人参皂苷 Rb_1 色带与灰色七叶素色带具相同的 R_f 值。在人参皂苷 Rb_1、Re 的色带之间可见颜色较浅的色带。在接近原点位置处可见人参皂苷 Rc 的色带,在最下面 1/3 区域内,尚可见其他色带	日光下检视。见图 2－1	日光下检视。供试品色谱中,在与对照品色谱相应位置上,显相同紫红色的斑点
	其他			在 HPLC 法测定人参皂苷 Rb_1 和 Rg_1 含量的色谱图中,供试品溶液色谱图中人参皂苷 Rg_1、Re、Rf、Rb_1、Rc、Rd 的保留时间与对照品溶液中各色谱峰保留时间一致;峰面积之比 $Rb_2/Rb_1 \geq 0.4$		碘试液显色反应:在人参断面滴加碘试液产生深蓝色

标准项目		中国药典(2010 年版)	美国药典(USP34/NF29)	欧洲药典(7.0 版)	日本药局方(第15 版)
检查	干燥失重	水分不过过12.0%	不得过 12.0%	不得过 10.0%	不得过 14.0%
	异物		不得过 2.0%		茎及其他异物不得过2.0%
	总灰分	不得过 5.0%	不得过 8.0%	不得过 7.0%	不得过 4.2%
	酸不溶性灰分		不得过 1.0%	不得过 1.0%	
	浸出物		醇提物不得少于 14.0%		稀乙醇浸出物不得少于14.0%
	重金属		不得过百万分之二十		不得过百万分之十五
	其他		微生物限度:总菌数不得过10000 菌落形成单位/g,霉菌及酵母菌总数不得过100菌落形成单位/g,不得检出沙门菌、埃希菌及葡萄球菌。农药残留:应符合规定	西洋参检查:人参含量测定项下的供试品溶液色谱图中,应有人参皂苷 Rf 的色谱峰;若为西洋参,则没有该色谱峰	砷盐不得过百万分之二;总 BHC 及 DDT 均不得过百万分之零点二
含量测定	测定方法	HPLC	HPLC	HPLC	HPLC
	测定成分	同时测定人参皂苷 Rg₁、Re、Rb₁	同时测定人参皂苷 Rb₁、Rg₁	同时测定人参皂苷 Rg₁、Rb₁	分别测定人参皂苷 Rg₁、Rb₁
	色谱条件及系统适用性	C₁₈柱;检测波长 203nm;流动相为乙腈(A) - 水(B);理论板数按人参皂苷 Rg₁ 峰计算应不低于6000	C₁₈柱;检测波长 203nm;流动相 A 为水,B 为乙腈 - 水(8:2),流速 1.5ml/min	C₁₈柱;柱温 35℃;检测波长 203nm;流动相 A 为水(磷酸调 pH 值至2),B 为乙腈;流速1ml/min;人参皂苷 Rg₁ 峰和 Re 峰的分离度应大于 1.0	人参皂苷 Rg₁:C₁₈柱;柱温 30℃;检测波长203nm;测定人参皂苷 Rg₁ 时流动相为水 - 乙腈(8:2);人参皂苷 Rg₁ 与 Re 之间的分离度不小于1.5;6 次重复进样,人参皂苷 Rg₁峰面积 RSD 不得过 1.5%。人参皂苷 Rb₁:C₁₈柱;柱温30℃;流动相为水 - 乙腈(7:3);人参皂苷 Rb₁ 与 Rc 之间的分离度不小于3.0;6 次重复进样,人参皂苷 Rb₁峰面积 RSD 不得过 1.5%

C_{18}柱;检测波长 203nm

续表

标准项目		中国药典（2010年版）	美国药典（USP34/NF29）	欧洲药典（7.0版）	日本药局方（第15版）
含量测定	梯度洗脱程序	Time（分钟）A（%）B（%） 0～35　19　81 35～55　19→29　81→71 55～70　29　71 70～100　29→40　71→60	Time（分钟）A（%）B（%） 0～12　76　24 12～28　76→65　24→35 28～51.5　65→56.5　35→43.5 51.5～52.5　56.5→0　43.5→100 52.5～64.5　0→76　100→24 64.5～77　76　24	Time（分钟）A（%）B（%） 0～8　80　20 8～40　80→60　20→40 40～45　60→40　40→60 45～47　40→0　60→100 47～52　0　100 52～55　0→80　100→20	
	对照品溶液的制备	每1ml含人参皂苷Rg₁、Re、Rb₁各0.2mg的混合溶液	取人参浸膏对照提取物适量（含人参皂苷Rg₁2mg），用水－乙醇（6：4）混合溶液10.0ml溶解	每1ml含人参皂苷Rb₁、Rg₁、Rf、Re各0.3mg的混合溶液	分别制备每1ml含人参皂苷Rg₁、Rb₁各0.1mg的对照品溶液
	供试品溶液的制备	取粉末1g，置索氏提取器中，加三氯甲烷加热回流3小时，弃去三氯甲烷，药渣挥干溶剂，连同滤纸筒移入100ml锥形瓶中，精密加水饱和正丁醇50ml，密塞，放置过夜，超声处理（功率250W，频率50kHz）30分钟，滤过，弃去初滤液，精密量取续滤液25ml，置蒸发皿中蒸干，残渣加甲醇溶解并转移至5ml量瓶中，加甲醇稀释至刻度，摇匀，滤过，取续滤液，即得	取100g药材，粉碎，取1.0g粉末，加水－乙醇（6：4）50ml加热回流1小时，滤过，药渣用水－乙醇（6：4）混合溶液20ml洗涤，滤过，合并滤液，在50℃下减压蒸干，残渣用水－乙醇（6：4）混合溶液10ml溶解，即得	取50g药材，粉碎，取粉末1.00g，置250ml圆底烧瓶中，加50%甲醇70ml于水浴上加热回流1小时，放冷，离心，取上清液，药渣再提取一次，合并上清液，在60℃下减压蒸干。残渣用乙腈－水（20：80）混合溶液10ml溶解，即得。进样前用0.45μm微孔滤膜滤过	取粉末1.0g，置具塞离心管中，加稀甲醇30ml振摇15分钟，离心，取上清液，残渣加稀甲醇15ml再次振摇提取，离心，合并上清液，用稀甲醇定容至50ml。取10ml溶液，加入稀NaOH溶液3ml，静置30分钟，再加入0.1mol/L HCl溶液3ml，用稀甲醇定容至20ml，即得
	含量限度	人参皂苷Rg₁、Re的总量不得少于0.30%，人参皂苷Rb₁不得少于0.20%	人参皂苷Rg₁含量不得少于0.2%，人参皂苷Rb₁含量不得少于0.1%	人参皂苷Rg₁和人参皂苷Rb₁总量不得少于0.40%	人参皂苷Rg₁不得少于0.10%，人参皂苷Rb₁不得少于0.20%

第二节　中药质量分析的工作程序

中药质量分析的工作程序可分为取样、检验、书写检测报告等。

一、取样

分析时首先需要取样，取样必须具有科学性、真实性和代表性。因此取样的基本原则是均匀、合理。从欲研究的整体中抽取一部分样品单位的过程称为抽样。抽样的目的是根据被抽取样品的分析结果来估计和推断全部样品特性，是科学实验、质量检验、社会调查普遍采用的一种经济有效的工作和研究方法。

（一）抽样方法

1. 随机抽样法　按照随机的原则，即保证总体中每个样品单位都有同等机会被抽中的原则抽取样本的方法。强调抽样的代表性和覆盖面，适用于评价性抽验。随机抽样分为简单随机抽样法和分段随机抽样法。

简单随机抽样法即清点药品包装件数，并给各包装件编号（从 1 开始连续编号），然后采用抽签法抽取 n 个包装件作为抽样单元。

分段随机抽样法适用于大、中、小包装套装的情况。具体操作是：先按上述方法确定从哪些大包装中抽样，再从每个大包装中抽取 1 个中包装，从每个中包装中抽取 1 个小包装，依此类推，直至抽取最小包装（抽取的小包装数根据拟抽样品总数而定，且要求最小包装在上一级包装中的分配大致相等）。

2. 偶遇性抽样方法　偶遇性抽样系指研究者根据实际情况，为方便开展工作，选择偶然遇到的样品作为调查对象，或者仅仅选择那些离得最近的、最容易找到的样品作为调查对象。要求抽样人员在不受被抽样单位意愿影响的情况下，从抽样批的不同部位确定所遇见的包装件作为抽样单元。必要时可采取隐秘购买的方式获取样品。适用于外观检查不能判别药品质量而又难以实施随机抽样的。

3. 针对性抽样　当发现某一批或者若干批药品质量可疑或者有其他违法情形时，应当从随机抽样的总体中划出，列为针对性抽样批。适用于对质量可疑或有其他违法情形的药品抽样。目的是尽可能从被抽样品中找到不合格药品或发现是否有其他违法行为的样品。常在监督检查时采用，目的性强。

针对性抽样的基本要点是：①不强调统计学意义上的代表性，而是强调如何选准不合格样品，并将该样品与总体的代表关系从法律意义上给予确定；②尽可能减少抽验的成本投入，以最小必要量的药品抽验，获取最大程度的药品质量监督效能。

（二）药材和饮片取样法

1. 外包装检查　取样前，应注意整批药材或饮片的品名、产地、批号、规格等级及包件式样，检查包装的完整性、清洁程度以及有无水迹、霉变或其他物质污染等，并详细记录后再用适当的方法拆开欲抽取样品的外包装。凡有异常情况的包件，应首先拍照，单独取样检验。

2. 药材和饮片外观检查　按取样单元数，打开一定数量的包件，比较包件间内容物外观的一致性。内容物不一致的包件或发现有腐败、霉变、严重虫蛀或色、嗅、味有显著异常的药材或饮片应单独取样检验。同一品种不同部位混杂不均匀的应注意均匀取样。

3. 取样　首先清点总包件数，确定取样单元数，必要时应倒垛、搬运。然后选定一个包件位置，由底层向顶层、由外向内、顺时针或逆时针方向，按相等间隔，抽取包件作为抽样单元。

从同批药材和饮片包件中抽取供检验用样品的原则是：总包数不足 5 件的，逐件取样；包数为 5～99 件的，随机抽取 5 件取样；包数为 100～1000 件的，按 5% 取样；超过 1000 件的，超过部分按 1% 取样；贵重药材和饮片，不论包件多少均逐件取样。

每一包件至少在 2~3 个不同部位各取样品 1 份；包件大的应从 10cm 以下的深处在不同部位分别抽取；对破碎的、粉末状的或大小在 1cm 以下的药材和饮片，可用采样器（探子）抽取样品；对包件较大或个体较大的药材，可根据实际情况抽取有代表性的样品。

每一包件的取样量：一般药材和饮片抽取 100~500g；粉末状药材和饮片抽取 25~50g，贵重药材和饮片抽取 5~10g。

将抽取的样品混合均匀，即为抽取样品总量。若抽取样品总量超过检验用量数倍时，可按四分法再取样，即将所有样品摊成正方形，依对角线划"×"，使分为四等份，取用对角两份；再如上操作，反复数次，直至最后剩余量能满足供检验用样品量。最终抽取的供检验用样品量，一般不得少于检验所需用量的 3 倍，即 1/3 供实验室分析用，1/3 供复核用，其余 1/3 留样保存。

（三）中药制剂取样方法

中药制剂的取样量至少应满足 3 次检测的用量，贵重药可酌情取样。固体中药制剂，片剂取 200 片，压片前的颗粒中间体取 100g；丸剂取 10 丸；胶囊剂取样不得少于 20 粒，取样量约 100g，称定总重量，倾出胶囊内容物并仔细将附着在囊壳上的药物刮下，合并，混匀，称定空胶囊的重量，总重量减去空胶囊的重量，即为内容物的重量。固体粉末状中药制剂，如散剂或颗粒剂，取样不得少于 10 袋，取样量约 100g。将取出的样品混匀，然后按"四分法"从中取出所需样品量。液体中药制剂，如口服液、酊剂、酒剂或糖浆剂等，取样前应彻底摇匀，一般取样 200ml。注射剂有二次取样过程，配样后进行第一次取样，灌封、灭菌后进行第二次取样，已封好的安瓿瓶取样量一般为 200 支。其他剂型的中药制剂可根据具体情况随机抽取一定数量的样品。

二、检验

检验主要包括性状观察、鉴别、检查、含量测定等内容。

1. 性状　性状是指中药的外观、质地、断面、气味、溶解度以及物理常数等。外观性状是药品质量的外在表现，不仅具有鉴别意义，而且在一定程度上也反映了药品的内在质量。药材和饮片的性状包括形状、大小、色泽、表面、质地、断面（包括折断面或切断面）及气味等特征。对于植物油脂和植物提取物的性状描述，除外观颜色、气味等外，还应规定溶解度、相对密度、折光率、比旋度等物理常数。中药制剂的性状包括成品的外形、颜色、气味等。

2. 鉴别　鉴别是指检验中药真实性的质量分析过程，包括性状鉴别、显微鉴别、理化鉴别、DNA 分子鉴别等。由于药品真伪是保证药品安全、有效的前提条件，所以鉴别是中药质量分析的首项工作。

3. 检查　检查是指对药品或药品在生产、加工和贮藏过程中可能含有并需要控制的物质或物理参数进行检验，包括安全性、有效性、均一性和纯度四个方面。安全性检查包括药材中重金属及有害元素检查、农药残留量检查、黄曲霉素检查，含附子、川乌成分的制剂中酯型生物碱检查等；有效性检查有浸出物与总固体量测定、吸光度检查、片剂或胶囊剂的崩解时限检查等，这些项目与药物的疗效密切相关，但通过其他指标又不能进行有效控制；均一性检查如成方制剂的装量差异检查等；纯度检查如中药材、饮片的水分、灰分等的检查。

4. 含量测定 含量测定是指用物理、化学或生物学的方法，对中药所含有的有效成分、指标成分或类别成分的含量进行测定的质量控制过程。在中药性状合格、鉴别无误、检查符合要求的基础上，定量测定某些化学成分以确定药物是否符合质量标准的规定，是保证中药质量的最重要手段之一。含量测定常用的方法可分为化学分析法、仪器分析法和生物学方法等。在选择分析方法的过程中，应根据检验目的、待测样品与分析方法的特点和实验室的条件，建立适当的方法进行测定。

三、检验记录和报告

（一）检验记录

检验记录是检验过程的原始记录，是出具检验报告的依据，同时也是研究改进检验方法、总结检验技术经验的参考资料。中药质量分析必须要有完整的原始记录，要求真实、完整、清晰、具体。

实验记录本或记录纸应保持完整，不得缺页或挖补，如有缺、漏页，应详细说明原因。具体规定有：①实验记录要有专用记录本；②实验记录需用钢笔、中性笔等书写，不能用圆珠笔等易褪色的笔书写；③实验记录不得随意删除、修改或增减数据，如必须修改，需在修改处画一斜线，不可完全涂黑，保证修改前记录能够辨认，并应由修改人签字，注明修改时间及原因；④实验记录应使用规范的专业术语，计量单位应采用国际标准计量单位，有效数字的取舍应符合实验要求；⑤失败的试验也应详细记录，同时分析失败原因，并记录在案；⑥原始记录、原始图谱、照片要妥善保存，以便备查。

记录内容一般包括检品名称与规格、批号与数量、来源、（送检）日期、取样方法、外观性状、包装情况、检验目的、检验项目、方法与依据、现象、数据、检测方法、计算结果、结论、实验者、审核者等。

在整个检验工作完成之后，应将检验记录逐页顺序编号。检验人签名后，由主管药师或室负责人指定的复核人对所采用标准的适用性、检验内容的完整性、计算过程和结果的正确性进行复核并签名。复核后的记录，属于内容和计算错误的，由复核人负责；属检验操作错误的，由检验人负责。

（二）书写检验报告

检验报告是药品质量的检验结果证明书，要求内容完整、文字简洁、字迹清晰、结论明确。

检验报告的主要内容一般包括：检品名称、批号、规格、数量、来源、包装情况、检验目的、检验项目（定性鉴别、检查、含量测定等）、标准依据、取样日期、报告日期、检验结果（应列出具体数据或检测结果）、检验结论等内容。最后必须有检验人、复核人及有关负责人签名或盖章。

第三章　中药分析常用方法

中药活性成分含量的多少与其质量优劣、有效性和安全性有直接关系。有效成分只有达到一定量才能保证疗效；另一方面，对中药含有的毒性成分，必须严格控制其含量或限度，才能确保临床用药的安全，特别是有些中药所含的某些成分既是有效成分又是毒性成分，此时应根据毒效关系进行严格要求。因此，中药成分的定量分析是中药分析的重点和难点。本章主要介绍中药定量分析的常用方法，其他内容在相应章节介绍。

中药定量分析常用方法有化学分析法、光谱分析法、色谱分析法、生物分析法等。《中国药典》（2010 年版）所收载的定量分析方法，经统计如表 3 - 1 所示。

表 3 - 1　《中国药典》（2010 年版）一部收载定量分析方法统计

定量分析方法	中药材	饮片	提取物	中成药	总数	应用频率（%）
高效液相色谱法	313	276	31	850	1470	81.0
气相色谱法	16	6	11	51	84	4.6
紫外 - 可见分光光度法	27	15	2	17	61	3.4
薄层扫描法	4	0	1	29	34	1.9
化学分析法	30	22	4	41	97	5.4
其他测定方法	37	23	0	7	67	3.7

第一节　样品前处理

根据中药化学组成复杂、成分含量较低的特点，在分析之前，大都需要对样品进行提取、纯化、富集等预处理，制备成相应的供试品形式后才能分析测定。处理的原则是最大限度地保留待测组分，并尽可能除去干扰物质，以提高分析结果的准确度。

一、粉碎

对于中药材、饮片和制剂等固体样品，应视情况进行粉碎，并通过规定筛目。粉碎的目的是：①保证测定所取样品的均匀性和代表性，提高测定结果的准确度；②使样品中的被测成分能更快、更充分提取出来。粉碎不宜过细，以免在提取时黏结聚集、难于过滤；同时，亦要防止粉尘飞散或成分挥发造成损失。

二、提取

1. 冷浸法 冷浸法（cold maceration）系指将一定量样品粉末置于具塞容器内，加入提取溶剂后静置，组分因扩散而从样品粉末中浸出的提取方法。通常溶剂用量为样品重量的 10～50 倍，浸泡时间一般为 12～24 小时。冷浸法的优点是适用于遇热不稳定的有效成分，且操作简便、提取杂质少；但费时、费溶剂，提取效率低。

2. 回流提取法 回流提取法（reflux extraction）是将一定量样品置于烧瓶中，上装冷凝管，用单一溶剂或混合溶剂于水浴上加热提取。其中挥发性溶剂馏出后又被冷凝，重新流回浸提样品，直至提取完全。一般每次提取时间为 0.5～2 小时。本法提取效率较高；但提取杂质较多，对热不稳定或具有挥发性的成分不宜采用。

3. 连续回流提取法 连续回流提取法（continuous reflux extraction）系将样品置索氏提取器（Soxhlet extractor）中，利用挥发性溶剂进行连续提取，一般需要数小时方可提取完全。本法提取效率高，节省溶剂，且无需过滤操作；但热不稳定成分不宜采用此法。

4. 水蒸气蒸馏法 水蒸气蒸馏法（steam distillation）系指将含有挥发性成分的药材与水共蒸馏，使挥发性成分随水蒸气一并馏出，并经冷凝分取挥发性成分的一种浸提方法。适用于能随水蒸气蒸馏而不被破坏的成分，此类成分多具有挥发性，且与水不相混溶或仅微溶于水。挥发油、一些小分子生物碱（如麻黄碱、槟榔碱等）、某些酚类物质（丹皮酚）等可用本法提取。

5. 超声提取法 超声提取法（ultrasonic extraction）是将样品置具塞容器中，加入提取溶剂，放入超声振荡器中提取。超声波是频率大于 20 kHz 的机械波，同时具有空化效应（cavitation effect）、热效应（heat effect）和机械效应（mechanical effect），空化作用所产生的巨大压力可造成生物细胞壁及生物体的破裂，机械振动和热效应促使细胞内物质的释放、扩散和溶解，大大提高提取效率。一般 10～30 分钟内即可完成，最多不超过 1 小时。例如，双黄连片中黄芩苷含量测定的供试品溶液制备时，采用超声提取法，选择功率为 250W、频率为 33kHz、提取时间为 20 分钟。但如果超声波频率过高、强度过大、作用时间过长，则会引起热、光、电、化学及生物等效应，如氧化还原反应、大分子化合物的降解和解聚作用等。因此应注意频率、功率、时间等提取条件的选择和考察。

6. 超临界流体萃取 超临界流体萃取法（supercritical fluid extraction，SFE）是以超临界流体作为提取溶剂的一种样品预处理新技术。超临界流体是指高于临界压力和临界温度时所形成的单一相态，其特点是：①密度接近液体，具有与液体相似的溶解能力；②黏度比液体低 2 个数量级，扩散系数却比液体高 1 个数量级以上，具有良好的传质性能，有利于样品中组分的扩散；③表面张力几乎为零，较容易渗透进样品基质空隙中，有利于流体与样品的充分接触；④在临界点附近，其压力的微小变化将会导致密度较大的变化，可以通过调节压力来改变溶解性能，从而对不同极性成分实现提取分离。

目前最常用的超临界流体是 CO_2，其临界点低（$T_C = 31℃$，$P_C = 7.4MPa$）、性质稳定、安全价廉。但 CO_2 为非极性物质，对极性化合物的溶解能力低，加入极性改性剂（夹带剂），如甲醇、乙醇、丙酮等可以增加其溶解能力。提取时将样品置于超临界流体萃取仪的萃取池中，用泵将超临界流体送入萃取池，萃取完毕后，将溶液转入收集器中，降低压力至常压状态，超临界流体立即变为气体逸出，即可收集被萃取的待测物。提取时应注意压力、温度、时间及样品粉碎粒度等条件的选择。

7. 微波辅助萃取法　微波辅助萃取（microwave - assisted extraction，MAE）是微波和传统溶剂提取法相结合而成的一种提取方法。微波是频率在 300～300000MHz、波长在 1mm～1m 之间的电磁波，微波提取主要是利用其热效应，将样品置于可使微波透过的容器中，样品内的水分和极性成分，在微波场中大量吸收能量，内部产生热效应，使细胞结构破裂，内含成分很快溶出。MAE 具有如下特点：①提取速度快，易于控温；②溶剂用量少，耗能低；③对提取物有较高的选择性，可根据吸收微波能力的大小选择不同的萃取溶剂；④可多个样品同时萃取。

8. 加速溶剂萃取法　加速溶剂萃取法（accelerated solvent extraction，ASE）又称压力溶剂萃取法，是在较高的温度（50℃～200℃）和压力（10.3～20.6MPa）下，用溶剂萃取固体或半固体样品的前处理方法。ASE 是将样品放在密封容器中，通过升高压力来提高溶剂的沸点，使正常萃取程序能够在高于溶剂沸点的温度、而溶剂保持液体状态下进行，进而提高萃取效率的。与传统方法相比，ASE 的突出优点是有机溶剂用量少（1g 样品仅需 1.5ml 溶剂）、快速（一般为 15 分钟）和回收率高。ASE 广泛用于环境、药物、食品等样品的前处理。

三、纯化与富集

1. 液 - 液萃取法　液 - 液萃取法（liquid - liquid extraction，LLE）是利用混合物中各组分在两种互不相溶的溶剂中分配系数的不同而达到分离纯化目的的方法。简单的萃取过程是将萃取剂加入样品溶液中，使其充分混合，因某组分在萃取剂中的平衡浓度高于其在样品溶液中的浓度，于是该组分从样品溶液中向萃取剂中扩散，该组分即与样品溶液中的其他组分分离。

萃取效率的高低主要取决于分配系数（被萃取物质在萃取剂与原样品溶液两相之间的溶解度之比）、萃取次数、萃取过程中两相之间的接触情况等。本法优点是仪器设备简便，不足之处是操作较为繁琐，在出现乳化现象时会影响定量分析结果。

2. 沉淀法　沉淀法（precipitation）是基于某些试剂与待测成分或杂质生成沉淀，保留溶液或分离沉淀以得到净化的方法。如果将待测成分生成沉淀，这种沉淀必须是可逆的或者可以直接测定沉淀物，再根据化学计量关系求出待测成分含量；若使杂质生成沉淀，则可以是不可逆的沉淀反应，但需注意的是：①若溶液中的过量试剂对待测成分有干扰，需设法除去留存的过量沉淀试剂；②大量杂质以沉淀形式除去时，待测成分不应产生共沉淀而损失。

例如，常用醋酸铅或碱式醋酸铅与待测成分或杂质生成不溶于水或稀乙醇的铅盐沉淀来进行纯化分离。醋酸铅可与具有羧基或邻二酚羟基的成分形成沉淀，因此常用来沉淀有机酸、氨基酸、蛋白质、鞣质、酸性皂苷、部分黄酮等。溶液中过量铅的脱除方法，有通硫化氢气体法、加硫酸钠饱和水溶液法等。

3. 色谱法　色谱法（chromatography）是中药分析中常用的样品净化方法，主要原理是根据待分离物质的吸附性差别及在固定相与流动相分配比例不同进行分离。色谱法包括柱色谱法、薄层色谱法和纸色谱法等，其中以柱色谱法较为常用。柱色谱法中常用的净化材料（填料）可分为亲脂型、亲水型和离子交换型，包括硅胶、氧化铝、大孔吸附树脂、键合相硅胶（C_8、C_{18}等）、聚酰胺、硅藻土及离子交换树脂等。

柱色谱法分离纯化样品，可选择两种模式：一种是将粗提液上样于色谱柱后，先用适当溶剂将杂质洗脱而使待测成分保留，再选用合适洗脱溶剂将待测成分洗脱下来；另一种是将待测成分洗脱下来而将杂质保留于色谱柱上。如测定黄芪药材中黄芪皂苷类成分，可选用 D101 型大孔树脂纯化，先用水洗脱除去大量糖类杂质，再用 70% 乙醇洗脱黄芪皂苷类成分。

固相萃取（solid phase extraction，SPE）技术是一种用途广泛而且越来越受欢迎的样品前处理技术。与 LLE 相比，SPE 具有操作简单、有机溶剂用量少（纯化、富集同时完成）、自动化程度高（可进行在线分析）、精密度好等优点。

SPE 装置由 SPE 小柱和辅件构成。SPE 小柱由三部分组成，柱管、烧结垫和填料。SPE 辅件一般有真空系统、真空泵、吹干装置、惰性气源、大容量采样器和缓冲瓶。SPE 常用填料有十八烷基键合相硅胶及烷基、苯基、氰基键合相硅胶等。SPE 的一般操作程序包括：柱活化（用 2ml 甲醇冲洗以润湿键合相和除去杂质，再用 0.5ml 水洗去柱中的甲醇）、上样、清洗（用 2～5ml 的水清洗以除去弱保留的亲水成分）、洗脱（用 2～5ml 甲醇或甲醇－水洗脱保留的待测组分）。

4. 微萃取技术　微萃取技术（microextraction）可以分为固相微萃取技术（solid phase microextraction，SPME）和液相微萃取技术（liquid phase microextraction，LPME）两种。

（1）固相微萃取技术　SPME 是在 SPE 技术基础上发展起来的一种集萃取、富集、进样功能于一体的新型样品前处理方法。其原理是待测成分在萃取涂层（萃取头）与样品之间的吸附或溶解－解吸附平衡时，待测成分在固定相上有较高的分配系数，从而可以将其定量萃取出来。自 1993 年商品化以来，已发展了多种萃取装置和操作模式，目前 SPME 已实现了与气相和液相色谱的联用。SPME 有三种基本的萃取模式：直接萃取（direct extraction SPME）、顶空萃取（headspace SPME）和膜保护萃取（membrane－protected SPME）。

SPME 的优点是样品用量小、选择性好、灵敏度高、重现性好、无需使用有机溶剂等，不足之处是萃取头使用寿命短，成本较高。

（2）液相微萃取技术　LPME 是根据液－液萃取的原理，用微量（一般只需几微升或十几微升）的有机溶剂实现对目标化合物富集、纯化的目的。液相微萃取是一个基于分析物在样品及小体积的有机溶剂（或受体）之间平衡分配的过程。根据萃取形式的不同，可分为单滴微萃取（single－drop microextraction，SDME）、多孔中空纤维液相微萃取（hollow fiber based liquid phase microextraction，HF － LPME）和分散液相微萃取（dispersive liquid －liquid microextraction，DLLME）。

与 SPME 相比，LPME 具有分析时间短、成本低、富集倍数高等优点。

第二节　分析方法学考察

一、提取条件的选择

优选提取条件对中药定量分析结果的准确度和稳定性等都有直接影响。当被测成分确定以后，首先要选择合适的提取方法，以保证最大限度地把被测组分从样品中提取出来。提取条件的确定，一般要根据被测成分的性质和存在状态，考虑设计不同溶剂、不同提取方式、不同时间、不同温度、不同 pH 值等条件，然后比较而定。可参考有关文献，重点对比某种条件，也可用正交试验全面优选条件，再配合回收率试验或与经典方法比较，从而评估方法的可靠性，若可选择的正交条件有限，考察水平不能满足时，还可进行单因素选择。

样品纯化方法亦需要进行全面考察，使之既能除去或抑制对测定有干扰的杂质，又保证被测组分不损失。

二、分析方法的选择

中药定量分析常用的方法有可见－紫外分光光度法、薄层扫描法、气相色谱法、高效液相色谱法，还有各种联用技术等。分析时，应根据待测成分的理化性质，选择相应的测定方法。

测定中药大类成分如总生物碱、总黄酮、总蒽醌等，可选择分光光度法。对于所测成分本身或显色后在可见光区有明显吸收的，可用比色法，如黄酮类化合物能与铝盐、锆盐作用显色，生物碱可与酸性染料显色，蒽醌类成分与碱液显色等。如果所测成分在紫外区有吸收或可以产生荧光，可直接用紫外分光光度法或荧光法测定。

对于中药单体成分的测定，一般应选择色谱法。挥发油及挥发性成分如冰片、薄荷脑、麝香酮、樟脑、厚朴酚等可采用气相色谱法测定，其他类成分如某些生物碱类、脂肪酸类、内酯类也可以用气相色谱法直接测定或制备成可挥发性的衍生物后再用气相色谱法测定。有些单体成分的测定可以采用薄层扫描法，但由于中药干扰成分较多，薄层色谱难以达到完全分离的效果，且方法误差较大，灵敏度较低，故现已较少应用。高效液相色谱法是目前中药成分分析中应用最广的一种方法，只要能使样品制备成适当溶液就可以测定，且还具有分离效果好、操作条件稳定、流动相选择范围宽等优点。

定量分析时还应注意条件的选择，如光谱法应注意最佳测定波长的选择，比色法还应注意显色剂的选择、反应时间确定等，色谱法应注意固定相、流动相、内标物、温度以及检测器参数等条件的选择。

三、分析方法的验证

中药定量分析方法验证的目的是证明采用的方法适合相应检测要求。在建立中药质量标准时，分析方法需经验证；在处方、工艺等变更或改变原分析方法时，也需进行验证。

定量分析方法验证内容有准确度、精密度（包括重复性、中间精密度和重现性）、专属性、检测限、定量限、线性、范围和耐用性。

（一）准确度

准确度（accuracy）系指用该方法测定的结果与真实值或认可的参考值之间接近的程度，一般用回收率（%）表示。用于定量测定的分析方法均需要做准确度验证。

1. 测定方法　对组成复杂的中药，当难以获得不含测量成分的阴性样品时，可用已知纯度的对照品做加样回收率试验，即于已知被测成分含量的供试品中准确加入一定量的已知纯度的被测成分对照品，按照相同于供试品测量的方法进行测定，用实测值（C）与供试品被测成分含有量值（A）之差除以加入的对照品量（B）来计算回收率。

$$回收率（\%）= \frac{C - A}{B} \times 100\% \qquad （式 3-1）$$

在加样回收率试验中需注意对照品加入量与供试品中被测成分含有量之和必须在标准曲线的线性范围之内；加入对照品的量要适当，过小则产生较大的相对误差，过大则共存的可能干扰成分相对减少，真实性变差。

2. 数据要求　在规定范围内，取同一浓度的供试品 6 份，分别加入一定量对照品，对 6 个测量结果进行评价；或设计高、中、低 3 个浓度水平的对照品溶液，每个浓度分别制备 3 份供试品溶液进行测量，用 9 个测量结果进行评价，此时中间浓度对照品加入量与所取供试品含有量之比宜控制在 1:1 左右。回收率试验应报告供试品取样量、供试品被测成分含有量、对照品加入量、测量结果和回收率（%），以及回收率（%）的相对标准偏差（RSD）或可信限。回收率的测定结果应在 95%～105%，其中对于一些前处理较复杂的方法，其回收率的测定结果可在 90%～110% 范围内。准确度试验的相对标准偏差（RSD）应小于 5%。

3. 应用示例

【例 3-1】HPLC 法测定赤芍饮片中芍药苷含量的加样回收率试验

取同一批次已知含量的赤芍（Paeoniae Radix Rubra）饮片粗粉约 0.12g，精密称定，分别以高、中、低 3 个浓度水平准确加入一定量的芍药苷（Paeoniflorin）对照品，按供试品溶液制备方法和色谱条件进行测定并计算回收率，结果见表 3-2。

表 3 – 2　芍药苷加样回收率试验结果

称样量 （g）	含有量 （mg）	加入量 （mg）	测得量 （mg）	回收率 （%）	平均回收率 （%）	RSD （%）
0.1264	6.408	5.620	12.119	101.6		
0.1262	6.398	5.620	12.043	100.4		
0.1253	6.353	5.620	11.867	98.1		
0.1251	6.343	6.558	12.718	97.2		
0.1254	6.358	6.558	12.780	97.9	98.3	2.4
0.1254	6.358	6.558	12.766	97.7		
0.1258	6.378	7.870	14.352	101.3		
0.1254	6.358	7.870	13.845	95.1		
0.1211	6.140	7.870	13.664	95.6		

（二）精密度

精密度（precision）系指在规定的测试条件下，同一个均匀供试品经多次取样测量所得结果之间的接近程度。精密度一般用偏差、标准偏差或相对标准偏差表示。精密度可以从三个层次考察：重复性、中间精密度、重现性。

1. 重复性　重复性（repeatability）系指在相同操作条件下，由同一个分析人员在较短的间隔时间内测定所得结果的一致性。测定方法为在规定范围内，取同一浓度的供试品，分别测定 6 次，用 6 个测定结果进行评价；或设计 3 个不同浓度，每个浓度分别制备 3 份供试品进行测定，用 9 个测定结果进行评价。

2. 中间精密度　中间精密度（intermediate precision）系指在同一个实验室，不同时间、不同分析人员或用不同设备测得结果之间的精密度。此指标为考察随机变动因素对精密度的影响。

3. 重现性　重现性（reproducibility）系指在不同实验室的不同分析人员所测得结果之间的精密度。当分析方法将被法定标准采用时，应进行重现性试验，以考察供试品的质量均匀性和贮存运输中环境因素对重现性结果的影响。

4. 数据要求　精密度试验均应报告标准偏差、相对标准偏差或可信限。精密度实验的相对标准偏差（RSD）应小于 3%。

（三）专属性

专属性（specificity）系指在其他成分可能存在的情况下，采用的分析方法能够正确测定出被测成分的特性。鉴别试验、限量检查、含量测定等均应考察其专属性。含量测定的专属性考察以不含被测成分的供试品（除去含被测成分药材或不含待测成分的模拟复方）试验说明方法的专属性。色谱法、光谱法等应在代表性图谱中标明相关成分的位置；必要时可采用二极管阵列检测和质谱检测，进行色谱峰纯度检查。

【例3-2】HPLC 法测定心宁片中丹参含量的专属性考察

心宁片由丹参、槐花（Sophorae Flos）、川芎、三七（Notoginseng Radix et Rhizoma）、红花（Carthami Flos）、降香（Palbergiae Odoriferae Lignum）、赤芍组成。用高效液相色谱法测定心宁片中丹参（以丹参素、原儿茶酸和原儿茶醛计）的含量，采用缺丹参药味的阴性对照考察方法的专属性，结果如图 3-1 所示。

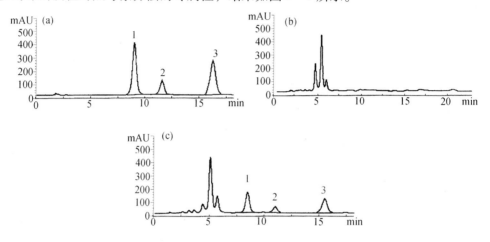

图 3-1　心宁片中丹参含量测定方法专属性考察

（a）对照品色谱图；（b）阴性对照（缺丹参）色谱图；（c）心宁片样品色谱图
1. 丹参素；2. 原儿茶酸；3. 原儿茶醛

（四）线性

线性（linearity）系指在设计范围内，测试结果与供试品中被测物浓度（量）直接呈正比关系的程度。

应在设计的测定范围内测定线性关系。可用一贮备液经精密稀释，或分别精密称样，制备一系列被测物质浓度系列进行测定，至少制备 5 个浓度的对照品。以测得的响应信号作为被测物浓度的函数作图，观察是否呈线性，用最小二乘法进行线性回归。必要时，响应信号可经数学转换，再进行线性回归计算。

线性是定量测定的基础，凡涉及定量测定的项目，如杂质定量试验和含量测定均需要验证线性。

根据所得数据应列出回归方程，计算相关系数，并画出线性图。

（五）范围

范围（range）系指能够达到一定精密度、准确度和线性，适用于该测试方法的最高和最低限浓度或量的区间。

范围应根据分析方法的具体应用和线性、准确度、精密度结果及要求确定。对于有毒的、具特殊功效或药理作用的成分，其范围应大于被限定含量的区间。溶出度或释放度中的溶出量测定，范围应为限度的 ±20%。

（六）检测限与定量限

1. 检测限　检测限（limit of detection，LOD）系指试样中的被分析物能够被检测到的最低量，但不一定要准确定量。该指标的意义在于考察方法是否具备灵敏的检测能力。而对杂质限度试验，需证明方法具有足够低的检测限，以保证能够检出需控制的杂质。确定检测限常用的方法如下。

（1）**直观法**　用一系列已知浓度的供试品进行分析，试验出能被可靠地检测出的最低浓度或量。本法可用于非仪器分析方法，也可用于仪器分析方法。

（2）**信噪比法**　用已知低浓度供试品测出的信号与空白样品测出的信号进行比较，算出能被可靠地检测出的最低浓度或量。一般以信噪比为 3∶1 或 2∶1 时相应浓度注入仪器的量确定检测限。本法仅适用于能显示基线噪声的分析方法。

数据要求：在测试图谱中说明测试过程和检测限结果。

2. 定量限　定量限（limit of quantification，LOQ）系指供试品中被分析物能够被定量测定的最低量，其测定结果应具有一定的准确度和精密度。定量限体现了分析方法是否具备灵敏的定量检测能力。用于限量检查的定量测定分析方法要确定定量限。定量限常用信噪比法确定，一般以信噪比为 10∶1 时相应的浓度或注入仪器的量进行确定。

（七）耐用性

耐用性（robustness）系指测定条件发生小的变动时，测定结果不受影响的承受程度。

开始研究分析方法时，就应考虑其耐用性。如果测试条件要求苛刻，结果就会因条件的微小变化而受到影响，此类情况应在方法中清楚写明。供试品典型的变动因素有被测溶液的稳定性、样品提取次数或时间等。液相色谱法中典型的变动因素有流动相的组成、比例或 pH 值，不同厂牌或不同批号的同类型色谱柱、柱温、流速及检测波长等；气相色谱法中变动因素有不同厂牌或批号的色谱柱、固定相，不同类型的担体、柱温、进样口或检测器温度等。薄层色谱法中变动因素有不同厂牌的薄层板、点样方式、薄层展开时温度及相对湿度的变化等。

应经过试验说明，小的变动能否通过设计的系统适用性试验要求，以确保方法有效。

第三节　定量分析的模式与表示方法

一、定量分析的模式

1. 测定提取物总量　当主要化学物质不清楚，或无法确定主要活性物质时，可采用对粗提物（如水提物或醇提物等）的量进行量化控制的间接质量控制法，测定时多采用重量法。本法的不足之处在于无法明确考察实际含有的有效物质，必须与定性分析方法配合，否则无法说明所检测的物质是否为欲控制的物质。《中国药典》（2010 年版）大多数药材采用浸出物与含量测定同时控制其质量，如川芎在规定醇溶性浸出物不得少于 12.0% 的同时，规定阿魏酸不得少于 0.10%。

2. 测定类别成分总量　当明确某一类别成分是活性组分或主要化学组分时，可考虑对该类组分进行总量控制以评价其质量，如测定总黄酮、总生物碱、总蒽醌、总挥发油等。测定方法主要有化学分析法、分光光度法等。如八角茴香（Anisi Stellati Fructus）中挥发油、巴豆霜（Crononis Semen Pulveratum）中脂肪油的测定等。

3. 测定主要活性成分或标志性成分　当被测样品中主要有效成分较为清楚时，对其进行含量测定，能直接、有效地反映该中药的质量；当中药中的有效物质不明确，但所含主要化学成分清楚时，可通过对主要化学成分的含量控制来评价其质量；对贵重或毒剧药，可对其标志性成分或毒性成分进行含量控制，确保其安全有效。其特点是指标明确，分析数据精确可靠，不足之处在于有时不能全面地反映中药的综合作用特点；对于在中药中有意掺入标示成分的情况，如在黄连类中药中添加小檗碱等，较难判断。

4. 测定类别成分和主要活性成分或标志性成分　这是较为有效的一种中药质量控制模式，克服了单纯使用类别成分总量控制、主要活性成分或标志性成分控制质量的不足，较为符合中药多组分综合作用的特点。如《中国药典》（2010 年版）要求对附子总生物碱和苯甲酰新乌头原碱、苯甲酰乌头原碱、苯甲酰次乌头原碱分别采用酸碱滴定法和高效液相色谱测定；要求细辛挥发油和细辛脂素分别采用挥发油测定法和高效液相色谱测定。

5. 多种成分同时测定含量　中药发挥临床疗效往往是多种成分协同作用的结果，用高效液相色谱法、气相色谱法、毛细管电泳法等仪器对中药进行多成分同时分析的方法，是目前中药质量控制较为理想的一种模式，可真实地反映中药的内在质量。如黄连（Coptidis Rhizoma），《中国药典》（2005 年版）仅测定小檗碱单一成分的含量，而小檗碱在三颗针（Berberidis Radix）、黄柏（Phellodendri Chinensis Cortex）等多种中药材中均有分布，作为黄连质量控制的唯一指标，其专属性和可控性均较差；《中国药典》（2010 年版）采用高效液相色谱一测多评技术，即用一个盐酸小檗碱对照品同时测定小檗碱、表小檗碱、黄连碱、巴马汀 4 个生物碱的含量，可控成分的含量限度要求为9.6%，既体现有效成分、多指标成分质量控制要求，又节省了成本，节约了对照品的消耗，同时从整体上体现了黄连有别于黄柏等其他药材的化学特征。

特别应该注意的是，测定成分的选择，首先应根据中药的功能主治或活性试验结果来选择相应的专属性成分、活性成分，避免选择无专属性的指标成分或低活性的微量成分；同时，一般应选择样品中原含成分，避免选用水解成分作为测定指标。当单一成分不能反映该药的整体活性时，应采用多成分或多组分的检测方法。

二、定量分析结果的表示方法

药材和饮片、植物油脂和提取物的含量（％）均按重量计；中药制剂的含量，除另有规定外，一般按每一计量单位（1 片、1 丸、1 袋、1ml 等）的重量计。中药成分的含量限度，有以下 4 种表示方法：

1. 规定上限　毒性成分的含量必须规定上限。例如，千里光（Senecionis Scandentis Herba）含阿多尼弗林碱不得过 0.004%。

2. 规定范围　对于既是有效成分，又是毒性成分的含量，应规定范围。如马钱子（Strychni Semen）含士的宁应为 1.20% ~ 2.20%；保赤散每 1g 含朱砂以硫化汞计，应为 0.21 ~ 0.25g。

3. 规定标示量　如华山参片含生物碱以莨菪碱计，应为标示量的 80.0% ~ 120.0%。

4. 规定下限　规定下限是中药定量分析结果中最常用表示方法。如天南星（Arisaematis Rhizoma）含总黄酮以芹菜素计，不得少于 0.050%；天麻（Gastrodiae Rhizoma）含天麻素不得少于 0.20%；双黄连口服液每支含黄芩以黄芩苷计，不得少于 160mg；六味地黄丸含牡丹皮以丹皮酚计，水蜜丸每 1g 不得少于 0.90mg，小蜜丸每 1g 不得少于 0.70mg，大蜜丸每丸不得少于 6.3mg。

第四节　化学分析法

化学分析法是根据特定的化学反应及其计量关系对物质进行分析的方法。包括滴定分析法（容量分析法）和重量分析法。

一、滴定分析法

（一）原理与方法

滴定分析法（titrimetric analysis）是将一定浓度的滴定剂（标准溶液）滴加到被测物质的溶液中，依据其化学计量关系反应完全时，滴定剂的浓度及所消耗的体积计算出被测物质含量的方法。

根据反应原理不同，滴定分析法可分为酸碱滴定法、沉淀滴定法、配位滴定法和氧化还原滴定法等类型；滴定方式有直接滴定、返滴定、置换滴定和间接滴定等，通常通过指示剂或仪器方法（如电位滴定法、光度滴定法等）来确定滴定终点；滴定分析一般在水溶液中进行，在水以外的溶剂中进行滴定的分析方法，称为非水滴定法。

酸碱滴定法适用于中药所含的生物碱类、有机酸类和内酯类等成分的含量测定。对于 $K \cdot C \geq 10^{-8}$ 的酸、碱组分，可在水溶液中直接滴定，也可采用回滴法或双相滴定法；而对于 $K \cdot C < 10^{-8}$ 的弱酸、弱碱或在水中溶解度很小的酸、碱，只能采用间接滴定法或非水滴定法。例如，山楂、半夏（Pinelliae Rhizoma）药材中总有机酸的含量测定，颠茄草（Belladonnae Herba）、颠茄酊、北豆根片总生物碱的含量测定。

沉淀滴定法，如银量法、四苯硼钠法、亚铁氰化钾法和硫氰酸铵法，主要用于生物碱、生物碱的氢卤酸盐、矿物药中的无机成分及含有卤素的其他类中药成分的含量测定。例如，保赤散、小儿金丹片等含朱砂中药制剂中硫化汞的含量测定。

配位滴定法，以 EDTA 法最为常用，在中药成分分析中主要用于鞣质、生物碱，以

及含有 Ca^{2+}、Mg^{2+}、Fe^{2+}、Hg^{2+} 等成分的含量测定。例如，煅石膏中硫酸钙的含量测定。

氧化还原滴定法分为铈量法、碘量法、溴量法和高锰酸钾法，适用于酚类、糖类及矿物药的测定。

滴定分析法的优点是仪器设备简单、操作快速、结果准确；缺点是灵敏度较低，所以在中药质量分析中主要用于含量较高（1% 以上）成分的测定。

（二）滴定分析法的计算

1. 滴定度 滴定度（titer）是指每 1ml 规定浓度的滴定液相当于被测物的质量（g 或 mg），以 $T_{T/A}$ 表示，T 为滴定剂，A 为被测物质，单位为 g/ml 或 mg/ml。《中国药典》一般采用后者。对于任一滴定反应，有

$$tT + aA \rightarrow P \qquad (式3-2)$$

P 为生成物，当滴定达到化学计量点时，$t\,mol\,T$ 恰好与 $a\,mol\,A$ 完全作用，则待测物质 A 的质量 m_A 为：

$$m_A = \frac{a}{t} c_T V_T M_A \qquad (式3-3)$$

式 3-3 中，c_T 和 V_T 分别为滴定剂 T 的浓度（mol/L）和体积（L），M_A 为 A 物质的摩尔质量（g）。在滴定分析中，体积常以毫升（ml）为单位，则上式可写为：

$$m_A = \frac{a}{t} c_T V_T \frac{M_A}{1000} \qquad (式3-4)$$

此时，根据滴定度的定义可得滴定度的计算通式为：

$$T = \frac{a}{t} c_T \frac{M_A}{1000} \qquad (式3-5)$$

式 3-5 中，c 为滴定液的摩尔浓度（mol/L），M 为被测药物的摩尔质量（g/mol）。

2. 百分含量的计算 滴定分析法测定药物含量时，常用直接滴定法和返滴定法。

（1）**直接滴定法** 即当测定的化学反应能满足滴定分析反应基本条件时，可以直接用滴定液滴定被测物质并计算含量的方法。

$$含量\% = \frac{T \times V \times F}{W} \times 100\% \qquad (式3-6)$$

式 3-6 中，V 为供试品消耗滴定液的体积（ml）；W 为供试品的质量（g 或 mg）；T 为滴定度（g/ml 或 mg/ml）；F 为浓度校正因子，即滴定液的实际浓度与所规定浓度的比值，实际工作中，为了提高测定结果的准确度，F 以略大于 1 为宜。

（2）**返滴定法** 返滴定法亦称剩余滴定法、回滴定法，当反应速率较慢或反应物溶解性较差或为固体时，滴定液加入到样品后反应无法在瞬间定量完成，此时可先加入一定量过量的滴定液 T_1，待其与被测药物定量反应完全后，再用另一滴定液 T_2 回滴剩余的滴定液 T_1。此法常需做空白试验，计算公式为：

$$含量\% = \frac{T \times F \times (V_0 - V)}{W} \times 100\% \qquad (式3-7)$$

式 3 – 7 中，V_0 为空白消耗第二种滴定液的体积（ml）；V 为供试品消耗第二种滴定液的体积（ml）；F 为第二种滴定液的浓度校正因子。

（三）应用示例

【例 3 – 3】酸碱滴定法测定半夏中总有机酸的含量

半夏为天南星科植物半夏的干燥块茎。研究表明，半夏含有棕榈酸、β,γ – 亚麻酸、油酸、咖啡酸、阿魏酸等多种有机酸。其总有机酸含量测定方法如下。

取本品粉末（过四号筛）约 5g，精密称定，置锥形瓶中，加乙醇 50ml，加热回流 1 小时，同法操作，再重复提取 2 次，放冷，滤过，合并滤液，蒸干，残渣精密加入氢氧化钠滴定液（0.1mol/L）10ml，超声处理（功率 500W，频率 40kHz）30 分钟，转移至 50ml 量瓶中，加新煮沸的冷水至刻度，摇匀，精密量取 25ml，照电位滴定法测定，用盐酸滴定液（0.1mol/L）滴定，并将滴定的结果用空白实验校正。每 1ml 氢氧化钠滴定液（0.1mol/L）相当于 5.904mg 的琥珀酸（$C_4H_6O_4$）。

本品按干燥品计算，含总酸以琥珀酸（$C_4H_6O_4$）计，不得少于 0.25%。

解析：本法为酸碱滴定法，采用返滴定的方式（又称剩余滴定），先用过量的定量 NaOH 标准溶液与半夏中总有机酸反应，再用 HCl 标准溶液滴定剩余的 NaOH；由于中药材提取液颜色较深，指示剂法判断困难，所以采用电位滴定法判断终点，滴定过程中 pH 值突变点为滴定终点。计算式为：

$$C_4H_6O_4\% = \frac{\frac{1}{2}C\,(V_0 - V_1)\ \times \dfrac{M_{C_4H_6O_4}}{1000}}{S \times \dfrac{25.0}{50.0}} \times 100\% \qquad （式 3 – 8）$$

或

$$C_4H_6O_4\% = \frac{5.904 \times V_2 \times \dfrac{F}{1000}}{S \times \dfrac{25.0}{50.0}} \times 100\% \qquad （式 3 – 9）$$

式 3 – 8、3 – 9 中，C 为 HCl 滴定液浓度（mol/L），V_0 为 HCl 滴定液空白实验消耗的体积（ml），V_1 为 HCl 滴定液滴定剩余 NaOH 滴定液时消耗的体积（ml），V_2 为与半夏总有机酸反应的 NaOH 滴定液体积（ml），S 为供试品质量（g），F 为 NaOH 滴定液的浓度校正因子。

【例 3 – 4】配位滴定法测定炉甘石中氧化锌的含量

炉甘石（Calamina）为碳酸盐类矿物药，主含碳酸锌（$ZnCO_3$），含量测定方法如下。

取本品粉末约 0.1g，在 105℃ 干燥 1 小时，精密称定，置锥形瓶中，加稀盐酸 10ml，振摇使锌盐溶解，加浓氨试液与氨 – 氯化铵缓冲液（pH10.0）各 10ml，摇匀，加磷酸氢二钠试液 10ml，振摇，滤过。锥形瓶与残渣用氨 – 氯化铵缓冲液（pH10.0）1 份与水 4 份的混合液洗涤 3 次，每次 10ml，合并洗液与滤液，加 30% 三乙醇胺溶液 15ml 与铬黑 T 指示剂少量，用乙二胺四醋酸二钠滴定液（0.05mol/L）滴定至溶液由紫红色变为纯蓝色。每1ml乙二胺四醋酸二钠滴定液（0.05mol/L）相当于4.069mg的氧化锌（ZnO）。

本品按干燥品计算，含氧化锌（ZnO）不得少于40.0%。

解析：本法为配位滴定法，采用直接滴定方式，将炉甘石中锌盐完全转变为Zn^{2+}离子，在特定pH条件下用乙二胺四醋酸二钠标准溶液滴定，铬黑T指示剂指示滴定终点。乙二胺四醋酸二钠标准溶液浓度已知，通过其定量反应消耗的体积即可获得ZnO含量。计算式为：

$$ZnO\% = \frac{C \times V \times \frac{M_{ZnO}}{1000}}{S} \times 100\% \qquad （式3-10）$$

$$或 \qquad ZnO\% = \frac{4.069 \times V \times \frac{F}{1000}}{S} \times 100\% \qquad （式3-11）$$

式3-10、3-11中，C为乙二胺四醋酸二钠滴定液浓度（mol/L），V为滴定液消耗的体积（ml），S为供试品质量（g），F为滴定液的浓度校正因子。

$$F = \frac{滴定液实际浓度}{滴定液规定浓度} \qquad （式3-12）$$

二、重量分析法

（一）原理与方法

重量分析法（gravimetric analysis method）是通过称量物质的某种称量形式的质量来确定被测组分含量的一种方法，又分为挥发重量法、萃取重量法和沉淀重量法。

挥发重量法可直接用于具有挥发性或能定量转化为挥发性物质成分的测定，在《中国药典》中多用于中药材水分和干燥失重的定量测量，而炽灼残渣、灰分以及浸出物等的测定用间接重量法。

萃取重量法是利用被测组分在互不相溶两相溶剂中溶解度的不同进行分离、去除溶剂后称重测量的方法。如《中国药典》（2010年版）收载昆明山海棠片中总生物碱的测定：将供试品的盐酸溶液（1→100）提取液加氨试液碱化，再用乙醚萃取，然后除去乙醚，干燥至恒重后称重，计算，即得。

沉淀重量法是将被测成分定量地转化为难溶化合物的重量分析法。如《中国药典》（2010年版）收载的西瓜霜润喉片中西瓜霜的测定：向一定量供试品的盐酸溶液中，滴加氯化钡试液使沉淀完全，滤过后分取沉淀，洗涤，干燥至恒重后称重，计算，即得。

重量分析法无需标准试剂，对于常量组分准确度高，但操作繁琐，耗时较长。

（二）应用示例

【例3-5】沉淀重量法测定芒硝中硫酸钠的含量

取本品约0.4g，精密称定，加水200ml溶解后，加盐酸1ml，煮沸，不断搅拌，并缓缓加入热氯化钡试液（约20ml），至不再生成沉淀，置水浴上加热30分钟，静置1

小时，用无灰滤纸或称定重量的古氏坩埚滤过，沉淀用水分次洗涤，至洗液不再显氯化物的反应，干燥，并炽灼至恒重，精密称定，与 0.6086 相乘，即得供试品中含有硫酸钠（Na_2SO_4）的重量。

本品按干燥品计算，含硫酸钠（Na_2SO_4）不得少于 99.0%。

解析：本法为沉淀重量法，将芒硝中可溶性硫酸盐定量转化为硫酸钡沉淀，通过称量硫酸钡获得硫酸钠含量。计算式为：

$$Na_2SO_4\% = \frac{m \times \dfrac{M_{Na_2SO_4}}{M_{BaSO_4}}}{S} \times 100\% \qquad (式\ 3-13)$$

式 3-13 中，m 为硫酸钡沉淀物的质量，S 为供试品质量。

第五节 光谱分析法

一、紫外-可见分光光度法

紫外-可见分光光度法（ultraviolet-visible spectrophotometry，UV-Vis）是通过测定被测物质在紫外-可见区（200~800nm）内特定波长处的吸光度，根据其吸收特性及其与被测组分浓度之间关系进行分析的方法。具有灵敏度高、精密度好、操作简便等优点。常用于在此波长范围内有特征吸收或通过加入一定显色剂后有吸收的中药单一成分或类别成分（总成分）的含量测定。

（一）基本原理

紫外-可见分光光度法定量分析的依据是 Lambert-Beer 定律，即：

$$A = lg\ (1/T)\ = ECL \qquad (式\ 3-14)$$

式 3-14 中，A 为吸光度，T 为透光率；E 为吸收系数，有两种表示方式：摩尔吸收系数（ε）和百分吸收系数（$E_{1cm}^{1\%}$），《中国药典》采用后者，其物理意义为当溶液浓度为1%（g/ml），液层厚度为1cm时的吸光度值，此时 C 为100ml溶液中所含被测物质的重量（按干品或无水物计算），L 为液层厚度（cm）。

（二）定量测定方法

紫外-可见分光光度法在定量测定时又分为单波长法和多波长法，多波长法又称计算分光光度法。在《中国药典》中收载的主要是单波长法。常用的定量分析方法又分为吸收系数法、标准曲线法、对照品比较法等。

1. 吸收系数法 本法是通过测定供试品溶液在规定波长下的吸光度值（A），根据被测成分的吸收系数 $E_{1cm}^{1\%}$，计算其含量的方法，即

$$含量（\%）= \frac{A_x \times D}{E_{1cm}^{1\%} \times m \times 100} \times 100\% \qquad (式\ 3-15)$$

式 3 –15 中，x 指供试样品，D 和 m 分别为供试品稀释倍数和取样量，$E_{1cm}^{1\%}$ 可以从手册或有关文献中查到，也可自行测定。但在使用本方法时，应注意对仪器波长、空白吸收、杂散光等进行检查和校正。由于中药成分复杂、干扰因素不易排除，成分含量变化幅度大，一般不宜采用吸收系数法。在《中国药典》（2010 年版）中，仅有岩白菜素（bergenin）及紫草（Arnebiae Radix）中羟基蒽醌总色素的含量测定采用了本方法。

2. 标准曲线法　又称工作曲线法或校正曲线法。测定时首先配制一系列不同浓度的对照品溶液（或称标准溶液），在相同条件下分别测量吸光度；以浓度为横坐标，相应的吸光度为纵坐标，绘制标准曲线，建立回归方程；在相同的条件下测定供试液的吸光度，从标准曲线或回归方程中求出被测成分的浓度。在《中国药典》（2010 年版）中，总生物碱、总黄酮、总皂苷、总酚酸、总多糖和铁盐等成分的含量测定使用本方法。

采用标准曲线法应该注意：①制备标准曲线一般需要 5~7 个浓度的对照品溶液，其回归线性方程的相关系数（r）不得小于 0.999。②供试液浓度应在标准曲线线性范围内。③供试液和对照品溶液必须在相同条件下测定。

理想的标准曲线应该是一条通过原点的直线。实际上，也有标准曲线不通过原点的现象。其原因主要有几方面，如空白溶液的选择不当，显色反应的灵敏度不够，吸收池的光学性能不一致等，遇此情况，应采取适当措施加以改善。标准曲线法操作相对麻烦，但对于不适合使用吸收系数法的供试品，可以获得较为准确的测量结果。

3. 对照品比较法　系在相同条件下配制供试品溶液和一个浓度的标准溶液，在选定波长处，分别测其吸光度，根据其比例关系计算被测组分浓度或含量的方法，即

$$C_{样} = \frac{A_{样}}{A_{标}} \times C_{标} \qquad\qquad （式 3 –16）$$

对照品比较法应用的前提是方法学考察时制备的标准曲线通过原点；对于常规检测，不必每次都作标准曲线，以此提高分析工作的效率。但为了保证测定结果的准确度，要求对照品溶液中所含被测成分的浓度应为供试品溶液中被测成分浓度的 100% ± 10%，所用溶剂也应完全一致。

4. 比色法　若供试品本身在紫外 – 可见光区没有强吸收，或虽有吸收，但为了提高灵敏度和选择性、消除干扰，可加入适当的显色剂，使反应产物的最大吸收移至可见光区。采用比色法时应取供试品与对照品同时操作。除另有规定外，所用的空白溶液系指用同体积的溶剂代替对照品或供试品溶液，然后加入等量的相应试剂，并用同样方法处理，在选定波长处测定吸光度，可用对照品比较法计算含量；当吸光度和浓度关系不呈良好线性时，应采用标准曲线法。

比色法中显色剂的选择：①显色剂条件：显色后生成的有色物质吸收系数（ε）要大，灵敏度高；所选显色剂应只与被测组分显色或使被测组分与共存组分的颜色有明显差异；生成的有色物应有明确的组成，且性质稳定。②显色剂用量：通常可通过实验从 $A – C$（显色剂浓度）曲线来选择合适的用量。③溶液 pH 值：若显色剂为有机弱酸、弱碱，酸度改变会直接影响显色剂的平衡浓度，从而影响显色反应的平衡浓度，恰当的酸

度可通过试验从 A – pH 曲线确定。④显色温度和时间：合适的温度和时间亦可通过实验以 A – T（温度）和 A – t（时间）曲线确定。

（三）应用示例

【例 3 – 6】吸收系数法测定紫草中羟基萘醌总色素的含量

《中国药典》（2010 年版）收载的紫草质量标准含量测定项除了规定用高效液相色谱法测量 β,β' – 二甲基丙烯酰阿卡宁的含量，还规定了采用吸收系数法测量紫草中羟基萘醌总色素的含量，具体如下：取本品适量，在 50℃ 干燥 3 小时，粉碎（过三号筛），取约 0.5g，精密称定，置 100ml 量瓶中，加乙醇至刻度，4 小时内时时振摇，滤过。精密量取续滤液 5ml，置 25ml 量瓶中，加乙醇至刻度，摇匀。照紫外 – 可见分光光度法，在 516nm 处测定吸光度，按左旋紫草素（$C_{16}H_{16}O_5$）的吸收系数（$E_{1cm}^{1\%}$）242 计算，即得。

本品含羟基萘醌总色素以左旋紫草素（$C_{16}H_{16}O_5$）计，不得少于 0.80%。

解析：计算式为：

$$羟基萘醌总色素（\%）= \frac{\dfrac{A}{E_{1cm}^{1\%} \times l}}{\dfrac{S}{100.0} \times \dfrac{5.00}{25.0} \times 100} \times 100\% \qquad （式 3 – 17）$$

式 3 – 17 中，A 为供试品液的吸光度，S 为供试品质量。

【例 3 – 7】标准曲线法测定川贝母中总生物碱的含量

对照品溶液的制备　取西贝母碱对照品适量，精密称定，加三氯甲烷制成每 1ml 含 0.2mg 的溶液，即得。

标准曲线的制备　精密量取对照品溶液 0.1ml、0.2ml、0.4ml、0.6ml、1.0ml，置 25ml 具塞试管中，分别补加三氯甲烷至 10.0ml，精密加水 5ml，再精密加 0.05% 溴甲酚绿缓冲液（取溴甲酚绿 0.05g，加 0.2mol/L 氢氧化钠溶液 6ml 使溶解，加磷酸二氢钾 1g，加水使溶解并稀释至 100ml，即得）2ml，密塞，剧烈振摇，转移至分液漏斗中，放置 30 分钟。取三氯甲烷液，用干燥滤纸滤过，取续滤液，以相应的试剂为空白，照紫外 – 可见分光光度法，在 415nm 的波长处测定吸光度，以吸光度为纵坐标，浓度为横坐标，绘制标准曲线。

测定法　取本品粉末（过三号筛）约 2g，精密称定，置具塞锥形瓶中，加浓氨试液 3ml，浸润 1 小时，加三氯甲烷 – 甲醇（4:1）混合溶液 40ml，置 80℃ 水浴加热回流 2 小时，放冷，滤过，滤液置 50ml 量瓶中，用适量三氯甲烷 – 甲醇（4:1）混合溶液洗涤药渣 2~3 次，洗液并入同一量瓶中，加三氯甲烷 – 甲醇（4:1）混合溶液至刻度，摇匀。精密量取 2~5ml，置 25ml 具塞试管中，水浴上蒸干，精密加入三氯甲烷 10ml 使溶解，照标准曲线制备项下的方法，自"精密加水 5ml"起，依法测定吸光度，从标准曲线上读出供试品溶液中西贝母碱的浓度（mg/ml），计算，即得。

本品按干燥品计算，含总生物碱以西贝母碱（$C_{27}H_{43}NO_3$）计，不得少于 0.050%。

解析：本法采用标准曲线法，通过酸性染料溴甲酚绿在特定 pH 条件下与川贝母中生物碱生成有色复合物，用三氯甲烷溶剂萃取，对总生物碱进行定量分析。假设根据供试品溶液吸光度 A 在标准曲线上读出其溶液中西贝母碱浓度 C_x（mg/ml），则川贝母中总生物碱的含量计算式为：

$$总生物碱（\%）=\frac{C_x}{\dfrac{S}{50.0}\times\dfrac{V}{10.0}}\times100\% \qquad（式3-18）$$

式 3-18 中，S 为供试品质量，V 为供试品溶液处理中，"精密量取 2～5ml，置 25ml 具塞试管中"精密量取的实际体积。

二、荧光分析法

荧光分析法（fluorimetry）是利用某些物质发射荧光的特性进行定性、定量分析的分子发射光谱法。其具有灵敏度高（检出限可达 $10^{-10}～10^{-12}$ g/ml）、选择性好、试样量少等特点，并可提供较多的荧光参数（如激发光谱、发射光谱、荧光强度、荧光寿命等）信息，特别适合于微量或痕量组分的分析。其不足是干扰因素较多，需严格控制实验条件。由于中药许多成分本身具有荧光或能转化为荧光衍生物，故可采用荧光法测定。

（一）基本原理

1. 荧光激发光谱与发射光谱　当处于基态单线态的物质分子吸收了一定频率的紫外-可见光后，可以跃迁到激发单线态的各个不同振动能级，然后经过振动弛豫、内转换等到达第一激发态的最低振动能级，如果以发射光量子的方式，跃迁回到基态各个振动能级时，此发射的光辐射即称为荧光。因此，一般荧光的波长比激发光波长要长些。

任何发射荧光的物质分子都具有两个特征光谱：即激发光谱和荧光光谱。它们是荧光分析中定性与定量的依据和基本参数。测定样品对每一波长的激发光所发射的荧光强度，以激发光波长为横坐标，荧光强度为纵坐标作图，得荧光物质的激发光谱。从激发光谱上可找到发生荧光最强时的激发光波长，以此进行激发，将物质发射的荧光通过单色器分光，测定每一个波长的荧光强度，以荧光强度对荧光波长作图，得荧光光谱。图 3-2 为在乙醇溶液中蒽的激发光谱与荧光光谱。

2. 荧光强度及其影响因素

（1）荧光强度　溶液的荧光强度与该溶液中荧光物质吸收光能的程度及荧光量子效率有关。如果入射光的强度为 I_0，透过光的强度为 I，荧光量子效率为 Φ_f（定义为荧光物质发射出的光量子数与其吸收光量子总数之比），则荧光强度 F 为：

$$F=\Phi_f(I_0-I) \qquad（式3-19）$$

根据 Lambert-Beer 定律：
$$I=I_0 10^{-\varepsilon CL} \qquad（式3-20）$$

可得：
$$F=\Phi_f I_0(1-10^{-\varepsilon CL})=\Phi_f I_0(1-e^{-\varepsilon CL}) \qquad（式3-21）$$

对于很稀的溶液，若投射到试样溶液上被吸收的激发光不到 2%，即 $\varepsilon CL \le 0.05$ 时，式 3-21 可化简为：

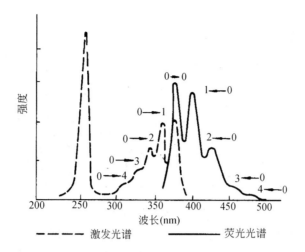

图 3 - 2　蒽在乙醇溶液中的激发光谱与荧光光谱

$$F = 2303\Phi_f \varepsilon CL \qquad (式 3 -22)$$

从式 3 -22 可以看出，当荧光量子效率（Φ_f）、入射光强度（I_0）、物质的摩尔吸光系数（ε）、液层厚度（L）固定不变时，荧光强度与溶液浓度（C）成正比，可写成：

$$F = KC \qquad (式 3 -23)$$

此即荧光法定量分析的依据，其线性范围一般在 $10^{-5} \sim 100\mu g/ml$ 之间。

（2）荧光与分子结构的关系　分子荧光的产生必须具有能吸收一定频率紫外 - 可见光的特定结构和较高的荧光量子效率。凡具有双键共轭体系及刚性平面结构，且在 $200 \sim 800nm$ 波长范围内有强吸收的物质分子，通常具有荧光特性。随着共轭体系双键的增加，荧光强度增强；具有相同共轭双键长度的分子，其刚性和共平面性越大，荧光效率越大；取代基的性质和位置也会对分子荧光产生较大影响，直接与 π 电子体系连接的供电子基团，如—OH、—NH₂、—NHR、—NR₂、—OR 等能增加分子的 π 电子共轭程度，可使荧光增强；吸电子基团如—COOH、—C＝O、—NO₂、—NO、—N＝N—等，能使荧光减弱或熄灭。而与 π 电子体系相互作用较小的取代基和烷基对分子荧光影响不明显。

（3）影响分子荧光的环境因素　物质分子所处的外部环境也会对荧光及其强度产生影响。主要是温度，一般情况下荧光强度随体系温度降低而增强；另外，溶剂的黏度、极性和溶液的 pH 值等也会产生不同的影响；荧光猝灭剂，如重原子、顺磁性物质、溶解氧等会使荧光强度降低，甚至熄灭或破坏荧光强度与浓度之间的线性关系；溶液中的散射光也会产生影响。可针对这些影响因素，选择适宜的分析条件，以提高分析的灵敏度和选择性。

3. 荧光分析仪器　常用的荧光分析仪器有目视荧光计（如三用紫外分析仪）、光电荧光计和荧光分光光度计。一般由激发光源、滤光片或单色器、样品池、检测器组成等。结构如图 3 -3 所示。

激发光源常用汞灯、氢灯、氙弧灯及卤素灯；样品池一般采用对散射光干扰较小的方形，材质为弱荧光的玻璃或石英；检测器多用光电倍增管，滤光片或单色器有 2 个，

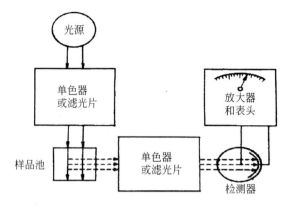

图 3 - 3　荧光分光光度计结构示意图

置于光源和样品池之间，为激发滤光片（或单色器），可滤去不需要的杂散光，置于样品池和检测器之间的为荧光滤光片（或单色器）可滤去由光源所产生的反射光、溶剂的散射光及溶液中杂质产生的荧光。为了避免透过光的干扰，检测器通常置于和入射光垂直的光路中。

（二）定量测定方法

荧光分析法与紫外 - 可见分光光度法基本相同，灵敏度比后者高，但精密度较差，易受系统误差的影响。所以荧光法一般用于微量或痕量组分的分析。

1. 标准曲线法　用已知量的标准物质经过和试样相同处理后，配成系列标准溶液，测定其荧光强度，以荧光强度 F 对标准溶液浓度 C 作标准曲线（或计算回归方程），在相同条件下测定试样溶液的荧光强度，由标准曲线（或回归方程）求出试样中荧光物质的含量。

2. 比例法　当标准曲线通过原点时，可在其线性范围内用比例法测定。取已知量的对照品，配成标准溶液（C_s），测定其荧光强度（F_s），然后在相同条件下测定试样溶液的荧光强度（F_x），按比例关系计算试样中荧光物质的含量。此法常需用空白校正。

$$\frac{C_X}{C_S} = \frac{F_X - F_0}{F_S - F_0} \text{或} \ C_X = \frac{F_X - F_0}{F_S - F_0} C_S \qquad （式 3 -24）$$

式 3 -24 中，F_0 为空白溶液的荧光强度。对多组分混合物也可同计算分光光度法一样，不经分离，测定后通过计算得出各有关组分的含量。

（三）在中药分析中的应用

1. 直接荧光法　中药成分有的本身具有荧光特性，可经提取分离后，用直接法测定。如白芷中莨菪亭、伞形花内酯等的含量测定。

2. 化学诱导荧光法　利用氧化还原、水解、缩合、配合、光化学反应等化学方法，使一些自身不能产生荧光的物质转变为荧光化合物，从而用荧光法测定。如番泻叶中番泻苷的含量测定。

3. 制备荧光衍生物 对于无荧光或荧光较弱的物质可选择适当的荧光试剂与其生成具有特异荧光的衍生物，再进行测定。

4. 荧光猝灭法 利用某些物质可以使荧光物质的荧光淬灭的性质，间接地测定其含量。如苦杏仁苷的荧光猝灭法测定。

三、原子吸收分光光度法

原子吸收分光光度法（atomic absorption spectrophotometry，AAS）又称原子吸收光谱法，是基于被测元素基态原子在蒸气状态下对特征电磁辐射吸收而进行元素定量分析的方法。AAS 的优点在于：①灵敏度高，其绝对检出限可达到 10^{-14}g；②精密度好，相对误差一般可控制在 2% 以内，性能好的仪器可达到 0.1% ~ 0.5%；③选择性好，干扰少，操作简便快速，能直接测定的元素可达 70 多种。AAS 在中药无机成分及有害元素测定中有着广泛的应用。

（一）基本原理

原子吸收分光光度计结构如图 3 - 4 所示。

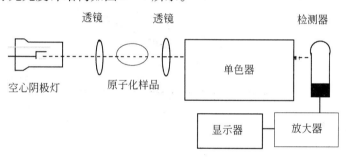

图 3 - 4 原子吸收分光光度计示意图

在光源发射线的半宽度小于吸收线的半宽度（即锐线光源）的条件下，光源的发射线通过一定原子蒸气，并被基态原子所吸收。吸光度与原子蒸气中待测元素的基态原子数间的关系遵循 Lambert - Beer 定律：

$$A = \lg \frac{I_0}{I} = KN_0L \qquad （式 3 - 25）$$

式 3 - 25 中，I_0 和 I 分别为入射光和透射光的强度；N_0 为单位体积基态原子数；L 为光程长度；K 为与实验条件有关的常数。

式 3 - 25 表示吸光度与蒸气中基态原子数呈线性关系，当常用的火焰温度低于 3000K，测定波长小于 600nm 时，火焰中基态原子占绝大多数，即可以用基态原子数 N_0 代表蒸气中原子总数 N，其与试样中待测元素浓度 C 有确定的关系：$N = aC$，a 为比例常数，则：

$$A = KCL \qquad （式 3 - 26）$$

式 3 - 26 为原子吸收分光光度法定量的基本关系式，它表示在确定的实验条件下，吸光度与试样中待测元素的浓度呈线性关系。

（二）定量测定方法

1. 标准曲线法 此为常用的定量测定方法，它是根据对被测试样品的大概了解，配制一系列具有相同基体而不同浓度的待测元素的标准溶液（至少 3 份），以空白为参比，分别测定吸光度 A，以 A 对浓度（或含量）C 作标准曲线或计算回归方程。在相同条件下和标准曲线线性范围内，测定试样溶液的吸光度，由标准曲线或回归方程求得试样中被测元素的浓度或含量。

2. 标准加入法 当试样基质影响较大，又没有纯净的基质空白，或测定纯物质中极微量的元素时，可采用标准加入法。即取若干份（如 4 份）相同体积的试样溶液，从第二份开始分别依次准确加入比例量的待测元素的标准溶液，并稀释至相同体积，分别测定其吸光度 A，以 A 对加入量（C）作图，并反向延长，此线与浓度轴交于 C_x，如图 3 -5 所示，C_x 即为所取试样中待测元素的浓度或含量，再以此计算出样品中待测元素的含量。

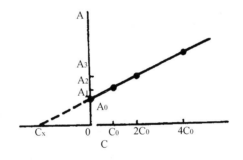

图 3 -5 标准加入法曲线

（三）应用示例

【例 3 -8】原子吸收分光光度法测定地黄中锌、铜、锰、铁的含量

样品处理 精密称取地黄药材 5g，置于烧杯中，加入 HNO_3 50ml，加热分解，试样溶解后，加入 $HClO_4$ 20ml，再加热至不冒烟，溶液浓缩至约 5ml，冷却后用去离子水稀释，并定容至 50ml，备用。

标准溶液的制备 将锌、铜、锰、铁配制成 1mg/ml 的溶液，再分别稀释成锌、铜为 10μg/ml，锰为 25μg/ml，铁为 100μg/ml 的标准溶液。

标准系列溶液的配制 分别精密吸取锌、铜、锰、铁的标准溶液各 0.5、1.0、1.5、2.0ml 于 25ml 容量瓶中，加入少量 HCl，稀释至刻度，配制成锌、铜为 0.2、0.4、0.6、0.8μg/ml，锰为 0.5、1.0、1.5、2.0μg/ml，铁为 2.0、4.0、6.0、8.0μg/ml 的标准系列溶液。各元素测定的条件见表 3 -3。

表 3 – 3   各元素测定条件

测定条件	元素			
	锌	铜	锰	铁
吸收波长（nm）	213.9	324.0	279.5	248.3
灯电流（mA）	2	4	4	6
狭缝（mm）	0.05	0.05	0.05	0.05
负电压（V）	600	400	400	700
量程扩展（X）	1	2	1	1
空气流量（L/min）	600	600	600	600
乙炔流量（L/min）	70	70	100	80

由上述条件，测定出各元素标准系列溶液的吸收度，绘制成溶液浓度 – 吸光度标准曲线。根据试样溶液的吸光度在标准曲线上读出试样浓度，计算含量。

四、电感耦合等离子体原子发射光谱法

（一）基本原理

电感耦合等离子体原子发射光谱法（inductively coupled plasma atomic emission spectrometry，ICP – AES）是以等离子体为激发光源的原子发射光谱分析法。即样品由载气（氩气）引入雾化系统进行雾化后，以气溶胶形式进入等离子体的中心通道，在高温和惰性气体中被充分蒸发、原子化、电离和激发，使所含元素发射各自的特征谱线。根据各元素特征谱线的存在与否，对所含元素进行定性鉴别分析；根据特征谱线的强度与试样中被测元素的浓度关系进行定量分析。

ICP – AES 法的优点在于：①分析速度快。ICP – AES 法干扰低、时间分布稳定、线性范围宽（从常量到痕量元素），能够一次同时读出多种被测元素的特征光谱，同时对多种元素进行定性和定量分析。②分析准确度和精密度较高。ICP – AES 法是各种分析方法中干扰较小的一种，一般情况下其相对标准偏差≤10%，当分析物浓度超过 100 倍检出限时，相对标准偏差≤1%。③测定范围广。可以测定几乎所有紫外和可见光区的谱线，被测元素的范围大。

（二）仪器结构

电感耦合等离子体原子发射光谱仪由样品引入系统、电感耦合等离子体（ICP）光源、色散系统、检测系统以及数据处理系统、冷却系统、气体控制系统等组成，如图 3 –6 所示。

1. 样品引入系统 样品可以以液体或固体形式进样，通常采用液体方式进样。样品引入系统由两大部分组成：一是样品提升部分，为蠕动泵或自提升雾化器；二是雾化部分，包括雾化器和雾化室，与原子吸收火焰原子化器的雾化系统类似。

2. 电感耦合等离子体光源 电感耦合等离子体（inductively coupled plasma，ICP）

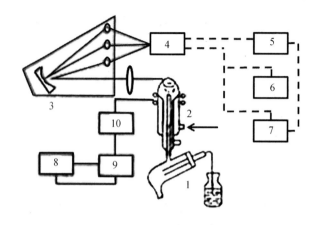

图 3 – 6　电感耦合等离子体原子发射光谱仪结构图

1. 进样器；2. ICP 焰炬；3. 分光器；4. 检测器；5. 计算机；6. 记录仪；

7. 打印机；8. 高频电源；9. 功率探测器；10. 高频整流器

光源由高频发生器和等离子炬管组成。高频发生器采用石英晶体作为振源，经电压和功率放大，产生具有一定功率和频率的信号，用来产生和维持等离子体放电；ICP 炬管为三层同心石英管，从内到外分别通载气、辅助气和冷却气（均为氩气），试样由载气从中心管带入炬焰；辅助气用来维持等离子体，流量约 1L/min；冷却气以切线方向从外管引入，流量为 10～15L/min，以保护石英管不被烧熔。

其工作原理是：负载线圈由高频电源耦合供电，产生垂直于线圈平面的交变磁场，使通过高频装置的氩气电离，则氩离子和电子在电场作用下又会使其他氩原子碰撞，产生更多的离子和电子，形成涡流。强大的电流产生高温，瞬间使氩气形成温度可达 10000K 的等离子体焰炬。由载气引入的样品即在此蒸发、分解、激发和电离。

3. 色散系统　通常采用光栅或光栅与棱镜组合。

4. 检测系统　多为光电转换器，它是利用光电效应将不同波长光的辐射能转化成电信号。常见的光电转换器有光电倍增管和固态成像系统两类，固态成像系统具有多谱线同时检测能力，检测速度快，动态线性范围宽，灵敏度高等特点。

5. 冷却和气体控制系统　冷却系统包括排风系统和循环水系统，其功能主要是有效地排出仪器内部的热量。循环水温度和排风口温度应控制在仪器要求范围内。要保持气体控制系统稳定正常地运行，氩气的纯度应不小于 99.99%。

（三）定量测定方法

1. 供试品溶液的制备　所用试剂一般是酸类，包括硝酸、盐酸、过氧化氢、高氯酸、硫酸、氢氟酸，以及混合酸如王水等，纯度应不低于优级纯。其中硝酸引起的干扰最小，是供试品溶液制备的首选酸。试验用水应为去离子水（电导率应 < 0.056μS/cm）。供试品溶液制备时应同时制备试剂空白，标准溶液的介质和酸度应与供试品溶液保持一致。

对于液体样品，可根据样品的基质、有机物含量和待测元素含量等情况，选用直接分析、稀释或浓缩后分析、消化处理后分析等不同的测定方式。对于固体样品，一般称取 0.1～0.3g 样品，结合实验室条件以及样品基质类型选用合适的消解方法。消解方法有微波消解法（首选方法）、敞口容器消解法和密闭容器消解法，样品消解后根据待测元素含量定容至适当体积后即可进行测定。

2. 测定法　《中国药典》（2010 年版）收载了标准曲线法和标准加入法两种测定方法。

（1）**标准曲线法**　在选定的分析条件下，测定不少于 3 个不同浓度的待测元素的标准系列溶液（标准溶液的介质和酸度应与供试品溶液一致），以分析线的响应值为纵坐标，浓度为横坐标，绘制标准曲线，计算回归方程。一般要求相关系数应不低于 0.99。然后测定供试品溶液，从标准曲线或回归方程中查得相应的浓度，计算样品中各待测元素的含量。在同样的分析条件下进行空白试验，根据仪器说明书的要求扣除空白干扰。

如果采用内标校正的标准曲线法，则具体做法如下：在每个样品（包括标准溶液、供试品溶液和试剂空白）中添加相同浓度的内标元素，以标准溶液待测元素分析线的响应值与内标元素参比线响应值的比值为纵坐标，浓度为横坐标，绘制标准曲线，计算回归方程。利用供试品中待测元素分析线的响应值和内标元素参比线响应值的比值，从标准曲线或回归方程中查得相应的浓度，计算样品中含待测元素的含量。

（2）**标准加入法**　取同体积的供试品溶液 4 份，分别置 4 个同体积的量瓶中，除第 1 个量瓶外，在其他 3 个量瓶中分别精密加入不同浓度的待测元素标准溶液，分别稀释至刻度，摇匀，制成系列待测溶液。在选定的分析条件下分别测定，以分析线的响应值为纵坐标，待测元素加入量为横坐标，绘制标准曲线，将标准曲线延长交于横坐标，交点与原点的距离所对应的量，即为供试品取用量中待测元素的量，再以此计算供试品中待测元素的含量。

3. 干扰和校正　电感耦合等离子体原子发射光谱法测定中通常存在的干扰主要分为两类：一类是光谱干扰，包括连续背景干扰和谱线重叠干扰；另一类是非光谱干扰，包括化学干扰、电离干扰、物理干扰等。干扰的消除和校正通常可采用空白校正、稀释校正、内标校正、背景扣除校正、干扰系数校正、标准加入等方法。

第六节　色谱分析法

色谱法包括气相色谱法（gas chromatography，GC）、高效液相色谱法（high performance liquid chromatography，HPLC）、薄层色谱法（thin layer chromatography，TLC）、离子色谱法（ion chromatography，IC）、超临界流体色谱法（supercritical fluid chromatography，SFC）以及高效毛细管电泳法（high performance capillary electrophoresis，HPCE）等。色谱法是中药复杂体系分析的主要手段。

一、高效液相色谱法

高效液相色谱法（HPLC）是在经典液相色谱法的基础上，采用高效固定相和高压输送流动相以及在线检测技术的一种高效、快速的分离分析方法。其发展迅速，应用广泛，现已成为中药各类成分定量分析最常用的方法。

（一）基本原理

1. 塔板理论 从热力学和相平衡观点来研究分离过程，以塔板理论为代表，用理论板数 n 或理论板高 H 来衡量色谱柱的柱效，即：

$$H = \frac{L}{n} \qquad\qquad （式 3-27）$$

$$n = \left(\frac{t_R}{\sigma}\right)^2 = 5.54\left(\frac{t_R}{W_{1/2}}\right)^2 = 16\left(\frac{t_R}{W}\right)^2 \qquad\qquad （式 3-28）$$

式 3-27 中，n 为理论板数，L 为柱长。式 3-28 中，t_R 为组分的保留时间，σ、$W_{1/2}$、W 分别为组分的标准差、半峰宽和峰宽。可见，当 t_R 一定时，峰越窄，则 H 越小，n 越大，柱效越高，分离性能越好。

2. 速率理论 HPLC 与气相色谱（GC）的速率理论方程式的主要区别在于纵向扩散项（B/U）和传质阻抗项（CU）。因为 HPLC 中流动相为液体，黏度大，且柱温低，扩散系数 D_m 是 GC 的 $1/10^5$，故此项可以忽略不计，其表达式为：

$$H = A + CU \qquad\qquad （式 3-29）$$

式 3-29 中，$C = C_m + C_{sm} + C_s$。三者分别为组分在流动相、静态流动相、固定相中的传质阻抗系数，当用化学键合相为固定相时，$C_s = 0$，则 $C = C_m + C_{sm}$。

因此，在 HPLC 法中固定相采用小粒度、均匀的填料，并采用匀浆法装柱，以及用低黏度、低流速的流动相可提高柱效。

3. 分离度及其影响因素 HPLC 法分离度的影响因素可用分离方程来描述，即

$$R = \frac{\sqrt{n}}{4}\left(\frac{\alpha - 1}{\alpha}\right)\left(\frac{k_2}{k_2 + 1}\right) \qquad\qquad （式 3-30）$$

由此可见，R 主要受容量因子 k、分离因子 α 和理论板数 n 的影响，k 和 α 反映了溶质的保留性质和色谱峰的相对位置，其大小取决于溶质、流动相、固定相的性质及温度等条件。n 控制了色谱峰的扩展程度，主要由色谱柱本身的特性和操作条件决定。所以分离度的提高可通过改变 k、α 和 n 三个参数来实现。在 HPLC 法中的 k 最佳值为 2 ~ 5，可通过改变流动相的极性来解决。对于正相色谱，流动相的极性增加，k 减小；反相色谱则相反。$\alpha = \dfrac{k_2}{k_1} = \dfrac{t_{R_2}}{t_{R_1}}$ 代表了两个组分在相同色谱条件下的分离选择性，$\alpha \neq 1$ 是色谱分离的前提，改变 α 即是改变后一组分相对于前一组分的保留时间，可通过改变固定相和流动相来实现。对于 HPLC 来说，调整流动相的极性是提高分离选择性的有效办法，亦是色谱条件选择的主要策略之一。

（二）分析方法

1. 主要模式

（1）液固吸附色谱法　固定相可分为极性和非极性两大类，极性固定相主要有氧化铝、硅胶、硅酸镁分子筛等；非极性固定相有高强度多孔微粒、活性炭、高交联度苯乙烯和二乙烯苯共聚物的单分散多孔微球（5~10μm）以及碳多孔小球等。目前应用最为广泛的是硅胶，包括薄壳玻珠、无定型全多孔硅胶、球形全多孔硅胶和堆积硅珠等，薄壳型和无定型全多孔硅胶也可作为化学键合相的载体。

流动相通常以烷烃为基础溶剂，再加入适量的极性调节剂组成二元或多元溶剂系统。其极性越强，洗脱能力越强，有时也加入微量水分来改善峰形和拖尾情况。本色谱方法对结构异构和几何异构体有良好的选择性，对芳香烃和卤代烃的异构体也具有较好的分离能力。

（2）键合相色谱法　是由液-液分配色谱发展而来的，其固定相为化学键合相，分离机制以分配作用为主，不封尾的键合相还有一定的吸附作用。填充剂的填充情况和性能，如载体的形状、粒径、孔径、表面积、键合基团的表面覆盖度、含碳量及键合类型等直接影响色谱的分离行为和分离效果，应注意选择。使用以硅胶为载体的键合固定相时，温度一般应在40℃以下，最高不宜超过60℃；流动相的 pH 值应控制在2~8之间。

流动相的选择：①正相色谱的流动相通常用烷烃（如正己烷）加适量极性调节剂构成。可以薄层色谱为先导来探索合适的流动相。②反相色谱的流动相常以水为基础溶剂，再加入一定量能与水互溶的极性调节剂，如甲醇-水、乙腈-水系统。③反相离子对色谱法即在流动相中加入离子对试剂，使被分析的组分在流动相中与离子对试剂生成电中性的离子对，以增加溶质在非极性固定相中的溶解度，增大分配系数，改善分离效果。主要用于有机酸、碱、盐成分的分离。分离碱类常用烷基磺酸盐，如正戊、正己、正庚及正辛磺酸钠；分离酸类常用磷酸四丁基季铵盐。一般离子对试剂的碳链增加，可以使容量因子增大。离子对试剂的浓度通常为 0.003~0.010mol/L。④离子抑制色谱法可通过在流动相中加入缓冲溶液，调整溶液的 pH 值来抑制溶质的解离，调整保留时间，常用的缓冲溶液有三乙胺磷酸盐、磷酸盐、醋酸盐等溶液。但调整后流动相的 pH 值需在2~8之间。⑤离子交换色谱常用的流动相大都是一定 pH 值和一定离子强度的缓冲溶液，通过改变流动相中盐离子的种类、浓度和 pH 值，可控制容量因子，改变选择性，可用于无机离子和有机物，如氨基酸、核酸、蛋白质等生物大分子的分离。

（3）超高效液相色谱　（ultra performance liquid chromatography，UPLC）系指一种采用小颗粒填料色谱柱（粒径小于2μm）和超高压系统（压力大于10^5kPa）的新型液相色谱技术，能显著改善色谱峰的分离度和检测灵敏度，同时大大缩短分析时间，因此特别适用于微量复杂混合物的分离和高通量研究。

UPLC 保持了 HPLC 的基本原理，根据 Van Deemter 方程

$$H = A + B/u + Cu \qquad (式3-31)$$

如果仅考虑固定相粒度 d_p 对 H 的影响，式 3 -31 可表达为：

$$H = a\ (d_p)\ + b/u + c\ (d_p)^2 u \qquad (式 3 - 32)$$

对由粒度（d_p）分别为 $10\mu m$、$5\mu m$、$3\mu m$、$2.2\mu m$ 和 $1.8\mu m$ 固定相填充的色谱柱，同一实验组分测定的 Van Deemter 方程式的 $H - u$ 曲线如图 3 -7 所示。

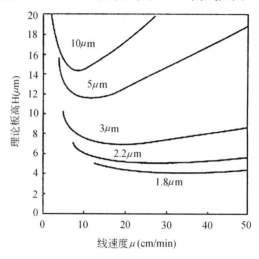

图 3 -7 不同 d_p 的 $H - u$ 曲线

由图 3 -7 可知：①颗粒度越小柱效越高，特别是流动相在高线速度时，色谱柱也有较高的效率；②不同的颗粒度有各自最佳的流动相线速度；③颗粒度越小，最高柱效点越向高线速度方向移动，而且有更宽的线速度范围；④当填料的颗粒度低于 $2\mu m$ 时，不仅柱效更高，而且随着流速的提高，在更宽的线速度范围内不会使柱效降低。

UPLC 作为一种新型液相色谱技术，以超强分离能力、超快分析速度、超高灵敏度、与 HPLC 简单方便的方法转换、良好的质谱入口等特点为现代色谱分析开创了广阔的前景，在中药等复杂组分分析中突显优势。例如，在对补骨脂中几类成分的同时分析中，UPLC 与 HPLC 相比，在分析速度上表现出明显优势。

【例 3 -9】超高液相色谱法测定补骨脂中香豆素和黄酮类的含量

HPLC 色谱条件 Diamonsil C_{18} 色谱柱（4.6mm ×250mm，$5\mu m$）；柱温30℃；检测波长246nm；流速为 1.0ml/min；流动相为 0.05% 甲酸溶液（A）－乙腈（B）系统；梯度洗脱程序：17% ~25% B（0 ~25 分钟）；25% ~45% B（25 ~55 分钟）；45% ~80% B（55 ~85 分钟）；80% B（85 ~95 分钟）。

UPLC 色谱条件 Waters Acquity UPLC BEH C_{18} 色谱柱（2.1mm ×100 mm，$1.7\mu m$）；柱温60℃；流速为 0.5ml/min；检测波长 246nm；流动相为 0.05% 甲酸溶液（A）－乙腈（B）系统；梯度洗脱程序：8% ~15% B（0 ~3 分钟）；15% ~30% B（3 ~4 分钟）；30% ~32% B（4 ~6 分钟）；32% ~38% B（6 ~7 分钟）；38% ~40% B（7 ~11 分钟）；40% ~52% B（11 ~12 分钟）；52% ~58% B（12 ~14 分钟）；58% ~85% B（14 ~15 分钟）；85% B（15 ~16 分钟）。

HPLC 和 UPLC 色谱图见图 3 -8。色谱峰 1 ~10 依次为：补骨脂苷（psoralenoside，

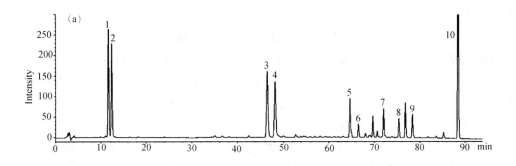

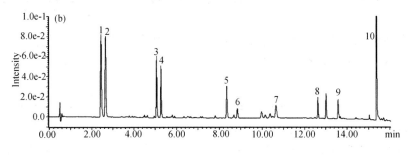

图3-8 补骨脂 HPLC（a）和 UPLC（b）图

1）、异补骨脂苷（isopsoralenoside，2）、补骨脂素（psoralen，3）、异补骨脂素（isopsoralen，4）、新补骨脂异黄酮（neobavaisoflavone，5）、补骨脂双氢黄酮（bavachin，6）、补骨脂定（psoralidin，7）、异补骨脂查尔酮（isobavachalcone，8）、corylifol A（9）和补骨脂酚（bakuchiol，10）。

（4）空间排阻色谱　其固定相可分为三类：①软质凝胶：为交联葡聚糖凝胶和网状交联聚丙烯酰凝胶，只能在水相常压下使用，适用于中、低压色谱，常用于分离蛋白质、多肽、核糖核酸及多糖。②半硬质凝胶：多为中等交联度的苯乙烯和二乙烯苯共聚物、聚苯乙烯、聚甲醛丙烯酸甲酯等树脂，可承受较高的压力。溶胀作用小，可用有机溶剂（四氢呋喃、丙酮等）作流动相，主要用于高聚物分子量的测定。③刚性凝胶：为多孔硅胶或多孔玻璃球，其强度大、耐高压，在水和有机相中不变形，但应避免在 pH >7.5 的碱性介质中使用。以水或缓冲溶液为流动相的凝胶适用于分离水溶性样品，又称凝胶滤过色谱；以有机溶剂为流动相的适用于分离非水性样品，称凝胶渗透色谱，它们都是根据试样组分的尺寸大小和形状不同来实现分离的。

2. 洗脱方式　HPLC 的洗脱方式分为等度洗脱和梯度洗脱。等度洗脱是在同一分析周期内流动相的组成保持恒定，使所有组分的 K 值都处于这个范围内，适用于组分较少、性质差别不大的样品，梯度洗脱是在一个分析周期内按程序改变流动相的组成（如溶剂的种类、配比、极性、离子强度、pH 值等），适用于分离极性差别较大的复杂混合物样品。

3. 检测方法

（1）紫外检测器（ultraviolet detector，UV 或 UVD）　是 HPLC 应用最广泛的检测器，其工作原理依据于 Lambert-Beer 定律，具有灵敏度高、噪音低、线性范围宽、对温度和流速变化不敏感、可用于梯度洗脱等优点，最低检出限可达 $10^{-7} \sim 10^{-12}$ g，但只能用于紫外 - 可见区有吸收的物质，且要求检测波长大于流动相的截止波长。

目前主要应用可变波长检测器（Variable wavelength detector，VWD）和二极管阵列检测器（diode array detector，DAD）。DAD 属多道型检测器，能同时获得吸光度 - 波长 - 时间三维图谱。不仅可以定量分析，还可用于定性分析。

（2）荧光检测器（fluorescence detector，FD）　原理同荧光分析法，其灵敏度比 UVD 高，选择性好，但只适用于能产生荧光或经衍生化后能产生荧光的物质的检测，主要用于氨基酸、多环芳烃、维生素、甾体化合物及酶等生物活性物质的分析，尤其适合于体内药物分析。

激光荧光检测器以激光为激发光源，利用激光的强聚焦性和单色性，大大提高了检测的灵敏度，特别适合窄径柱 HPLC 和毛细管电泳对痕量组分的分析，对于高荧光效率的物质，可进行单分子检测。

（3）电化学检测器（electro - chemical detector，ECD）　包括极谱、库仑、安培和电导检测器。前三种统称伏安检测器。适合于具有氧化还原活性的化合物的检测。电导检测器主要用于离子色谱，以安培检测器应用最广，其检出限可达 10^{-12} g/ml，尤其适合于痕量组分的分析。

（4）示差折光检测器（refractive index detector，RID）　是一种通用型检测器，其工作原理是利用组分与流动相的折光率不同，其响应信号（R）与组分浓度（C）的关系进行定量。

$$R = ZC_i(n_i - n_0) \qquad\qquad (式 3 - 33)$$

式 3 - 33 中，Z 为仪器常数，n_i、n_0 分别为组分与流动相的折光率。只要组分与流动相的折光率有足够的差别，即可进行检测，其对大多数物质检测的灵敏度较低，受流动相组成、温度波动影响较大，不适合梯度洗脱。但对某些物质如糖类却有较高的灵敏度，检出限达 10^{-8} g/ml，操作方便，稳定性较好。

（5）蒸发光散射检测器（evaporative light scatering detector，ELSD）　是一种通用型检测器，对各种物质几乎有相同的响应，其工作原理是用载气（如 N_2）将色谱流分引入雾化器进行雾化，经加热的漂移管蒸发除去流动相，而样品组分形成气溶胶，然后进入检测室，在强光源或激光照射下，产生散射，用光电二极管检测，散射光的强度（I）与组分质量的关系为：

$$I = km^b \text{ 或 } \lg I = b\lg m + \lg k \qquad\qquad (式 3 - 34)$$

式 3 - 34 中，b、k 为与蒸发室温度、雾化气体压力及流动相性质等实验条件有关的常数，要求流动相的挥发性大于组分的挥发性，且不能含有缓冲盐类，主要用于糖类、高级脂肪酸、磷脂、维生素、氨基酸、甘油三酯、甾体及某些皂苷类的检测。

4. 样品处理　样品在进行 HPLC 分析前，必须进行预处理，一般中药成分分析应先进行提取、分离，除去有关杂质，如用微孔滤膜、滤器等滤过或进行固相萃取，以将样品纯化后，制备成浓度适宜、稳定的试样溶液。有些样品为了适应检测方法的需要，还需进行衍生化处理。

（三）系统适用性试验

色谱系统的适用性试验通常包括理论板数、分离度、重复性和拖尾因子等参数。其中，分离度和重复性尤为重要。按要求对色谱系统进行适用性试验，即用规定的对照品溶液或系统适用性试验溶液在规定的色谱系统进行试验，必要时，可对色谱系统进行适当调整，以符合要求。

1. 色谱柱的理论板数（n）　用于评价色谱柱的柱效，亦即分离效能。由于不同物质在同一色谱柱上的色谱行为不同，采用理论板数作为衡量柱效能的指标时，应指明测定物质，一般为待测组分或内标物质的理论板数。

在规定的色谱条件下，注入供试品溶液或规定的内标物溶液，记录色谱图，测得其保留时间 t_R 和半峰宽 $W_{1/2}$，按式 3−28 计算色谱柱的理论板数，如果测得的理论板数低于各品种项下规定的最小理论板数，应改变色谱柱的某些条件（如柱长、载体性能、填充情况等），使其达到要求。

2. 分离度（R）　用于评价待测组分与相邻共存物或难分离物质之间的分离程度，是衡量色谱系统效能的关键指标。可以通过测定待测物质与已知杂质的分离度，也可以通过测定待测组分与某一添加的指标性成分（内标物质或其他难分离物质）的分离度，或将供试品或对照品用适当的方法降解，通过测定待测组分与某一降解产物的分离度，对色谱系统进行评价与控制。定量分析时，为便于准确测量，要求定量峰与其他峰或内标峰之间有较好的分离度，一般要求分离度 $R \geqslant 1.5$。

分离度的计算公式为：

$$R = \frac{2(t_{R_2} - t_{R_1})}{W_1 + W_2} \qquad （式 3−35）$$

式 3−35 中，t_{R_2} 为相邻两峰中后一峰的保留时间；t_{R_1} 为相邻两峰中前一峰的保留时间；W_1 及 W_2 为此相邻两峰的峰宽（图 3−9）。

3. 重复性　用于评价连续进样中，色谱系统响应值的重复性能。采用外标法时，通常取对照品溶液，连续进样 5 次，除另有规定外，其峰面积测量值的相对标准偏差应不大于 2.0%；采用内标法时，通常配制相当于 80%、100% 和 120% 的对照品溶液，加入规定量的内标溶液，配成 3 种不同浓度的溶液，分别进样至少 2 次，计算平均校正因子，其相对标准偏差亦应不大于 2.0%。

4. 拖尾因子（T）　用于评价色谱峰的对称性。为了保证分离效果和测量精度，特别当采用峰高法定量时，应检查待测组分峰的拖尾因子（T）是否符合规定。拖尾因子可按下式计算：

$$T = \frac{W_{0.05h}}{2d_1} \qquad （式 3−36）$$

式 3−36 中，$W_{0.05h}$ 为 0.05 峰高处的峰宽；d_1 为峰顶点至峰前沿之间的距离（图 3−10）。

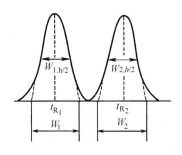

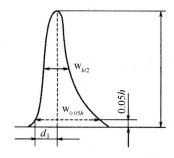

图 3 - 9   分离度   图 3 - 10   拖尾因子

除另有规定外，峰高法定量时要求 T 值应在 $0.95 \sim 1.05$ 之间。定量测定时，可根据供试品的具体情况采用峰面积法或峰高法，测定杂质含量时，则必须采用峰面积法。峰面积法测定时，若拖尾严重，将影响峰面积的准确测量。必要时，应对拖尾因子作出规定。

（四）定量测定方法

1. 内标法 精密称（量）取对照品和内标物质，分别配成溶液，精密量取适量，混合配成校正因子测定用的对照溶液。取一定量注入仪器，记录色谱图。测量对照品和内标物质的峰面积或峰高，计算校正因子（f）：

$$f = \frac{A_S/c_S}{A_R/c_R} \qquad\qquad （式 3 - 37）$$

式 3 - 37 中，A_S 为内标物质的峰面积或峰高，A_R 为对照品的峰面积或峰高，c_S 为内标物质的浓度，c_R 为对照品的浓度。

再取含有内标物质的供试品溶液，注入仪器，记录色谱图，测量供试品中待测成分和内标物质的峰面积或峰高，计算含量（c_X）：

$$c_X = f \cdot \frac{A_X}{A'_S/c'_S} \qquad\qquad （式 3 - 38）$$

式 3 - 38 中，A_X 为供试品的峰面积或峰高；c_X 为供试品的浓度；A'_S 为内标物质的峰面积或峰高；c'_S 为内标物质的浓度；f 为校正因子。

采用内标法，可避免因样品前处理及进样体积误差对测定结果的影响。

2. 外标法 精密称（量）取对照品和供试品，配制成溶液，分别精密取一定量，注入仪器，记录色谱图，测量对照品溶液和供试品溶液中待测成分的峰面积（或峰高），计算含量（c_X）：

$$c_X = c_R \cdot \frac{A_X}{A_R} \qquad\qquad （式 3 - 39）$$

由于 HPLC 进样量较大，采用定量环可使进样量得以准确控制，故外标法为常用定量方法之一，其优点是不需知道校正因子。

（1）外标工作曲线法　用对照品配成系列浓度的对照品溶液，准确进样，测得峰面积 A 或峰高 H，对浓度 C 做工作曲线，利用此曲线或回归方程计算样品的浓度。

（2）外标一点法　如果工作曲线通过原点，可以用外标一点法进行定量，否则需用外标二点法定量。

3. 一测多评法　一测多评法（quantitative analysis of multi - components by single marker，QAMS）指用一个对照品对多个成分进行定量。其原理是：在一定范围内（线性范围内），成分的量（质量或浓度）与检测响应成正比，即 $W = fA$。在多指标质量评价时，以药材中某一组分（对照品易得者）为内标，建立该组分与其他组分之间的相对校正因子，通过校正因子计算其他组分的含量。

假设某个样品中含有 i 个组分，$W_i/A_i = f_i$（$i = 1, 2, \cdots, k, \cdots, m$）　（式 3 - 40）

式 3 - 40 中，A_i 为组分的峰面积，W_i 为组分的浓度，选取其中一组分 k 为内标，建立组分 k 与其他组分 m 之间的相对校正因子：

$$f_{km} = f_k/f_m = W_k \times A_m/W_m \times A_k \qquad （式 3 - 41）$$

由此可导出定量计算公式：

$$W_m = W_k \times A_m/f_{km} \times A_k \qquad （式 3 - 42）$$

式 3 - 42 中，A_k 为内标物峰面积，W_k 为内标物浓度，A_m 为其他组分 m 峰面积，W_m 为其他组分浓度。

【例 3 - 10】 一测多评法测定栀子中西红花酸类成分的含量

对于栀子的质量控制，通常以其中所含主要环烯醚萜苷类成分栀子苷为指标。随着化学研究的深入和药理活性研究的拓展，栀子中的色素类成分，即与名贵药材西红花的共有成分西红花酸及其系列衍生物得到广泛关注。该类化合物具有抗心肌缺血、抗血栓、抗动脉粥样硬化、降血脂等多种活性。由于西红花酸类成分的化学分离比较困难，导致此类成分对照品不易获得。为此，建立了以西红花酸为内参物的一测多评法，同时测定栀子中 5 个西红花酸类成分。

	R₁	R₂
西红花酸	H	H
西红花苷 - Ⅰ	β - D - gentiobiosyl	β - D - gentiobiosyl
西红花苷 - Ⅱ	β - D - gentiobiosyl	β - D - glucosyl
西红花苷 - Ⅲ	β - D - gentiobiosyl	H
西红花苷 - Ⅳ	β - D - glucosyl	H

色谱条件　以十八烷基硅烷键合硅胶为填充剂；以 0.1%（V/V）甲酸溶液为流动相 A，甲醇为流动相 B，进行梯度系统，梯度洗脱程序为：10% ～25% B（0～5 分钟）；25% ～40% B（5～15 分钟）；40% ～57% B（15～20 分钟）；57% ～70% B（20～30 分钟）；70% ～100% B（30～35 分钟）；100% B（35～40 分钟）。检测波长为 238nm

（0～20分钟），440nm（20～40分钟）。流速为1.0ml/min。在上述色谱条件下，样品中各待测成分色谱峰分离度良好（图3-11）。

对照品溶液的制备　精密称取各对照品适量，置于容量瓶中，甲醇定容至刻度，配制成适宜浓度的混合标准品储备液。精密吸取混合标准品储备液，分别稀释成一系列不同浓度的混标溶液。

供试品溶液的制备　取栀子药材粉末约0.1g，精密称定，置具塞锥形瓶中，精密加入80%甲醇25ml，密塞，摇匀，称定重量，超声处理40分钟，放冷，再称定重量，用80%甲醇补足减失的重量，摇匀，即得。

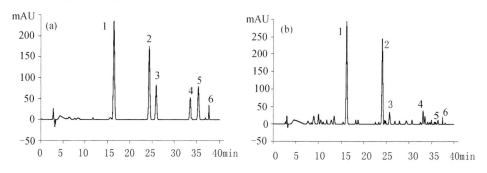

图3-11　西红花酸类对照品（a）和栀子样品（b）的高效液相色谱图

1. 栀子苷；2. 西红花苷-Ⅰ；3. 西红花苷-Ⅱ；4. 西红花苷-Ⅲ；5. 西红花苷-Ⅳ；6. 西红花酸

相对校正因子的确定　以一系列不同浓度的混合对照品溶液中各西红花酸类成分的浓度和相应的色谱峰峰面积为数据源，按照式3-41计算各化合物相对于西红花苷-Ⅰ的相对校正因子f_{km}，得西红花苷-Ⅱ、西红花苷-Ⅲ、西红花苷-Ⅳ、西红花酸的相对校正因子分别为1.356、1.418、1.564、0.6470，RSD值分别为2.2%、2.0%、2.5%、4.7%。

相对校正因子的适应性评价　分别考察了不同品牌高效液相色谱仪、不同品牌及型号色谱柱、不同柱温等随机变动因素对相对校正因子的影响。结果显示各西红花酸类化合物的相对校正因子的相对标准偏差均在5%以内，说明该方法具有较好的系统适应性。

西红花苷-Ⅰ标准曲线的绘制　精密称取适量西红花苷-Ⅰ对照品制成储备液，精密吸取该储备液，稀释成一系列浓度梯度的工作溶液。将上述不同浓度的西红花苷-Ⅰ工作溶液注入液相色谱仪，以峰面积值（Y）为纵坐标，对照品浓度（X）为横坐标，以最小二乘法进行回归。计算，得回归方程为$Y=47.588X+39.608$（$r=0.9999$），线性范围为3.549～142.0mg/L。

按确定的色谱条件，分别精密吸取供试品溶液10μl注入高效液相色谱仪。采用工作曲线法和QAMS法分别计算栀子药材中5个西红花酸类成分的含量。结果表明两种测定方法所得含量无显著性差异，证明了QAMS法用于多指标成分质量评价的准确性与可行性。

二、气相色谱法

气相色谱法（GC）是将气化后的试样由载气（流动相）带入色谱柱，根据各组分在流动相和固定相间作用的不同而分离，并随载气依次流出色谱柱，经检测器检测，利用保留值进行定性，色谱峰面积或峰高进行定量的分析方法。GC 具有分离效率高、操作简便、灵敏度高等特点，主要用于中药挥发性成分或经衍生化后能气化的物质以及水分、农药残留、有机溶剂残留等的测定。

（一）仪器要求及条件选择

气相色谱仪由载气源、进样部分、色谱柱、柱温箱、检测器和数据处理系统组成。

1. 载气　GC 的流动相为气体，称为载气（carrier gas），氦（He）、氮（N_2）和氢（H_2）等气体均可用作载气；根据供试品的性质和检测器种类选择载气，当载气流速较低时，宜用分子量较大的载气如 N_2；当流速高时，宜用低分子量的载气如 H_2、He。对于较长色谱柱，宜用 H_2 作载气，以减小柱压。热导检测器应选用 H_2、He；氢火焰离子化检测器、电子捕获检测器多用 N_2，除另有规定外，常用载气为氮气，其具有安全、价廉、适用性广泛等特点。

载气的流速会影响分离效率和分析时间，需依据色谱柱类型、被测物性质及分离情况等因素进行选择。一般填充柱的载气流速宜控制在 20～80ml/min；毛细管柱宜控制在 1～10ml/min。

2. 进样方式　进样部分包括进样器和气化室，其作用是将样品导入、气化，并使其有效地进入色谱柱。进样方式一般有溶液直接进样、自动进样和顶空进样（headspace sampling，HS）。溶液直接进样采用微量注射器、微量进样阀或有分流装置的气化室进样，进样口温度应高于柱温 30℃～50℃；填充柱的进样量一般不超过数微升；毛细管柱常用分流进样，以免超载。

顶空进样适用于固体和液体供试品中挥发性组分的分离和测定。将固态或液态的供试品制成供试液后，置于密闭小瓶中，在恒温控制的加热室中加热至供试品中挥发性组分在非气态和气态达至平衡后，由进样器自动吸取一定体积的顶空气注入色谱柱中，气体进样体积通常为 1ml。

3. 色谱柱及固定相的选择　GC 法色谱柱有填充柱（packed column）和毛细管柱（capillary column）。其结构性能见表 3-4。新的填充柱和毛细管柱在使用前需老化以除去残留溶剂及低分子量的聚合物，色谱柱如长期未用，使用前应老化处理，使基线稳定。

表 3 – 4　气相色谱柱类型

结构类型	填充柱	毛细管柱
柱长	2 ~ 4m	5 ~ 60m
柱内径	2 ~ 4mm	0.25mm、0.32mm、0.53mm
柱材质	不锈钢或玻璃	不锈钢、玻璃或石英
固定相组成	吸附剂、高分子多孔小球或涂渍固定液的载体，粒径为 0.25 ~ 0.18mm、0.18 ~ 0.15mm 或 0.15 ~ 0.125mm。常用载体为经酸洗并硅烷化处理的硅藻土或非硅藻土（氟碳化合物、玻璃微球）	多用弹性石英毛细管柱，内壁涂渍、交联或键合固定液。固定液膜厚 0.1 ~ 5.0 μm

气固色谱用多孔型固体（如活性炭、碳多孔小球、分子筛、高分子多孔小球等）为固定相，中药分析中常采用聚合物高分子多孔小球，如水分及含羟基化合物（醇）的测定。

气液色谱固定相由固定液或固定液和载体组成。一般按极性相似的原则来选择。①分离非极性化合物，应选非极性固定液，如角鲨烷、甲基硅油等。组分与之作用主要是色散力，基本上是按沸点顺序出柱，低沸点先出柱，若有极性组分，则相同沸点的极性组分先出柱。②分离中等极性化合物，选中等极性固定液，如邻苯二甲酸二壬酯等，分子间作用主要是色散力和诱导力，基本上仍按沸点顺序出柱，但对沸点相同的极性与非极性组分，诱导力起主要作用，非极性组分先出柱。③分离极性化合物，选用极性固定液，如 β,β – 氧二丙腈等，分子间主要作用力为定向力，组分按极性顺序出柱，极性弱的组分先出柱。④分离复杂样品，若组分沸点差别较大，可选非极性固定液，若极性差别较大，可选择极性固定液。⑤分离氢键型组分，应选择氢键型固定液，如腈醚和多元醇等，组分按其与固定液形成氢键能力的大小出柱，能力弱的先出柱。

4. 柱温及固定液与担体配比的选择　柱温选择的基本原则是在使最难分离的组分有符合要求的分离度的前提下，尽可能采用较低柱温，但以保留时间适宜及不拖尾为度。在实际工作中一般根据样品的沸点来选择柱温。高沸点的样品（沸点 300℃ ~ 400℃），采用 1% ~ 5% 低固定液配比，柱温 200℃ ~ 250℃；沸点为 200℃ ~ 300℃ 的样品，采用 5% ~ 10% 固定液配比，柱温 150℃ ~ 180℃；沸点为 100℃ ~ 200℃ 的样品，采用 10% ~ 15% 固定液配比，柱温选各组分的平均沸点 2/3 左右；气体等低沸点样品，采用 15% ~ 25% 高固定液配比，柱温选沸点左右，在室温或 50℃ 下进行分析。对于宽沸程样品，需采用程序升温方法进行分析。此外，柱温要低于固定液的最高使用温度。

5. 检测器的选择

（1）氢火焰离子化检测器（flame – ionization detector，FID）　利用有机物在氢火焰的作用下化学电离而形成离子流，通过测定离子流强度进行检测，其为质量型检测器，灵敏度高，响应快，线性范围宽，适合痕量组分分析，是中药成分分析广泛应用的质量型检测器，但检测时样品被破坏，主要用于含碳化合物的测定，载气 N_2 与 H_2（燃气）比为 1:1 ~ 1:1.5，H_2 与空气（助燃气）比为 1:5 ~ 1:10。检测器温度一般应高于柱温，为了避免水汽凝结，通常为250℃～350℃，不得低于150℃。

（2）热导检测器（thermal conductivity detector，TCD） 是根据被测组分与载气的热导率不同来检测组分浓度的变化，无机物和有机物均可测定，不破坏样品，线性范围宽，缺点是灵敏度较低，主要用于药物中水分的测定。

（3）电子捕获检测器（electron－capture detector，ECD） 是一种用^{63}Ni或^{3}H作放射源的离子化检测器，当载气（N_2）通过检测器时，受放射源发出的β射线的激发而电离，生成一定数量的电子和正离子，在一定强度电场作用下形成一个背景电流，若载气中含有电负性强的化合物（如CCl_4）就会捕获电子使背景电流（基流）减小，且减小程度与组分浓度成正比，适用于痕量电负性有机物如卤素、硫、氧、硝基、羧基、氰基等化合物的检测。具有高灵敏度、高选择性，应用高纯氮气（≥99.999%）为载气。《中国药典》（2010年版）规定用该检测器进行中药材中有机氯类农药残留量的检测。

（4）氮磷检测器（nitrogen－phosphorous detector，NPD） 是在FID的喷嘴和收集极之间放置一个含有硅酸铷的玻璃珠，使含氮、磷的化合物受热分解并在铷珠的作用下产生大量电子，信号增强，灵敏度提高，具有较宽的线性范围。通常要求载气流速控制在3～4ml/min，不适合与涂有卤素、磷或氮的固定液填料配合使用，且应避免使用以三氯甲烷为溶剂的样品，以防检测器中的碱盐溶解。可用于中药有机磷类农药残留量的检测。

（5）火焰光度检测器（flame－photometer detector，FPD） 在富氢火焰中，含硫、磷的化合物燃烧，生成化学发光物质，产生特征波长的发射光，通过光度计测定其含量。

（6）光离子化检测器（photo－ionization detector，PID） 基于紫外光解离低电离势化合物产生的离子进行检测，是一种通用性兼选择性的检测器，对大多数有机物都有响应信号，尤其对芳香化合物、H_2S、PH_3、N_2H_4有较高的灵敏度。

6. 其他条件的选择

（1）气化室（进样口）温度 气化温度取决于样品的挥发性、沸点范围、稳定性及进样量等因素。一般要求气化室温度为样品的沸点或稍高于沸点，以保证瞬间气化，但不超过沸点50℃以上，以防分解。对一般色谱分析，气化室温度应高于柱温30℃～50℃。

（2）检测室温度 检测室温度一般需高于柱温，以免色谱柱流出物在检测器中冷凝而污染检测器。通常可高于柱温30℃左右或等于气化室温度。

（3）进样量 在检测器灵敏度足够的前提下，尽量减少进样量，通常以塔板数下降10%作为最大允许进样量。对于填充柱，气体样品为0.1～1ml，液体样品为0.1～1μl。毛细管柱需用分流器分流进样，分流后的进样量为填充柱的1/100～1/10。此外，进样速度要快，进样时间要短，注意留针时间和室温的影响，以准确控制进样量。

（二）系统适用性试验

GC的系统适用性试验与HPLC法相同。

（三）定量测定法

1. 内标法 气相色谱法以手工方式进样时，精确度较差，主要原因一是其进样量小，进样量不易准确控制，更重要的是进样口温度高，注射器插入胶垫后，针尖部分受热，致使针尖内溶液受热膨胀，部分溶液自针尖挤入进样口，故进样时应注意注射器插入、拔出应迅速，并尽量保持停针时间一致，使用1μl进样器精密度会更好些。故气相色谱法进行定量分析时，以尽可能采用内标法为宜。

选择化学结构、性质与待测组分相近的纯品作为内标物，将一定量的内标物加入到样品中，经色谱分离，根据试样量 m_i、内标物量 m_s 及待测组分与内标物的峰面积 A_i、A_s，求出待测组分的含量：

$$\frac{m_i}{m_s} = \frac{f_i A_i}{f_s A_s}$$（式3-43）

待测组分的百分含量为：

$$C_i\% = \frac{m_i}{m} \times 100\% = \frac{f_i A_i m_s}{f_s A_s m_i} \times 100\%$$（式3-44）

式3-44中，f_i、f_s 分别为被测组分和内标物的重量校正因子。使用内标法可抵消仪器稳定性差、进样量不准等带来的误差，其关键是内标物的选择。当校正因子未知时，可采用《中国药典》方法测定校正因子，或采用内标对比法测定。

（1）内标加校正因子法 精密称取被测组分的对照品 R，加入适量的内标物 S 进样，记录色谱图，测量对照品和内标物的峰面积，得其相对校正因子：

$$f = \frac{f_R}{f_s} = \frac{m_R/A_R}{m_s/A_s} = \frac{A_S/C_S}{A_R/C_R}$$（式3-45）

再取加入内标物的供试液，进样，记录色谱图，根据待测组分和内标物的峰面积，计算其含量：

$$C_X\% = f\frac{A_X}{A_S}C_S \times 100\%$$（式3-46）

当配制校正因子测定用的对照溶液和含有内标物的供试品溶液使用同一份内标物质溶液时，所配制的内标物溶液不必精密称（量）取。

（2）内标对比法 当未知校正因子时，可采用本法，亦具内标法的优点。先称取一定量的内标物，加入到对照品溶液中，然后再将相同量的内标物加入到同体积的样品溶液中，分别进样，即可计算出试样溶液中待测组分的含量。

$$\frac{(A_i/A_S)_{样}}{(A_i/A_S)_{标}} = \frac{(C_i\%)_{样}}{(C_i\%)_{标}} \quad 或 \quad (C_i\%)_{样} = \frac{(A_i/A_S)_{样}}{(A_i/A_S)_{标}}(C_i\%)_{标}$$（式3-47）

2. 外标法 外标法分为工作曲线法和外标一点法等。工作曲线法是先用一系列浓度的对照品溶液确定工作曲线（或求回归方程），再在完全相同的条件下，测定样品溶液，计算含量。通常其工作曲线的截距应为零，否则说明存在系统误差。当其截距为零时，可采用外标一点法。即用一种浓度的对照品溶液和供试品溶液在相同条件下，等体积平行多次进样，根据其峰面积均值计算含量，即得：

$$C_X = \frac{A_X}{A_R} C_R \qquad\qquad （式3-48）$$

外标法操作简便，计算方便，不需用校正因子，但要求进样量准确，实验条件恒定。

3. 面积归一化法　当样品中所有组分在操作条件下和时间内，都能流出色谱柱，且检测器对其都能产生响应信号，同时各组分的校正因子已知时，可用校正面积归一化法测定各组分的含量。即：

$$C\% = \frac{m_i}{\sum m_i} \times 100\% = \frac{f_i A_i}{\sum f_i A_i} \times 100\% \qquad\qquad （式3-49）$$

若样品中的各组分为同系物或性质接近时，因其重量校正因子亦相近，可以省略。即：

$$C_i\% = \frac{A_i}{\sum A_i} \times 100\% \qquad\qquad （式3-50）$$

归一化法的优点是简便，而且定量结果与进样量无关，但要求所有组分都能出峰，对实验条件要求较高。易产生误差，不适宜微量杂质的测定。

4. 标准溶液加入法　精密称（量）取某个杂质或待测成分的对照品适量，配成适当浓度的对照品溶液，取一定量，精密加入到供试品溶液中，根据外标法或内标法测定杂质或主成分量，再扣除加入对照品溶液含量，即得供试品溶液中某个杂质或主成分含量。也可以按下述公式进行计算，加入对照品溶液前后校正因子应相同，即：

$$\frac{A_{is}}{A_X} = \frac{C_X + \Delta C_X}{C_X} \qquad\qquad （式3-51）$$

则待测组分的浓度 C_x 可通过如下公式进行计算：

$$C_X = \frac{\Delta C_X}{(A_{is}/A_X) - 1} \qquad\qquad （式3-52）$$

式3-52中，C_X 为供试品中组分的浓度；A_X 为供试品中组分的色谱峰面积；ΔC_x 为所加入已知浓度的待测组分对照品的浓度；A_{is} 为加入对照品后组分的色谱峰面积。

由于气相色谱法的进样量一般仅数微升，为减小进样误差，尤其当采用手工进样时，留针时间和室温等对进样量都有影响，故以采用内标法测定为宜；当采用自动进样器时，进样重复性提高，在保证分析误差的前提下，也可采用外标法测定。当采用顶空进样时，由于供试品和对照品处于不完全相同的基质中，故可采用标准溶液加入法以消除基质效应的影响；当标准溶液加入法与其他定量方法结果不一致时，应以标准加入法结果为准。

（四）应用示例

【例3-11】GC 法测定金钗石斛中石斛碱的含量

色谱条件与系统适用性试验　DB-1 毛细管柱（100% 二甲基聚硅氧烷为固定相，柱长为30m，内径为0.25mm，膜厚度为0.25μm）；程序升温，初始温度为80℃，以每分钟10℃的速率升温至250℃，保持5分钟；进样口温度为250℃，检测器温度为250℃。理论板数按石斛碱峰计算应不低于10000。

校正因子的测定 取萘对照品适量，精密称定，加甲醇制成每1ml含25μg的溶液，作为内标溶液。取石斛碱对照品适量，精密称定，加甲醇制成1ml含50μg的溶液，作为对照品溶液。精密量取对照品溶液2ml，置5ml量瓶中，精密加入内标溶液1ml，加甲醇至刻度，摇匀，吸取1μl，注入气相色谱仪，计算校正因子。

测定法 取本品（鲜品干燥后粉碎）粉末（过三号筛）0.25g，精密称定，置圆底烧瓶中，精密加入0.05%甲酸的甲醇溶液25ml，称定重量，加热回流3小时，放冷，再称定重量，用0.05%甲酸的甲醇溶液补足减失的重量，摇匀，滤过。精密量取2ml置5ml量瓶中，精密加入内标溶液1ml，加甲醇至刻度，摇匀，吸取1μl，注入气相色谱仪，测定，即得。

本品按干燥品计算，含石斛碱（$C_{15}H_{25}NO_2$）不得少于0.40%。气相色谱图见3-12。

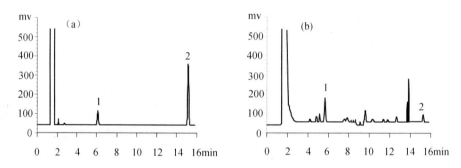

图3-12 石斛碱对照品（a）和金钗石斛样品（b）的气相色谱图
1. 萘（内标物）；2. 石斛碱

三、薄层扫描法

薄层扫描法（thin layer chromatography scanning，TLCS）是在薄层色谱法（TLC）的基础上，用薄层扫描仪扫描，对薄层色谱（或其他平面分离技术）上被分离的斑点中各组分进行原位定量分析的方法。

TLCS法分为薄层吸收扫描法和薄层荧光扫描法。吸收扫描法适用于在紫外－可见区有吸收的物质，或经衍生化后生成有吸收的物质。吸收扫描法根据光测定方式的不同分为反射法和透射法，通常选用反射法；根据扫描方式的不同分为直线式扫描和锯齿式扫描，多选择锯齿式扫描；根据光学系统的不同可分为单波长法和双波长法，以后者为多用，其在一定程度上可以消除背景影响。

由于薄层板存在明显的散射现象，薄层色谱斑点的吸光度积分值与其浓度间呈非线性关系，因此，定量分析时需对曲线进行处理，如曲线校直法和计算机回归法。CS扫描仪系列为前者，即采用线性化器通过调整设定薄层板的散射参数（SX）进行校正。不同厂家的吸附剂和薄层板，其SX值不同。如MERCK硅胶板SX=3、氧化铝板SX=7、青岛硅胶板SX=3等。CAMAG仪器系列则为后者，是根据最小二乘法原理，对标准样品测定计算回归方程,定义出最佳回归曲线。

薄层荧光扫描法适合于本身具有荧光或经过适当处理后可产生荧光的物质的测定,光源用氙灯或汞灯,一般采用直线式扫描。荧光测定法专属性强,灵敏度比吸收法高1~3个数量级,最低可测到10~50pg样品,但适用范围较窄。对于能产生荧光的物质,可直接采用荧光扫描法测定;对于在254nm或365nm附近有紫外吸收,而不能产生荧光的物质,可采用荧光薄层板(F_{254}或F_{365})分离,以荧光熄灭法测定。《中国药典》(2010年版)中,该法主要用于含盐酸小檗碱等药品的分析,如二妙丸、三妙丸中盐酸小檗碱的含量测定。

TLCS法的定量方法有内标法和外标法,以外标法常用,包括外标一点法和外标两点法。该法点样量必须准确,而且要采用市售薄层板或机械制备板。由于薄层板间差异较大,为克服这种差异,应采用随行标准法,即供试品与对照品溶液应交叉点于同一薄层板上,供试品点样不得少于2个,对照品每一浓度不得少于2个。扫描时,应沿展开方向扫描,不得横向扫描。

【例3-12】薄层扫描法测定牛黄中胆酸含量

供试品溶液的制备 取本品细粉约0.2g,精密称定,置具塞锥形瓶中,精密加入甲醇50ml,密塞,称定重量,超声处理30分钟,放冷,再称定重量,用甲醇补足减失的重量,摇匀,滤过。精密量取续滤液25ml,蒸干,残渣加20%氢氧化钠溶液10ml,加热回流2小时,冷却,加稀盐酸19ml,调节pH值至酸性,用乙酸乙酯提取4次(25ml,25ml,20ml,20ml),乙酸乙酯液均用同一含有少量无水硫酸钠的脱脂棉滤过,滤液合并,回收溶剂至干,残渣加甲醇溶解,转移至10ml量瓶中,加甲醇至刻度,摇匀,作为供试品溶液。

对照品溶液的制备 另取胆酸对照品适量,精密称定,加甲醇制成每1ml含0.48mg的溶液,作为对照品溶液。

测定法 精密吸取供试品溶液2μl、对照品溶液1μl与3μl,分别交叉点于同一硅胶G薄层板上,以异辛烷-乙酸丁酯-冰醋酸-甲酸(8:4:2:1)为展开剂,展至14~17cm,取出,晾干,喷以30%硫酸乙醇溶液,在105℃加热至斑点显色清晰,取出,在薄层板上覆盖同样大小的玻璃板,周围用胶布固定,照薄层色谱法进行扫描,波长:$\lambda_s = 380nm$,$\lambda_R = 650nm$,测量供试品吸光度积分值与对照品吸光度积分值,计算,即得。

本品按干燥品计算,含胆酸($C_{24}H_{40}O_5$)不得少于4.0%。

四、高效毛细管电泳法

高效毛细管电泳(HPCE)是以毛细管为分离通道,以高压电场为驱动力,依据样品组分间淌度及分配行为上的差异而实现分离的分析方法。HPCE是经典电泳技术和现代微柱分离相结合的产物。与传统电泳相比,HPCE的主要特点是:①高效,通常理论板数可达到几十万到上百万数量级。②高速,几十秒至十几分钟即可完成样品的分离分析。③微量，只需纳升（10^{-9}L）级的进样量。④低耗，仅用几毫升缓冲溶液和价格低廉的毛细管。⑤应用范围广泛，从无机离子到生物大分子甚至细胞、病毒粒子、荷电离子、中性分子等都可进行分离分析。

（一）基本原理

1. 电泳与电渗

（1）电泳（electrophoresis）　是在电场作用下，带电粒子在缓冲溶液中做定向移动。其速度（u_{ep}）为：

$$u_{ep} = \mu_{ep}E \qquad\qquad （式3-53）$$

式3-53中，E 为电场强度即单位距离的电压下降值（V/cm）；μ_{ep} 为电泳淌度（electrophoretic mobility），是指单位电场下带电粒子的迁移速率（cm^2/vs），对于给定的粒子、分离介质和温度，电泳淌度是一常数。

电泳淌度与粒子受到的电场力成正比，与通过分离介质时的摩擦力成反比。当电场力与摩擦力相对平衡时，其以稳定速度运动，对于球形粒子：

$$\mu_{ep} = Q/6\pi r\eta \qquad\qquad （式3-54）$$

式3-54中，Q 为离子电荷，r 为离子半径，η 为介质黏度。此式表明，电荷大，半径小的离子具有较大的电泳淌度，反之则电泳淌度较小。当电场强度一定时，离子的电泳淌度不同，在电场中移动的速率不同，这构成了电泳分离的基础。

（2）电渗流（electrovsmotic flow，EOF）　是指毛细管中的溶液在外加电场的作用下，发生定向移动的现象。对于石英管来说，当缓冲溶液的 pH=3 时，其内壁表面的硅羟基 Si—OH 电离成 Si—O⁻，带有负电荷，在液固界面，溶液中的阳离子靠静电吸附和分子扩散形成双电层，处于扩散层中的阳离子，在电场作用下向阴极移动，溶剂化的阳离子携带溶液整体向阴极迁移，便形成了 EOF。以电场力驱动产生的 EOF，与 HPLC 中靠泵压力产生的液流不同。如图3-13所示，EOF 是具平流型的塞流，HPLC 是抛物线状的层流。平流型不会引起区带展宽，这是 HPCE 分离效率高于 HPLC 的重要原因之一。

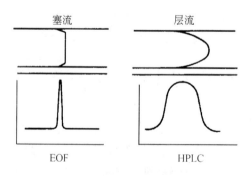

图3-13　电渗流示意图

电渗流的大小可用电渗速度（u_{eo}）和电渗淌度（μ_{eo}）来表示：

$$u_{eo} = \mu_{eo} E \qquad\qquad (式3-55)$$

在电渗流存在的情况下，组分的迁移速度是电泳速度和电渗速度的矢量和，即：

$$u_{ap} = u_{ep} + u_{eo} = (\mu_{ep} + \mu_{eo}) E = \mu_{ap} E \qquad\qquad (式3-56)$$

式3-56中，u_{ap}为组分的表观迁移速度，μ_{ap}为组分的表观淌度，E为电场强度。

2. 分析参数

（1）迁移时间　即样品组分从进样口迁移到检测窗所需的时间（t_m）。

$$t_m = \frac{l}{u_{ap}} = \frac{l}{(\mu_{ep} + \mu_{eo})E} = \frac{l \cdot L}{\mu_{ap} \cdot V} \qquad\qquad (式3-57)$$

式3-57中，l为毛细管有效长度（即从进样口到检测器之间的长度）；L为毛细管总长度；E为电场强度；V为操作电压，$V = EL$。

由于中性化合物的迁移时间仅靠电渗流贡献，可通过一种中性标记物测定其电渗淌度，从组分的表观淌度中扣除电渗淌度即可求出有效淌度。

（2）理论板数　HPCE亦用理论板数（n）表示分离柱效。

$$n = (\mu_{ep} + \mu_{eo}) \, V \cdot \frac{L}{2D} \cdot l = \frac{\mu_{ap} V l}{2DL} \qquad\qquad (式3-58)$$

$$当 L \approx l 时，\; n = \frac{\mu_{ap} V}{2D} \qquad\qquad (式3-59)$$

式3-59中，D为组分在区带中的扩散系数。

理论板数也可以用电泳谱峰求出：

$$n = 16 \, (t_m/W)^2 = 5.54 \, (t_m/W_{1/2})^2 \qquad\qquad (式3-60)$$

式3-60中，t_m为组分的迁移时间，W和$W_{1/2}$分别为组分的峰宽和半峰宽。

（3）分离度　表示淌度相近的两个组分分开的能力，定义为：

$$R_s = \frac{2(t_{m_2} - t_{m_1})}{W_1 + W_2} \qquad\qquad (式3-61)$$

式3-61中，R_s为分离度；t_{m_1}、t_{m_2}和W_1、W_2分别为相邻两组分的迁移时间和峰宽。

（二）主要分离模式

HPCE的主要分离模式有毛细管区带电泳（capillary zone electrophoresis，CZE）、胶束电动毛细管色谱（micellar electrokinetic capillary chromatography，MECC或MEKC）、毛细管凝胶电泳（capillary gel electrophoresis，CGE）、毛细管等电聚焦（capillary isoelectric focusing，CICF）、毛细管电色谱（capillary electrochromatography，CEC）等。各种分离模式及应用见表3-5。

表 3 – 5　高效毛细管电泳的主要分离模式及应用

分离模式	方法	应用
CZE	依据迁移的时间和淌度的不同而分离。对于普通的毛细管柱来说，其流出顺序为：阳离子 > 中性分子 > 阴离子，由于中性溶质的电泳迁移为"零"，与电渗流同时流出，因此，中性分子不能彼此分开。CZE 可以看作是其他操作模式的母体	应用最广泛，主要用于分离以离子状态存在的样品
MECC	利用 CZE 技术并结合色谱原理而形成。即在缓冲溶液中加入离子型表面活性剂，形成胶束，在电场作用下，胶束向阳极移动，但小于电渗流速度，形成一个快速移动的胶束相（假固定相），由于各组分在胶束相和周围介质（流动相）二相间分配系数的不同而分离。疏水性强的组分与胶束作用强，保留时间长，亲水性强的组分则保留时间短	主要用于非离子状态的电中性物质的分离，亦适合于手性化合物的分离
CGE	以凝胶作为支持介质的区带电泳。凝胶具有多孔性，起类似分子筛的作用，使溶质按分子大小逐一分离。由于凝胶黏度较大，能减少溶质的扩散，使被分离组分峰形尖锐，可达到 CE 中最高的柱效	主要用于蛋白质、寡聚核苷酸、核糖核酸、DNA 片段的分离和测序、聚合酶链式反应产物的分析
CICF	在毛细管中进行的等电聚焦过程。在充有两性电解质溶液的毛细管两端加上直流电压时，管内将建立一个由阳极到阴极逐步升高的 pH 梯度，不同等电点的组分在电场作用下，将迁移至满足其等电点的 pH 位置，形成聚焦区带而分离	主要用于蛋白质等生物大分子的分析
CEC	将 HPLC 中各种固定相微粒填入毛细管，以电渗流为流动相的驱动力，根据组分在两相间分配作用的不同而分离	选择性好，应用范围与 HPLC 基本相同

（三）仪器和检测方法

高效毛细管电泳仪主要由高压电源、毛细管柱、进样系统、检测系统和数据处理系统组成。其结构如图 3 –14 所示。

毛细管柱一般为长度 50 ~ 100cm、内径 25 ~ 100μm 的熔融石英毛细管，外有聚酰亚胺涂层，两端置于缓冲溶液池中，池内各置一相同电极（如铂电极），上接 5 ~ 30kV 的直流高压电源。在毛细管的一端装有检测器，产生信号经数据处理、记录，一般由电脑控制操作。进样方式主要有电动进样、压力进样和扩散进样。检测方法主要是从 HPLC 基础上发展起来，其对检测器的灵敏度要求很高，目前常用的检测器有紫外检测器、激光诱导荧光检测器、电化学检测器、质谱检测器等。

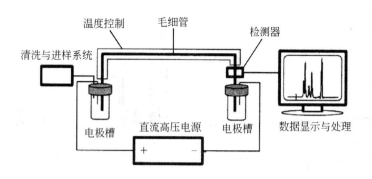

图 3 - 14 高效毛细管电泳仪的基本结构

（四）系统适用性试验

系统适用性试验是为了考察所配置的毛细管分析系统和设定的参数是否适用，其目的与方法同 HPLC，相关的计算和要求亦相同，如重复性、容量因子、毛细管理论板数（n）、分离度（R）、拖尾因子（T）、线性范围、最低检测限和最低定量限等。特别是进样精度和不同荷电溶质迁移速度的差异对分析精密度的影响。

（五）应用示例

【例 3 - 12】HPCE 法测定丹参中酚酸和二萜醌类成分的含量

缓冲溶液及电泳条件 运行缓冲液由 3% SDS + 0.6% 正庚烷 + 6% 正丁醇及 90.4% 硼酸（10mol/L，pH9.0）溶液组成，经超声处理 30 分钟制备成清晰透明的液体，所有溶液使用前均用 0.22μm 微孔滤膜过滤；新毛细管依次用 1.0mol/L NaOH、0.1mol/L NaOH、水分别冲洗 10 分钟，使用前再用 0.1mol/L NaOH、水、背景电解质溶液（BGE）各洗 10 分钟，2 次分析进样间用水、BGE 再洗 3 分钟，2 次分析后更换 BGE 溶液；采用压力进样：50mbar，3 秒；运行电压 30kV 或 −30kV；毛细管柱温 25℃；检测波长 205nm。

样品溶液的制备 取丹参粉末 0.25g，精密称定，加 10ml 70% 的甲醇溶液超声提取 1 小时，离心（转速为 6000rpm）10 分钟，取上清液，即得。

对照品溶液的制备 取原儿茶醛、迷迭香酸、丹参素、丹参新酮、丹酚酸 C、咖啡酸、紫草酸、丹酚酸 B、原儿茶酸、二氢丹参酮 I、隐丹参酮、亚甲基丹参醌、丹参酮 ⅡA 对照品适量，精密称定，加甲醇溶液，制成每 1ml 各含 0.5mg 的混合对照品溶液，即得。

方法学验证 水包油型微乳毛细管电泳可使 13 个化合物全部达到基线分离，分离度大于 1.5（图 3 - 15）。日内 3 次重复注射的保留时间相对标准偏差在 0.1% ~ 1.4% 之间，峰面积相对标准偏差在 0.7% ~ 1.9% 之间。在 5 ~ 500μg/ml 的浓度范围内，各化合物峰面积与浓度呈良好相关性，相关系数均在 0.9900 以上。结果表明，水包油型微乳毛细管电泳可用于丹参药材中酚酸和二萜醌类成分含量测定。

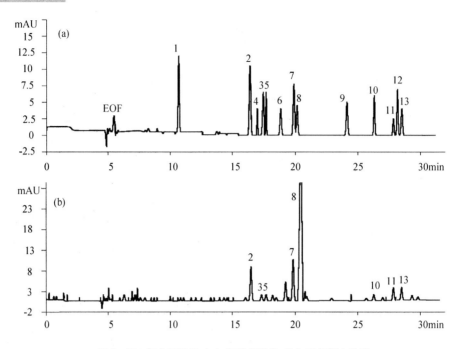

图 3 - 15 混合对照品（a）和丹参样品（b）毛细管电泳图

1. 原儿茶醛；2. 迷迭香酸；3. 丹参素；4. 丹参新酮；5. 丹酚酸 C；
6. 咖啡酸；7. 紫草酸；8. 丹酚酸 B；9. 原儿茶酸；10. 二氢丹参酮 Ⅰ；
11. 隐丹参酮；12. 亚甲基丹参醌；13. 丹参酮 Ⅱ A

第七节 联用技术

联用技术是指两种或两种以上分析技术在线（on - line）联用的方法，其装置称为联用仪。两种或多种技术联用，可以充分发挥各自的长处，获得单一技术所无法得到的信息。如色谱 - 色谱联用可以提高分离与分辨能力，色谱 - 光谱（或质谱）联用可以提高信息识别和检测能力。联用技术是分离分析复杂混合物的有效手段，在中药分析中有广阔的应用前景。

一、色谱 - 色谱联用

两种或多种色谱法的联用技术称为二维色谱法（two - dimensional chromatography）或多维色谱法（multi - dimensional chromatography），是指将不同类型的色谱，或同一类型不同分离模式的色谱通过接口连接在一起。整个系统得到的色谱峰是每一维峰个数的乘积，因而峰容量和选择性大大增加，特别适合复杂样品分离分析。常见的二维色谱法有气相色谱 - 气相色谱联用（GC - GC）、高效液相色谱 - 高效液相色谱联用（HPLC - HPLC）、高效液相色谱 - 气相色谱联用（HPLC - GC）、气相色谱 - 薄层色谱联用（GC - TLC）、液相色谱 - 毛细管电泳联用（LC - CE）等。

（一）GC‑GC 联用技术

GC‑GC 联用技术亦称多维气相色谱法（multidimensional gas chromatography，MDGC）

1. 操作模式　有部分多维分离和全多维分离两种模式。当接口的作用仅局限于将第一级色谱柱分离后的第一段目标组分简单的切割下来并转移到第二级色谱柱上继续分离分析，即为部分多维分离或称"中心切割（heart‑cuting）"技术。当接口的作用不仅是传递组分，而是先将第一级色谱柱分离后的目标组分"捕集"下来，进行"聚焦"，然后在适当的时机将"聚焦"后的组分迅速"释放"，并转移到第二级色谱柱上进行分离分析，此时两级色谱是相对独立的，分离机理亦可以不同，即称为全二维气相色谱（comprehensive two‑dimensional gas chromatography，GC×GC）。

2. 柱型　按串联柱型，有填充‑填充柱、填充柱‑毛细管柱、毛细管柱‑毛细管柱等系统。一般多以填充柱作为预柱，毛细管柱作为主柱，有时为了提高色谱系统的分离和浓缩痕量组分的能力，要在主柱前加一个冷阱，变成预柱‑冷阱‑主柱系统。

3. 调制器　调制器是 GC×GC 仪器中最关键的部分，其作用是捕集从柱 1 分离出的既小又窄的馏分，然后再注入柱 2。调制器实际上充当了柱 2 进样器的作用。调制器的聚焦作用提高了峰的信噪比，被调制过的信号比没调制过的信号强约 20 倍，同时聚焦作用也使第二维的峰宽减小，提高了柱 2 的柱效。目前主要有三种调制器：阀调制器、热调制器和冷阱调制器。

4. 检测器　GC×GC 第二柱很短，从柱 2 流出的化合物峰宽一般在 $100\sim200ms$，如某一峰要被完整检测出来，最少必须有 10 个数据点被采集，所以要检测出第二柱流出的每一个峰，检测器的数据采集频率应为 $50\sim200Hz$，目前只有 FID、ECD 和质谱检测器如飞行时间质谱（TOF‑MS）能被采用。在检测器数据采集频率增加的同时，信噪比也会相应降低（信噪比与检测器数据采集频率的平方根成反比），但是 GC×GC 的区带压缩效应可大大提高检测的灵敏度，两者共同作用的结果是使检测器的灵敏度增加。质谱仪是 GC×GC 分离化合物最好的鉴定工具，能大幅度提高定性能力。传统的四极杆质谱扫描速度慢，不能满足分析要求，而飞行时间质谱每秒能产生 $\geqslant 50$ 个谱的谱图（一个峰约含 10 个谱），能精确、快速处理 GC 得到的窄峰，是 GC×GC 最理想的检测器。GC/MS 的二维分析延伸到 GC×GC/MS，经 GC×GC 得到的分离程度更好的化合物进入 MS 进行分析。

（二）HPLC‑HPLC 联用技术

HPLC‑HPLC 联用技术又称多维液相色谱法（multidimensional liquid chromatography，MDLC）。与多维气相色谱法类似，其关键技术是柱切换，柱切换通常可分为部分和整体切换两种模式。目前主要是采用多道阀切换技术，改变色谱柱与色谱柱、进样器与色谱柱、色谱柱与检测器之间的连接，改变流动相流向，以实现样品的净化、痕量组分的富集和制备、分级切割、流动相的选择和梯度洗脱、色谱柱的选择、再循环和复杂样品的分离、检测器选择等技术要求，从而有利于提高分离效率，节约流动相和缩短分离时间。

部分模式即采用中心切割技术，只使第一维分离的部分组分进入第二维中进一步分析。为了将样品有效地转移到下一维柱系统中，必须先在第一维分离模式中用标准物进行实验，根据得到的分离信息设计切换程序。部分模式不能得到样品所有组分的信息，此外，还有操作繁琐、样品易损失与污染及可能降低分辨率等缺点。

整体模式即全多维液相色谱模式（comprehensive HPLC）。基于 Giddings 的理论，一般认为全多维分离应满足 3 个条件：①样品的每一部分都受到不同模式的分离；②所有样品组分以相等的比例（100% 或稍低一些，即并不要求 100% 分析，只要分流的部分能代表所有样品组分信息即可）转移到二维及检测器中；③在一维中已得到的分辨率基本上维持不变。"基本"指通过测量全二维中第一维轴上的某个特殊峰所对应的第一维的分辨率与一维情况相比减少不超过 10%。其中，①和③说明了传统的中心切割技术与全二维的区别。

将一维分离的样品组分有效地转移到第二维柱系统中的过程在切换接口中完成，可根据需要使用不同的接口形式，使用捕集柱捕集一维洗脱产物、使用样品环储存一维洗脱产物、使用平行柱交替分析样品是几种常用的接口切换技术。

1. 捕集柱切换技术　在二维液相色谱中，采用低温捕集柱连接第一和第二维色谱柱，实现中心切割，用低分子质量的聚苯乙烯聚合物评价捕集与分离效果，结果显示从一维切割的 32 个连续的部分可被很好地捕集，回收率很高，没有明显的损失。

2. 样品环储存切换技术　一维洗脱产物可使用两个样品环交替地储存转移到第二维中，通过改变样品环的体积可以改变第二维的进样体积。样品环的体积由第一维色谱柱的流速和第二维色谱柱的运行及平衡时间决定。

3. 平行柱交替分析切换技术　在第二维中使用两支或多支色谱柱，当其中的一支色谱柱进样时，第二支色谱柱正在洗脱，如以离子交换柱作为第一维分离系统，两个平行的反相柱作为第二维分离系统，通过一个六通阀完成切换，两支反相柱如同样品环一样交替地储存一维洗脱产物。使在一维中不能被分离的物质在二维中可得到分离，提高总峰容量。见图 3-16。

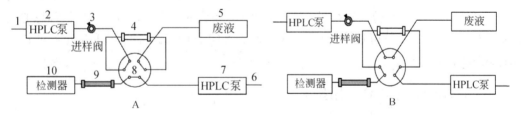

图 3-16　柱切换前（A）、后（B）流程图

1. 预处理流动相；2. 泵；3. 自动进样器；4. 预处理柱；
5. 废液；6. 分析流动相；7. 泵；8. 六通阀；9. 分析柱；10. 检测器

目前液相色谱联用已被广泛而成功的应用于各种复杂样品的分析，特别是样品的预处理和样品的分离提纯。与传统方法相比，它的灵敏度更高、重现性更好且检测限更低，是一项有广阔应用前景的技术。在液相色谱联用技术研究中，柱切换接口技术和溶剂置换处理技术是制约其应用的瓶颈，有待于更深入的研究，争取实现自动化。相信随着该技术的逐渐发展完善，在线液相色谱联用将会在药学领域以及其他诸多领域有更广阔的应用空间。

【例3－14】 柱切换色谱法测定香丹注射液中水溶性成分及橙花叔醇的含量

香丹注射液由丹参和降香组成，其主要药效成分是丹参中丹参素、原儿茶醛、丹酚酸 B 等水溶性酚酸类化合物以及降香中橙花叔醇等挥发性成分。注射液中橙花叔醇含量与酚酸类成分的含量相差 3 个数量级，要实现在 1 次分析单元中同时进行两类成分的含量测定存在一定难度。采用柱切换结合程序进样手段，通过减少高含量水溶性酚酸类化合物的进样量及对微量的橙花叔醇成分进行在线富集，并用梯度流动相和变波长检测方式，建立了柱切换色谱法同时测定香丹注射液中水溶性成分及橙花叔醇的含量。

色谱条件 预处理柱为 Agilent SB－C_{18}预柱；预处理流动相为1% 冰醋酸（A）－乙腈（B），线性洗脱梯度程序见表 3－6；流速 0.5ml/min；分析柱为汉邦 C_{18}色谱柱（4.6mm ×250mm，5μm）；流动相为 0.05% 冰醋酸（A）－乙腈（B），线性梯度洗脱程序为：8%～20% B（0～15 分钟）；20%～30% B（15～25 分钟）；30%～70% B（35～55分钟），流速 1.0ml/min；检测波长 280nm（0～40 分钟，用于检测酚酸类化合物），210nm（40～55 分钟，用于检测橙花叔醇）；进样程序及进样量：0 分钟，10μl 供试品溶液Ⅰ；15.3 分钟，200μl 供试品溶液Ⅱ（采用多次进样方式进行 100μl ×2 次）。色谱图见图 3－17。

表3－6 预处理流动相梯度洗脱程序及阀切换程序

时间（分钟）	乙腈（%）	切换阀位置	时间（分钟）	乙腈（%）	切换阀位置
0.0	0	预处理柱	20.0	0	
0.3	0	分析柱	20.1	45	
0.5	0		25.1	45	分析柱
0.6	100		35.0	100	预处理柱
5.0	100	预处理柱	44.0	100	
8.0	100		45.0	0	
8.1	0				

对照品储备液的制备 取丹参素钠、原儿茶醛、丹酚酸 B 对照品各适量，精密称定，加1% 乙酸甲醇溶解并稀释成每1ml 含丹参素、原儿茶醛、丹酚酸 B 分别为2.74、1.21、2.41mg 的储备液。取橙花叔醇对照品适量，精密称定，加50% 甲醇溶解并稀释成每1ml 含橙花叔醇为 0.684mg 的储备液。

供试品溶液的制备 供试品溶液Ⅰ：精密量取香丹注射液 0.25ml，加水稀释并定容至 1.0ml，混匀；供试品溶液Ⅱ：香丹注射液。

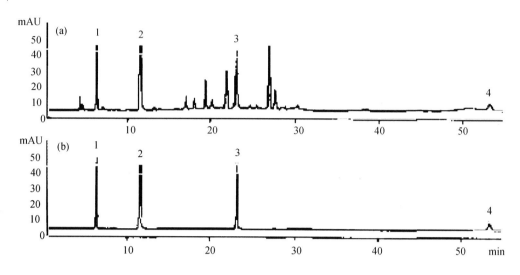

图 3 –17　香丹注射液样品（a）和对照品（b）高效液相色谱图
1. 丹参素；2. 原儿茶醛；3. 丹酚酸 B；4. 橙花叔醇

二、色谱 – 质谱联用

高效能的分离技术和高灵敏度、高选择性的质谱联用，已成为分析复杂混合体系的有效手段，尤其在中药和体内药物分析中有着更为广泛的应用。色谱 – 质谱联用主要有气相色谱 – 质谱联用（GC – MS）、液相色谱 – 质谱联用（LC – MS）、超临界流体色谱 – 质谱联用（SFC – MS）以及毛细管电泳 – 质谱联用（CE – MS）等技术。

（一）高效液相色谱 – 质谱联用技术

高效液相色谱 – 质谱联用技术（HPLC – MS 或 LC – MS）是以质谱仪为检测手段的液相色谱分析技术，其集 HPLC 高分离能力与 MS 高灵敏度和强选择性为一体，是一种强有力的分离分析工具。特别是近年来，随着电喷雾、大气压化学电离等软电离技术的成熟，能够获得更加可靠的定性定量结果，使其得到迅速发展，已成为中药成分定性定量研究不可缺少的手段。

由于 LC – MS 分析的样品来自于液体流动相，且通常情况下 HPLC 的流动相流速为 1ml/min，这与 MS 在真空条件下如何匹配成为关键问题。目前解决的途径有两种：一种是除去大部分溶剂后进行常规的气相电离；另一种是在液态条件下，使样品分子离子化并排除大量溶剂。基于这两点，已研制出多种接口装置。

HPLC – MS 联用仪主要由液相色谱单元、接口（含离子源）、质量分析器、真空系统和计算机数据处理系统等组成（图 3 –18）。

1. 液相色谱单元　LC – MS 中的液相色谱系统与普通的液相色谱仪组成相同，只是检测是由质谱单元完成。色谱柱通常为反相 ODS 柱，一般用 10～50mm 的短柱，以缩短分离时间。对流动相的要求高于普通液相色谱，这是因为 LC – MS 检测灵敏度与流动相组成（如有机相、缓冲溶液的浓度和溶液的 pH 值）及流量都有很大关系。流动相一般

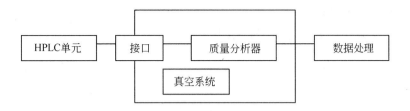

图 3 - 18 LC - MS 联用仪结构框图

不能含有难挥发性盐类（如磷酸盐缓冲溶液和离子对试剂等），否则会产生对接口中高速喷射的液流制冷效应，而使液流中的难挥发性组分冷凝析出，堵塞毛细管入口，影响仪器的稳定性和使用寿命。流动相中的挥发性电解质（如甲酸、醋酸、氨水等）的浓度也不能超过 10mmol。

2. 接口与离子化方式 LC - MS 的接口具有三个作用：①将流动相及样品气化；②分离除去大量流动相分子；③完成对样品分子的电离。

随着 LC - MS 技术的发展，先后出现了 20 多种不同的接口技术，其中包括直接导入接口、机械传送带接口、粒子束接口、连续流动快质子轰击和热喷雾接口等，但这些接口技术却有不同程度的限制和缺陷。直至大气压离子化接口（atmospheric pressure ionization，API）技术成熟后，LC - MS 联用技术才得到了快速发展和日益广泛的应用。

API 是一种在大气压下将溶液中的样品分子或离子转变成气相中离子的接口，包括大气压舱（雾化去溶剂区域和离子化区域）和离子转移器（将离子从大气压下转移至 MS 的真空下）两部分。API 有电喷雾电离（electrospray ionization，ESI）和大气压化学电离（atmospheric pressure chemical ionization，APCI）两种操作模式，都属于软电离技术，区别在于产生气相离子的方式不同。

（1）电喷雾电离源（ESI） 其结构是一个两层套箱组成的电喷雾喷嘴，内层是 LC 的流出物，外层是雾化器，雾化器常采用大流量的氮气，其作用是使喷出的液体分散成液滴。在喷嘴的前方还有一个辅助气喷嘴，辅助气的作用是使液滴的溶剂快速蒸发。在液滴蒸发过程中，表面电荷密度逐渐增大，当大到某个临界值时，离子就可以从表面蒸发出来。产生的离子可借助喷嘴与锥孔之间的电压，穿过取样孔进入质量分析器。

ESI 源对大分子和小分子化合物都可以进行分析。对于分子量在 1000Da 以下的小分子，通常是生成单电荷离子，少量化合物有双电荷离子。谱图中只有准分子离子，很少或没有碎片离子。碱性化合物如胺易生成质子化的分子 $(M +H)^+$；而极性化合物如磺酸，能生成去质子化离子 $(M -H)^-$；同时某些化合物易受到溶液中存在的离子的影响，形成加合离子，常见的有 $(M +NH_4)^+$、$(M +Na)^+$ 及 $(M +K)^+$ 等；对于极性大的分子，常常会形成多电荷离子，并且所带电荷数目随分子量的增加而增加，这些离子在质谱中的"表观"质量为：

$$m/z = \frac{M + nH}{n} \tag{式 3 -62}$$

式 3 -62 中，M 为真实质量，n 为电荷数。在一个多电荷离子系统中，任何两个相邻的离子只相差一个电荷，因此，如果用 M_1 表示电荷数为 n_1 的离子质量，M_2 表示电荷

数为 n_2 的离子质量，则

$$M_2 = \frac{M + n_2\mathrm{H}}{n_2}, \quad M_1 = \frac{M + n_1\mathrm{H}}{n_1} \qquad (式3-63)$$

解联立方程得：

$$n_2 = \frac{(M_1 - \mathrm{H})}{(M_2 - M_1)} \qquad (式3-64)$$

n_2 取接近的整数值，则

$$M = n_2(M_2 - \mathrm{H}) \qquad (式3-65)$$

因此，只要得到了多电荷系列质谱，就可由式3-65计算得到分子量。

（2）大气压化学电离源（APCI）　结构与ESI结构大致相同。只是在APCI喷嘴的下游放置针状电极，可产生高电压放电，使空气中某些中性分子电离，产生 $\mathrm{H_3O^+}$、$\mathrm{N_2}^+$、$\mathrm{O_2}^+$ 和 $\mathrm{O^+}$ 等离子。溶剂分子也会电离，这些离子与分析物分子进行离子-分子反应，使分析物分子离子化，这些反应过程包括质子转移和电荷交换产生正离子、质子脱离和电子捕获产生负离子等，即 $(\mathrm{M+H})^+$ 或 $(\mathrm{M-H})^-$。APCI主要产生的是单电荷离子，所以分析的化合物分子量一般小于1000Da，得到的亦主要是准分子离子，很少有碎片离子。其主要用于分析中等极性的化合物，这一点也可以认为是ESI的补充。

其他还有：①基质辅助激光解析源（matrix - assisted laser mesorption ionization, MALDI），即将溶于适当基质中的供试品涂布于金属靶上，用高强度的紫外或红外脉冲激光照射，使其离子化，主要用于分子质量在100000Da的生物大分子分析，适宜与飞行时间分析器结合使用。②快原子轰击源（fast - atom bombardment, FAB），即将供试品分散于基质（常用甘油等高沸点溶剂）中制成溶液，涂布于金属靶上送入FAB离子源中，将经强电场力加速后的惰性气体中性原子束（如氩或氙）对准靶上的供试品轰击，基质中存在的缔合离子与经快原子轰击产生的供试品离子一起被溅射进入气相，从而在电场作用下进入质量分析器。适用于极性强、相对分子量大、难气化、热稳定性差的试样，如肽类、低聚糖、抗生素、有机金属配合物、表面活性剂等。

3. 质量分析器　质量分析器的作用是将电离室中形成的离子按其质荷比（m/z）的大小分开，以便进行质谱检测。不同质量类型的质量分析器应用范围不同，即构成不同种类的质谱仪。在LC-MS中，最常用的是四极杆质量分析器和离子阱质量分析器。近年来，飞行时间质谱仪（time of flight mass spectrometer, TOF-MS）的应用也逐渐增多。

（1）四级杆质量分析器（quadrupole mass analyzer）　由四根平行的圆柱形电极组成。电极分为两组，分别加上直流电压和具有一定振幅、频率的交流电压，当样品离子沿电极间轴向进入电场后，会在极性相反的电极间产生振荡，只有 m/z 在一定范围内的离子，才可能沿轴线作有限的稳定振荡运动，最终达到检测器，其他离子则因振幅不断增大而与电极相撞，放电（中和）后被抽走。这样，按一定规律改变所加电压或频率，即可使不同 m/z 的离子依次达到检测器而分离。

（2）三重四极杆质量分析器（triple quadrupole mass analyzer）　是具有多种扫描功

能的 MS/MS 分析方法。将三组四极杆质量分析器串接，其中第一组和第三组是质量分析器，中间一组是活化室。其可通过离子、母离子、中性丢失三种扫描方式，由"母离子找子离子"获得碎片离子或"子离子找母离子"获得前体离子，以及中性基团相关质量的离子，确定各离子的归属，研究离子的碎裂途径，用于化合物的结构分析。

（3）离子阱质量分析器（ion trap mass analyzer） 亦称"四极离子阱"，其由环形电极和上、下两个端盖电极构成三维四极场。在环形电极和端盖电极上加 ± （$U + V\cos 2\pi ft$）的电压。离子在阱中运动受三个方向（X、Y、Z）控制。在稳定区的离子可稳定存在，保持一定振幅大小，在不稳定区的离子振幅很快增大，撞击到电极而消失，再引出电极加一个负脉冲，就可以把阱中稳定的离子引出，由检测器检测。离子阱质谱有全扫描和选择离子扫描功能，可实现二次或多次质谱（MS^n）分析。

（4）飞行时间分析器（time – of – flight analyzer） 具有相同功能、不同质量的离子，因飞行速度不同而实现分离。当飞行距离一定时，离子飞行需要的时间与质荷比的平方根成正比，质量小的离子在较短时间到达检测器。离子组可以由脉冲方式离子化（如基质辅助激光解吸离子化）产生，也可通过门控系统将连续产生的离子流在给定时间引入飞行管。

新一代飞行时间分析器具有质量分析范围宽（上限约 15000kDa）、离子传输效率高（尤其是谱图获取速度快）、检测能力多重、仪器设计和操作简便、质量分辨率高（可达 10^4）的特点。可以进行准确质量测定，由准确质量数能够进一步获得分子离子或碎片离子的元素组成，是该质量分析器的优势。飞行时间质谱仪已成为生物大分子分析的主流仪器手段。

4. LC – MS 的主要信息 LC – MS 系统可在不同的扫描类型下工作。常见的扫描类型有全扫描（full scan）、选择离子检测（selected ion monitoring，SIM）和选择反应检测（selected reaction monitoring，SRM）。一个混合物样品，经 LC 分离后，进入质谱仪，由离子源电离得到具有样品信息的离子，再经质量分析器、检测器得到每个化合物的质谱图。计算机可以将这些信息储存，根据需要，得到混合物的色谱图、单一组分的质谱图和质谱的检索结果，高分辨仪器还可以给出被测物质精确的质量和组成式。根据所得到的信息可以进行定性、定量和结构分析。

（1）总离子流色谱图 在 LC – MS 分析中，分析器每扫描一次，检测器就得到一个完整的质谱并由计算机存储，色谱流出的每一组分，其浓度随时间变化，每次扫描得到的强度也随时间变化（但质谱峰之间的相对强度不变）。计算机就会得到这个组分不同浓度下的多个质谱。同时，可以把每个质谱的所有离子相加得到总离子强度，并由计算机显示随时间变化的总离子强度，即样品的总离子流色谱图。图中每个峰表示样品的一个组分，峰面积与该组分的含量成正比，而且由每一个组分的色谱峰还可以得到相应组分的质谱图。

（2）质谱图 由总离子流色谱图可以得到任何一个组分的质谱图。如果两个色谱峰相互干扰，应尽量选择不发生干扰的位置得到质谱，或经过扣除本底来消除其他组分的影响。

（3）质量色谱图　在质谱中任何一个质量的离子都可以得到色谱图，即质量色谱图。由于其是由一种质量的离子得到的，因此，若质谱中不存在这种离子的化合物，也就不会出峰，所以，一个样品中可能只有几个甚至一个化合物出峰，利用此特点可以识别具有某种特征的化合物，也可以通过选择不同质量的离子绘制质量色谱图，使正常色谱不能分开的组分实现分离，以便进行定量分析。

5. 应用方法

（1）测定条件选择　①流动相的准备：流动相应避免使用非挥发性添加剂、无机酸、金属碱、盐及表面活性剂等试剂。色谱流动相一般选择色谱纯级甲醇、乙腈、异丙醇等；水应充分除盐，如超纯水或多次石英器皿重蒸水。流动相的添加剂，如甲酸铵、乙酸铵、甲酸、乙酸、氨水、碳酸氢铵应选择分析纯级以上的试剂，慎用三氟乙酸。挥发性酸、碱的浓度应控制在 $0.01\% \sim 1\%$（V/V）之间，盐的浓度最好保持在 20mmol/L以下。②样品溶液的准备：样品必须过滤，盐浓度高的样品应预先进行脱盐处理。由于高浓度和离子化能力很强的样品容易在管道残留形成污染，难以消除，未知样品分析时浓度一定要小，且按由低到高的规律。采用直接进样方式时，样品溶液的浓度一般不宜高于 $20\mu g/ml$，若浓度高于 $100\mu g/ml$ 时信号值仍偏小，应考虑所用条件、参数、离子检测模式等是否合适，仪器状态是否正常等。混合样品一般不宜采用直接进样方式分析。

（2）样品分析　①定性分析：单级质谱分析通过选择合适的扫描参数来测定待测物的质谱图。串联质谱分析则选择化合物的准分子离子峰，通过优化质谱参数，进行二级或多级质谱扫描，获得待测物的质谱。高分辨质谱可以通过准确质量测定获得分子离子的元素组成，结合待测化合物的其他分子结构的信息，可以推测出未知待测物的分子结构。②定量分析：根据总离子色谱图或质量色谱图中色谱峰面积与相应组分的含量成正比，采用选择离子检测（SIM）或选择反应检测（SRM）、多反应监测（MRM）等方式，通过测定某一特定离子或多个离子的丰度，并与已知标准物质的响应比较，质谱法可以实现高专属性、高灵敏度的定量分析。外标法和内标法是质谱常用的定量方法，内标法具有更高的准确度。质谱法所用的内标化合物可以是待测化合物的结构类似物或稳定同位素标记物。

6. 应用示例

【例 3 – 15】LC – MS 法测定三七中三萜皂苷的含量

对照品　三七皂苷 R_1（notoginsenoside R_1，1），人参皂苷 Re（ginsenoside Re，2），人参皂苷 Rg_1（ginsenoside Rg_1，3），人参皂苷 Rf（ginsenoside Rf，4），人参皂苷 Rb_1（ginsenoside Rb_1，5），人参皂苷 Rg_2（ginsenoside Rg_2，6），人参皂苷 Rh_1（ginsenoside Rh_1，7），人参皂苷 Rc（ginsenoside Rc，8），人参皂苷 Rb_2（ginsenoside Rb_2，9），人参皂苷 Rb_3（ginsenoside Rb_3，10），人参皂苷 Rd（ginsenoside Rd，11），三七皂苷 K（notoginsenoside K，12）和灰毡毛忍冬皂苷甲（macranthoidin A，IS）。

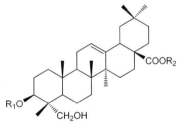

三七皂苷	R₁ (1)	R₁ = H	R₂ = glc	R₃ = O − glc（2 −1）xyl	
人参皂苷	Re（2）	R₁ = H	R₂ = glc	R₃ = O − glc（2 −1）rha	
人参皂苷	Rg₁（3）	R₁ = H	R₂ = glc	R₃ = O − glc	
人参皂苷	Rf（4）	R₁ = H	R₂ = H	R₃ = O − glc（2 −1）glc	
人参皂苷	Rb₁（5）	R₁ = glc（2 −1）glc	R₂ = glc（6 −1）glc	R₃ = H	
人参皂苷	Rg₂（6）	R₁ = H	R₂ = H	R₃ = O − glc −（2 −1）xyl	
人参皂苷	Rh₁（7）	R₁ = H	R₂ = H	R₃ = O − glc	
人参皂苷	Rc（8）	R₁ = glc（2 −1）glc	R₂ = glc（6 −1）ara（fur）	R₃ = H	
人参皂苷	Rb₂（9）	R₁ = glc（2 −1）glc	R₂ = glc（6 −1）ara（pyr）	R₃ = H	
人参皂苷	Rb₃（10）	R₁ = glc（2 −1）glc	R₂ = glc（6 −1）xyl	R₃ = H	
人参皂苷	Rd（11）	R₁ = glc（2 −1）glc	R₂ = glc	R₃ = H	
三七皂苷	K（12）	R₁ = glc（6 −1）glc	R₂ = glc	R₃ = H	

灰毡毛忍冬皂苷 A（IS）　　R₁ = ara（2 −1）rha（3 −1）glc　　R₂ = glc（6 −1）glc

对照品溶液的制备　取上述 12 个对照品及内标物适量，精密称定，加 70% 乙醇制成浓度范围在 40 ~ 120μg/ml 之间的混合对照品溶液（内标物终浓度为 30.7μg/ml）。

供试品溶液的制备　取本品粉末（过四号筛）约 0.5g，精密称定，置 50ml 量瓶中，加 70% 乙醇约 45ml，超声处理 30 分钟，加 70% 乙醇至刻度，摇匀，离心（转速为每分钟 10000rpm，10 分钟），取上清液 0.1ml 至 1ml 量瓶中，加入适量内标物（内标物终浓度为 30.7μg/ml），加 70% 乙醇至刻度，摇匀，即得。

液相色谱条件　Agilent ZorBax SB − C₁₈ 色谱柱（4.6mm ×50mm，1.8μm）；柱温 45℃；进样量 2μl；流动相为 0.1% 的甲酸（A）和乙腈（B）系统；梯度洗脱程序：26.5% ~ 27.3% B（0 ~ 2.5 分钟）；27.3% ~ 31% B（2.5 ~ 3 分钟）；31% ~ 33.3% B（3 ~ 5 分钟）；33.3% B（5 ~ 8.7 分钟）；33.3% ~ 42% B（8.7 ~ 9 分钟）；42% ~ 100% B（9 ~ 11 分钟）；30% ~ 47% B（40 ~ 48 分钟）；47% ~ 70% B（48 ~ 55 分钟）；70% ~ 85% B（55 ~ 60 分钟）。流速：0.8 ~ 0.31ml/min（0 ~ 2.5 分钟）；0.31 ~ 0.5 ml/min（2.5 ~ 3 分钟）；0.5 ~ 0.8 ml/min（3 ~ 5 分钟）；0.8ml/min（5 ~ 15 分钟）。

质谱条件　RRLC - ESI - TOF - MS 系统，使用 ESI 离子源，在负离子模式下以扫描方式采集数据，数据采集范围 m/z 100 ~ 3000；离子源参数：干燥气温度 325℃；干燥气流速 10L/min；雾化压力 35psi；传输电压 120V；毛细管电压 4000V。

所得对照品溶液和供试品溶液总离子流色谱图见图 3 - 19。

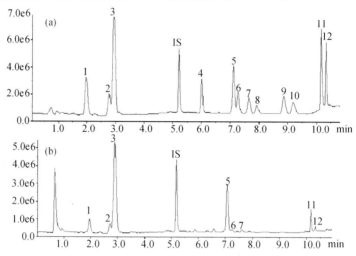

图 3 - 19　三萜皂苷对照品（a）和三七样品（b）总离子流色谱图

（二）气相色谱 - 质谱联用技术

气相色谱 - 质谱联用仪主要由色谱单元、接口、质谱单元和数据处理系统组成。混合样品在合适的色谱条件下被分离成单个组分，依次通过接口，再进入质谱仪检测。

1. 色谱单元　色谱部分和一般的 GC 基本相同，包括柱温箱、汽化室和载气系统，也带有分流或不分流进样、程序升温、压力与流量自动控制等系统。

2. 接口　由于色谱是在常压下工作，而质谱需要高真空，这就需要用接口来实现压力转换，理想的接口应能除去全部载气而使试样毫无损失地进入质谱仪。目前常用的接口主要有 3 种类型，即直接导入型，主要用于小径毛细管柱；开口分流型，通过设置旁路，排除过量的色谱流出物，适合于小径或中径毛细管柱；浓缩型，如喷射式分离器，可用于填充柱，也可用于毛细管柱。

3. 质谱单元　用于 GC - MS 联用的质谱仪一般由离子源、质量分析器、检测和数据处理系统组成。

GC - MS 常采用离子源有：①电子轰击源（electron impact，EI）：有机分子在此离子源中被一束电子流（能量一般为 70eV）轰击，失去一个外层电子，形成带正电荷的阳离子，很快（大约 10^{-9} ~ 10^{-10} 秒）又进一步碎裂成各种不同的碎片离子、中性离子，即可得到相应的分子离子与碎片离子峰。②化学电离源（chemical ionization，CI）：先将反应气（常用甲烷、异丁烷、氨气等）与样品气按一定比例混合，然后进行电子轰击，其特点是分子离子峰强度较弱，而 M +1 峰却很强，以此可获得有关分子量信息，也可用之判断化合物的主体结构。③其他类型的离子源：用于联用系统的还有场致离子源（field ionization，FI）、场解吸附源（field desorption，FD）、解析化学电离源（desorption chemical ionization，DCI）等。还有某些复合离子源，如电子轰击源与化学电离源（EI‑CI）、电子轰击源与场致电离源（EI‑FI）等。采用复合离子源时，可同时获得两种电离方式下的质谱图，从而提高了结果的准确度。

GC‑MS 的质量分析器同 LC‑MS。

4. GC‑MS 的主要信息 同 LC‑MS 一样，样品经 GC‑MS 分析后，所得到的信息同样包括总离子流色谱图、质谱图和质量色谱图。不同的是，GC‑MS 得到质谱图后还可以通过计算机检索对未知化合物进行定性分析。目前 GC‑MS 中应用最广泛的是 NIST 库和 Willey 库，前者现有标准化合物谱图 13 万张，后者有近 30 万张。此外，还有毒品库、农药库等专用谱库。

5. 应用示例

【例 3‑16】GC‑MS 法测定鱼腥草挥发油中甲基正壬酮的含量

色谱条件 色谱柱为 DB‑5（30m×0.25mm×0.25μm）弹性石英毛细管柱；载气为氦气；柱温程序：起始温度 100℃，保持 2 分钟，然后以 5℃/min 升至 150℃，再以 15℃/min 升至 200℃，保持 10 分钟；进样口温度 240℃；分流进样，分流比 20:1，进样量 1μl。

质谱条件 电离方式 EI；电子轰击能量 70eV；离子源温度 200℃；接口温度 250℃；发射电流 150μA；选择离子采集（SIM），选取检测离子 m/z 分别为 170、198；采集延迟 2.6 分钟。

内标溶液的制备 精密称取内标物正十四烷 50mg 置 50ml 量瓶中，加乙酸乙酯溶解并稀释至刻度，制成 1mg/ml 的内标溶液。

校正因子的测定 精密称取甲基正壬酮对照品约 27.5mg，精密称定，置 50ml 量瓶中，加乙酸乙酯溶解并稀释至刻度，制成甲基正壬酮储备液。精密量取储备液 100μl 及内标溶液 40μl 置 1ml 量瓶中，加乙酸乙酯稀释至刻度，摇匀，取 1μl 注入气质联用仪，计算校正因子。

供试品溶液的制备 水蒸气蒸馏法得鱼腥草挥发油。取鱼腥草挥发油约 100mg，精密称定，置 25ml 量瓶中，加乙酸乙酯溶解并稀释至刻度，精密量取 100μl 及内标溶液 40μl 置 1ml 量瓶中，加乙酸乙酯稀释至刻度，摇匀，即得。

测定法 吸取供试品溶液 1μl 注入气质联用仪，测定，根据色谱峰面积，以内标校正因子计算，即得。色谱图见图 3‑20。

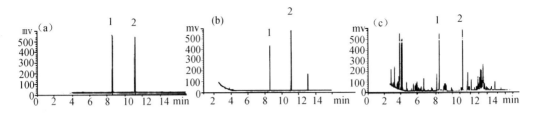

图 3 - 20　对照品和鱼腥草挥发油的 GC - MS 图

（a）对照品溶液选择离子色谱图；（b）供试品溶液选择离子色谱图；（c）供试品溶液总离子流色谱图

1. 甲基正壬酮；2. 正十四烷（内标物）

（三）毛细管电泳 - 质谱联用技术

毛细管电泳 - 质谱联用技术（electrophoresis - mass spectrometry，CE - MS），是将毛细管电泳与质谱联用的分离技术。接口技术是实现 CE - MS 联用的关键所在。CE - MS 联用分为在线联用和离线联用两种方式。CE - MS 离线联用的关键是对已分离样品的有效收集，并不涉及真正意义上的联用接口技术；而且与离线联用相比，CE - MS 在线联用具有样品损失少、自动化程度高、分析速度快等优点，其应用要比离线联用广泛得多。CE - MS 在线联用需要设计合适的接口，能够将已分离的样品全部转移到质谱仪中，同时实现样品快速高效的离子化。目前应用于 CE - MS 在线联用的离子源包括快原子轰击（FAB）、电喷雾电离（ESI）、大气压化学电离（APCI）、电感耦合等离子体（ICP）、大气压光电离（APPI）等。由于 ESI 自身的优势以及 LC - ESI - MS 接口技术的日益成熟，使得 CE - ESI - MS 已成为 CE - MS 联用技术中占主导地位的方法。目前 CE - ESI - MS 接口主要分为鞘液接口和无鞘液接口两种。

（四）串联质谱联用技术

串联质谱法（MS/MS 或 MS"）是指时间或空间上两级以上质量分析的组合。空间串联由两个以上的质量分析器构成，如最经典的二级串联质谱为三级四级杆串联质谱，第一级质量分析器（MS^1）选取前体离子，进入碰撞室活化、裂解，产生的碎片离子再由第二级质量分析器（MS^2）分析，获得 MS/MS 谱。时间串联主要是通过离子阱或傅立叶变换技术形成。目前通过接口技术，实现了由多种不同原理质量分析器组成的串联质谱。如四级杆 - 飞行时间串联质谱（Q - TOF）、四级杆 - 离子阱质谱（Q - ion trap）、飞行时间 - 飞行时间质谱（TOF - TOF）等。

串联质谱法可以通过产物离子扫描、选择反应监测、前体离子扫描、中性丢失扫描等方式获取数据信息。在未知化合物结构分析、复杂混合体系中待测物鉴定、分子碎片裂解途径阐明以及低浓度生物样品定量分析方面具有很大优势。

三、电感耦合等离子体 - 质谱联用法

电感耦合等离子体 - 质谱联用（inductively coupled plasm - mass spectrometry，ICP - MS）是利用电感耦合等离子体（ICP）作为离子源，得到的样品离子经质量分析器和检

测器按质荷比（m/z）分离，用于元素和同位素分析的一种新方法。与其他原子光谱法相比，其具有更低的检出限（对大多数元素来说，一般为 $0.02 \sim 0.1 \mathrm{ng/ml}$），动态线性范围宽（$8 \sim 9$ 个数量级），谱线简单，干扰少，精密度高，多元素同时定性、定量分析等特点。《中国药典》自 2005 年版起收载了该方法，主要用于中药中重金属及有害元素测定。

（一）ICP－MS 联用仪结构

ICP－MS 联用仪由进样系统、离子源、接口及离子光学系统、质量分析器和检测器等部分组成，其结构如图 3－21 所示。

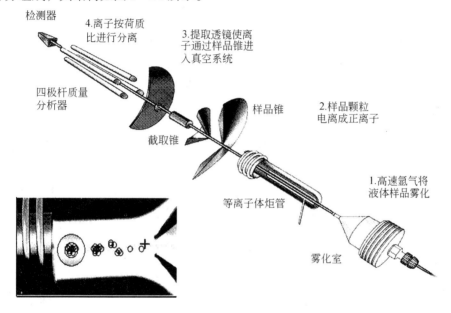

图 3－21 ICP－MS 联用仪结构示意图

1. 进样系统 进样系统由蠕动泵、进样管、雾化室等组成。样品溶液由蠕动泵送入雾化器，并在雾化室形成气溶胶，再由载气带入 ICP 离子源。进样量大约为 1ml/min。对于一些难以分解或溶解的样品，如某些矿物药也可以利用激光烧蚀法（laser ablation）进样。雾化室的温度应相对稳定。

2. 电感耦合等离子体（ICP）离子源 ICP 离子源的作用是产生等离子体焰炬并使样品离子化。其由等离子高频发生器和感应线圈、炬管等组成。与原子发射光谱仪所用的 ICP 相同。由载气引入的样品即在此蒸发、分解、激发和电离。

该离子化方式的试样转换效率高，样品在常压下引入，更换方便；大多数元素都能有效地转化为单电荷离子，在所采用的气体温度条件下，样品的解离完全，几乎不存在任何分子碎片；灵敏度高，光谱信息丰富，故 ICP 是较为理想的离子源。

3. 接口及离子光学系统 其作用是从离子源中提取出离子送入质量分析器，并使工作系统由常压状态过渡到真空状态。是 ICP 和 MS 联用的关键部件。

接口包括采样锥和分离锥。两锥体由镍或铂制成，同轴，顶端均有一小孔（直径约为 0.75 ~ 1mm)，采样锥与 ICP 炬管口为 1cm 左右，中心对准炬管中心通道。炽热的等离子气体由此进入第一个真空区域（10^2Pa）并被冷却。继而部分气体通过分离锥小孔，进入下一个真空室（10^{-4}Pa），在此正离子与电子、分子等分离且被加速。之后经过离子光学系统，形成一个方向的离子束，以便被质量分析器过滤和传递。

4. 质量分析器与检测器 常用的质量分析器有四极质量分析器（包括六极和八极）、双聚焦型质量分析器、离子阱质量分析器等。四极杆质量分析器的一般分离度在 0.3 ~ 0.7amu。离子的检测器多采用电子倍增管，产生的电脉冲信号直接输入到多道脉冲分析器中，得到每一种质荷比的离子计数，即质谱。

（二）应用

1. 测定方法 样品在 ICP 高温下，解离成基态自由原子，再去掉一个电荷，形成一价离子，即 $M \rightarrow M^+$，很少有二价离子。

由 ICP - MS 得到的质谱图，横坐标为离子的质荷比，纵坐标为计数。这些信息可以作为定性、定量分析的依据。

分析时样品的处理与其他原子光谱类似，一般需溶解制成各样品溶液。对于有机化合物（如中药样品）需事先采用适当的方法（如消化、微波消解等）除去有机体后，再依法制成各供试品溶液。

（1）定性分析 ICP - MS 的定性分析测定是依据谱峰的位置和丰度比，对于带电荷离子其质荷比就是元素的质量。在自然界中，天然稳定的同位素丰度比是不变的，故可利用丰度比作为谱峰位置的旁证。由于其图谱简单，理论上一种元素有几个同位素，在 ICP - MS 谱上就应有几个质谱峰。因此，其定性分析比 ICP - AES 更为简便。

（2）半定量分析 半定量分析是将一含高、中、低质量数的多元素混合标样在一定分析条件下测定，得各元素离子的计数。同样条件下测定待测样品，得被测元素计数，根据标样中的元素浓度与计数的关系，仪器可自动给出样品中各元素的含量。此法快速简便，但因其未考虑各种干扰因素，准确度较差（相对误差为 ±30% ~ ±50%）。通常情况下，定量与半定量分析同时进行。

（3）定量分析 根据质谱峰面积（S）或峰高（h）与进入质谱仪的离子数（n）成正比，亦与样品浓度（C）成正比，即 $S = KC$（K 为与实验条件有关的常数），进行定量分析。其方法有：标准曲线法（外标法）、内标法、标准加入法和同位素稀释法。外标法和内标法较为常用，如果样品基质足够稀，可用外标法，在仪器推荐的浓度范围内，以纯水（电导率大于 18MΩ）为溶剂，制备标准溶液至少 3 份，并加入配制样品溶液的相应试剂。为了克服仪器的漂移、不稳定或减小基体干扰时，可采用内标法，内标元素通常选择与被测元素的质量数接近的天然稀有元素，铟和铼最为常用。如果基体元素浓度高，也可采用标准加入法。为了提高准确度，可选同位素稀释法，该法是基于加入已知浓度的、被浓缩的待测元素的某一同位素，再测定其两个同位素信号强度比的变化，以此补偿因样品制备中待测元素损失造成的影响。

2. 应用范围

（1）中药中无机元素分析　主要有：①对中药及制剂中无机成分的定性、定量分析；②用于中药生产中引入的有害元素（如 Pb、AS、Hg、Cd、Cu 等）的定量检测，以保证中药生产质量。

（2）元素形态分析　元素存在的形态研究，对现代生命科学、医药学、营养学和环境科学都有极其重要的价值。所谓形态，是指元素的存在状态，即是游离态还是结合态，是有机态还是无机态，以及存在价态等。如 As（Ⅲ）和 As（Ⅴ）、Cr（Ⅲ）和 Cr（Ⅵ）等，其化合物的毒性及在生物体内的作用是不同的，即使同一化合物的同一价态，存在于不同分子中，作用亦不同。ICP - MS 或原子光谱与分离技术（HPLC、GC、CE 等）联用，就可以进行高灵敏度、高选择性的形态分析，是今后分析方法的发展方向。

3. 应用

【例 3 - 17】ICP - MS 法测定 4 种中药材中重金属的含量

ICP - MS 测定工作条件　RF 功率 1200W；冷却气流速 15.0L/min；辅助气流速 0.75L/min；雾化气流速 0.89L/min；采样深度 8.0mm；采样锥孔径 1.0mm；截取锥孔径 0.7mm；样品提升速率 0.4mL/min；雾化室温度 2℃。

标准曲线的绘制和内标溶液的制备　精密吸取各标准储备溶液，用 10% 硝酸稀释配制成以下相应元素质量浓度的混合系列溶液。镉：0，0.2，0.5，1，5，10μg/ml；汞：0，0.2，0.5，1，5，10μg/ml；铅：0，0.5，1，10，20μg/ml；砷：0，0.5，1，10，20μg/ml。另精密吸取内标溶液适量，用水稀释成约 1μg/ml 的混合溶液，即得内标溶液。

供试品溶液的制备　取 60℃下干燥 4 小时的中药材粗粉约 0.2g，精密称定，置耐压耐高温微波消解罐中，分别加硝酸 5ml，过氧化氢 2ml，水 5ml。盖好聚四氟乙烯罐盖，并拧紧保护盖，同时密闭压力 - 温度控制的消解罐，并将消解罐放入消解仪的转盘中，连接好压力 - 温度传感器，按设定的微波消解条件进行消解反应，待消解完成后，将消解后的溶液定量转移至 100ml 聚四氟乙烯材料的量瓶中，少量水洗涤消解罐 3 次，合并至量瓶中，用水稀释至刻度，混匀，即为供试品溶液。同时作试剂空白和标准参考物质溶液。采用双蠕动泵管进样系统分别引入空白、标准、待测样液与内标溶液，然后按 ICP - MS 测定工作条件进行测定。

测定法　在上述仪器条件下，采用 ICP - MS 法，对不同产地的 4 种中药材中重金属元素进行含量测定，结果如表 3 - 7。

表 3 - 7　四种药材中重金属元素含量（μg/g）

样品编号	名称	^{111}Cd	^{202}Hg	^{208}Pb	^{75}As
1	龙胆	0.374	0.164	0.518	2.17
2	党参	0.309	0.137	0.926	3.10
3	蓬莪术	0.210	0.090	0.766	1.01
4	桔梗	0.297	0.0832	0.926	1.93

第四章 中药鉴别分析

中药药效源自其中所含的化学成分，而化学成分又与物种密切相关。因此，中药的物种鉴别直接关系到中药临床的安全性与有效性。

中药鉴别分析是依据国家药品标准或相关参考资料等，应用性状、显微、理化和分子生物学鉴别等方法，鉴定其植（动、矿）物学名。鉴别是中药质量分析的基础，只有在鉴别项合格的前提下，再进行检查、含量测定等才有意义。

第一节 性状鉴别

中药的性状鉴别（macroscopic identification）是指通过眼观、手摸、鼻闻、口尝、水试、火试等方法，来确定真伪的一种方法。性状鉴别法具有简单、快速、易行、实用的特点，在中药鉴别中占有重要的地位。

一、中药材性状鉴别

中药材性状鉴别的内容，通常包括以下十个方面。

1. 形状（shape） 药材的形状一般较为固定，通常与其药用部位有关，如根类药材多呈圆柱形、圆锥形、纺锤形或块状；皮类药材常在剥皮后，加工成卷筒状、板片状；果实种子类药材常为圆球形、扁球形等；全草类、花类与叶类药材多皱缩，往往需要用水浸泡，待充分展开后再观察。老药工在描述某些药材形状时，有一些形象的鉴别术语，易学易记，如野山参的外形特征被描述为"芦长碗密枣核艼，紧皮细纹珍珠须"，海马（Hippocampus）的外形特征被描述为"马头蛇尾瓦楞身"。

2. 大小（size） 大小系指药材的长短、粗细（直径）、厚薄等，有一定的幅度。一般应测量较多的样品，可允许有少量高于或低于规定的数值。一般药材的大小以"cm"为单位计量，个别较长的可使用"m"，个小的药材可使用"mm"。如黄连（Coptidis Rhizoma）单枝长 3～6cm，直径 3～7mm；甘草（Glycyrrhizae Radix et Rhizoma）长 20～100cm，直径 0.6～3cm。

3. 色泽（color） 色泽系指药材表面与断面的颜色和光泽。观察色泽应在自然光下或日光下进行。药材的颜色多数是复合色，描述时则以后一种颜色为主，如黄棕色，即以棕色为主。不同的药材，色泽各异。如黄连色黄、丹参（Salviae Miltiorrhizae Radix et Rhizoma）色红、玄参（Scrophulariae Radix）色黑、紫草（Arnebiae Radix）色紫；朱砂（Cinnabaris）红色或暗红色，具金属样光泽；石膏（Gypsum Fibrosum）类白色，具绢丝样光泽。

药材色泽常反映药材中成分的种类和含量，是衡量药材质量好坏的重要因素。药材色泽发生变化常与药材内在质量有关，如黄芩（Scutellariae Radix）若在加工或贮藏过程中方法不当，断面会由黄变为绿色，是由于其中的黄芩苷（baicalin）、汉黄芩苷（wogonoside）等在酶作用下水解生成苷元黄芩素（baicalein），其具有 3 个邻位酚羟基，易氧化成醌类而显绿色，黄芩变绿后质量下降，不可药用。

4. 表面（surface）　　表面系指药材表面的状态，是光滑还是粗糙，有无沟纹、皮孔、毛茸等。药材常因入药部位的不同而有不同的表面特征，如双子叶植物根类药材表面粗糙，单子叶植物根类药材表面光滑；皮类药材的表面常有裂隙和皮孔；叶类、嫩茎的表面常有毛茸、腺点等；果实类药材的顶端常有花柱基，下部有果柄痕，表面常有毛、刺、棱、翅等。有些药材的表面特征是鉴别的重要依据，如羌活（Notopterygii Rhizoma et Radix）环节紧密似蚕，金毛狗脊（Cibotii Rhizoma）表面密生金黄色毛茸，白花前胡（Peucedanum praeruptorum Dunn）根头部有叶鞘残存的纤维状毛，可区别紫花前胡［P. decursivum（Miq.）Maxim.］。

5. 质地（texture）　　质地系指药材的轻重、软硬、坚韧、疏松、致密、黏性或粉性等特征。药材质重致密，称为"坚实"，如大黄（Rhei Radix et Rhizoma）、何首乌（Polygoni Multiflori Radix）；质轻疏松，甚至多裂隙，可称"松泡"，如南沙参（Adenophorae Radix）；药材富含淀粉，折断时有粉尘散落，称为"粉性"，如甘草、葛根（Puerariae Lobatae Radix）、天花粉（Trichosanthis Radix）、山药（Dioscoreae Rhizoma）等；"柴性"指药材中含纤维较多，尤其是木纤维，折之如柴，如桑白皮（Cibotii Rhizoma）等；"角质样"指药材质地坚硬半透明，通常含淀粉较多的药材经蒸、煮、烫等加工致淀粉粒糊化后，质地会由粉性变为角质样，如白芍（Paeoniae Radix Alba）、延胡索（Corydalis Rhizoma）、红参（Cibotii Rhizoma）等；质地柔软，含油而润泽，谓之"油润"，如当归（Angelicae Sinensis Radix）、川芎（Chuanxiong Rhizoma）等。

6. 断面（fracture）　　断面系指药材折断面或横切面的特征。如易折断或不易折断，有无粉尘散落及折断时的断面特征等。主要用于根及根茎类、皮类和茎藤类药材的鉴别，折断面应注意观察是否平坦、纤维状、颗粒状、裂片状、有无胶丝及特异构造等，还应注意皮部与木部的比例，维管束的排列方式、射线的分布、油点的多少等特征。很多药材断面具有特殊的构造特征，如防己（Stephaniae Tetrandrae Radix）有"车轮纹"，黄芪（Astragali Radix）有"菊花心"，大黄根茎有"星点"，何首乌有"云锦花纹"，苍术（Atractylodis Rhizoma）有"朱砂点"，牛膝（Achyranthis Bidentatae Radix）有"筋脉点"等，都是形象的鉴别特征。

7. 气（odour）　　气系指药材具有特殊的香气或臭气，与药材所含的挥发性成分有关，可作为鉴别依据，如阿魏（Ferulae Resina）具强烈的蒜样臭气，白鲜皮（Dictamni Cortex）嗅之有羊膻气，独活（Angelicae Sinensis Radix）香而浊，当归香而清，藁本

（Angelicae Pubescentis Radix）香而辛，白术（Atractylodis Macrocephalae Rhizoma）香而甜，苍术香而燥，肉桂（Cinnamomi Cortex）香而辣，乳香（Olibanum）、没药（Myrrha）香而微臭等。对于"气"不强烈的药材，可切碎或用热水浸泡后再嗅。

8. 味（taste） 味系指口尝药材时所感知的味道。由药材所含成分及其含量决定，每种药材的味道较为固定，如乌梅（Mume Fructus）、山楂（Crataegi Fructus）、五味子（Schisandrae Chinensis Fructus）等含较多有机酸，故味酸；黄连、黄柏、麻黄（Ephedrae Herba）等主要成分为生物碱类，故味苦；甘草含较多甘草甜素，故味甜；来源于海洋的药材常含盐分而有咸味，如海藻（Sargassum）等。同时，味也是衡量药材质量好坏的指标，当药材味道变淡时通常表明其所含有效成分减少，药材质量较差。

口尝时应取药材在口中咀嚼约1分钟，使舌头的各部分都接触到药液；对于有强烈刺激性和剧毒的药材，口尝时要特别小心，应取少量，尝后立即吐出漱口，洗手，以免中毒，如半夏（Pinelliae Rhizoma）、草乌（Aconiti Kusnezoffii Radix）等。

9. 水试（water – based test） 水试即利用某些药材放入水中或遇水发生沉浮、溶解、颜色变化及膨胀度、黏性、酸碱性变化等特殊现象来鉴别的方法。例如：沉香（Aquilariae Lignum Resinatum）放入水中，沉水或半沉水；秦皮的热水浸提液在日光下显碧蓝色荧光；西红花浸入水中，可见橙黄色物质成直线下降并逐渐扩散，水被染成黄色；葶苈子（Descurainiae seu Lepidii Semen）遇水表面变黏滑。

10. 火试（fire – based test） 火试系利用某些药材遇火燃烧后能产生特殊的气味、颜色、烟雾、闪光、响声、膨胀、熔融、聚散等现象来进行鉴别的方法。例如，海金沙（Lygodii Spora）易点燃而产生爆鸣声及闪光；沉香燃烧时有浓烟及强烈香气，并有黑色油状物渗出；麝香仁置坩埚中灼烧，迸裂融化膨胀起泡，香浓四溢，无毛肉焦臭，无火焰或火星，灰化后残渣呈白色或灰白色。

动物类药材多以动物全体或其器官或代谢产物、分泌物入药。动物类药材的鉴别，需应用动物分类学知识，对动物各部分如肌肉、骨、皮肤、毛、角等的器官组织形态进行观察。传统的鉴别经验至今仍然是动物药材鉴别重要而有效的手段，一些经验鉴别术语形象地概括了动物药材性状鉴别特点，如"乌金衣"专指天然牛黄表面具有的黑色光亮薄膜；"当门子"、"顶指"、"冒槽"、"银皮"、"油皮"专指麝香的主要性状特征；"通天眼"特指羚羊角（Saigae Tataricae Cornu）对光透视，上半段中央有一条隐约可辨的细孔直通角尖。

矿物类药材主要观察结晶形状和习性、颜色、透明度、光泽、硬度、脆性、延展性、弹性、磁性、比重、解理、断口、气味等特征。

二、饮片的性状鉴别

饮片在加工过程中经过了切制和加入不同辅料炮制，改变了原始药材的形状、大小、颜色、气味等诸多性状特征，因此饮片鉴别与完整药材的鉴别有联系，但又不完全等同于完整的中药材。除了药材本身的性状外，辅料和炮制加工过程是影响饮片外观和质量的重要因素，鉴别饮片时要求熟悉各种药材的常见炮制加工方法和所用辅料。

饮片性状的鉴别项目包括形状、大小、色泽、质地、断面特征、气味等。

1. 形状与大小（shape and size）　饮片均经切制成为片或段。常见的片或段有：圆片（如白芷、白芍、泽泻等）、长方形片（如葛根、杜仲等）、斜片（如黄芪等）、条片状（多为皮类药材及叶类药材，如丹皮、厚朴、枇杷叶等）、段状片（多为草本类及细长枝条根，如荆芥、紫苏、牛膝等）。果实、种子一般为类圆球形（如五味子为扁圆形；酸枣仁为心形）等，大的果实类常切成类圆形片状（如枳壳、枳实、槟榔）等。

中药饮片片型的长短厚薄，是饮片规格、质量的一项重要指标。根据《中国药典》的规定，切制后的片形应均匀、整齐、色泽鲜明、表面光滑、无污染、无泛油、无整体、无枝梗、无连刀、掉边、翘边等。片形及大小应符合《中国药典》及《全国中药炮制规范》的规定，片厚 0.5mm 以下为极薄片，1～2mm 为薄片，2～4mm 为厚片；段长应为 10～15mm；块应为边长 8～12mm 方块；皮类丝宽 2～3mm，叶类丝宽 5～10mm。有些地方性的中药炮制规范会有所补充，如 2～4mm 为中片，4～5mm 为厚片，5～10mm 为短段，10～15mm 为中段，30mm 为长段等，各地区中药炮制规范具体尺寸略有不同。

2. 色泽（color）　中药饮片的色泽常作为炮制程度及内在质量的标志之一。《中药饮片质量标准通则（试行）》规定，各炮制品的色泽除应符合该品种的标准外，色泽要均匀。炒黄品、麸炒品、蜜制品等含生片、糊片不得超过 2%；炒焦品含生片、糊片不得超过 3%；炒炭品含生片和完全炭化者不得超过 5%；蒸制品应色泽黑润，内无生心，含未蒸透者不得超过 3%；煮制品含未煮透者不得超过 2%，煨制品含未煨透者及糊片不得超过 5%，煅制品含未煅透者及灰化者不得超过 3% 等。

3. 质地（texture）　与辅料和炮制方法密切相关，一般经蒸煮过的药材质地常出现角质样，或油润，或带黏性，蜜制的药材常有黏性，土炒的表面有土粉等。

4. 断面（fracture）　断面特征是饮片鉴别的主要观察点，饮片大多为横切片，药材横切面上的组织构造特征对于饮片鉴别尤为重要，常是区别易混淆饮片的重要依据。具体鉴别内容类似中药材性状鉴别中的断面鉴别。

5. 气味（odour and taste）　饮片气味与炮制方法和辅料有关，蜜制的带有甜味，酒制的有酒味，醋制的有醋味、口尝有酸味等。

三、中药提取物的性状鉴别

中药提取物的性状鉴别相对简单，包括提取物的状态、颜色、气味及在贮藏中可能出现的一些状态变化，如《中国药典》中对八角茴香油性状的描述为：无色或淡黄色的澄清液体，气味与八角茴香类似，冷时常发生混浊或析出结晶，加温后又澄清，在90% 乙醇中易溶。

四、中药制剂的性状鉴别

中药制剂性状鉴别的主要内容包括制剂的外观及内容物的形态、颜色、气味等。不同剂型的药物性状鉴别的主要特征不同，一般应按照《中国药典》附录制剂通则项下对应剂型的要求和药品说明书进行鉴别。

第二节 显微鉴别

显微鉴别（microscopic identification）是利用显微镜、显微技术及显微化学方法对中药进行分析，以鉴别真伪。显微鉴别是一项专门技术，需要有植（动）物解剖学、矿物晶体光学、植物显微化学等基本知识，掌握显微制片、绘图、摄影等基本技术。显微鉴别适用于性状不易识别的药材、性状相近的多来源药材、破碎药材和粉末药材，以及用中药粉末制成的丸、散、锭、丹等中药成方制剂。

一、中药材的显微鉴别

（一）显微鉴别的内容

1. 组织鉴别（histological identification） 组织鉴别是通过观察植（动）物器官的各种切片，以药材的组织构造、细胞形状和内含物形态等特征来鉴别生药的真伪。组织鉴别适于药材性状特征难区别或外形相似而组织构造不同的类似品、混淆品、代用品、伪品，或用于同属多来源药材的对比鉴别。一般来说，组织鉴别对不同科属来源的药材鉴别比较容易，对于相同科属来源的药材鉴别相对较困难。

2. 粉末鉴别（powder identification） 粉末鉴别是通过药材的粉末制片，观察药材的细胞、内含物形态特征来鉴定药材的真伪。通常用于粉末药材、外形较大或组织构造无鉴别特征的药材、破碎药材以及部分中成药的鉴别。

3. 显微化学反应（micro–chemical reaction） 显微化学反应是将药材的粉末、切片或浸出液少量，置于载玻片上，滴加某些化学试剂使与细胞及其代谢产物作用，产生沉淀或结晶，或发生特殊的颜色变化，在显微镜下观察反应结果，从而进行鉴别的方法。可用于细胞壁性质的鉴定，细胞内含物性质的鉴定以及细胞内化学成分的鉴定。

（1）细胞内化学成分的鉴定 根据药材中所含的化学成分，选择合适的化学试剂，达到鉴别的目的。具体操作为将中药材切片、粉末或浸出液适量置载玻片上，滴加各种试液，加盖玻片，稍放置，在显微镜下观察反应结果。例如，黄连粉末滴加稀盐酸或30%硝酸，可见针簇状小檗碱盐酸盐结晶或针状小檗碱硝酸盐结晶析出；肉桂粉末加氯仿2~3滴，略浸渍，迅速滴加2%盐酸苯肼1滴，可见黄色针状或杆状结晶（示桂皮醛反应）；槟榔（Arecae Semen）粉末0.5g，加水3~4ml及稀硫酸1滴，微热数分钟，取滤液于玻片上，加碘化铋钾试液，即发生混浊，放置后可见石榴红色球形或方形结晶（示槟榔碱反应）；番木鳖胚乳薄片置白瓷板上，加1%钒酸铵的硫酸溶液1滴，迅速显紫色（示番木鳖碱），另取切片加发烟硝酸1滴，显橙红色（示马钱子碱）。

也可利用显微化学定位试验，确定有效成分在药材组织构造中的部位。如北柴胡（*Bupleurum chinense* DC. 根）横切片加1滴无水乙醇–浓硫酸（1:1）溶液，在显微镜下观察可见木栓层、栓内层和皮层显黄绿色~蓝绿色，示北柴胡的有效成分柴胡皂苷存在于以上部位。

（2）**细胞内含物鉴定**　淀粉粒遇碘试液显蓝色或蓝紫色；糊粉粒遇碘试液显棕色或黄棕色，遇硝酸汞试液显砖红色；脂肪油、挥发油或树脂加苏丹Ⅲ试液呈橘红色、红色或紫红色，加90%乙醇，脂肪油一般不溶解，挥发油则溶解；菊糖加10% α-萘酚的乙醇溶液，再加稀硫酸，显紫红色并很快溶解；黏液细胞遇钌红试液显红色；草酸钙结晶在装片时加入稀硫酸溶液逐渐溶解，并析出针状硫酸钙结晶；碳酸钙结晶（钟乳体）加入稀盐酸溶解，同时有气泡产生；硅质加稀硫酸不溶解。

（3）**细胞壁性质鉴定**　木质化细胞壁加间苯三酚试液1~2滴，稍放置，加浓盐酸1滴，因木化程度不同，显红色或紫红色；木栓化或角质化细胞壁遇苏丹Ⅲ试液，稍放置或微热，呈橘红色至红色；纤维素细胞壁遇氯化锌碘试液，或先加碘试液湿润后，再加硫酸溶液显蓝色或紫色；硅质化细胞壁遇稀硫酸无变化。

4. 微量升华（microsublimation）　利用中药材中所含的某些化学成分，在一定温度下能升华的性质，获得升华物，在显微镜下观察其形状、颜色以及化学反应作为鉴别特征。例如，茶叶的升华物为白色针状结晶（咖啡碱），加浓盐酸1滴溶解升华物，再加氯化金试液，得黄色针状结晶（咖啡碱氯化金络盐）；大黄的升华物为黄色针状（低温时）、树枝状或羽毛状状结晶（高温时）（彩图1），加碱液溶解并显红色（蒽醌化合物）；牡丹皮（Moutan Cortex）、徐长卿（Cynanchi Paniculati Radix et Rhizoma）的升华物为长柱状或针状、羽状结晶（牡丹酚）；薄荷（Mentha Haplocalycis Herba）的升华物为无色针簇状结晶（薄荷脑），加浓硫酸2滴及香草醛结晶少许，显橙黄色，再加蒸馏水1滴即变紫红色；斑蝥（Mylabris）的升华物在130℃~140℃为白色柱状或小片状结晶（斑蝥素），加碱溶解，再加酸又析出结晶。

此外，显微鉴别还包括显微常数测定和显微测量。显微常数主要指用于叶类药材鉴别的栅表细胞比、气孔数、气孔指数、脉岛数和脉端数等。

（二）显微鉴别的方法

进行显微鉴别，首先要根据观察的对象和目的，选择具有代表性的样品，制作不同的显微制片，在显微镜下观察，以达到有效鉴别。组织制片的主要方法有徒手切片法、滑走切片法、石蜡切片法、冰冻切片法等；其中以徒手切片法最为简便、快速，较为常用，适合于临时制片观察或显微化学反应；滑走切片法主要用于质地较坚硬、木化程度较高的材料；石蜡切片法用于制备可长时间观察的永久制片。对于根、根茎、茎藤、皮类等药材，一般制作横切片观察，必要时制纵切片；叶类药材可制作横切片或表面片观察；花类药材一般制作表面片或取花粉粒制片观察；果实、种子类药材需制横切片及纵切片；木类药材需观察横切面、径向纵切面和切向纵切面三个面。

（1）**横切片或纵切片**　制作横切片时应选取具代表性的样品，并使切面与中柱垂直，对于较硬的材料需经软化处理，一般切成10~20μm的薄片，用甘油醋酸试液、水合氯醛试液或其他试液处理后观察；必要时可选用石蜡切片法制片观察。而制作纵切片时其切面需与中柱平行。

（2）**表面制片**　表面制片用于鉴别叶、花、果实、种子、全草等药材，可取叶片、萼片、花冠、果皮、种皮制表面片，加适宜试液，观察各部位的表面（皮）特征。将样品湿润软化后，取欲观察部位约 4mm²，一正一反置载玻片上，或撕取表皮，加适宜的试液或加热透化后，盖上盖玻片观察。

（3）**粉末制片**　粉末制片主要用于粉末性药材的观察。所用粉末需过 60 目以上药筛，较粗的粉末会影响观察。为了使细胞、组织能观察清楚，需用水合氯醛液装片透化。水合氯醛是良好的透明剂，能迅速渗入粉末组织细胞，增强透光度，便于观察；水合氯醛还能溶解脂肪、树脂、淀粉粒等，并能使细胞膨胀，适于观察组织细胞形态。粉末制片方法为取粉末少许置于载玻片中央，滴加水合氯醛适量，使粉末湿润，置酒精灯外焰上缓缓加热，同时用解剖针搅拌粉末使充分透化，至粉末清晰透明（注意加热过程中勿使水合氯醛试液烧干），再加甘油酒精试液少许，封片，观察。若需要观察淀粉粒，可用醋酸甘油试液或蒸馏水装片；观察菊糖，可用水合氯醛液装片不加热立即观察。

（4）**花粉粒与孢子制片**　取花粉、花药（或小的花朵）、孢子或孢子囊群（干燥供试品浸于冰醋酸中软化），用玻璃棒研碎，经纱布过滤至离心管中，离心，取沉淀加新鲜配制的醋酐与浓硫酸（9:1）的混合液 1～3ml，置水浴上加热 2～3 分钟，离心，取沉淀，用水洗涤 2 次；取沉淀少量置载玻片上，加 50% 甘油与 1% 苯酚各 3～4 滴，用甘油明胶封藏。也可用水合氯醛试液装置。

（5）**磨片制片**　坚硬的动物、矿物类药材，除可以直接粉碎制成粉末外，还可采用磨片法制片。选取厚度约 1～2mm 的供试材料，置粗磨石（或磨砂玻璃板）上，加适量水，用食指、中指夹住或压住材料，在磨石上往返磨砺，待两面磨平，且厚度约数百微米时，将材料移置细磨石上，加水，用软木塞压在材料上，往返磨砺至透明，用水冲洗，再用乙醇处理，甘油乙醇试液装片。

（三）显微观察与描述

显微鉴别需要对中药材组织、粉末特征在显微镜下进行仔细观察，精确、形象、清晰的描述显微特征。

1. 组织特征观察与描述　组织特征特别是横切面组织特征的观察，一般按照由外向内依次进行。如双子叶植物茎的初生构造由外向内，依次为表皮、皮层、中柱三部分。在观察中，首先要注意药材切片各部分的位置、形态、有无其他组织分布等。其次应注意各种细胞及其内含物的形状、颜色、大小等。大小指在显微镜下用目镜测微尺测量的数据，一般测量直径（椭圆形、长方形均量短径）、长度、细胞壁的厚度等；导管、分泌细胞的直径常指外径；分泌腔、分泌道的直径常指内径；当目标物的大小差异很小时，可记载一个数字，如直径 50μm；当目标物的大小有一定差异时，可记载最小值与最大值，如 15～40μm（50μm），括号内的数字表示少数目标物的大小；若目标物的大小差异很大时，可记载最小值、常见值与最大值，如长 20～60～80μm。

2. 粉末特征观察与描述　粉末制片在显微镜下观察时，可见到多种组织碎片、细胞及内含物的特征。为了避免遗漏重要的显微特征，观察时应以"Z"字形顺序移动制片进行观察。描述方法同上，描述顺序上，一般可遵循"先多后少"、"先特殊后一般"的原则进行。"先多后少"：具体描述时常使用多见、易见、少见、偶见等字样，以供参考；并注意检品特征被察见的难易有时受多方面的影响，如制片操作时取样不匀、磨粉过筛时粉末不完全、粉末中掺有杂质及品种问题等，如在鉴别工作中发生上述情况，应分析原因再行检测描述。"先特殊后一般"：各类药材粉末都具有一些共有的组织细胞等特征，即共性特征，在描述时应先重点描述其个性化的、具鉴别意义的特征，对于一般特征，在后面描述即可。

3. 显微测量 显微测量是指用目镜测微尺，在显微镜下测量细胞及细胞内含物等的大小。一般需要测量其直径、长短（以微米计）作为鉴别依据之一。

（1）目镜测微尺 放在目镜筒内的一种标尺，为一个直径 18～22mm 的圆形玻璃片，中央刻有精确等距离的平行线刻度，常为 50 格或 100 格。

（2）载台测微尺 在特制的载玻片中央黏贴一刻有精细尺度的圆形玻片。通常将 1mm（或 2mm）精确等分成 100（或 200）格，每 1 格长为 10μm，用以标定目镜测微尺。

（3）目镜测微尺的标定 用以确定使用同一显微镜及特定倍数的物镜、目镜和镜筒长度时，目镜测微尺上每一格所代表的长度。取载台测微尺置显微镜载物台上，在高倍物镜（或低倍物镜）下，将测微尺刻度移至视野中央。将目镜测微尺（正面向上）放入目镜镜筒内，旋转目镜，并移动载台测微尺，使目镜测微尺的"0"刻度线与载台测微尺的某刻度线相重合，然后再找第二条重合刻度线，根据两条重合线间两种测微尺的小格数，计算出目镜测微尺每一小格在该物镜条件下相当的长度（μm）。如目镜测微尺 77 小格（0～77）与载物台测微尺的 30 小格（0～30）相当，已知载台测微尺每一小格的长度为 10μm。目镜测微尺每一小格长度为：10μm ×30 ÷77 =3.8μm。当测定时要用不同的放大倍数时，应分别标定。如图 4 -1，图 4 -2。

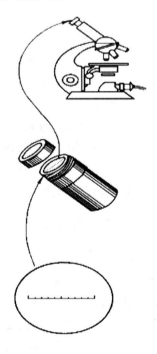

图 4 -1 目镜测微尺的安装方法

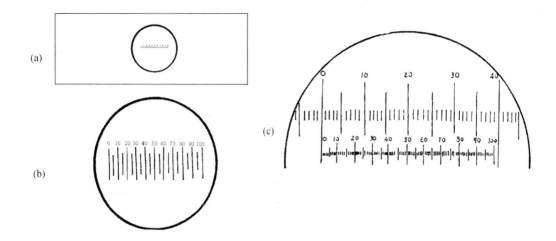

图4-2 用载物台测微尺（a）校正目镜测微尺（b），
（c）表示视野中目镜测微尺与载物台测微尺的重合线

（4）**测量方法** 将需测量的目的物制片置显微镜载物台上，用目镜测微尺测量目的物的格数，乘以上述每一小格的微米数，即得欲测定物的大小。测量微细物体宜在高倍镜下进行，因在高倍镜下目镜测微尺的每一格的微米数较少，测得的结果比较准确，但欲测量较长的目的物，如纤维、导管、非腺毛等的长度时，需在低倍镜下测量。记录最大值与最小值（μm），允许有少量数值略高或略低于规定。

（四）显微鉴别结果的记录

显微鉴别结果的记录，除用文字描述之外，还需附图说明，以利于对各种鉴别特征的理解。显微绘图的方法常分为徒手绘图法、网格绘图法、投影绘图法、绘图器绘图法等多种。由于附图应该是对显微镜下所观察到的细胞组织构造的再现，因而这些绘图方法在真实性、立体感等方面均有一定的局限性。数码显微摄影技术与计算机成像系统的出现（彩图2），为克服这一局限提供了技术支撑，逐渐成为获取显微特征图的主要技术手段。数码显微摄影使显微镜中观察的图像即时生成，方便存储、编辑，较之传统的显微摄影具有明显的优势，如番泻叶横切面显微摄影图（彩图3）。

（五）扫描电子显微镜在中药鉴别中的应用

扫描电子显微镜（scanning electron microscopy，SEM）是1964年以后迅速发展的一种新型电子仪器，成像原理类似于电视摄影显像方式，利用细聚焦电子束在样品表面扫描时激发产生的某些物理信号来调制成像。

扫描电镜主要用于观察样品表面形貌特征，其主要特点是：景深长，图像立体感强；分辨率高，可以从20倍连续调节到20万倍；样品制备简单，不需超薄切片，有的粉末和某些新鲜材料可直接送入观察。与普通光学显微镜相比，扫描电镜在获取待鉴定药材的细微特征（例如花粉粒表面纹饰，各种毛茸和结晶体的结构，动物肌肉组织、体壁、鳞片及毛等）上具有一定优势，在难以区别的同属多基原药材及动物类药材等中药鉴别领域有重要鉴别价值。

（六）各类药材的显微鉴别要点

1. 根类药材

（1）组织构造 大多为被子植物的根，首先根据维管组织特征，区别其为双子叶植物根的初生构造、次生构造或为单子叶植物根。

①双子叶植物根类：多数双子叶植物根类药材为次生构造，表层为木栓组织，皮层狭窄，韧皮部较发达或较狭窄，形成层环多明显，木质部由导管、管胞、木纤维、木薄壁细胞及木射线组成，中央大多无髓，如黄芪（彩图4）。少数双子叶植物根类药材为初生构造，皮层宽，中柱小，木质部束及韧皮部束数目少，相间排列，初生木质部呈星芒状，一般无髓，如细辛（彩图5）。有些双子叶植物根有异常三生构造，例如何首乌根的形成层环外方，有数个异常复合维管束（彩图6）。

②单子叶植物根类：单子叶植物根类药材一般无木栓组织，其表皮细胞外壁有时增厚，也有表皮发育成数列根被细胞，壁木栓化或木化；皮层宽广，占根的大部分；内皮层凯氏点（带）通常明显；中柱小；木质部束及韧皮部束数目多，相间排列成一圈；中央髓部大多为薄壁细胞或细胞壁木化增厚，如百部（彩图7）。

根类药材常有分泌组织，大多分布于韧皮部，包括乳汁管、树脂道、油室或油管、油细胞等。根类药材中常有各种草酸钙结晶，包括簇晶、方晶、砂晶、针晶等。此外，纤维、石细胞及淀粉粒、菊糖的有无及形状亦宜注意。

（2）粉末特征：除了无叶肉组织外，其他细胞、组织碎片都有可能存在。根的木栓组织多见，应注意木栓细胞表面观的形状、颜色、壁的厚度（彩图8）。导管一般较粗，应注意其类型、直径、导管分子的长度及末端壁的穿孔、纹孔的形状及排列等（彩图8）。

石细胞应注意形状、大小、细胞壁增厚形态和程度、纹孔形状及大小、孔沟密度等特征（彩图9）。纤维观察时要注意纤维的形状、长短、粗细、端壁、胞壁增厚的程度及性质、纹孔类型、孔沟形态、排列等特征；同时还要注意纤维束的周围细胞是否含有结晶形成晶鞘纤维（彩图10）。

分泌组织观察时应注意分泌细胞、分泌腔（室）、分泌管（道）及乳汁管的类型、分泌细胞的形状、分泌物的颜色、周围细胞的排列及形态等特征（彩图11）。结晶大多为草酸钙结晶，其次还有菊糖、硅质晶体等，应注意结晶的类型、大小、排列及含晶细胞的形态等（彩图12）。淀粉粒一般较小，应注意淀粉粒的多少、形状、类型、大小、脐点形状及位置、层纹等特征（彩图13）。

根类药材的根头部如附有叶柄、茎的残基或着生毛茸，在粉末中可见到叶柄的表皮组织、气孔及毛茸。

2. 根茎类药材

（1）组织构造 是以被子植物地下茎入药，包括根状茎（根茎）、块茎、鳞茎及球茎，以根茎多见。首先根据中柱、维管束的类型，区别其为蕨类植物、双子叶植物或单子叶植物的根茎。

蕨类植物根茎的最外层，多为厚壁性的表皮及下皮细胞，基本薄壁组织较发达。中柱的类型，有的是原生中柱，木质部（只有管胞）位于中心，韧皮部位于四周，外有中柱鞘及内皮层；有的为网状中柱，在横切面可见数个分体中柱断续排列成环状，每一分体中柱为一原生中柱状。根茎表面鳞片的形状、边缘特征有一定鉴别意义。

双子叶植物根茎大多有木栓组织；皮层中有时可见根迹维管束；中柱维管束无限外韧型，环列；中心有髓。少数种类有三生构造。

单子叶植物根茎的最外层多为表皮，皮层中有叶迹维管束，内皮层大多明显，中柱中散有多数有限外韧型维管束或周木型维管束。较粗的根茎、块茎等的内皮层不明显。鳞茎的鳞叶表皮可见气孔。

有的根茎类药材有油室或油细胞；有的含草酸钙针晶束，针晶束大多存在于黏液细胞中。此外，对厚壁组织、导管以及草酸钙结晶的类型等均应注意。

（2）粉末特征　与根类相似。注意鳞茎、块茎、球茎常含多量较大的淀粉粒，其形状、大小、脐点、层纹以及复粒、半复粒、多脐点单粒等特征是鉴别的重要依据。鳞茎的鳞叶表皮常可察见气孔。单子叶植物根茎较易见到环纹导管。蕨类植物根茎只有管胞。

3. 茎藤类药材

（1）组织构造　大多为双子叶植物草本茎或木本茎，少数为单子叶植物茎。首先根据维管束的类型及排列，区别其为双子叶植物茎或单子叶植物茎。

双子叶植物草质茎大多有表皮，应注意细胞形状、外壁增厚、气孔及有无毛茸等；皮层为初生皮层，其外侧常分化为厚角组织；中柱鞘常分化为纤维或夹杂有石细胞；束中形成层明显；次生韧皮部大多成束状或板状；髓较大。

木质茎最外为木栓组织；皮层多为次生皮层；中柱鞘厚壁组织多连续成环或断续；形成层环明显；次生韧皮部及次生木质部呈筒状结构；射线较窄，细胞壁常木化；髓较小。

木质藤本茎的木栓层较厚，有的有落皮层；维管组织被射线分隔成明显的放射状纹，导管孔较大，有髓周厚壁细胞等。

此外，双子叶植物茎的观察还应注意有无分泌组织、草酸钙结晶、淀粉粒、树脂及色素等。

单子叶植物茎最外层为表皮，表皮下如有下皮厚壁细胞常为鉴别特征，其内基本组织中散生多数有限外韧维管束，中央无髓。

裸子植物茎的木质部主要为管胞，通常无导管，但麻黄茎的构造与双子叶植物草质茎类同。

（2）粉末特征　除了无叶肉组织外，其他组织一般都可能存在。

4. 皮类药材

（1）组织构造　皮类药材是木本植物形成层以外的部分，通常包括木栓组织、皮层及韧皮部。观察木栓组织应注意木栓细胞的层数、颜色、细胞壁的增厚程度等。皮层一般较狭窄，通常是由栓内层形成的次生皮层。韧皮部占皮的绝大部分，应注意韧皮射线的宽度（细胞列数）、射线细胞的形状、壁厚度、纹孔、内含物等。韧皮部及皮层往往有厚壁组织（纤维或石细胞）存在；有的皮类药材的韧皮部中，纤维或石细胞切向集结成若干层带（硬韧部），与筛管群、薄壁组织（软韧部）相间排列。

皮类药材常有树脂道、油细胞、乳汁管等分泌组织以及草酸钙结晶。多数皮类药材含淀粉粒，但较微小。

（2）粉末特征　主要有木栓细胞、纤维、石细胞、分泌组织及草酸钙结晶等。筛管分子端壁复筛板的筛域常可察见，松科植物筛胞侧壁上的筛域亦易见。一般不应有木质部的组织，如导管、管胞等。

5. 木类药材

木类药材指木本植物树干、根形成层以内的所有组织，即主要为次生木质部木材。药用一般为心材。次生木质部的主要组成有轴向系统的导管、管胞、纤维、木薄壁细胞及径向系统的射线薄壁细胞。

（1）组织构造　木类药材通常从三个切面观察组织构造。横切面主要观察木射线宽度（细胞列数）、密度，导管与木薄壁细胞的比例及分布形式，导管和木纤维的形状、直径等；切向纵切面主要观察木射线的宽度、高度及类型，木射线在切向纵切面呈梭形，其宽度是指最宽处的细胞数，高度是指从上至下的细胞数，同时观察导管、木纤维等；径向纵切面主要观察木射线的高度及细胞类型（同型细胞射线或异型细胞射线），木射线在径向纵切面呈横带状，与轴向的导管、木纤维、木薄壁细胞相垂直，同时观察导管的类型，导管分子的长短、直径及有无侵填体，木纤维的类型及大小、壁厚度、纹孔等。

（2）粉末特征　以导管、木纤维、木薄壁细胞、木射线细胞的形态特征，以及细胞后含物为主要鉴别点。

6. 叶类药材

（1）组织构造　通常作横切片观察表皮、叶肉及叶脉的组织构造，要注意上、下表皮细胞的形状、大小、外壁、气孔、角质层厚度，以及有无内含物，特别是毛茸的类型及其特征。

（2）叶的表面制片　主要观察表皮细胞、气孔及各种毛茸的全形，以及叶肉组织的某些鉴别点，如草酸钙结晶类型及其分布等。应注意上、下表皮细胞的形状，垂周壁，角质层纹理，气孔的型式。毛茸为叶类药材的重要鉴别特征，应注意观察非腺毛、腺毛的细胞形状、细胞壁的厚度及其表面特征。

另外，观察叶的表面制片，可用以测定栅表细胞比、气孔数、气孔指数及脉岛数，对鉴别亲缘相近的同属植物的叶，有一定参考意义。

（3）粉末特征　与叶的表面制片基本一致，但毛茸多碎断，粉末中还可见到叶片的横断面及晶体。

7. 花类药材

根据不同的目的物，将苞片、花萼、花冠、雄蕊或雌蕊等分别作表面制片，或将完整的花作表面制片观察。苞片、花萼的构造，与叶相似。花粉粒为花类药材的重要特征，应注意其形状、大小、萌发孔状况、外壁雕纹等。

8. 果实类药材

（1）组织构造　一般观察果皮的组织特征。由子房壁分化和增大形成的真果的果皮，可分为外果皮、中果皮及内果皮，内、外果皮相当于叶的上、下表皮，中果皮相当于叶肉。外果皮为1列表皮细胞，观察注意点同叶。中果皮为多列薄壁细胞，有细小维管束散布；中果皮中常有分泌组织及厚壁组织分布。内果皮的变异较大，有的为1列薄壁细胞，有的散在石细胞或结晶细胞层等。

（2）粉末特征　观察外果皮应注意细胞的形状、垂周壁的增厚状况、角质层纹理以及非腺毛、腺毛的有无及其特征；中果皮应注意分泌组织、厚壁组织及结晶的特征；内果皮注意细胞的形态与类型。对含有种子的果实类药材，还应注意种皮、胚乳组织等特征。

9. 种子类药材

（1）组织构造　着重观察种皮的构造。有的种皮只有1列细胞，较多的种皮由数种不同的细胞组织构成。种子的外胚乳、内胚乳或子叶细胞的形状、细胞壁增厚状况，以及所含脂肪油、糊粉粒或淀粉粒等，也有鉴别意义。

（2）粉末特征　注意种皮的表面观及断面观形态特征。其次应注意种皮支持细胞、油细胞、色素细胞的有无和形态；有无毛茸、草酸钙结晶、淀粉粒、分泌组织碎片等。

10. 全草类药材

大多为草本植物的地上部分，少数为带根的全株。全草类包括了草本植物药的各个部位，其显微鉴定可参照以上各类药材的鉴别特征。

11. 菌类药材

大多以子实体或菌核的形式入药，无淀粉粒和高等植物的显微特征。观察时应注意菌丝的形状、有无分枝、颜色、大小；团块、孢子的形态；结晶的有无及形态、大小与类型。

12. 动物类药材

因药用部位不同，有动物体、分泌物、病理产物和角甲类之分。

动物全体应注意皮肤碎片细胞的形状与色素颗粒的颜色，肌纤维的形态，刚毛的形态、大小及颜色，体壁碎片颜色、表面纹理及菌丝体，骨碎片，骨陷窝的形态等。带有鳞片的动物体还应注意鳞片角质增厚特征（彩图14）。

分泌物和病理产物应注意团块的颜色及其包埋物的性质特征，表皮脱落组织，毛茸及其他细胞的形状、大小、颜色等特征。

角甲类药材应注意碎块的形状、颜色、横断面和纵断面观的形态特征及色素颗粒颜色等。

13. 矿物类药材

矿物药材多有确定的晶体结构。透明的矿物可用透射偏光显微镜鉴定，不透明的矿物可用反射偏光显微镜鉴定。显微鉴别主要观察其形态、透明度、颜色、多色性等（彩图15）。

二、饮片的显微鉴别

饮片虽然改变了原药材的形状、大小、颜色，甚至气味（某些炮制品）等，但是依然保存有相同于原药材的组织构造，一般可按照中药材显微鉴别法进行鉴定。对于有些切成薄片或在制成饮片过程中质地发生改变的中药饮片，制片时难以切片，可主要观察其粉末特征；对于饮片内含物或化学成分发生改变的药材，可结合其炮制方法综合进行分析。

三、中药制剂的显微鉴别

中药制剂中含有以药材粉末直接入药者，可参照粉末鉴别进行。例如，六味地黄丸由熟地黄（Rehmanniae Radix Praeparata）、酒萸肉（Corni Fructus）、牡丹皮、山药、茯苓（Poria）、泽泻（Alismatis Rhizoma）六味中药粉末制成，根据其粉末显微特征可一一鉴别（彩图16）。

第三节　理化鉴别

中药的理化鉴别（physico‐chemical identification）是指利用物理的或化学的方法，对其中所含主要化学成分或有效成分进行定性分析，从而鉴别真伪。

随着中药有效成分研究的深入和现代仪器分析技术的提高，理化鉴定的方法和手段也不断地更新和发展。但是，需要注意的是，由于中药所含化学成分往往易受产地、采收时间等多因素的影响，即使同一中药的不同样品间，其理化特征可能也会有一定的差异；某些理化鉴别方法的专属性较弱，容易出现假阳性或假阴性结果。因此，中药的理化鉴别仍需与性状鉴别、显微鉴别等方法相结合，全面比较，综合评价，才能得到正确的结论。

现简要介绍常用的中药理化鉴别方法。

一、理化特征参数鉴别

中药的理化特征参数包括相对密度、黏稠度、旋光度、折光率、凝固点、熔点等。对于植物油脂类、挥发油类、树脂类以及中药制剂，测定这些理化特征参数，对真实性和纯度鉴别具有重要的意义。中药中如掺有其他物质时，理化参数就会随之改变。例如，蜂蜜（Mel）中掺水会影响黏稠度，降低相对密度；蜂蜜中掺蔗糖，则会使旋光性发生改变，据测定，正品蜂蜜（含蔗糖约5%）为左旋，掺蔗糖的蜂蜜（蔗糖含量超过20%）为右旋。

1. 相对密度（relative density）　相对密度系指在相同的温度、压力条件下，某物质的密度与水的密度之比。某些中药材具有一定的相对密度。纯度变更，相对密度随之改变。测定相对密度，可以区别或检查纯杂程度。例如，《中国药典》规定丁香罗勒油（Ocimum Gratissimum Oil）的相对密度在25℃时应为1.030～1.050；对于药材天竺黄（Bambusae Concretio Silicea），《中国药典》规定检查体积比，即取天竺黄中粉10g，轻轻装入量筒内，体积不得少于35ml，这实际上是一种类似测定相对密度的方法。

2. 旋光度（optical rotation） 平面偏振光通过含有某些光学活性的化合物液体或溶液时，能引起旋光现象，使偏振光的平面向左或向右旋转。旋转的度数，称为旋光度。偏振光透过长1cm，每1ml中含有旋光性物质1g的溶液，在一定波长与温度下测得的旋光度称为比旋度。测定比旋度（或旋光度）可以区别或检查某些中药材的纯杂程度，亦可用以测定含量。例如，《中国药典》规定八角茴香油（Star Anise Oil）的旋光度在25℃时应为 $-2°$ ～ $+1°$。

3. 折光率（refractive index） 光线自一种透明介质进入另一透明介质时，由于两种介质的密度不同，光的进行速度发生变化，即发生折射现象。一般折光率系指光线在空气中进行的速度与在供试品中进行速度的比值。折光率因物质的温度与光线的波长不同而改变，透光物质的温度升高，折光率变小；光线的波长越短，折光率就越大。测定折光率可区别不同的油类或检查其纯杂程度。例如，《中国药典》规定牡荆油（Vitex Oil）的折光率在20℃时应为1.485～1.500。

4. 凝固点（freezing point） 凝固点系指一种物质由液体凝结为固体时，在短时期内停留不变的最高温度。某些中药材具有一定的凝固点，纯度变更，凝固点亦随之改变。测定凝固点可以区别或检查中药的纯杂程度，亦可用以测定含量。例如，《中国药典》规定八角茴香油凝固点应不低于15℃。

5. 熔点（melting point） 熔点系指一种物质由固体熔化成液体的温度，熔融同时分解的温度，或在熔化时自初熔至全熔的一段温度。某些中药材具有一定的熔点，测定熔点可以区别或检查纯杂程度。例如，《中国药典》规定薄荷脑（ l -menthol）熔点应为42℃～44℃。

二、化学反应鉴别

利用中药中某些化学成分能与特定的化学试剂发生化学反应，产生特殊气味、发生颜色变化、生成沉淀或结晶等现象，从而进行中药理化鉴别。化学反应鉴别法具有简便、快速、易行的特点，但专属性差，易发生假阳性和假阴性反应，因此在应用时应注意样品的前处理，并可通过选用专属性强的检测试剂，或者设计阳性或阴性对照等措施来保证检测反应的专属性与灵敏度。

1. 泡沫反应或溶血指数（foaming reaction or hemolysis index） 某些含有皂苷的中药材的水提液振摇后可产生大量持久的泡沫，可用于药材中皂苷的鉴别。

溶血指数是指在一定条件下，能使血液中红细胞完全溶解的最低浓度。如甘草皂苷的溶血指数为1:4000，薯蓣皂苷为1:40万。溶血指数可以作为药材中皂苷的定性检查，同时还可以测定皂苷的粗略含量。

2. 显色反应或沉淀反应（color reaction or precipitation reaction） 利用中药的某

些化学成分能与某些试剂产生特殊的颜色或沉淀反应来鉴别。多在试管中进行，或在药材切面或粉末上滴加各种试剂进行观察。如含生物碱的药材提取液加入生物碱沉淀试剂可生产橘红色、橙黄色、黄白色沉淀等；含蒽醌的药材提取液遇碱液时溶液变成橙、红、蓝色；含黄酮类的药材醇提液加入镁粉及浓盐酸时溶液变成橙、红色等。《中国药典》鉴别西红花（Croci Stigma）的方法为：取少量粉末，置白瓷板上，加硫酸 1 滴，酸液先显蓝色，渐变为紫色，最后变为红棕色，此即检识西红花中西红花苷和苷元的存在。

三、光谱鉴别

光谱是指物质发射的辐射或辐射与物质相互作用时，总是伴随物质内部能级跃迁，记录由能级跃迁所产生的辐射能发射或吸收强度随波长的变化，所得到的谱图，称之为光谱。利用物质的光谱进行定性、定量和结构分析的方法称为光谱分析法，简称光谱法。按产生光谱的方式不同，光谱法可分为吸收光谱法、发射光谱法和散射光谱法。

光谱法广泛应用于中药真伪鉴别以及成分的定性分析、含量测定等。此处介绍在中药鉴别分析中较为常用的几种光谱法。

1. 紫外 – 可见光谱法（ultraviolet – visible spectrophotometry）　　紫外 – 可见分光光度法是利用被测物质对紫外 – 可见光（200 ~ 800nm）的吸收或反射强度来进行物质的定性、定量或结构分析的方法。紫外 – 可见分光光度法以 Lambert – Beer 定律为基础，在紫外 – 可见分光光度计中，将不同波长的光连续地照射到一定浓度的样品溶液时，便可得到与波长相对应的吸收强度。如以波长（λ）为横坐标，吸收度（A）为纵坐标，就可绘出该物质的吸收光谱曲线。

中药吸收光谱是各组分特征吸收光谱叠加而成，在一定条件下，同一药材应有相同的吸收光谱。利用紫外 – 可见分光光度法对中药进行鉴别，主要是通过比较最大吸收波长、吸光系数、吸收峰数目、吸收峰形状等的差异进行。具体方法有：①比较吸收光谱的一致性。即用适当的溶剂提取测试样品与对照样品后，在一定的波长下进行扫描得到吸收光谱，根据两者的吸收光谱是否一致对测试样品进行鉴别。②比较吸收光谱的特征数据。例如，《中国药典》鉴别正品西红花与伪品，即采用紫外 – 可见分光光度法，规定西红花药材甲醇提取液在 432nm 处的吸光度不得低于 0.50，且在最大吸收波长 458nm 与 432nm 处的吸光度比值应为 0.85 ~ 0.90；伪品西红花则无上述特征吸收。

2. 红外光谱法（infrared spectrophotometry）　　红外光谱是以红外区域电磁波连续光谱作为辐射能源照射样品，记录样品吸收曲线的一种光学分析方法。红外区的波长范围为 0.8 ~ 1000μm（按波数计为 12500 ~ 10cm^{-1}），可分为近红外区（0.8 ~ 2.5μm，波数为 12500 ~ 4000cm^{-1}）、中红外区（2.5 ~ 25μm，波数为 4000 ~ 400cm^{-1}）和远红外区（25 ~ 1000μm，波数为 400 ~ 10cm^{-1}）。红外光谱（或称振转光谱）的特征性很强，特别是在 8 ~ 25μm（波数为 1250 ~ 400cm^{-1}）一段称为"指纹区"，吸收峰很多，而且尖锐，故主要用于物质的定性鉴别、定量分析和结构测定等方面。

红外光谱在中药鉴别方面的应用较为广泛，其原理可以简单地把中药看作是一个混合物，这一混合物的红外光谱在本质上与纯化合物的红外光谱不同，它是混合物中各组分红外光谱的叠加，光谱的吸收峰强度与峰形是相同或不同的官能团相互作用的结果。因此，只要组成混合物的各组分一定，其红外光谱的谱图也应该一定。也就是说，中药中各种化学成分只要在质和量方面相对稳定，并且样品处理方法统一，其红外光谱也应该是相对稳定的，此即红外光谱法鉴别中药的基础。

红外光谱鉴别中药的关键就是要把具有差异性的化学成分富集起来，使其表现在红外光谱上，所以样品的化学前处理很重要。主要有以下 3 种方法对待测样品进行处理：①直接粉末法：该方法适用于不需要使用化学试剂处理的样品，而只要将其粉末与溴化钾在研钵中混合均匀后压片，以红外分光光度计扫描红外光谱图，与对照样品比较，观察图谱的异同即可。②溶剂提取法：由于中药的化学成分复杂，各物种之间的差异性成分常被含量较大的相似成分遮掩，直接粉末法很难达到鉴别药材的目的，此时，可以用多种不同极性的溶剂对多份同一药材或制剂进行提取，这样就把供试品中的化学成分按极性不同分成几部分，从而使差异性成分被遮掩的机会大大降低，使这种差异成分在某一极性部分或几部分中表现出来。③梯度萃取法：极少数供试品可能用溶剂提取法仍然不能鉴别开，此时就需要考虑进一步分离，首先要除去蛋白质、糖、无机盐等杂质，将提取物按极性分成若干成分，再对不同极性的提取物或残渣测定红外光谱。

图 4 - 3 为肉苁蓉（*Cistanche deserticola* Y. C. Ma 茎）、管花肉苁蓉［*C. tubulosa* (Schrenk) Wight 茎］以及主要活性成分松果菊苷（echinacoside）、毛蕊花糖苷（acteoside）的红外光谱图，从图可知：肉苁蓉与管花肉苁蓉红外光谱图存在明显差异；管花肉苁蓉中与松果菊苷和毛蕊花糖苷有关的吸收峰 1692、1631、1604、1516、1447、1158、812cm^{-1} 处出现几率明显高于肉苁蓉，提示管花肉苁蓉中苯乙醇苷类物质含量较高。

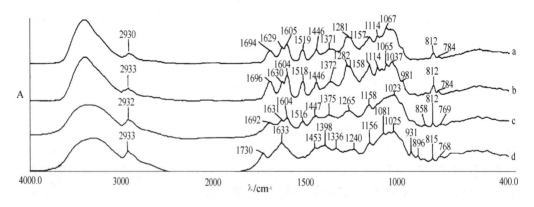

图 4－3　苯乙醇苷类化合物和肉苁蓉类药材的红外光谱图
a. 松果菊苷；b. 毛蕊花糖苷；c. 管花肉苁蓉；d. 肉苁蓉

3. 荧光光谱法（fluorescence spectrophotometry）　　荧光光谱法是利用中药的某些化学成分，在接受自然光或紫外光照射时能发生荧光的特性进行定性鉴别。进行荧光分析时，可以直接取药材、饮片在紫外光灯下观察。例如在紫外光灯下，黄连饮片显金黄色荧光；牛膝饮片显黄白色荧光。也可将药材的浸出液置白瓷板上或将浸出液滴在滤纸片上，待溶剂挥发后，在紫外光灯下观察。例如秦皮的水浸液显碧蓝色荧光（自然光下亦明显）；香加皮（Periplocae Cortex）的水或乙醇浸出液显紫色荧光；在鉴别大黄类药材与伪品大黄时，正品大黄不含土大黄苷（rhaponticin），而土大黄苷在紫外光灯下能产生亮紫色荧光，因此《中国药典》规定正品大黄甲醇提取液点于滤纸上，以45%乙醇展开后不得显持久的亮紫色荧光。

有些药材本身不产生荧光，但以酸或碱处理、或经其他化学方法处理后，可使某些成分在紫外光灯下产生荧光。例如芦荟（Aloe）水溶液与硼砂共热，所含芦荟素即起反应显黄绿色荧光；枳壳（Aurantii Fructus）乙醇浸出液滴在纸上，干后喷0.5%醋酸镁甲醇溶液，烘干显淡蓝色荧光；矿物药中所含的锌、硼、铅等元素和某些有机试剂作用后能产生荧光。

此外，还可利用荧光显微镜观察药材的荧光，并观察化学成分存在的部位。例如国产沉香与进口沉香的显微特征比较近似，但在荧光显微镜下观察，国产沉香粉末的部分颗粒显海蓝色荧光，部分显灰绿色荧光；进口沉香粉末的部分颗粒显竹篁绿色荧光，部分显枯绿色荧光。又如黄连含小檗碱成分，其饮片在紫外光灯下显金黄色荧光，特别在木质部尤为显著，说明木质部中小檗碱含量较高。

四、色谱鉴别

色谱法（chromatography）又称层析法，是一种对混合物进行分离和分析的物理化学方法，也是中药化学成分分离和鉴别的重要方法之一。其原理主要是利用不同物质在流动相与固定相中的分配系数差异、吸附与解吸附差异或其他差异而得到分离。色谱法可分为纸色谱法、薄层色谱法、柱色谱法、气相色谱法、高效液相色谱法等。其中，薄层色谱法以其操作简便快速、结果直观可视等优点，成为中药理化鉴别分析中最常用且有效的鉴别方法，《中国药典》（2010年版）一部采用薄层色谱法鉴别已达2 000余项。气相色谱法、高效液相色谱法虽然具有更高效的分离能力，但更多的应用是对中药所含成分的定量分析（具体原理和操作方法可参见第三章相关内容）。

薄层色谱法的基本原理及操作方法介绍如下。

1. 基本原理 薄层色谱（thin-layer chromatography），或称薄层层析，是以涂布于支持板上的支持物作为固定相，以合适的溶剂为流动相，对混合样品进行分离、鉴定和定量分析的一种层析分离技术。薄层色谱法是一种吸附色谱分离法，它利用各成分对同一吸附剂吸附能力不同，使流动相（溶剂）在流过固定相（吸附剂）的过程中，连续地产生吸附、解吸附，再吸附、再解吸附，从而达到各成分互相分离的目的。

2. 操作方法 操作方法一般包括以下5个步骤。

（1）**薄层板** 有市售薄层板（普通或高效板）和自制薄层板，可根据需要选用。最常用的薄层色谱固定相有硅胶G、硅胶F_{254}、高效硅胶F_{254}、硅胶H或硅胶HF_{254}，也可用硅藻土、氧化铝、微晶纤维素等。通常采用的薄层板规格有10cm×5cm、10cm×10cm、10cm×15cm、20cm×10cm或20cm×20cm。

（2）**点样** 通常在干燥洁净的环境，用点样器或专用毛细管点样于薄层板上，一般为圆点或窄细的条带状，点样基线距底边 10~15mm，样点直径一般不大于 3mm，条带宽度一般为 5~10mm，点间距离可视斑点扩散情况以不影响检出为宜，一般不少于8mm。接触点样时必须注意勿损伤薄层表面。

（3）展开 将点样后的薄层板放入展开缸中，浸入展开剂的深度为距原点 5mm 为宜，密闭。除另有规定外，一般上行展开 8~15cm，高效薄层板上行展开 5~8cm，使待测组分在展开剂中被选择性地溶解、分离、转移，R_f 值应在 0.2~0.8 之间。溶剂前沿达到规定的展距后，取出薄层板，晾干。

薄层展开前如需预先用展开剂饱和，可在展开缸内加入足够量的展开剂，并在缸壁上贴 2 条与展开缸一样高、宽的滤纸条，一端浸入展开剂中，密封一定时间，使系统平衡或饱和再展开。

展开方式有线性、环形及向心 3 种几何形式。展开类型有以下 3 种：①单次展开：用同一种展开剂一个方向展开一次，这种方式在平面色谱中应用最为广泛。②多次展开：单向展开后，再用相同的展开剂或换用其他溶剂再次沿此方向进行相同距离的重复展开，直至分离满意。③双向展开：将样品点在方形薄层板的一角，先沿着一个方向展开，然后将板转动 90°，再沿着另一方向展开，这种方式主要用于成分较多、性质比较接近的难分离组分的分离。

（4）显色与检视

①光学检出法：供试品含有在可见光下有颜色的成分可直接在日光下检视；有荧光的物质或遇某些试剂可激发荧光的物质可在 365nm 紫外光灯下观察荧光色谱；对于可见光下无色，但在紫外光灯下有吸收的成分可用带有荧光剂的硅胶板在 254nm 紫外光灯下观察荧光板面上荧光猝灭物质形成的色谱。

②试剂显色法：以适宜的显色剂显色或加热后显色，这是广泛应用的定位方法。显色方法有喷雾显色（显色剂溶液以气溶胶的形式均匀地喷洒在纸和薄层板上）和浸渍显色（将挥去展开剂的薄层板垂直插入盛有显色剂的浸渍槽中）。

（5）色谱记录与识别 薄层色谱图像一般可采用摄像设备拍摄，以光学照片或电子图像的形式保存。也可用薄层扫描仪扫描记录相应的色谱图。对所得色谱的识别，主要是观察供试品溶液所显主斑点的颜色（或荧光）和位置是否与对照物（对照品溶液或对照药材溶液）的斑点一致。

3. 应用示例

【例 4-1】三七的薄层色谱鉴别

三七（Notoginseng Radix et Rhizoma）主要含人参皂苷 Rb_1、人参皂苷 Re、人参皂苷 Rg_1 及三七皂苷 R_1。

供试品溶液的制备 取本品粉末 0.5g，置 150ml 平底烧瓶中，加入石油醚（30℃~60℃）80ml，加热回流 1 小时，滤过，滤渣挥干溶剂，加入 70% 乙醇 80ml，加热回流 1 小时。滤过，滤液蒸干，残渣加水适量溶解，过 C_{18} 小柱。依次用水、25% 甲醇、甲醇各 10ml 洗脱，收集甲醇洗脱液，蒸干，残渣用甲醇 5ml 溶解作为供试品溶液。

对照品溶液的制备 另取人参皂苷 Rb_1、人参皂苷 Re、人参皂苷 Rg_1 及三七皂苷

R₁ 对照品，加甲醇制成每 1ml 各含 0.5mg 的混合溶液，作为对照品溶液。

薄层板　高效硅胶预制薄层板（HPTLC –plate Silica gel，Merck）。

点样　0.5μl，条带状点样，条带宽度为 8mm，条带间距为 5mm。

展开剂　三氯甲烷 – 甲醇 – 水（65:35:10）10℃以下放置的下层溶液。

展开　展开缸预平衡 15 分钟，上行展开，展距 6cm。

显色　10% 硫酸乙醇溶液，在 105℃加热至斑点显色清晰。

检视　供试品色谱中，在与对照品色谱相应的位置上，显相同颜色的斑点；置紫外光灯（365nm）下检视，显相同的荧光斑点。（彩图 17）

【例 4 –3】紫苏子的薄层色谱 –生物自显影鉴别

薄层色谱 –生物自显影（TLC –bioautography）是一种将薄层色谱和生物活性测定相结合的方法。该方法不需要特殊的设备，具有操作简单、耗费低、灵敏度和专属性高、能快速测定生物活性等优点。目前，采用以 1,1 –二苯基 –2 –苦肼基自由基（1,1 –diphenyl –2 –pierylhydrazyl，DPPH）为显色剂的薄层色谱 –生物自显影方法在天然抗氧化剂成分筛选等方面得到了广泛应用，其原理是：DPPH 是一种稳定的以氮为中心的自由基，呈紫色，具有清除自由基作用的待测定成分能与 DPPH 反应，使其还原成黄色的 1,1 –二苯基 –2 –苦肼（diphenylpicrylhydrazine，DPPH –H），也即当展开后的薄层板喷以 DPPH 显色剂后，会在紫色背景上呈现黄色斑点（抗氧化剂成分）。紫苏子（Perillae Fructus）的薄层色谱 –生物自显影鉴别示例如下。

供试品溶液的制备　取药材粉末 2g，加甲醇 30ml，超声处理 30 分钟，过滤，滤液蒸干，残渣加甲醇 1ml 使溶解，作为供试品溶液。

对照品溶液的制备　取木犀草素与芹菜素对照品，分别加甲醇制成每 1ml 含 0.4mg 的溶液，作为对照品溶液。

薄层板　硅胶 GF₂₅₄ 预制薄层板（10cm ×10cm，MN，德国）。

点样　用瑞士 CAMAG 自动点样仪，供试品溶液 3.0μl，对照品溶液 2.5μl，条带状点样。

展开剂　正己烷 – 甲苯 – 乙酸乙酯 – 甲酸（2:5:2.5:0.5）。

展开　上行展开。

显色　将相同条件下分别展开的两张薄层板，一张喷以 0.04% 的 DPPH 乙醇溶液，40℃加热 30 分钟后于日光灯下观察；另一张喷以 1% 的三氯化铝乙醇溶液，置紫外光灯（365nm）下检视。

检视　用瑞士 CAMAG 薄层色谱摄像系统拍摄薄层色谱图。以 DPPH 为显色剂的供试品色谱中，在与对照品色谱相应的位置上，显相同颜色的斑点；以三氯化铝为显色剂的供试品色谱中，在与对照品色谱相应的位置上，置紫外光灯（365nm）下检视，显相同的荧光斑点（彩图 18）。

【例 4 –4】左金丸的薄层色谱鉴别

左金丸由黄连和吴茱萸组成，其薄层色谱鉴别方法如下。

供试品溶液的制备　取本品 1g，研细，加乙醇 10ml，加热回流 1 小时，放冷，滤过，滤液作为供试品溶液。

对照品溶液的制备　取黄连对照药材 0.6g，吴茱萸对照药材 0.1g，同法制成对照药材溶液；再取盐酸小檗碱对照品，加甲醇制成每 1ml 含 1mg 的溶液，作为对照品溶液。

薄层板　硅胶 G 薄层板。

点样　2μl。

展开剂　苯 - 乙酸乙酯 - 甲醇 - 异丙醇 - 浓氨试液（6:3:1.5:1.5:0.5）。

展开　展开缸预平衡 15 分钟，上行展开，展距 8cm。

显色　置紫外光灯（365nm）下检视。

检视　供试品色谱中，在与对照药材色谱和对照品色谱相应的位置上，显相同颜色的荧光斑点（彩图 19）。

第四节　DNA 分子鉴别

传统的以形态学、组织学为主的中药鉴别方法所用的鉴定特征几乎均为生物体的遗传性表现，不仅受到遗传因素的影响，而且与生物体的生长发育阶段、环境条件、人类活动如引种驯化、加工炮制等有着密切的关系，具有一定的变异性，因此对鉴定结果的可靠性带来了一定的影响，特别是对同属多来源中药材、种内变异的中药材、动物类药材难以达到专属性的鉴别。

DNA 分子作为遗传信息的载体，在同一物种内具有高度的遗传稳定性，且不受外界环境因素和生物发育阶段及器官组织差异的影响，因此可用 DNA 分子特征作为遗传标记鉴别中药材。在 DNA 分子上，有编码与物种存活密切相关的基因区域、编码与物种存活不十分密切相关的基因区域和非编码基因区域。基因组 DNA 的这些不同区域在生物进化过程中所受到的选择压力不同，前者所受选择压力大，表现出高度保守，后者所受选择压力小，表现出较大的变异。正是由于这种 DNA 分子不同区域承受的选择压力不同，使得 DNA 分子的不同区域有不同程度的遗传多样性（genetic diversity）。中药材的 DNA 分子鉴别法（molecular identification）是指通过比较中药材 DNA 分子遗传多样性差异来鉴定中药材基原，确定其学名的方法。

中药 DNA 分子鉴别法所采用的技术大致可分为三类：①以电泳技术和分子杂交技术为核心的 RFLP（限制性片段长度多态性，restriction fragment length polymorphism）等技术；②以电泳技术和 PCR（聚合酶链式反应，polymerase chain reaction，PCR）技术为核心的 RAPD（随机扩增多态性 DNA，random amplified polymorphic DNA）、AFLP（扩增片段长度多态性，amplified fragment length polymorphism）、SSR（简单序列重复，simple sequence repeat）和 ISSR（inter - simple sequence repeat）等技术；③以 DNA 序列分析技术为核心的 DNA 直接测序、PCR - RFLP 和特异引物 PCR 技术等。

DNA 分子鉴别法适用于中药材近缘种、易混淆品种、珍稀品种等的鉴定，与传统鉴别方法比较，中药材分子标记鉴别法具有下列特点：①遗传稳定性：任何一个细胞都具有相同的遗传信息，不受外界因素影响，物种鉴定准确可靠。②遗传多样性：属、种、亚种、居群或个体水平上的研究对象在不同区域有不同程度的遗传多样性，可以准确鉴别。③化学稳定性：DNA 分子具有较高的稳定性，比表达产物蛋白质和酶等的化学稳定性高。在陈旧的标本中保存的 DNA，仍可用于中药 DNA 分子标记鉴定。

《中国药典》已收载蕲蛇（Agkistrodon）、乌梢蛇（Zaocys）以及川贝母（Fritillariae Cirrhosae Bulbus）的分子生物学鉴别方法。现将《中国药典》（2010 年版）第一增补本收载的鉴别川贝母及其混淆品的 PCR－RFLP 法简介如下。

【例 4－5】川贝母药材的分子生物学鉴定

川贝母资源短缺、价格高，药材市场常出现以次充好、以假乱真的现象，经典的性状、显微以及理化鉴别方法难以将川贝母类与非川贝母类药材区分开。对贝母属 ITS 区 DNA 测序发现，药用贝母的第 75 位碱基（ITS$_1$区）可作为鉴别川贝母的独特碱基位点，即川贝母类药材在第 75 位碱基为 C，而非川贝母类药材为 T。经 Primer－Premier 软件分析发现两者的酶切特性不同，即川贝母类均有限制性内切酶 Sma I 的酶切位点，该酶的识别序列为 CCCGGG，而非川贝类此位点处的 DNA 序列为 CTCGGG，因此无 Sma I 的酶切位点。据此设计了 PCR－RFLP 鉴别法，实验步骤如下。

1. 模板 DNA 提取 取本品 0.1g，依次用 75% 乙醇 1ml、灭菌超纯水 1ml 清洗，吸干表面水分，置研钵中研磨成极细粉。取 20mg，置 1.5ml 离心管中，用新型广谱植物基因组 DNA 快速提取试剂盒提取 DNA。加入缓冲液 AP1400μl 和 RNA 酶溶液（10mg/mL）4μl，涡漩振荡，65℃水浴加热 10 分钟，加入缓冲液 AP2130μl，充分混匀，冰浴冷却 5 分钟，离心（转速为每分钟 14000 转）10 分钟；吸取上清液转移入另一离心管中，加入 1.5 倍体积的缓冲液 AP3/E，混匀，加到吸附柱上，离心（转速为每分钟 13000 转）1 分钟，弃去过滤液，加入漂洗液 700μl，离心（转速为每分钟 12000 转）30 秒，弃去过滤液；再加入漂洗液 500μl，离心（转速为每分钟 12000 转）30 秒，弃去过滤液；再离心（转速为每分钟 13000 转）2 分钟，取出吸附柱，放入另一离心管中，加入 50μl 洗脱缓冲液，室温放置 3～5 分钟，离心（转速为每分钟 12000 转）1 分钟，将洗脱液再加入吸附柱中，室温放置 2 分钟，离心（转速为每分钟 12000 转）1 分钟，取洗脱液，作为供试品溶液，置 4℃冰箱中备用。另取川贝母对照药材 0.1g，同法制成对照药材模板 DNA 溶液。

2. PCR－RFLP 反应 鉴别引物：5′CGTAACAAGGTTTCCGTAGGTGAA3′和 5′GC-TACGTTCTTCATCGAT3′。PCR 反应体系：在 200 μl 离心管中进行，反应总体积为 30μl，反应体系包括 10×PCR 缓冲液 3μl，MgCl$_2$（25mmol/L）2.4μl，dNTP（10mmol/L）0.6μl，引物（30μmol/L）各 0.5μl，TaqDNA 聚合酶（5U/μl）0.2μl，模板 1μl，无菌超纯水 21.8μl。PCR 反应参数：95℃预变性 4 分钟，循环反应 30 次（95℃ 30 秒，55℃～58℃30 秒，72℃30 秒），72℃延伸 5 分钟。取 PCR 反应液，置 500 μl 离心管中，进行酶切反应，反应总体积为 20μl，反应体系包括 10×酶切缓冲液 2μl，PCR 反应液 6μl，Sma I（10U/μl）0.5μl，无菌超纯水 11.5μl，酶切反应在 30℃水浴反应 2 小时。

另取无菌超纯水，同上述 PCR – RFLP 反应操作，作为空白对照。

3. 电泳检测　照琼脂糖凝胶电泳法，胶浓度为 1.5%，胶中加入核酸凝胶染色剂 GelRad；供试品与对照药材酶切反应液的上样量分别为 8μl，DNA 分子标记上样量为 1μl（0.5μg/μl）。电泳结束后，取凝胶片在凝胶成像仪上或紫外透射仪上检视。供试品凝胶电泳图谱中，在与对照药材凝胶电泳图谱相应的位置上，在 100～250bp 应有两条迁移值相同的 DNA 条带，空白对照无条带。（彩图 20）

第五章　中药成分分析

中药治疗疾病的物质基础是其含有的多种化学成分，包括黄酮类、皂苷类、生物碱类、醌类等。这些成分由于结构特征和理化性质不同，其定性和定量分析方法也有很大差异。本章重点介绍中药各类成分分析方法。

第一节　黄酮类成分分析

黄酮类（flavonoids）是广泛存在于自然界的一大类化合物。由于这类化合物大多呈黄色或淡黄色，且分子中亦多含有酮基，因此被称为黄酮。

黄酮类化合物是中药的一类重要有效成分，具有多方面生物活性：如黄芩苷（baicalin）、黄芩素（baicalein）、木犀草素（luteolin）等具有抗菌、消炎作用；银杏叶总黄酮、葛根素（puerarin）、槲皮素（quercetin）、山奈酚（kaempferol）等具有扩张冠状动脉、增加血流量、降低心肌耗氧量等作用，临床用于治疗冠心病；芦丁（rutin）、橙皮苷（hesperidin）、d–儿茶素（d–catechin）等具有降低毛细血管脆性和异常的通透性，可用作毛细血管性出血的止血药及治疗高血压及动脉硬化的辅助治疗药；水飞蓟宾（silybin）、异水飞蓟宾（silydianin）及次水飞蓟宾（silychristin）等具有保肝作用，临床上用于治疗急/慢性肝炎、肝硬化及多种中毒性肝损伤等疾病。

一、结构与分布

黄酮类化合物原指基本母核为 2–苯基色原酮的一类化合物，现泛指两个苯环（A–与 B–环）通过三个碳原子相互连接而成的、具有 C_6—C_3—C_6 结构的一系列化合物。

色原酮　　　　　2–苯基色原酮　　　　　C_6—C_3—C_6

黄酮类化合物在植物体内大部分与糖结合成苷，一部分以游离形式存在。黄酮类化合物根据中央三碳链的氧化程度、三碳链是否构成环状结构、3 位是否有羟基取代以及

B 环（苯基）连接的位置（2 或 3 位）等结构特点进行分类。天然黄酮类化合物结构与分布见表 5 -1。

表 5 -1　黄酮类化合物的结构类型与分布

结构类型	基本结构	分布
黄酮 （flavones）		唇形科、忍冬科、芸香科、豆科等，如黄芩中的黄芩素和汉黄芩素、忍冬藤中的木犀草素等
黄酮醇 （flavonols）		木本植物的花和叶，如槐米中的槲皮素、银杏中的山奈酚等
二氢黄酮 （flavanones）		蔷薇科、芸香科等，如陈皮中的橙皮苷
二氢黄酮醇 （flavanonols）		裸子植物、豆科、姜科，如松科植物中的二氢槲皮素
异黄酮 （isoflavones）		豆科、鸢尾科等，如葛根中的大豆素和葛根素、鸢尾中的鸢尾素
二氢异黄酮 （flavanonols）		豆科、蔷薇科，如苏木中的 5,7 -二羟基 -4′-甲氧基二氢异黄酮
查耳酮 （chalcones）		菊科、豆科、苦苣苔科，如广豆根中的广豆根酮、甘草中的异甘草素
黄烷醇 （flavan -3 -ols）		双子叶植物含鞣质的木本植物，如儿茶中的儿茶素
花色素 （anthocyanidins）		组成植物花、果、叶等的各种颜色，如矢车菊素、飞燕草素和天竺葵素等
橙酮（噢呬）类 （aurones）		玄参科、菊科、苦苣苔科、莎草科等

二、定性分析

1. 显色反应　黄酮类化合物的显色反应多与分子中的酚羟基及 γ -吡喃酮环有关。

（1）还原反应

①盐酸－镁粉（或锌粉）反应：是鉴别黄酮类化合物最常用的方法之一。多数黄酮、黄酮醇、二氢黄酮及二氢黄酮醇类化合物显橙红～紫红色，少数显紫色或蓝色，当B环上有羟基或甲氧基取代时，呈现的颜色亦随之加深；但查耳酮、橙酮、儿茶素、异黄酮不显色。为避免中药提取液本身颜色的干扰，可注意观察加入盐酸后升起的泡沫颜色，或者设立空白对照。如泡沫为红色，即示阳性。反应原理过去认为是生成了花色苷元所致，现在认为是生成了阳碳离子的缘故。

②四氢硼钠还原反应：四氢硼钠（$NaBH_4$）可使二氢黄酮、二氢黄酮醇类化合物还原产生红～紫红色。具有较高的专属性，其他黄酮类化合物均不显色。

（2）与金属盐类试剂的络合反应　黄酮类化合物分子中有游离的3－羟基、5－羟基或邻二酚羟基时可与Al^{3+}、Zr^{4+}、Pb^{2+}、Sr^{2+}等形成配合物，这些配合物有的产生荧光或颜色加深（如Al^{3+}、Zr^{4+}），有的产生沉淀（如Al^{3+}、Sr^{2+}）。

①三氯化铝反应：大多数黄酮类化合物与1%的三氯化铝乙醇溶液反应，生成的络合物多呈黄绿色，置紫外光灯下显鲜黄色荧光，常作为黄酮类化合物定性试剂及薄层色谱法中的显色剂。

②氨性氯化锶反应：黄酮类化合物的分子中若含有邻二酚羟基，则可与氨性氯化锶试剂反应，产生绿色至棕色乃至黑色沉淀。该性质可检测分子中是否含有邻二酚羟基。

③醋酸镁反应：二氢黄酮、二氢黄酮醇类与醋酸镁试剂反应，在紫外光下显天蓝色荧光，结构中含5－羟基时，颜色更加明显。而黄酮、黄酮醇和异黄酮类则显黄～橙黄～褐色。

④锆－枸橼酸反应：多用2%二氯氧化锆甲醇溶液。黄酮类化合物分子中有3－或5－羟基存在时，均可反应生成黄色的锆络合物。但两种锆络合物对酸的稳定性不同，3－羟基、4－酮基络合物的稳定性 > 5－羟基、4－酮基络合物（仅二氢黄酮除外）。故当反应液中接着加入枸橼酸后，5－羟基黄酮的黄色溶液显著褪色，而3－羟基黄酮呈鲜黄色。上述反应也可在纸上进行，得到的锆盐

络合物多呈黄绿色，并带荧光，其结构如右：

2. 薄层色谱法 薄层色谱法是黄酮类成分常用的定性分析方法。较常用的吸附剂有硅胶和聚酰胺，前者可以甲苯 - 甲酸乙酯 - 甲酸、三氯甲烷 - 甲醇等为展开剂，后者则可采用水 - 醇、醋酸 - 水等展开剂。值得注意的是，黄酮类化合物因结构中常有 3 - 羟基、5 - 羟基、邻二羟基，可与氧化铝络合而难以洗脱，故黄酮类化合物的鉴别一般不用氧化铝作为吸附剂。

三、定量分析

1. 总黄酮含量测定 黄酮类化合物由于具有 2 - 苯基色原酮的基本结构，具有特定的紫外吸收峰，常表现出两个较强的吸收带。Ⅰ带在 300 ~ 400nm 范围内，它是由于 B 环桂皮酰基引起的；Ⅱ带在 240 ~ 285nm 范围内，它是由于 A 环上的苯甲酰基引起的。当加入一些位移试剂如甲醇钠、醋酸钠、氯化铝等，可使最大吸收波长发生位移，选择性提高，还可消除杂质的干扰，有利于含量测定。

总黄酮含量测定常采用分光光度法，包括直接测定法和加试剂测定法两种。例如，《中国药典》（2010 年版）收载山楂叶（Crataegi Folium）中总黄酮的测定方法，是将药材提取液依次加入 5% 亚硝酸钠溶液和 10% 硝酸铝溶液显色后，于 500nm 处测定。

2. 黄酮单体成分含量测定 黄酮单体成分的含量测定多用高效液相色谱法或薄层扫描法。另外，脉冲极谱法也可用于部分黄酮单体成分的含量测定（如黄芩苷），具有操作简便、灵敏度高的优点。

四、应用示例

【例 5 - 1】银杏叶中黄酮类成分分析

银杏叶（Ginkgo Folium）为银杏科植物银杏（*Ginkgo biloba* L.）的干燥叶，具有活血化瘀、通络止痛、敛肺平喘、化浊降脂之功。银杏叶中主要含有黄酮类和二萜内酯类化合物，其中黄酮类化合物包括银杏双黄酮（ginkgetin）、异银杏双黄酮（isoginkget-in）、芸香苷（rutoside）、山柰素 - 3 - O - 鼠李糖葡萄糖苷（kaempferol - 3 - O - rham-nosylglucoside）、白果素（bilobetin）、山柰素（kaempferol）、槲皮素（quercetin）、鼠李素（rhamnetin）、异鼠李素（isorhamnetin）。

1. 定性分析

（1）显色反应 ①盐酸 - 镁粉反应：取药材粉末 10g，加水 100ml，煮沸 15 分钟，趁热滤过，取滤液 2ml，加镁粉少量与盐酸 3 ~ 4 滴，置水浴上加热数分钟，显棕红色。②三氯化铝反应：取上述滤液适量点于滤纸上，喷以 2% 三氯化铝的乙醇溶液，干燥后置紫外光灯下观察，显黄绿荧光。

（2）薄层色谱法 取本品粉末 1g，加 40% 乙醇 10ml，加热回流 10 分钟，放冷，滤过，取滤液作为供试品溶液。另取银杏叶对照药材 1g，同法制成对照药材溶液。照薄层色谱法试验，吸取上述两种溶液各 6μl，分别点于同一含 4% 醋酸钠的羧甲基纤维素钠溶液为黏合剂制备的硅胶 G 薄层板上，以乙酸乙酯 - 丁酮 - 甲酸 - 水（5:3:1:1）为展开剂，展开，取出，晾干，喷以3%三氯化铝乙醇溶液，热风吹干后置紫外光灯（365nm）下检视。供试品色谱中，在与对照药材色谱相应的位置上，显相同颜色的荧光主斑点。

2. 定量分析 高效液相色谱法测定银杏叶中总黄酮醇苷的含量。

色谱条件与系统适用性试验 以十八烷基硅烷键合硅胶为填充剂；以甲醇 -0.4% 磷酸溶液（50:50）为流动相；检测波长为360nm。理论板数按槲皮素峰计算应不低于2500。

对照品溶液的制备 取槲皮素、山奈素、异鼠李素对照品适量，精密称定，加甲醇分别制成每1ml各含槲皮素30μg、山奈素30μg、异鼠李素20μg的混合溶液，即得。

供试品溶液的制备 取本品中粉约1g，精密称定，置索氏提取器中，加三氯甲烷回流提取2小时，弃去三氯甲烷液，药渣挥干，加甲醇回流提取4小时，提取液蒸干，残渣加甲醇 -25%盐酸溶液（4:1）混合溶液25ml，加热回流30分钟，放冷，转移至50ml量瓶中，并加甲醇至刻度，摇匀，即得。

测定法 分别精密吸取对照品溶液与供试品溶液各10μl，注入液相色谱仪，测定，分别计算槲皮素、山奈素和异鼠李素的含量，按下式换算成总黄酮醇苷的含量。色谱图见图5-1。

总黄酮醇苷含量 =（槲皮素含量 + 山奈素含量 + 异鼠李素含量）×2.51

《中国药典》（2010年版）规定本品按干燥品计算，含总黄酮醇苷不得少于0.4%。

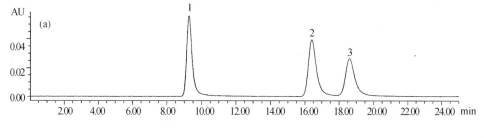

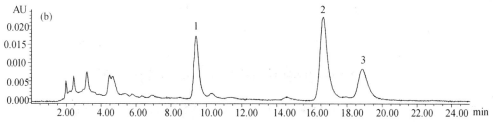

图5-1 银杏黄酮对照品（a）和银杏叶样品（b）的高效液相色谱图
1. 槲皮素；2. 山奈素；3. 异鼠李素

【例5-2】HPLC法测定黄芪中毛蕊异黄酮苷的含量

黄芪（Astragali Radix）为豆科植物蒙古黄芪 [*Astragalus membranaceus*（Fisch.）Bge. var. *mongholicus*（Bge.）Hsiao]或膜荚黄芪 [*A. membranaceus*（Fisch.）Bge.]的

干燥根。黄芪具有补气固表、利尿托毒、排脓、敛疮生肌之功效。毛蕊异黄酮苷（calycosin $-7-O-\beta-D-$ glycoside）为黄芪药材中含量较高的异黄酮类成分，具有抑制 COX -2、清除氧自由基及抗心肌缺血等活性。

色谱条件与系统适用性试验 以十八烷基硅烷键合硅胶为填充剂；以乙腈 -0.2% 甲酸水（19:81）为流动相；流速 1.0ml/min；检测波长为 260nm；进样量 10μl。理论板数按毛蕊异黄酮葡萄糖苷计算应不低于 3000。

对照品溶液的制备 取毛蕊异黄酮葡萄糖苷对照品适量，精密称定，加甲醇制成每 1ml 含 50μg 的溶液，即得。

供试品溶液的制备 取本品中粉（过四号筛）约 1g，精密称定，置圆底烧瓶中，精密加入甲醇 50ml，称定重量，加热回流提取 4 小时，放冷，再称定重量，用甲醇补足减失的重量，摇匀，滤过，精密量取续滤液 25ml，回收溶剂至干，残渣加甲醇溶解，转移至 5ml 量瓶中，并加甲醇至刻度，摇匀，即得。

测定法 分别精密吸取对照品溶液与供试品溶液各 10μl，注入液相色谱仪，测定，即得。色谱图见图 5 -2。

《中国药典》（2010 年版）规定本品按干燥品计算，含毛蕊异黄酮葡萄糖苷不得少于 0.020%。

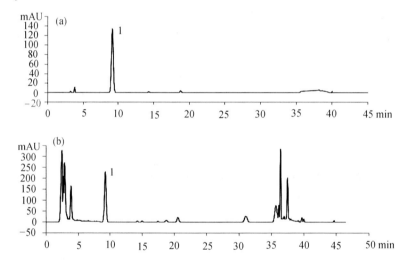

图 5-2 毛蕊异黄酮苷对照品（a）和黄芪样品（b）的高效液相色谱图

1. 毛蕊异黄酮苷

【例 5-3】HPLC 法同时测定槐角丸中槐角苷、黄芩苷和柚皮苷的含量

槐角丸由炒槐角、地榆炭、黄芩、炒枳壳、当归、防风组成，具有清肠疏风、凉血止血之功效。为控制槐角丸质量，采用 HPLC 法同时测定了炒槐角中槐角苷（sophoricoside）、黄芩中黄芩苷（baicalin）以及炒枳壳中柚皮苷（naringin）的含量。

色谱条件 Dikma Diamonsil™ ODS 色谱柱（250 mm ×4.6mm，5μm）；柱温 35℃；以 0.05% 磷酸乙腈（95:5）溶液（A）-0.05% 磷酸乙腈（20:80）溶液（B）为流动相；梯度洗脱程序为：0% ~ 10% B（0 ~ 5 分钟），10% ~ 20% B（5 ~ 15 分钟），

20% ~25% B（15~25 分钟），25% ~30% B（25~30 分钟），30% ~65% B（30~40 分钟）；流速 1.0ml/min；检测波长为 254nm。

对照品溶液的制备 取槐角苷、黄芩苷和柚皮苷对照品适量，精密称定，加甲醇制成每 1ml 含 118.8μg、112.2μg、178.2μg 的混合对照品储备溶液。临用时用甲醇稀释制成不同浓度的混合对照品溶液。

供试品溶液的制备 取本品 1g，研细，精密称定，置 50ml 具塞锥形瓶中，精密加入 70% 乙醇 - 冰醋酸（80:1）20ml，称定重量，超声处理 45 分钟，放冷，再称定重量，用提取溶剂补足减失的重量，离心，精密量取上清液 2ml 置 10ml 量瓶中，加甲醇定容至刻度，摇匀，即得。

测定法 按标准曲线法计算含量。色谱图见图 5 - 3。

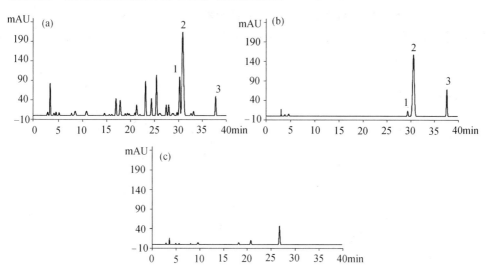

图 5 - 3 槐角丸样品（a）、黄酮混合对照品（b）和阴性样品（c）的高效液相色谱图

1. 柚皮苷；2. 槐角苷；3. 黄芩苷

第二节 醌类成分分析

醌类化合物（quinonoids）主要分为苯醌、萘醌、菲醌和蒽醌四种类型。醌类化合物具有多方面的生物活性：如番泻叶（Sennae Folium）中的番泻苷（sennoside）类化合物具有较强的致泻作用；大黄中游离的羟基蒽醌类化合物具有抗菌作用；茜草（Rubiae Radixet Rhizoma）中的茜草素（alizarin）类成分具有止血作用；紫草（Arnebiae Radix）中的一些萘醌类色素具有抗菌、抗病毒及止血作用；丹参（Salviae Miltiorrhizae Radix et Rhizoma）中的丹参醌（tanshinone）类具有扩张冠状动脉的作用，用于治疗冠心病、心肌梗死等。

一、结构与分布

1. 苯醌类 苯醌类（benzoquinones）化合物分为邻苯醌和对苯醌两大类。邻苯醌结构不稳定，故天然存在的苯醌化合物多为对苯醌的衍生物。天然苯醌类化合物多为黄色或橙色的结晶体。该类成分主要分布于紫金牛科、杜鹃花科、紫草科等。

2. 萘醌类 萘醌类（naphthoquinones）化合物为 $\alpha-$（1，4）、$\beta-$（1，2）及 *amphi* $-$（2，6）三种类型。但天然存在的大多数为 $\alpha-$萘醌衍生物，它们多为橙色或橙红色结晶，少数呈紫色。主要分布于紫草科、柿树科、蓝雪科等。紫草中紫草素（shikonin）、乙酰紫草素（acetylshikonin）等属于此类。

3. 菲醌类 菲醌类（phenanthraquinones）分为邻醌及对醌两种类型，例如从丹参中得到的多种菲醌衍生物，均属于邻菲醌类和对菲醌类化合物。

4. 蒽醌类 蒽醌类（anthraquinones）成分包括蒽醌衍生物及其不同还原程度的产物，如氧化蒽酚、蒽酚、蒽酮及蒽酮的二聚物等。蒽醌类化合物广泛分布于高等植物中，如蓼科的大黄、茜草科的茜草、豆科的决明子（Cassiae Semen）、百合科的芦荟（Aloe）等药材所含成分大黄素（emodin）、大黄酚（chrysophanol）、羟基茜草素（purpurin）、番泻苷（sennoside）等均属此类。

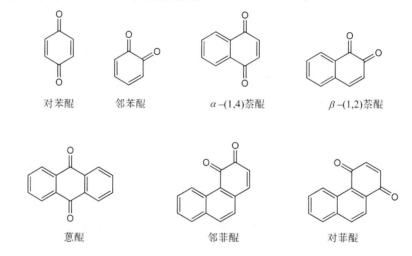

对苯醌　　　　邻苯醌　　　　$\alpha-$(1,4)萘醌　　　　$\beta-$(1,2)萘醌

蒽醌　　　　　　　邻菲醌　　　　　　　对菲醌

二、定性分析

1. 显色反应

（1）**与碱的显色反应** 羟基蒽醌类能溶解于碱性溶液中，显红色或紫红色，加酸后颜色消失，若再加碱又显红色。蒽酚、蒽酮、二蒽酮类化合物遇碱呈黄色，并带有绿色荧光，需要在空气中放置或先氧化成蒽醌后，才能呈阳性反应。鉴别药材中羟基蒽醌类化合物存在的 Bornträger's 反应，即是利用了羟基蒽醌类化合物与碱显色的原理。

（2）**金属离子的络合反应** 蒽醌类化合物如具有 $\alpha-$酚羟基或邻二酚羟基，可与 Mg^{2+} 形成络合物而显色，生成的颜色随分子中酚羟基位置不同而异，可为橙红、紫红、橙黄、蓝紫等，可用于鉴别。与 Pb^{2+} 形成的配合物在一定 pH 条件下能沉淀析出，可用于该类化合物的精制。

2. 升华法 游离的醌类化合物多具有升华性，可采用升华法得到升华物，在可见光下观察或加碱性试液显色用于定性鉴别。如大黄粉末微量升华，可得到游离蒽醌类成分。

3. 薄层色谱法 吸附剂常用硅胶。展开剂多用混合溶剂系统如苯－甲醇（9:1），对蒽苷类采用极性较大的溶剂系统如三氯甲烷－甲醇－水（2:1:1）、正丙醇－乙酸乙酯－水（4:4:3）等。显色剂可用氨熏或10%氢氧化钾甲醇溶液、0.5%醋酸镁甲醇溶液显色。可直接在可见光下观察，多显黄色，在紫外光灯下观察则显黄棕、红、橙等荧光。

三、定量分析

1. 比色法 醌类化合物母核上随着酚羟基等助色团的引入而呈一定的颜色，取代的助色团越多，颜色越深，有黄、橙、棕红色以至紫红色等。含有醌类化合物的药材，可直接用比色法测定，也可经显色后比色测定，常用显色剂有碱和醋酸镁。

（1）碱比色法 羟基蒽醌类成分遇碱，其酚羟基离子化后产生红色，在 500～550nm 处有最大吸收，可用于定量测定。常用的碱有氢氧化钠、氢氧化钾、混合碱（氢氧化钠－氢氧化铵）等，其中尤以混合碱使用最多。但需要注意的是，羟基蒽醌类成分与碱显色后，所呈现的颜色对光及氧不稳定，尤其在日光直射下能被急剧破坏。不同的羟基蒽醌类成分与碱显色后的最大吸收波长变化范围较大，且显色后易产生不溶性颗粒，影响测定。

（2）醋酸镁比色法 羟基蒽醌类成分和醋酸镁反应，呈色较碱比色法稳定，反应灵敏度较高，杂质干扰也少。对不同的蒽醌类化合物，显色后所呈颜色的最大吸收波长变化范围较小，一般在 513nm 左右。

蒽醌类化合物的泻下作用差别很大，作用最强的是还原型苷，即蒽酚苷和蒽酮苷，氧化型苷即蒽醌苷的作用较弱，而游离蒽醌几无泻下作用。因此，在评价含蒽醌类药材的质量时，要了解蒽衍生物的氧化程度和与糖结合的程度。采用比色法测定蒽醌类成分时，可以根据各种蒽类成分溶解特性的不同以及相互间的转化反应，设计有针对性的供试品溶液制备路线，实现对总蒽醌、游离蒽醌、结合蒽醌、还原型蒽醌、氧化型蒽醌以及酸性蒽醌的测定等。

①游离蒽醌的测定：一般而言，样品用非极性溶剂如乙醚、三氯甲烷等提取后即可加碱比色测定游离蒽醌。方法是称取药材粉末置索氏提取器中，用三氯甲烷回流提取至无色，三氯甲烷提取液移入分液漏斗中，以5%氢氧化钠－2%氢氧化铵混合碱液分次提取至无色，合并碱液，用少量三氯甲烷洗涤，三氯甲烷弃去，碱液调整至一定体积，若不澄清，可用垂熔漏斗过滤，滤液在沸水浴中加热4分钟，用冷水冷却至室温，30分钟后在490nm处比色，以1,8－二羟基蒽醌为对照品，计算含量。

②结合蒽醌的测定：通常情况下可先用极性溶剂将结合蒽醌提出，再水解成游离蒽醌测定；也可先将样品用酸水解，然后用非极性溶剂提取游离蒽醌测定。水解所用的酸可为盐酸或硫酸。方法是称取药材粉末适量，加硫酸回流水解一定时间后，加入三氯甲烷适量，回流提取至蒽醌被提尽（至无色），三氯甲烷提取液用少量蒸馏水洗涤后，用

混合碱液提取，比色法测定，测得含量为游离蒽醌与结合蒽醌的总量，从中减去游离蒽醌含量，即得结合蒽醌的含量。

③还原型蒽醌的测定：一般需要先用适当浓度的三氯化铁溶液氧化，转变成蒽醌类化合物后，再用酸水解后按上述方法测定含量。

④酸性蒽醌类成分的测定：可利用其含有羧基的结构特点，用碳酸氢钠或碳酸氢钠－碳酸钠混合溶液提取后比色测定。

2. 薄层扫描法 薄层扫描法可用于测定单体蒽醌类化合物。蒽醌类成分经薄层色谱分离后，进行显色，可在可见光、紫外光及荧光下扫描测定。

3. 高效液相色谱法 蒽醌类成分在紫外及可见光下均有强吸收，利用高效液相色谱－紫外检测器测定蒽醌类单体成分，是分析蒽醌类化合物常用的方法。

四、应用与示例

【例5-4】丹参中醌类成分分析

丹参为唇形科植物丹参（*Salvia miltiorrhiza* Bge.）的干燥根及根茎，具有活血祛瘀、通经止痛、清心除烦、凉血消痈之功效。丹参含脂溶性和水溶性成分，脂溶性成分为菲醌衍生物，有丹参酮Ⅰ（tanshinone Ⅰ）、丹参酮ⅡA（tanshinone ⅡA）、隐丹参酮（cryptotanshinone）等。研究表明丹参菲醌类成分有抑制血小板聚集、耐缺氧、改善冠状动脉供血等作用。

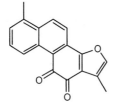

丹参酮Ⅰ

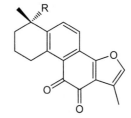

丹参酮ⅡA   R=CH₃
丹参酮ⅡB   R=CH₂OH

1. 定性分析

（1）荧光法 取本品粉末5g，加水500ml，煎煮15～20分钟，冷却，滤过，滤液置水浴上浓缩至黏稠状，冷却后加乙醇3～5ml使溶解，滤过，取续滤液数滴，点于滤纸条上，晾干，置紫外光灯下（365nm）下观察，显亮蓝灰色荧光。将滤纸条悬挂在浓氨溶液瓶中（不接触液面），20分钟后取出，再置紫外光灯下（365nm）下观察，显亮蓝绿色荧光。

（2）薄层色谱法 取本品粉末1g，加乙醚5ml，振摇，放置1小时，滤过，滤液挥干，残渣加乙酸乙酯1ml使溶解，作为供试品溶液。另取丹参对照药材1g，同法制成对照药材溶液。再取丹参酮ⅡA对照品，加乙酸乙酯制成每1ml含2mg的溶液，作为对照品溶液。照薄层色谱法试验，吸取上述三种溶液各5μl，分别点于同一硅胶G薄层板上，以石油醚（60℃～90℃）－乙酸乙酯（4:1）为展开剂，展开，取出，晾干。供试品色谱中，在与对照药材色谱相应的位置上，显相同颜色的斑点；在与对照品色谱相应的位置上，显相同的暗红色斑点。

2. 定量分析

（1）紫外分光光度法测定丹参中总丹参酮的含量 取本品粉末0.1g，精密称定，置空心玻璃小柱中，用三氯甲烷小心洗脱至洗脱液无色，洗脱液定容。经适当稀释后于268nm处测定。按丹参酮ⅡA的标准曲线计算总丹参酮的含量。

（2）高效液相法测定丹参中丹参酮ⅡA的含量

色谱条件与系统适用性试验 以十八烷基键合硅胶为填充剂；以甲醇－水（75∶25）为流动相；检测波长为270nm。理论板数按丹参酮ⅡA峰计算应不低于2000。

对照品溶液的制备 取丹参酮ⅡA对照品适量，精密称定，置棕色量瓶中，加甲醇制成每1ml含丹参酮ⅡA16μg的溶液，即得。

供试品溶液的制备 取本品粉末（过三号筛）约0.3g，精密称定，置具塞锥形瓶中，精密加入甲醇50ml，称定重量，加热回流1小时，放冷，再称定重量，用甲醇补足减失的重量，摇匀，滤过，取续滤液，即得。

测定法 分别精密吸取对照品溶液与供试品溶液各10μl，注入液相色谱仪，测定，即得。色谱图见图5－4。

《中国药典》（2010年版）规定本品含丹参酮ⅡA（$C_{19}H_{18}O_3$）不得少于0.20%。

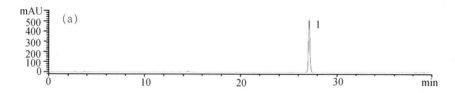

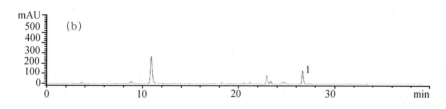

图5－4 丹参酮ⅡA对照品（a）和丹参样品（b）的高效液相色谱图

1. 丹参酮ⅡA

【例5－5】大黄中醌类成分分析

大黄为蓼科植物掌叶大黄（*Rheum palmatum* L.）、唐古特大黄（*R. tanguticum* Maxim. ex Balf.）或药用大黄（*R. officinale* Baill.）的干燥根及根茎，具有泻下攻积、清热泻火、凉血解毒、逐瘀通经、利湿退黄等功效。大黄含有多种蒽醌类成分，如大黄素（emodin）、大黄酚（chrysophanol）、大黄酸（rhein）、大黄素甲醚（physcion）、芦荟大黄素（aloe－emodin）、番泻苷（sennoside）A、B等。

人黄素 R_1=OH R_2=CH$_3$
大黄素甲醚 R_1=OCH$_3$ R_2=CH$_3$
大黄酚 R_1=H R_2=CH$_3$
芦荟大黄素 R_1=H R_2=CH$_2$OH
大黄酸 R_1=H R_2=COOH

番泻苷 A   番泻苷 B

1. 定性分析

（1）荧光法　取本品粉末的稀乙醇浸出液，滴于滤纸上，再滴加稀乙醇，扩散后呈黄色至淡棕色环，置紫外光灯下观察，可见棕色至棕红色荧光。

（2）升华法　本品粉末微量升华后可见黄色棱状针晶或羽状结晶。

（3）显色反应　①氢氧化钠反应：取本品粉末 0.1g，加甲醇 20ml 浸渍 1 小时，滤过，取续滤液 5ml，蒸干，加水 10ml 使溶解，再加盐酸 1ml，置水浴中加热 30 分钟，立即冷却，用乙醚分 2 次提取，每次 20ml，合并乙醚液，蒸干，残渣加甲醇 1ml 溶解，备用。取甲醇溶液，加 4% 氢氧化钠溶液显红色。②醋酸镁反应：取上述甲醇溶液，加 0.5% 醋酸镁溶液显橙色。

（4）薄层色谱法　取本品粉末 0.1g，加甲醇 20ml，浸泡 1 小时，滤过，取滤液 5ml，蒸干，残渣加水 10ml 使溶解，再加盐酸 1ml，加热回流 30 分钟，立即冷却，用乙醚分 2 次振摇提取，每次 20ml，合并乙醚液，蒸干，残渣加三氯甲烷 1ml 使溶解，作为供试品溶液。另取大黄对照药材 0.1g，同法制成对照药材溶液。再取大黄酸对照品，加甲醇制成每 1ml 含 1mg 的溶液，作为对照品溶液。照薄层色谱法试验，吸取上述 3 种溶液各 4μl，分别点于同一以羧甲基纤维素钠为黏合剂的硅胶 H 薄层板上，以石油醚（30℃~60℃）－甲酸乙酯－甲酸（15:5:1）的上层溶液为展开剂，展开，取出，晾干，置紫外光灯（365nm）下检视。供试品色谱中，在与对照药材色谱相应的位置上，显相同的 5 个橙黄色荧光斑点；在与对照品色谱相应的位置上，显相同的橙黄色荧光斑点，置氨蒸气中熏后，斑点变为红色。

2. 定量分析

（1）分光光度法测定大黄中游离蒽醌和结合蒽醌的含量　①游离蒽醌的测定：本品粉末的三氯甲烷提取液以 5% 氢氧化钠－2% 氢氧化铵混合碱液提取至无色，滤过，滤液加热，冷至室温，30 分钟后在 490nm 处测定吸收度，由 1,8－二羟基蒽醌的标准曲线计算含量。②结合蒽醌的测定：本品粉末加 2.5mol/L 的硫酸回流水解，冷却，加三氯甲烷继续回流，取三氯甲烷液用混合碱液同上测定，计算含量得总蒽醌含量，总蒽醌含量减去游离蒽醌含量即为结合蒽醌含量。

（2）高效液相色谱法测定大黄中单体蒽醌的含量

色谱条件　色谱柱为 Agilent Zorbax Stable Bond－C$_{18}$柱（50mm ×4.6mm，1.8μm）；

以 0.1% 甲酸溶液（A）－乙腈（B）为流动相；梯度洗脱程序为：5%～10% B（0～2 分钟），10%～15% B（2～4 分钟），15% B（4～10 分钟），15%～21% B（10～11 分钟），21% B（11～14 分钟），21%～29% B（14～21 分钟），29%～40% B（21～23 分钟），40%～50% B（23～25 分钟），50% B（25～26 分钟），50%～80% B（26～28 分钟），80%～100% B（28～30 分钟），100% B（30～32 分钟）；检测波长为 280nm（0～6 分钟和 18～24 分钟），254nm（12～14.5 分钟和 24～32 分钟），320nm（6～12 分钟和 14.5～18 分钟）。色谱图见图 5－5。

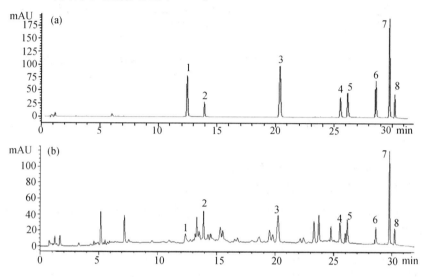

图5－5　大黄蒽醌对照品（a）和大黄样品（b）高效液相色谱图
1. 番泻苷 B；2. 番泻苷 A；3. 大黄素 -8 - O - β - D - 葡萄糖苷；4. 芦荟大黄素；
5. 大黄酸；6. 大黄素；7. 大黄酚；8. 大黄素甲醚

【例5－6】HPLC 法同时测定大黄清胃丸中大黄素和大黄酚的含量

大黄清胃丸由大黄、木通、槟榔等十味中药组成，用于胃火炽盛所致的口燥舌干、头痛目眩、大便燥结。大黄为方中君药。

色谱条件与系统适用性试验　以十八烷基硅烷键合硅胶为填充剂；以甲醇 -0.1% 磷酸（85:15）为流动相；检测波长为 254nm。理论板数按大黄素峰计算应不低于 2000。

对照品溶液的制备　取大黄素、大黄酚对照品适量，精密称定，加甲醇制成每 1ml 含大黄素 10μg、大黄酚 20μg 的混合溶液，即得。

供试品溶液的制备　取本品，剪碎，混匀，取约 5g，研细，精密称定，精密加入等量的硅藻土，研匀，取约 2g，精密称定，精密加入甲醇 25ml，称定重量，超声处理（功率 360W，频率 50kHZ）10 分钟，放冷，再称定重量，用甲醇补足减失的重量，摇匀，滤过，取续滤液，即得。

测定法　分别精密吸取对照品溶液与供试品溶液各 10μl，注入液相色谱仪，测定，即得。色谱图见图 5－6。

本品每丸含大黄以大黄素和大黄酚的总量计，不得少于 4.7mg。

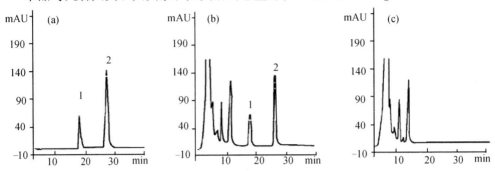

图 5-6　大黄蒽醌对照品（a）、大黄清胃丸样品（b）和阴性样品（c）高效液相色谱图
1. 大黄素；2. 大黄酚

第三节　皂苷类成分分析

皂苷（saponins）是存在于植物界的一类较复杂的苷类化合物，它的水溶液振摇时能产生大量持久的蜂窝状泡沫，与肥皂相似，故名皂苷。皂苷是由皂苷元（sapogenins）和糖两部分组成，按苷元结构可划分两大类：一类为三萜皂苷（triterpenoidal saponins），另一类为甾体皂苷（steroidal saponins）。

皂苷能与红细胞膜上胆甾醇相互作用，渗透性增加，导致红细胞膜破裂，使血红蛋白流失而具有溶血作用，因此含有皂苷的药物不能静脉注射。皂苷的溶血作用与血细胞的种类和皂苷的结构有关，如对冷血动物的毒性较大；单糖链皂苷溶血作用一般较显著，双糖链皂苷，尤其是中性三萜类双糖链皂苷溶血作用较弱或没有溶血作用，酸性皂苷的溶血作用介于二者之间；三萜皂苷的溶血作用比甾体皂苷大。此外，一些皂苷无溶血作用，反而有血细胞凝聚作用，如沿阶草皂苷、竹节人参皂苷和人参皂苷 Rg_2 等。皂苷类化合物还具有其他生物活性，如黄山药（*Dioscorea panthaica* Prain et Burkill）根中提取的甾体皂苷制成的地奥心血康胶囊，甾体皂苷含量在 90% 以上，对冠心病、心绞痛疗效显著；心脑舒通为蒺藜（*Tribulus terrestris* L.）果实中提取的总皂苷制剂，具有扩冠、改善冠脉循环作用，对缓解心绞痛、改善心肌缺血有较好疗效。

一、结构与分布

三萜皂苷是由三萜皂苷元（triterpene sapogenins）和糖组成，苷元主要为四环三萜和五环三萜。常见的糖有葡萄糖、半乳糖、木糖、阿拉伯糖、鼠李糖、葡萄糖醛酸、半乳糖醛酸，多数糖为吡喃型糖，但也有呋喃型糖。有些苷元或糖上还有酰基等。这些糖多以低聚糖形式与苷元成苷，成苷位置多为 3 位或与 28 位羧基成酯皂苷（ester sapo-nins），另外也有与 16、21、23、29 位等羟基成苷的。根据糖链的多少，可分单糖链苷（monodemosides）、双糖链苷（bisdemosides）、三糖链苷（tridesmosides）。当原生苷由于水解或酶解，部分糖被降解时，所生成的苷称次皂苷（prosapogenins）。

甾体皂苷的皂苷元基本骨架属于螺甾烷（spirostanes）的衍生物，依照螺甾烷结构中 C_{25} 的构型和环 F 的环合状态，可将其分为 4 种类型：螺甾烷醇类（spirostanols）、异螺甾烷醇类（isospirostanols）、呋甾烷醇类（furostanols）、变形螺甾烷醇类（pseudo-spirostanols）。植物界存在的甾体皂苷元具有和自然界甾醇类相似的甾核构型，即 A/B 环有顺式和反式（5β 或 5α），B/C 环和 C/D 环均为反式（即 8β、9α、13β、14α）。C_{17} 位侧链为 β-构型，侧链中的 C_{22} 和 C_{16} 形成了一个骈合五元含氧杂环。主要皂苷类型见表 5-2。

表 5-2 皂苷类成分的结构及分布

结构类型		基本结构	分布
甾体皂苷	甾体苷元		单子叶植物百合科、薯蓣科、菝葜科、龙舌兰科中，如穿山龙、绵萆薢、粉草薢、重楼、菝葜、土茯苓、知母、麦冬等；双子叶植物如毛茛科、玄参科等少数种属中也有分布
四环三萜皂苷	达玛烷型		五加科、鼠李科，如人参、三七、酸枣仁等
	羊毛脂烷型		灵芝、茯苓、猪苓等
	环阿屯烷型		豆科，如黄芪

结构类型	基本结构	分布
齐墩果烷型（β-香树脂烷）		分布最为广泛，木犀科、豆科等含有大量此类成分
乌苏烷型（α-香树脂烷）		蔷薇科、豆科、茜草科等，如栀子、女贞子、地榆、积雪草
羽扇豆烷型		鼠李科、百合科等，如酸枣仁、天冬

(左侧纵向表头：五环三萜皂苷)

二、定性分析

1. 化学反应

（1）显色反应　三萜化合物在无水条件下，与硫酸、三氯乙酸或 Lewis 酸（氯化锌、三氯化铝、三氯化锑）作用，会发生颜色变化。而全饱和且 3 位无羟基或羰基的三萜类化合物则呈阴性反应。

①醋酐-浓硫酸反应（Liebermann-Burchard 反应）：将含有三萜的样品溶于醋酐中，加浓硫酸-醋酐（1:20），可产生黄→蓝等颜色变化，随放置时间的延长，颜色会逐渐褪去。

②五氯化锑反应：样品溶于三氯甲烷后点于滤纸上，喷以三氯化锑饱和三氯甲烷溶液，干燥，在 60℃~70℃加热，3~5 分钟后，显现蓝色斑点。

③三氯甲烷-浓硫酸反应：样品溶于三氯甲烷，加入浓硫酸后，在三氯甲烷层呈现红色或蓝色，且三氯甲烷层有绿色荧光出现。

④冰醋酸-乙酰氯反应：样品溶于冰醋酸中，加乙酰氯数滴及氯化锌结晶数粒，稍加热，则呈现淡红色或紫红色。

（2）沉淀反应　皂苷的水溶液可以和一些金属盐类如铅盐、钡盐、铜盐等产生沉淀。酸性皂苷（通常指三萜皂苷）的水溶液加入硫酸铵、醋酸铅或其他中性盐类即可生成沉淀。中性皂苷（通常指甾体皂苷）的水溶液则需加入碱式醋酸铅或氢氧化钡等碱性盐类才会生成沉淀。利用这一性质可进行皂苷的提取和初步分离。

此外，皂苷可与胆固醇生成难溶于水的分子复合物。除胆固醇外，凡是含有 $C_3 - \beta - OH$ 的甾醇，如豆甾醇、麦角甾醇、β -谷甾醇等，都可以与皂苷结合成难溶于水的分子复合物。甾体皂苷与甾醇生成的分子复合物较三萜皂苷与甾醇生成的分子复合物稳定。

2. 薄层色谱法　皂苷的极性较大，一般用分配薄层层析效果较好。通常以硅胶为载体，其吸附的强极性溶剂为固定相（通常为水），利用水饱和的弱极性溶剂为流动相，根据要分离的皂苷类成分在两相中溶解度的差别实现分离。亲水性强的皂苷通常要求硅胶的吸附活性弱些，展开剂的极性要大些才能得到较好的效果。常用的溶剂系统有水饱和的三氯甲烷 - 乙醇（95:5）、三氯甲烷 - 甲醇 - 水（13:7:2，下层）、正丁醇 - 冰醋酸 - 水（4:1:5，上层）等。亲脂性皂苷元的极性较小，主要采用吸附薄层层析，如以硅胶为吸附剂，展开剂多为亲脂性溶剂。常用的溶剂系统有环己烷 - 乙酸乙酯（1:1）、石油醚 - 乙酸乙酯（1:1）、三氯甲烷 - 乙酸乙酯（1:1）、石油醚 - 丙酮（1:1）、三氯甲烷 - 丙酮（1:1）等。常用的显色剂有 10% 硫酸乙醇溶液、磷钼酸、三氯化锑等。

三、定量分析

1. 比色法　皂苷类成分多无色，大多在紫外区的末端有弱的吸收峰，但与某些试剂反应后，能产生颜色。因此，利用这一性质，可进行比色测定。常用的显色试剂有浓硫酸、高氯酸、硫酸 - 醋酐试剂等。例如，《中国药典》（2010 年版）收载麦冬中总皂苷的含量测定方法，即先将药材用甲醇回流提取，回收溶剂，残渣以水溶解后用水饱和正丁醇提取，正丁醇液用氨试液洗涤后，加入高氯酸，热水中反应显色后于 397nm 处测定。皂苷类成分的颜色反应虽然比较灵敏，方法简便易行，但专属性较差，并且反应所产生的颜色受试剂的浓度、反应温度、反应时间等影响较大，因此必须注意反应条件的控制。

2. 高效液相色谱法　高效液相色谱法常用于皂苷类成分的含量测定。对于在紫外区有较强吸收的皂苷类成分，如甘草酸、人参皂苷 Rg_1 等，可直接选用紫外检测器检测。多数皂苷在紫外区无明显吸收峰，因而常利用其在紫外区的末端吸收来检测。近年来多采用蒸发光散射检测器进行检测分析。

四、应用示例

【例 5 - 7】人参中皂苷类成分分析

人参（Ginseng Radix et Rhizoma）为五加科植物人参（*Panax ginseng* C. A. Mey.）的干燥根和根茎，为名贵的滋补强壮药，具有大补元气、复脉固脱、补脾益肺、生津养血、安神益智的功效。人参主根和侧根及茎叶均含有多种人参皂苷（ginsenosides）类成分，其中主要包括 20（*S*）-原人参二醇 [20（*S*）-protopanaxadiol] 和 20（*S*）原人

人参皂苷 Rb₁　　R = glc(6-1)glc
人参皂苷 Rc　　R = glc(6-1)ara(f)

人参皂苷 Re　　R₁ = glc(2-1)rha　R₂ = glc
人参皂苷 Rf　　R₁ = glc(2-1)rha　R₂ = H
人参皂苷 Rg₁　　R₁ = glc　R₂ = glc

参三醇 [20(S)－protopanaxatriol]。

1. 定性分析　使用薄层色谱法。取本品粉末 1g，加三氯甲烷 40ml，加热回流 1 小时，弃去三氯甲烷液，药渣挥干溶剂，加水 0.5ml 搅拌湿润，加水饱和正丁醇 10ml，超声处理 30 分钟，吸取上清液加 3 倍量氨试液，摇匀，放置分层，取上层液蒸干，残渣加甲醇 1ml 使溶解，作为供试品溶液。另取人参对照药材 1g，同法制成对照药材溶液。再取人参皂苷 Rb₁、人参皂苷 Re、人参皂苷 Rf 及人参皂苷 Rg₁ 对照品，加甲醇制成每 1ml 各含 2mg 的混合溶液，作为对照品溶液。照薄层色谱法试验，吸取上述三种溶液各 1～2μl，分别点于同一硅胶 G 薄层板上，以三氯甲烷－乙酸乙酯－甲醇－水（15:40:22:10）10℃ 以下放置的下层溶液为展开剂，展开，取出，晾干，喷以 10% 硫酸乙醇溶液，在 105℃ 加热至斑点显色清晰，分别置日光和紫外光灯（365nm）下检视。供试品色谱中，在与对照药材色谱和对照品色谱相应位置上，分别显相同颜色的斑点或荧光斑点。

2. 定量分析　高效液相色谱法测定人参中人参皂苷 Rg₁、Re 和 Rb₁ 的含量。

色谱条件与系统适用性试验　以十八烷基硅烷键合硅胶为填充剂；以乙腈为流动相 A，以水为流动相 B，梯度洗脱程序为：81% B（0～35 分钟），81%～71% B（35～55 分钟），71% B（55～70 分钟），71%～60% B（70～100 分钟）；检测波长为 203 nm；理论板数按人参皂苷 Rg₁ 峰计算应不低于 6000。

对照品溶液的制备　精密称取人参皂苷 Rg₁、人参皂苷 Re 及人参皂苷 Rb₁ 对照品，加甲醇制成每 1ml 各含 0.2mg 的混合溶液，摇匀，即得。

供试品溶液的制备　取本品粉末（过四号筛）约 1g，精密称定，置索氏提取器中，加三氯甲烷加热回流 3 小时，弃去三氯甲烷液，药渣挥干溶剂，连同滤纸筒移入 100ml 锥形瓶中，精密加水饱和正丁醇 50ml，密塞，放置过夜，超声处理（功率 250W，频率 50kHz）30 分钟，滤过，弃去初滤液，精密量取续滤液 25ml，置蒸发皿中蒸干，残渣加甲醇溶解并转移至 5ml 量瓶中，加甲醇稀释至刻度，摇匀，滤过，取续滤液，即得。

测定法　分别精密吸取对照品溶液 10μl 与供试品溶液 10～20μl，注入液相色谱仪，测定，即得。色谱图见图 5－7。

《中国药典》（2010 年版）规定本品按干燥品计算，含人参皂苷 Rg₁（$C_{42}H_{72}O_{14}$）和人参皂苷 Re（$C_{48}H_{82}O_{18}$）的总量不得少于 0.30%，人参皂苷 Rb₁（$C_{54}H_{92}O_{23}$）不得少于 0.20%。

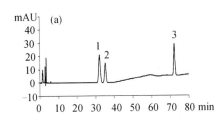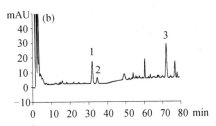

图 5-7 人参皂苷对照品（a）和人参样品（b）的高效液相色谱图

1. 人参皂苷 Rg_1；2. 人参皂苷 Re；3. 人参皂苷 Rb_1

【例 5-8】高效液相色谱 - 蒸发光散射检测法测定酸枣仁中酸枣仁皂苷 A 的含量

酸枣仁为鼠李科植物酸枣 [*Ziziphus jujuba* Mill. var. *spinosa*（Bunge）Hu ex H. F. Chou] 的干燥成熟果实，具有养肝、宁心、安神、敛汗的功效。酸枣仁皂苷 A 为其主要成分。

色谱条件与系统适用性试验 以十八烷基硅烷键合硅胶为填充剂；以乙腈为流动相 A，以水为流动相 B，梯度洗脱程序为：20%～40% A（0～15 分钟），40% A（15～28 分钟），40%～70% A（28～30 分钟），70%～100% A（30～32 分钟）；蒸发光散射检测器检测。理论板数按酸枣仁皂苷 A 计算应不低于 2000。

对照品溶液的制备 取酸枣仁皂苷 A 对照品适量，精密称定，加甲醇制成每 1ml 含 0.1mg 的溶液，即得。

供试品溶液的制备 取本品粉末（过四号筛）约 1g，精密称定，置索氏提取器中，加石油醚（60℃～90℃）适量，加热回流 4 小时，弃去石油醚液，药渣挥去溶剂，转移至锥形瓶中，加入 70% 乙醇 20ml，加热回流提取 2 小时，滤过，滤渣用 70% 乙醇 5ml 洗涤，合并洗液与滤液，回收溶剂至干，残渣加甲醇溶解，转移至 5ml 量瓶中，加甲醇至刻度，摇匀，滤过，取续滤液，即得。

测定法 分别精密吸取对照品溶液 5μl、20μl，供试品溶液 10μl，注入液相色谱仪，测定，用外标两点法对数方程计算，即得。色谱图见图 5-8。

《中国药典》（2010 年版）规定本品按干燥品计算，含酸枣仁皂苷 A 不得少于 0.030%。

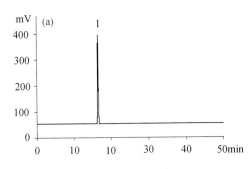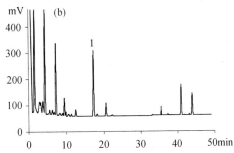

图 5-8 酸枣仁皂苷 A 对照品（a）和酸枣仁样品（b）高效液相色谱图

1. 酸枣仁皂苷 A

【例5-9】HPLC 法同时测定灯七脉通注射液中 3 种皂苷的含量

灯七脉通注射液由三七与灯盏细辛 ［*Erigeron breviscapus*（Vaniot）Hand. - Mazz.］组成，主要用于治疗视网膜静脉阻塞等症。方中主药三七具有散瘀止血、消肿定痛之功效。为控制注射液质量，采用 HPLC 法同时测定了三七中三七皂苷 R_1、人参皂苷 Rg_1、人参皂苷 Rb_1 的含量。

色谱条件及系统适用性试验 Phenomenex Kromasil 100A 色谱柱（250mm×4.6mm，5μm）；柱温40℃；以乙腈（A）-水（B）为流动相；梯度洗脱程序为：80%~60% B（0~20 分钟），60%~80% B（20~21 分钟），80% B（21~26 分钟）；流速1.0ml/min；检测波长为203nm。

对照品溶液的制备 取三七皂苷 R_1、人参皂苷 Rg_1 和人参皂苷 Rb_1 对照品适量，精密称定，加甲醇制成每1ml 分别含 0.150mg、0.500mg、0.750mg 的混合对照品溶液，即得。

供试品溶液的制备 精密吸取本品1ml，置10ml 量瓶中，加水定容至刻度，摇匀，即得。

测定法 分别精密吸取对照品溶液与供试品溶液各10μl，注入高效液相色谱仪，按外标一点法计算含量。色谱图见图5-9。

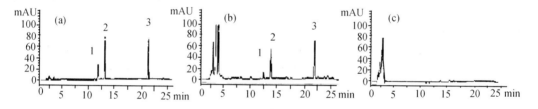

图5-9 三七皂苷对照品（a）、灯七脉通注射液样品（b）和阴性样品（c）的高效液相色谱图

1. 三七皂苷 R_1；2. 人参皂苷 Rg_1；3. 人参皂苷 Rb_1

第四节 生物碱类成分分析

生物碱（alkaloids）是指结构中含有负氧化态氮原子、且氮原子多处在杂环上的一类碱性化合物，但一般不包括低分子胺类、氨基酸、肽类、蛋白质、核酸和维生素类。迄今已从自然界中发现的生物碱类化合物约有26000余个。众多的生物碱类化合物表现出良好的药理活性，如阿片中的镇痛成分吗啡（morphine），黄连中抗菌、抗炎成分黄连素（berberine），麻黄中的平喘成分麻黄素（ephedrine），石杉中的乙酰胆碱酯酶抑制剂石杉碱甲（huperzine A）等。

一、结构与分布

生物碱类成分结构类型较为复杂，可根据生源途径、化学结构以及来源进行分类，其中根据化学结构特征进行分类最为常见。从化学结构角度，生物碱可分为杂环衍生物、有机胺类、肽生物碱类。

1. 杂环衍生物 杂环衍生物是指氮原子处于杂环上的有机化合物。包括吡咯衍生物、吡啶衍生物、莨菪烷类、喹啉类、异喹啉类、吲哚类、吖啶酮类、喹唑啉类等。

（1）吡咯类衍生物（pyrrolidines） 例如具有中枢镇静作用的红古豆碱（cuscohygrine）、具有抗肿瘤活性的野百合碱（monocrotaline），以及用于治疗小儿麻痹症及其后遗症的一叶萩碱（securinine）等，均属于吡咯类生物碱。

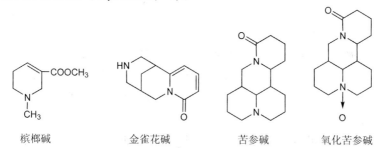

红古豆碱　　　　　　　　　野百合碱　　　　　　　　　一叶萩碱

（2）吡啶衍生物（pyridines） 吡啶类衍生物是由吡啶或六氢吡啶衍生的生物碱。例如，槟榔中的槟榔碱（arecoline）、苦豆子中的金雀花碱（cytisine）、苦参中的苦参碱（matrine）和氧化苦参碱（oxymatrine）等。

槟榔碱　　　　　　金雀花碱　　　　　　苦参碱　　　　　氧化苦参碱

（3）莨菪烷衍生物（tropanes） 该类型的生物碱主要包括颠茄生物碱（belladonna alkaloids）和古柯生物碱（coca alkaloids）。例如，颠茄叶中的莨菪碱（hyoscyamine）和东莨菪碱（scopolamine）等，可用于预防晕动症（如晕车等）。

莨菪碱　　　　　　　　　　东莨菪碱

（4）喹啉衍生物（quinolines） 例如，在珙桐科植物喜树的树皮中发现的喜树碱（camptothecine），早期临床表明具有很好的抗肿瘤活性，主要是对于拓扑异构酶Ⅰ的抑制，但该化合物具有很大的毒副作用，随后又从喜树中发现了 10－羟基喜树碱（10－hydroxycamptothecine），其毒副作用小，抗肿瘤活性优于喜树碱，因此应用于临床。

喜树碱

10-羟基喜树碱

（5）异喹啉衍生物（isoquinolines）　该种类型的代表性成分为黄连素（又名小檗碱，berberine）、四氢黄连碱等，小檗科和毛茛科的多种植物均含有此类成分，具有很好的抗菌、抗炎和抗阿米巴原虫的作用。掌叶防己块根中含有的抗菌成分药根碱（jatrorrhizine），延胡索中具有镇痛、镇静作用的延胡索乙素（corydalis B），也均属于原小檗碱型生物碱。

小檗碱

药根碱

延胡索乙素

（6）萜类生物碱（terpenoid alkaloids）　指具有萜类化合物骨架的生物碱类化合物，其中二萜类生物碱最为常见。主要分布在毛茛科、兰科中。例如乌头中具有镇痛作用的乌头碱（aconotine），就属于二萜类生物碱；再如金钗石斛中的主要成分石斛碱（dendrobine）为倍半萜类生物碱。

2. 有机胺类（organic amines）　通常指氮原子不处于环状结构上的生物碱。例如，麻黄中的麻黄碱（ephedrine）和伪麻黄碱（pseudoephedrine），辣椒中可促进血液循环的辣椒碱（capsaicin），以及秋水仙中的秋水仙碱（colchicine）均为有机胺类生物碱。

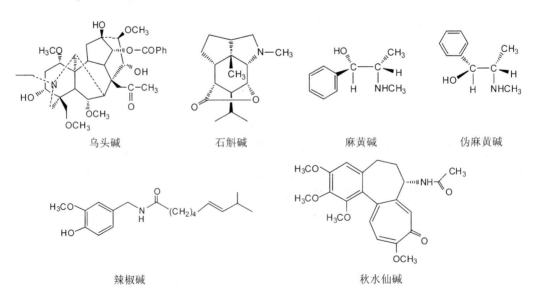

乌头碱　　　　石斛碱　　　　麻黄碱　　　　伪麻黄碱

辣椒碱

秋水仙碱

二、定性分析

1. 沉淀反应 沉淀反应是生物碱理化鉴别常用的方法。沉淀反应是利用生物碱在酸性条件下，与某些沉淀试剂反应生成弱酸不溶性复盐或络合物沉淀。生物碱的沉淀剂有碘化铋钾试剂（Dragendorff's reagent）、改良的碘化铋钾试剂和硅钨酸试剂等。生物碱的沉淀反应条件为：①通常在酸性水溶液中生物碱成盐状态下进行；②沉淀试剂不易加入多量，否则可使产生的沉淀溶解。例如，麻黄碱可以与碘化铋钾试剂反应生成红棕色沉淀。应用沉淀反应时需注意，中药水浸出液中尚有蛋白质、多肽和鞣质等成分，也可与生物碱沉淀试剂生成沉淀，产生假阳性从而导致错误结论。因此，用此法进行中药中生物碱类成分的分析时，要用适宜的方法先行处理样品供试液，排除干扰避免产生假阳性。另外，各类生物碱亦可用自身的特征反应来鉴别，如麻黄生物碱可用双缩脲反应、莨菪烷类生物碱可用 Vitali 反应等进行鉴别。

2. 薄层色谱法 吸附剂常用硅胶或氧化铝。供试品溶液的制备要根据被测成分的特点（存在状态、溶解性及共存成分的性质等），选用适宜的溶剂和方法进行提取、净化。展开剂多为环己烷、三氯甲烷等低极性溶剂，可根据被测物质的极性加入其他溶剂调整展开剂的极性，使达到满意的分离效果，多用碱性系统（常加入二乙胺、氨水等）或在碱性环境下（用氨蒸气饱和平衡）展开。薄层色谱展开后，有色生物碱可直接在日光下观察，有荧光的生物碱可在紫外光灯下观察，绝大多数情况需进行显色，最常用的显色剂是改良碘化铋钾试剂，有时碘化铋钾显色后再喷硝酸钠试剂，可使样品斑点颜色更明显，易于观察。

三、定量分析

生物碱类成分含量测定方法较多，常用的有酸碱滴定法、酸性染料比色法、高效液相色谱法等。

1. 酸碱滴定法 生物碱因其分子中氮原子上的孤电子对能接受质子而显碱性，能与酸成盐。生物碱的碱性强弱与氮原子的存在状态和杂化类型有关，碱性基团的 pK_a 值大小顺序一般是：胍类 > 季铵碱 > 脂肪胺 > 芳杂环（吡啶）> 酰胺类。通常，氮原子的杂化度越高碱性越强，即 $sp^3 > sp^2$。一般强碱性的生物碱在植物体中多与一些有机酸结合成盐，以盐的形式存在；而碱性很弱的生物碱，则以游离状态存在。

生物碱类成分的碱性使其可用酸碱滴定法进行定量分析。通常根据生物碱分子结构中所含氮原子的碱性不同，选用水溶液酸碱滴定及非水溶液酸碱滴定等方法进行含量测定。

游离生物碱多不溶于水，水溶液酸碱滴定法是先将生物碱溶于定量过量的标准酸溶液中（如 $0.01mol/L\ H_2SO_4$），再用标准碱溶液（如 $0.02mol/L\ NaOH$）滴定。指示剂可用甲基红、溴酚蓝、溴甲酚蓝等。

2. 酸性染料比色法 在酸性条件下，生物碱可与溴甲酚绿、溴麝香草酚蓝等酸性染料定量结合，生成稳定的有色离子对，该离子对用有机溶剂如三氯甲烷提取出来，即可在一定波长下测定。例如,《中国药典》(2010 年版)收载平贝母总生物碱的含量测定用酸性染料比色法:药材经浓氨水碱化后用三氯甲烷－甲醇(4:1)混合溶液回流提取,提取液蒸干后用三氯甲烷溶解,在 pH5.0 左右与溴百里香酚蓝反应,取三氯甲烷液于 412nm 处测定。

3. 高效液相色谱法　高效液相色谱法适合单体生物碱成分的含量测定。根据生物碱类化合物碱性强弱不同、存在形式不同,可选用液－液分配色谱法、液－固吸附色谱法以及离子交换色谱法等,其中液－液分配色谱法应用最多。

反相色谱在生物碱类成分的分析方面应用最广。一般采用非极性化学键合固定相,如十八烷基键合相、辛烷基键合相。最常用的流动相为甲醇－水、乙腈－水等混合溶剂。化学键合固定相是采用硅烷化剂对硅胶进行化学修饰,因为覆盖和修饰不完全,通常硅胶表面仍存有游离的硅醇基。由于硅醇基酸性较大,生物碱类成分可与其牢固结合,从而影响色谱行为,使反相色谱在分离生物碱时保留时间延长,峰形变宽,色谱峰产生拖尾等现象。为获得良好的分离度,常常在流动相中加入二乙胺、三乙胺等,或是在合适的 pH 下,流动相中加入低浓度离子对试剂,可通过与生物碱类成分生成离子对而掩蔽其碱性基团,使之不会与固定相表面的硅醇基作用。常用的离子对试剂有辛烷基磺酸钠或十二烷基磺酸钠等表面活性剂。

此外,正相高效液相色谱常用的固定相有极性化学键合相(如氰基柱、氨基柱),常用流动相为二氯甲烷(或三氯甲烷、乙醚、异丙醚、四氢呋喃、乙酸乙酯)－甲醇(或异丙醇)－氨水(或二乙胺、三乙胺,约为流动相的1%)等。在流动相中加入的氨、二乙胺、三乙胺等弱碱性减尾剂,也是为了避免硅胶上弱酸性的硅醇基所造成的拖尾现象。

四、应用示例

【例 5－10】黄连中生物碱类成分分析

黄连(Coptidis Rhizoma)为毛莨科植物黄连(*Coptis chinensis* Franch.)、三角叶黄连(*C. deltoidea* C. Y. Cheng et Hsiao)或云连(*C. teeta* Wall.)的干燥根茎,具有清热燥湿、泻火解毒的功效。黄连主含异喹啉类生物碱。

1. 定性鉴别　用薄层色谱法。取本品粉末 0.25g,加甲醇 25ml,超声处理 30 分钟,滤过,滤液作为供试品溶液。另取黄连对照药材 0.25g,同法制成对照药材溶液。再取盐酸小檗碱对照品,加甲醇制成每1ml 含 0.5mg 的溶液,作为对照品溶液。照薄层色谱法试验,吸取上述三种溶液各 1μl,分别点于同一高效硅胶 G 薄层板上,以环己烷－乙酸乙酯－异丙醇－甲醇－水－三乙胺(3:3.5:1:1.5:0.5:1)为展开剂,置用浓氨试液预饱和20 分钟的展开缸内,展开,取出,晾干,置紫外光灯(365nm)下检视。供试品色谱中,在与对照药材色谱相应的位置上,显 4 个以上相同颜色的荧光斑点;对照品色谱相应的位置上,显相同颜色的荧光斑点。

2. 定量分析　高效液相色谱法测定黄连中小檗碱、表小檗碱、黄连碱、巴马汀的含量。

色谱条件与系统适用性试验 以十八烷基硅烷键合硅胶为填充剂；以乙腈 - 0.05mol/L磷酸二氢钾溶液（50:50）（每100ml中加十二烷基硫酸钠0.4g，再以磷酸调节pH值为4.0）为流动相；检测波长为345nm。理论板数按盐酸小檗碱峰计算应不低于5000。

对照品溶液的制备 取盐酸小檗碱对照品适量，精密称定，加甲醇制成每1ml含90.5μg的溶液，即得。

供试品溶液的制备 取本品粉末（过二号筛）约0.2g，精密称定，置具塞锥形瓶中，精密加入甲醇 - 盐酸（100:1）的混合溶液50ml，密塞，称定重量，超声处理（功率250W，频率40kHz）30分钟，放冷，再称定重量，用甲醇补足减失的重量，摇匀，滤过，精密量取续滤液2ml，置10ml容量瓶中，加甲醇至刻度，摇匀，滤过，取续滤液，即得。

测定法 分别精密吸取对照品溶液与供试品溶液各10μl，注入液相色谱仪，测定，以盐酸小檗碱对照品的峰面积为对照，分别计算小檗碱、表小檗碱、黄连碱和巴马汀的含量，用待测成分色谱峰与盐酸小檗碱色谱峰的相对保留时间确定。色谱图见图5 - 10。

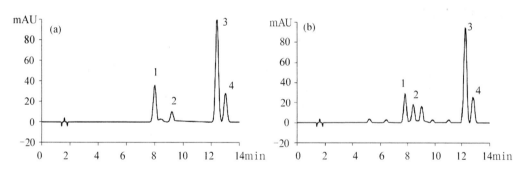

图5-10 黄连生物碱对照品（a）及黄连样品（b）高效液相色谱图
1. 黄连碱；2. 药根碱；3. 小檗碱；4. 巴马汀

表小檗碱、黄连碱、巴马汀、小檗碱的峰位，其相对保留时间应在规定值的±5%范围之内，即得。相对保留时间分别为：表小檗碱（0.71）、黄连碱（0.78）、巴马汀（0.91）、小檗碱（1.00）。

《中国药典》（2010年版）规定本品按干燥品计算，以盐酸小檗碱计，含小檗碱（$C_{20}H_{17}NO_4$）不得少于5.5%，表小檗碱（$C_{20}H_{17}NO_4$）不得少于0.80%，黄连碱（$C_{19}H_{13}NO_4$）不得少于1.6%，巴马汀（$C_{21}H_{21}NO_4$）不得少于1.5%。

【例5-11】高效液相色谱蒸发光散射检测法测定黄氏响声丸中浙贝母生物碱的含量

黄氏响声丸由薄荷、浙贝母、连翘、蝉蜕、胖大海、酒大黄、川芎、儿茶、桔梗、诃子肉、甘草、薄荷脑等12味中药组成，具有疏风清热、化痰散结、利咽开音之功效，其中，浙贝母为君药，主要成分为贝母素甲、贝母素乙，由于在紫外光区无吸收，故采用高效液相色谱蒸发光散射检测法测定其含量。

色谱条件与系统适用性试验　以十八烷基硅烷键合硅胶为填充剂；乙腈－二乙胺－水（65:0.03:35）为流动相；蒸发光散射检测器检测。理论板数按贝母素甲峰计算应不低于4000。

对照品溶液的制备　取贝母素甲和贝母素乙对照品适量，精密称定，加甲醇制成每1ml含贝母素甲0.25mg和贝母素乙0.15mg的混合溶液，即得。

供试品溶液的制备　取本品适量，除去包衣，研细，取约4g，精密称定，加浓氨试液－乙醇（1:1）混合溶液6ml使湿润，密塞，放置30分钟，加乙醚－三氯甲烷－乙醇（50:16:5）混合溶液50ml，超声处理（功率250W，频率50kHz，水浴温度为30℃以下）1小时，滤过，滤渣用乙醚－三氯甲烷－乙醇（50:16:5）混合溶液适量洗涤，合并滤液及洗液，置温水浴上挥干，残渣用甲醇溶解并转移至5ml量瓶中，加甲醇至刻度，摇匀，即得。

测定法　精密吸取对照品溶液10μl、20μl与供试品溶液20μl，注入液相色谱仪，测定，用外标两点法对数方程分别计算贝母素甲、贝母素乙的含量，即得。色谱图见图5－11。

《中国药典》（2010年版）规定本品每1g含浙贝母以贝母素甲（$C_{27}H_{45}NO_3$）和贝母素乙（$C_{27}H_{43}NO_3$）的总量计，不得少于0.20mg。

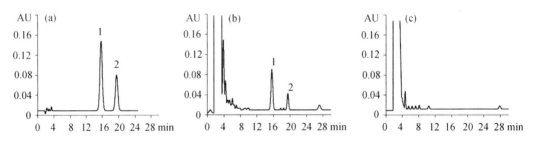

图5－11　贝母生物碱对照品（a）、黄氏响声丸样品（b）和阴性样品（c）高效液相色谱图
1. 贝母素甲；2. 贝母素甲

第五节　香豆素类成分分析

香豆素（coumarins）是一类具有苯骈α－吡喃酮母核的化合物，从结构上也可看作是由顺式邻羟基桂皮酸脱水而形成的内酯类化合物，多具有芳香气。在植物体内，香豆素类化合物往往以游离态或与糖结合成苷的形式存在。

香豆素是一类重要的活性成分，具有多方面的生物活性，如秦皮（Fraxini Cortex）中七叶内酯（aesculetin）、七叶苷（aesculin）具有抗炎、止咳平喘、抗病原微生物等活性；茵陈（Artemisiae Scopariae Herba）中的滨蒿内酯（scoparone）、假蜜环菌中的亮菌甲素（armillarisin A）均具有解痉、利胆作用；补骨脂（Psoraleae Fructus）中呋喃香豆素类具有光敏活性，可用于治疗白斑病；红景天（Rhodiolae Crenulatae Radix et Rhizoma）中的莨菪亭（scopoletin）等香豆素类化合物具有抗菌消炎、平滑肌松弛、抗凝血等作用。

一、结构与分布

常见的香豆素类化合物在其苯环或吡喃酮环上常有羟基、甲氧基、糖基、苯基、异戊烯基等取代基存在，尤其在 C-7 位常有羟基等含氧官能团取代。因此，7-羟基香豆素（umbelliferone，伞形花内酯）常认为是香豆素类化合物的基本母核。根据香豆素结构母核不同，通常将香豆素分为以下几类：简单香豆素类、呋喃香豆素类、吡喃香豆素类、异香豆素类、双香豆素以及其他香豆素。香豆素类成分的结构类型与分布见表 5-3。

表 5-3 香豆素类成分的结构类型及主要代表物

结构类型	基本结构母核	代表化合物	分布
简单香豆素		七叶内酯 R=H 七叶苷 R=glc	木犀科、伞形科、菊科、瑞香科等，如秦皮中的七叶苷、七叶内酯以及蛇床子中的蛇床子素等
呋喃香豆素	或	补骨脂素　异补骨脂素	豆科、伞形科，如补骨脂中的补骨脂素、当归中的当归素、紫花前胡中的前胡苷及前胡苷元等
吡喃香豆素		紫花前胡醇　白花前胡丙素	芸香科、伞形科，如紫花前胡中的紫花前胡素、紫花前胡醇以及白花前胡中的白花前胡甲、乙、丙、丁素等
异香豆素		仙鹤草内酯	伞形科、蔷薇科，如仙鹤草中的仙鹤草内酯等

续表

结构类型	基本结构母核	代表化合物	分布
双香豆素		双七叶内酯	大戟科、瑞香科，如续随子中的双七叶内酯等

二、定性分析

1. 显色分析

（1）异羟肟酸铁反应　是内酯类化合物的特征性鉴别反应。内酯环在碱性条件下开裂，与盐酸羟胺缩合后重排生成异羟肟酸，再在酸性条件下与 Fe^{3+} 生成红色的络合物。

（2）酚羟基的反应　具有酚羟基取代的香豆素类化合物，在水溶液中可与 $FeCl_3$ 试剂反应显色。若需要进一步鉴别酚羟基的邻、对位是否有取代，可与重氮化试剂等反应，若无取代则显红色至紫红色。

（3）Gibb's 反应和 Emerson 反应　可用于鉴别酚羟基对位是否有取代。在碱性条件下（pH9～10），香豆素类成分内酯环水解开裂后生成一个酚羟基，如果其对位（C_6 位）无取代，则可与 Gibb's 试剂（2，6 - 二氯苯醌氯亚胺）反应显蓝色，或与 Emerson 试剂（4 - 氨基安替比林和铁氰化钾）反应显红色；若 C_6 位有取代，则反应呈阴性。

香豆素类化合物分子中具有内酯环结构，且大多数具有酚羟基取代，通过针对性地选择特征显色反应，可有效的鉴别这些基团的存在与否。常用上述异羟肟酸铁反应检识内酯环的存在，利用三氯化铁反应判断酚羟基的有无，利用 Gibb's 反应和 Emerson 反应检查 C - 6 位是否有取代基等。如秦皮的化学鉴别方法：取秦皮粉末 1g，加乙醇10ml，水浴回流 10 分钟，滤过。取滤液 1ml，滴加 1% 三氯化铁溶液 2～3 滴，显暗绿色，再加氨试液 3 滴与水 6ml，摇匀，对光观察，呈深红色。

2. 荧光法
香豆素母核本身不具有荧光，但羟基香豆素在紫外光照射下，多显蓝色或紫色荧光，加碱后荧光更加显著；呋喃香豆素多显较弱的蓝色或褐色荧光，有时难以辨认；多烷氧基取代的呋喃香豆素一般呈黄绿色或褐色荧光。此外，香豆素类成分的荧光性质与分子中取代基的种类及位置有关，如 7 - 羟基香豆素类常具有较强的蓝色荧光，加碱后荧光增强且变为绿色；但若 8 位引入羟基，则荧光减弱，甚至消失。

利用羟基香豆素类化合物在紫外光照射下多显蓝色或紫色荧光的性质进行定性鉴别。可直接观察待测样品提取溶液的荧光，如不清晰，也可以薄层色谱或纸色谱分离后观察斑点的荧光。可根据待测样品荧光的颜色、强弱以及加碱前后荧光的变化来初步判断取代基的种类和位置。如秦皮的乙醇提取液在日光下显碧蓝色荧光，在 365nm 紫灯下显亮蓝紫色荧光。

3. 薄层色谱法 香豆素类成分在薄层色谱鉴别中常用硅胶做为吸附剂。游离香豆素类可用正己烷－乙酸乙酯（8:2）、环己烷（石油醚）－乙酸乙酯（5:1～1:1）、三氯甲烷－丙酮（9:1～5:1）等溶剂系统展开；香豆素苷类可根据待分离样品的极性不同，选择不同比例的三氯甲烷－甲醇作为展开剂。展开后可在紫外光灯下直接观察荧光斑点，若荧光微弱可喷少量碱性溶液（常用稀 NaOH 或 KOH 溶液）增强其荧光；或喷异羟肟酸铁、20% 三氯化锑三氯甲烷溶液、重氮化氨基苯磺酸试剂、重氮化对硝基苯胺试剂、三氯化铁－铁氰化钾等试剂显色，在日光下观察斑点，常显黄、橙、红、棕、紫等颜色。

三、定量分析

1. 紫外分光光度法 香豆素类成分大多具有紫外吸收，样品较纯净时，可选择合适的测定波长直接测定，也可选择合适的试剂显色后测定，多用来测定总香豆素的含量。

表 5 - 4　紫外分光光度法测定中药中总香豆素

测定对象	测定条件
蛇床子或独活中总香豆素	以蛇床子素为对照，320nm 为测定波长直接测定
前胡中总香豆素	以伞形花内酯为对照，322nm 为测定波长直接测定
白芷中总香豆素	以欧前胡素为对照，300nm 为测定波长直接测定
明党参中总香豆素	以珊瑚内酯为对照，268nm 为测定波长直接测定
当归中总香豆素	以香豆素为对照，274nm 为测定波长直接测定
茵陈中总香豆素	以滨蒿内酯为对照，340nm 为测定波长直接测定

2. 薄层扫描法 经薄层色谱分离后的香豆素类成分，可喷洒显色剂显色，定位相应斑点后进行扫描测定；也可利用羟基香豆素具有荧光的性质，在紫外光灯下定位薄层板上相应的荧光斑点，直接进行荧光扫描测定。例如白芷中欧前胡素含量的薄层扫描法：采用硅胶 GF_{254} 为吸附剂，石油醚（60℃～90℃）－乙醚（3:2）为展开剂，紫外光灯（254nm）下定位，反式双波长锯齿扫描（$\lambda_S = 310nm$，$\lambda_R = 370nm$），测量供试品吸收度积分值与对照品吸收度积分值，计算即得。

如果色谱条件合适、分离度较好，也可采用薄层扫描法同时测定多种成分的含量。如可采用硅胶 G 为吸附剂，三氯甲烷－甲醇－水（30:10:3）下层 25ml 加甲酸 0.5ml 为展开剂，$\lambda_S = 200 \sim 370nm$，$\lambda_R = 440nm$，同时测定秦皮中秦皮甲素、秦皮乙素、秦皮素、秦皮苷及宿柱白蜡苷的含量。

3. 高效液相色谱法 许多香豆素类成分如补骨脂素、异补骨脂素、欧前胡素、异欧前胡素、白瑞香素、蛇床子素等采用 HPLC 法测定时均有较高的灵敏度。特别是对极性小的多酯基香豆素类及极性较强的香豆素苷分离效果很好。常用的固定相为十八烷基键合硅胶，流动相多为不同比例的甲醇－水等。

4. 气相色谱法 一些小分子的游离香豆素，具有挥发性，可利用气相色谱进行含量测定。常用 SE－30 石英毛细管柱，FID 检测器。如蛇床子素、欧前胡素、香橙内酯、异虎耳草素、花椒毒素、花椒毒酚等均可用气相色谱法测定含量。

四、应用示例

【例 5－12】补骨脂中香豆素类成分分析

补骨脂（Psoraleae Fructus）为豆科植物补骨脂（*Psoralea corylifolia* L.）的干燥成熟果实，具有温肾助阳、纳气平喘、温脾止泻之功效。补骨脂中含香豆素类成分，如补骨脂素（psoralen）、异补骨脂素（isopsoralen）、补骨脂定（psoralidin）、异补骨脂定（isopsoralidin）、双羟异补骨脂定（corylidin）等。

1. 定性分析

（1）显色反应法 取本品粉末 0.5g，加乙醇 5ml，温浸 30 分钟，滤过，取滤液 1ml，加入新配制的 7% 盐酸羟胺溶液 2～3 滴、20% 氢氧化钾甲醇溶液 2 滴，水浴加热 1～2 分钟，加 10% 盐酸使呈酸性，再加 1% 三氯化铁乙醇溶液 1～2 滴，溶液应呈红色。

（2）荧光法 取本品粉末的乙醇浸出液点于滤纸上，干后于紫外光灯（254nm）下观察，斑点中央呈暗红色，边缘呈蓝紫色，氨熏后斑点中央呈灰棕色，边缘呈蓝色。

（3）微量升华法 取本品粉末按常法进行微量升华，有针状或簇针状结晶，经薄层色谱鉴定为香豆素类化合物。

（4）薄层色谱法 取本品粉末 0.5g，加乙酸乙酯 20ml，超声处理 15 分钟，滤过，滤液蒸干，残渣加乙酸乙酯 1ml，作为供试品溶液。另取补骨脂素、异补骨脂素对照品，加乙酸乙酯制成每 1ml 含 2mg 的混合溶液，作为对照品溶液。照薄层色谱法试验，吸取上述两种溶液各 2～4μl，分别点于同一硅胶 G 薄层板上，以正己烷－乙酸乙酯（4:1）为展开剂，展开，取出，晾干，喷以 10% 氢氧化钾甲醇溶液，置紫外光灯（365nm）下检视。供试品色谱中，在与对照品相应的位置上，显相同的 2 个蓝白色荧光斑点。

2. 定量分析

（1）紫外分光光度法测定补骨脂中总呋喃香豆素的含量 由于补骨脂中的呋喃香豆素类成分没有酚羟基，而拟雌内酯类、补骨脂黄酮类及单萜酚类等其他成分均有酚羟基，故可采用聚酰胺柱色谱对呋喃香豆素进行富集，并以补骨脂素为对照，采用紫外分光光度法测定其总呋喃香豆素的含量。

供试品溶液的制备 取补骨脂药材粉末 0.5g（过三号筛），精密称定，置索氏提取器中，加甲醇适量，回流提取 2 小时，过滤，滤液加 0.5g 聚酰胺粉（30～60 目）拌匀，挥干，上聚酰胺柱，以 30% 乙醇 250ml 洗脱。

对照品溶液的制备 取补骨脂素对照品 12.6mg 精密称定，加甲醇超声，定容至 50ml，再精密吸取 1ml，加甲醇定容至 25ml，即得。

标准曲线的绘制 精密吸取上述对照品溶液 1、3、5、7、10ml 加甲醇定容至 10ml，分别于 245nm 处测定吸收度，以吸光度与对照品浓度进行回归，得标准曲线方程。

测定法 取补骨脂药材粉末 0.5g（过三号筛），按供试品制备方法制备，于 245nm 处测定吸光度，计算样品中总呋喃香豆素的含量。

（2）高效液相色谱法测定补骨脂中补骨脂素和异补骨脂素的含量

色谱条件与系统适用性试验 以十八烷基硅烷键合硅胶为填充剂；甲醇－水（55：45）为流动相；检测波长为 246nm。理论板数按补骨脂素峰计算应不低于 3000。

对照品溶液的制备 精密称取补骨脂素、异补骨脂素对照品适量，加甲醇制成每 1ml 各含 20μg 的溶液，即得。

供试品溶液的制备 取本品粉末（过三号筛）约 0.5g，精密称定，置索氏提取器中，加甲醇适量，加热回流提取 2 小时，放冷，转移至 100ml 量瓶中，加甲醇至刻度，摇匀，滤过，取续滤液，即得。

测定法 分别精密吸取对照品溶液与供试品溶液各 5～10μl，注入液相色谱仪，测定，即得。色谱图见图 5 -12。

《中国药典》（2010 版）规定本品按照干燥品计算，含补骨脂素（$C_{11}H_6O_3$）和异补骨脂素（$C_{11}H_6O_3$）的总量不得少于 0.70%。

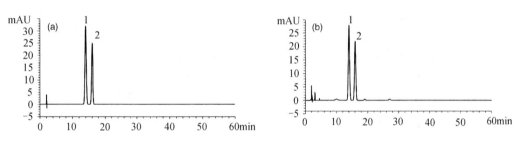

图 5 -12 补骨脂香豆素对照品（a）和补骨脂样品（b）高效液相色谱图
1. 补骨脂素；2. 异补骨脂素

第六节 木脂素类成分分析

木脂素（lignans）是一类由两分子苯丙素衍生物（即 C_6—C_3 单体）聚合而成的天然化合物。在植物体内，主要存在于木质部和树脂中，且多数以游离态与植物胶、树脂等脂溶性成分共存，少数与糖结合成苷。

木脂素类在自然界中分布较广，具有多方面生物活性，如牛蒡子（Arctii Fructus）中所含木脂素类化合物具有抗菌、抗 HIV 病毒、抗肿瘤、抗急慢性肾炎等多种生理活性；五味子（Schisandrae Chinensis Fructus）中的五味子酯甲、乙、丙和丁（schisantherin A、B、C、D）具有保肝作用，还可降低血清 GPT 水平；小檗科鬼臼属植物中所含的鬼臼毒素类木脂素具有很强的抑制癌细胞增殖的作用。

一、结构与分布

组成木脂素的单体有四种：桂皮酸（cinnamic acid，偶有桂皮醛 cinnam aldehyde）、桂皮醇（cinnamyl alcohol）、丙烯苯（propenyl benzene）、烯丙苯（allyl benzene）。木脂素是由 C_6—C_3 单体缩合而成的，由于缩合位置不同，且其侧链 γ-碳原子上的含氧基团会发生互相脱水缩合等反应，因此形成的木脂素分子结构类型较多。木脂素结构类型与分布见表 5-5。

表 5-5　木脂素类主要结构及其代表化合物

结构类型	基本结构	代表化合物	存在与分布
简单木脂素		 二氢愈创木脂酸	如愈创木树脂中的二氢愈创木脂酸、珠子草中的叶下珠脂素等
单环氧木脂素		 恩施脂素	如翼梗五味子中的恩施脂素、愈创木树脂中的愈创木脂酸等
木脂内酯		 牛蒡苷元　R = H 牛蒡苷　R = glc	如牛蒡子中的牛蒡苷、牛蒡苷元、拉帕酚 A、B 等
环木脂素		 异紫杉脂素	中国紫杉中的异紫杉脂素和去氧鬼臼毒脂素葡萄糖酯苷、奥托肉豆蔻果实中的奥托肉豆蔻烯脂素等

续表

结构类型	基本结构	代表化合物	存在与分布
环木脂内酯		 *l*-鬼臼毒脂素　　R = H *l*-鬼臼毒脂素葡萄糖苷　R = glc	鬼臼属植物中许多木脂素均含有环木脂内酯的基本结构，如 *l*-鬼臼毒脂素及其葡萄糖苷、异苦鬼臼脂酮、去氢鬼臼脂素等
双环氧木脂素		 连翘脂素　R = H 连翘脂苷　R = glc	木犀科、马兜铃科，如连翘中的连翘脂素、连翘脂苷，细辛中的 *l*-细辛脂素等。
联苯环辛烯型木脂素		 五味子醇 R=H　五味子素 R=CH₃	木兰科，如五味子中的五味子甲、乙素、五味子醇甲、乙等
联苯型木脂素		 厚朴酚　　　和厚朴酚	木兰科，如厚朴中的厚朴酚、和厚朴酚等

二、定性分析

1. 显色反应 木脂素类化合物没有共同的理化鉴别反应，但可利用一些特征显色反应检识木脂素分子中某些功能团的存在。

（1）三氯化铁反应 检查酚羟基的存在与否。

（2）Labat 反应 检查亚甲二氧基的存在与否。具有亚甲二氧基的木脂素加浓硫酸后，再加没食子酸，可产生蓝绿色。

（3）Ecgrine 反应 其反应机理与 Labat 反应相同，也可用于检查亚甲二氧基的存在与否。以变色酸代替没食子酸，并保持温度在 70℃~80℃20 分钟，可产生蓝紫色。

（4）异羟肟酸铁反应 检查内酯环的存在与否。内酯环在碱性条件下开裂，与盐酸羟胺缩合重排后生成异羟肟酸，再在酸性条件下与 Fe^{3+} 生成红色的络合物。

例如，厚朴中木脂素类化合物的鉴别：取本品粗粉 3g，加三氯甲烷 30ml，回流提取 0.5 小时。滤过，取 15ml 三氯甲烷提取液，蒸干，残渣加 10ml 乙醇溶解，滤过，取滤液各 1ml，分别加 5% 三氯化铁甲醇溶液（1:1）1 滴，显棕黑色或蓝黑色；加间苯三酚盐酸溶液 5 滴，显红色。但应注意，若药材干扰成分较多，应采用阴性对照实验证明其专属性。

2. 荧光法 一些木脂素类化合物具有荧光，可利用这一性质进行鉴别。例如，将厚朴药材断面置紫外光灯下，显灰绿色或淡蓝色荧光；牛蒡子药材粉末置白瓷板上，在紫外光灯下观察，显绿色荧光，其乙醇提取液置紫外光灯下，显蓝绿色荧光，可与其常见的伪品进行区别。

3. 薄层色谱法 采用吸附薄层色谱法鉴别木脂素类成分效果较好，常用吸附剂为硅胶。常用的展开剂系统有苯、三氯甲烷、三氯甲烷-甲醇（9:1）、三氯甲烷-乙酸乙酯（9:1）、三氯甲烷-二氯甲烷（9:1）和乙酸乙酯-甲醇（95:5）等。常用的显色剂有茴香醛浓硫酸试剂（110℃加热 5 分钟）、5% 或 10% 磷钼酸乙醇溶液（120℃加热至斑点明显出现）、碘蒸气（熏后观察，或置紫外光灯下观察荧光）。

三、定量分析

1. 分光光度法 木脂素类多数有紫外吸收，可直接测定吸收度，但一般用于总木脂素的含量测定。另外，木脂素分子结构中除了均含有两个苯环外，多数又具有醇羟基、酚羟基、甲氧基、亚甲二氧基、醚环及内酯环等含氧取代基，也可利用特征性反应使其生成有色物质，再通过紫外分光光度法测定具有某相同取代基的总木脂素的含量。如常用的显色剂变色酸-浓硫酸试剂，适用于结构中含有亚甲二氧基的木脂素类成分，使其与变色酸-浓硫酸试剂反应产生的有色物质，测定吸光度，计算含量。

2. 薄层扫描法 可用于测定木脂素各单体成分的含量。木脂素类化合物一般选用薄层吸附色谱，以硅胶为吸附剂，低极性有机溶剂为展开剂。如牛蒡苷、五味子酯甲、芝麻素、连翘苷等的含量测定均可采用此方法。例如，采用薄层扫描法测定厚朴中厚朴酚、和厚朴酚的含量：硅胶 GF_{254} 薄层板，以环己烷-乙酸乙酯-甲醇（12:2:1）为展开剂，于紫外光灯 254nm 下定位；采用双波长锯齿反射法扫描（$\lambda_S = 265nm$，$\lambda_R = 340nm$），采用外标二点法计算含量。

3. 高效液相色谱法 用高效液相色谱法测定单体木脂素含量时，一般采用以十八烷基键合硅胶为填充剂，乙腈－水或甲醇－水系统为流动相的反相色谱，多用紫外检测器检测。

四、应用示例

【例 5－13】五味子中木脂素类成分分析

五味子（Schisandrae Chinensis Fructus）为木兰科植物五味子 [*Schisandra chinensis* (Turcz.) Baill.] 的干燥成熟果实，具有收敛固涩、益气生津、补肾宁心之功效。其主要有效成分为木脂素类，如五味子素（schisandrin）、五味子醇（schisadrol）、去氧五味子素（deoxyschisandrin）、γ－五味子素（γ-schisandrin）等。

1. 定性分析

（1）显色反应 将五味子压成饼，称取 1g，加水 10ml，振摇浸渍 10 分钟，滤过，滤液浓缩至小体积，加 5 倍量乙醇，并强烈搅拌 5 分钟，滤过，滤液回收乙醇，加水稀释至 10ml，加活性炭少许，振摇后滤过，得无色或浅红色澄明溶液。分别取上述溶液 1ml 做以下试验：①酸性反应：加甲基红指示剂 1 滴，溶液变红色。②还原性物质反应：加高锰酸钾试液 1 滴，紫色立即消退，溶液变浅橙黄色，放置 1 小时后，渐变为无色。

（2）薄层色谱法 取五味子粉末 1g，加三氯甲烷 20ml，加热回流 30 分钟，滤过，滤液蒸干，残渣加三氯甲烷 1ml 使溶解，作为供试品溶液。另取五味子对照药材 1g，同法制成对照药材溶液。再取五味子甲素对照品，加三氯甲烷制成每 1ml 含 1mg 的溶液，作为对照品溶液。吸取上述三种溶液各 2μl，分别点于同一硅胶 GF$_{254}$ 薄层板上，以石油醚（30℃~50℃）－甲酸乙酯－甲酸（15:5:1）的上层溶液为展开剂，展开，晾干，置紫外光灯（254nm）下检视。供试品色谱中，在与对照药材和对照品色谱相应的位置上，显相同颜色的斑点。

2. 定量分析 高效液相色谱法测定五味子中五味子醇甲的含量。

色谱条件与系统适用性试验 以十八烷基硅烷键合硅胶为填充剂；甲醇－水（65:35）为流动相；检测波长 250nm。理论板数按五味子醇甲峰计算应不低于 2000。

对照品溶液的制备 取五味子醇甲对照品适量，精密称定，加甲醇制成每 1ml 含 0.3mg 的溶液，即得。

供试品溶液的制备 取五味子粉末（过三号筛）约 0.25g，精密称定，置 20ml 容量瓶中，加甲醇约 18ml，超声处理（功率 250W，频率 20kHz）20 分钟，取出，加甲醇至刻度，摇匀，滤过，取续滤液，即得。

测定法 分别精密吸取对照品溶液与供试品溶液各 10μl，注入液相色谱仪，测定，即得。色谱图见图 5－13。

《中国药典》（2010 年版）规定本品含五味子醇甲（$C_{24}H_{32}O_7$）不得少于 0.40%。

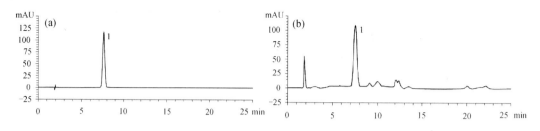

图 5-13 五味子醇甲对照品（a）和五味子样品（b）高效液相色谱图

1. 五味子醇甲

第七节 环烯醚萜类成分分析

环烯醚萜类化合物分布较广，在玄参科、茜草科、唇形科及龙胆科中较为常见，多与糖结合形成苷存在。环烯醚萜类化合物具有抗菌、抗病毒、保肝利胆、解痉镇痛、降糖降脂等生物活性。

一、结构与分布

环烯醚萜类为臭蚁二醛（iridoidial）的缩醛衍生物，从生源途径上是由焦磷酸香叶酯衍生而成，故属于单萜类化合物。环烯醚萜类多具有半缩醛及环戊烷环的结构特点，根据环戊烷环开裂与否，分为环烯醚萜（iridoids）及裂环环烯醚萜（secoiridoids）。

环烯醚萜类成分主要分布于双子叶植物的唇形科、茜草科、忍冬科、龙胆科、木犀科等植物。栀子苷（jasminoidin）是栀子清热泻火的主要有效成分；梓醇（catalpol）是地黄降血糖的主要有效成分，并有较好的利尿作用；鸡屎藤苷（paederoside）是鸡屎藤的主成分，其 C-10 位的甲硫酸酯在鸡屎藤组织损伤时，由于酶解作用而产生鸡屎味恶臭的甲硫醇；龙胆苦苷（gentiopierin）、獐牙菜苦苷（swertimarin）、獐牙菜苷（sweroside）是龙胆、当药、獐牙菜的苦味成分。

栀子苷　　　　鸡屎藤苷　　　　梓醇

龙胆苦苷　　　　獐牙菜苦苷　　　　獐牙菜苷

二、定性分析

1. 显色反应　环烯醚萜苷元具有半缩醛结构，化学性质较活泼，对酸碱试剂敏感，与酸、碱共热都能发生分解、聚合、缩合、氧化等反应，形成不同颜色的产物，可用于定性鉴别。

①与氨基酸的反应：游离的环烯醚萜苷元与氨基酸类物质加热，即显红色至蓝色，最后生成蓝色沉淀。

②与铜盐的反应：环烯醚萜苷的冰醋酸溶液中加少量铜盐，加热后能产生蓝色。

③与 Shear 试剂（浓盐酸 1 体积与苯胺 15 体积混合液）的反应：能与吡喃衍生物产生特有的颜色。如车叶草苷与 Shear 试剂反应，产生黄色→棕色→深绿色的变化。

④Weiggering 法：新鲜药材 1g，适当切碎，加入 1% 盐酸 5ml，浸渍 3～6 小时，取上清液 0.1ml 转移至装有 Trim－Hill 试剂（冰醋酸 10ml、0.2% 硫酸铜水溶液 1ml、浓硫酸 0.5ml 混合溶液）试管内，混匀，加热至产生颜色。

值得注意的是，上述试剂并不是和所有的环烯醚萜都反应，而且对不同的环烯醚萜苷类化合物可产生不同颜色。如采用 Weiggering 法进行检识时，如车叶草苷、桃叶珊瑚苷、水晶兰苷为蓝色，哈帕苷为紫红色，而番木鳖苷、梓苷等为阴性反应。因此，在检识时应多选择几种试剂，并配合 Molish 等苷的检识反应结果共同作出判断。

3. 薄层色谱法　环烯醚萜类化合物的薄层色谱分析常选用硅胶为吸附剂，常用的展开剂有正己烷、石油醚，如石油醚－乙酸乙酯（95∶5，75∶25）等，分离极性较大的成分时可加乙酸乙酯。其他展开剂还有苯、乙醚、氯仿、乙酸乙酯以及不同比例的混合物溶剂。显色试剂通常为一些常规的通用显色剂，例如 10% 硫酸乙醇溶液、0.5% 香草醛－硫酸乙醇溶液等。

三、定量分析

1. 紫外分光光度法　对于有紫外吸收的环烯醚萜类成分，可直接测定其吸光度。如龙胆中总环烯醚萜苷的含量测定即可以龙胆苦苷为对照，在 270nm 波长处直接测定。对于无紫外吸收的，可加入适当的显色剂，反应后在紫外光区测定。如地黄和筋骨草中总环烯醚萜苷的含量测定均可采用酸水解后，经二硝基苯肼乙醇试液－氢氧化钠醇溶液显色后测定。

2. 高效液相色谱法　大多数环烯醚萜类化合物如梓醇、栀子苷、龙胆苦苷、獐牙菜苦苷、獐芽菜苷等均可采用高效液相色谱法进行测定。大多数环烯醚萜类化合物具有紫外吸收，可选用紫外检测器，对于仅在 200nm 附近有末端吸收的，可采用蒸发光散射检测器进行检测。如《中国药典》（2010 版）收载的采用 HPLC 法测定生地黄中梓醇含量，是以十八烷基硅烷键合硅胶为填充剂，乙腈－0.1% 磷酸溶液（1∶99）为流动相，检测波长为 210nm。

四、应用示例

【例 5 – 14】 龙胆中环烯醚萜类成分分析

龙胆（Gentianae Radix et Rhizoma）为龙胆科植物条叶龙胆（*Gentiana manshurica* Kitag.）、龙胆（*G. scabra* Bge.）、三花龙胆（*G. triflora* Pall.）或坚龙胆（*G. rigescens* Franch.）的干燥根及根茎。前三种习称"龙胆"，后一种习称"坚龙胆"，具有清热燥湿、泻肝胆火的功效。环烯醚萜类为主要有效成分，如龙胆苦苷（gentiopicrin）、当药苷（sweroside）、当药苦苷（swertiamarin）、苦龙胆酯苷（amarogentin）和苦当药酯苷（amaroswerin）等。

1. 定性分析 用薄层色谱法。取样品粉末 0.5g，加甲醇 5ml，浸渍 4~5 小时，滤过，滤液浓缩至 2ml，作为供试品溶液。另取龙胆苦苷对照品加甲醇制成每 1ml 含 1mg 的溶液，作为对照品溶液。照薄层色谱法试验，分别吸取供试品溶液 5μl、对照品溶液 1μl，点于同一块硅胶 GF$_{254}$ 薄层板上，以乙酸乙酯 – 甲醇 – 水（10∶2∶1）为展开剂，展开，取出，晾干，置紫外光灯（254nm）下检视，供试品色谱中，在与对照品色谱相应的位置上显相同颜色斑点。

2. 定量分析

（1）紫外分光光度法测定龙胆中总环烯醚萜苷的含量

对照品溶液的制备 精密称取经减压干燥的龙胆苦苷对照品 9.90mg，置 100ml 量瓶中，用甲醇溶解并稀释至刻度，摇匀，作为对照品溶液。

供试品溶液的制备 取龙胆药材粉末（40 目）约 0.2g，精密称定，置具塞锥形瓶中，加 80% 甲醇 50ml，密塞，精密称定，超声 30 分钟，放冷，后用 80% 甲醇补足减失的重量，摇匀，取续滤液 1ml 置 10ml 量瓶中，加甲醇稀释至刻度，摇匀，即得。

标准曲线的绘制 精密吸取对照品溶液 0.4、1.0、2.0、3.0、4.0ml 至 10ml 量瓶中，加甲醇定容至刻度。以甲醇为空白，于 270nm 波长处测定吸光度 A，以 A 对浓度 C 作线性回归，得线性方程。

测定法 取供试品溶液、对照品溶液在 270nm 处测定吸光度，计算，即得。

（2）高效液相色谱法测定龙胆中龙胆苦苷的含量

色谱条件与系统适用性试验 以十八烷基硅烷键合硅胶为填充剂；甲醇 – 水（25∶75）为流动相；检测波长 270nm。理论板数按龙胆苦苷峰计算应不低于 3000。

对照品溶液的制备 取龙胆苦苷对照品适量，精密称定，加甲醇制成每 1ml 含 0.2mg 的溶液，即得。

供试品溶液的制备 取本品粉末（过四号筛）约 0.5g，精密称定，精密加入甲醇 20ml，称定重量，加热回流 15 分钟，放冷，再称定重量，用甲醇补足减失的重量，摇匀，滤过，滤液备用，精密量取续滤液 2ml，置 10ml 量瓶中，加甲醇至刻度，摇匀，即得。

测定法 分别精密吸取对照品溶液与供试品溶液各 10μl，注入液相色谱仪，测定，即得。色谱图见图 5 – 14。

《中国药典》（2010 年版）规定龙胆含龙胆苦苷（$C_{16}H_{20}O_9$）不得少于 3.0%；坚龙胆含龙胆苦苷（$C_{16}H_{20}O_9$）不得少于 1.5%。

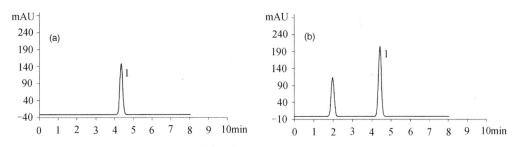

图 5-14　龙胆苦苷对照品（a）和龙胆样品（b）坚龙胆高效液相色谱图
1. 龙胆苦苷

第八节　有机酸类成分分析

有机酸类（organic acids）是指自然界存在的一些具有酸性的有机化合物。最常见的有机酸是含有羧基（—COOH）的羧酸，此外磺酸（—SO₃H）、亚磺酸（RSOOH）、硫羧酸（RCOSH）等也属于有机酸。

一、结构与分布

有机酸按结构可分为脂肪族类、芳香族类和萜类；按羧基数目又可分为单羧基酸、二羧基酸或多元羧酸等；另外还有饱和酸、不饱和酸、羟基酸或酚酸等分类方法。

有机酸类成分广泛存在于植物中，大多数在植物体内都与钾、钠、钙等阳离子或生物碱结合成盐而存在。植物中常见的有机酸如酒石酸、草酸、水杨酸、苹果酸、枸橼酸、苯甲酸、咖啡酸、抗坏血酸（即维生素 C）等。

山楂（Crataegi Fructus）、乌梅（Mume Fructus）、川芎（Chuanxiong Rhizoma）、当归（Angelicae Sinensis Radix）、覆盆子（Rubi Fructus）等中药均富含有机酸。有机酸类成分具有广泛的生物活性，如川芎、当归所含阿魏酸（ferulic acid）具有抑制血小板聚集作用，可用于心血管和血液系统疾病的治疗；女贞子（Ligustri Lucidi Fructus）、山楂、夏枯草（Prunellae Spica）、甘草（Glycyrrhizae Radix et Rhizoma）所含齐墩果酸（oleanolic acid）能防治脂肪肝；金银花（Lonicerae Japonicae Flos）、山银花（Lonicerae Flos）、茵陈（Artemisiae Scopariae Herba）、石韦（Pyrrosiae Folium）所含绿原酸（chlorogenic acid）具有抗菌、利胆等作用；土槿皮（Pseudolaricis Cortex）中的土槿皮酸（pseudolaric acid）具有抗真菌作用；牛黄（Bovis Calculus）中的胆酸（cholic acid）和熊去氧胆酸（ursodeoxycholic acid）具有清热、消炎、解痉等作用；鸦胆子（Bruceae Fructus）中的油酸（oleic acid）具有抗癌作用等。

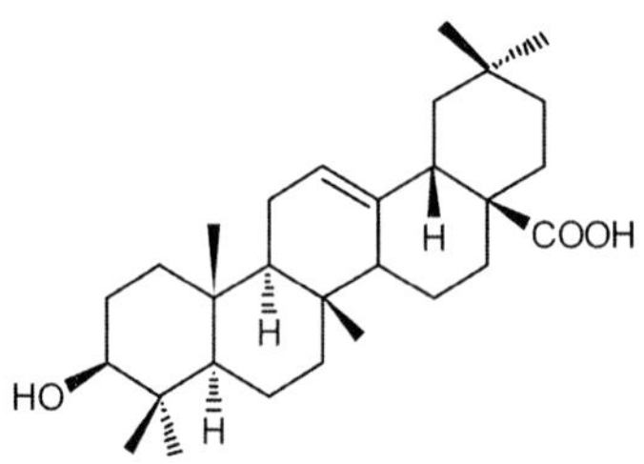

熊果酸

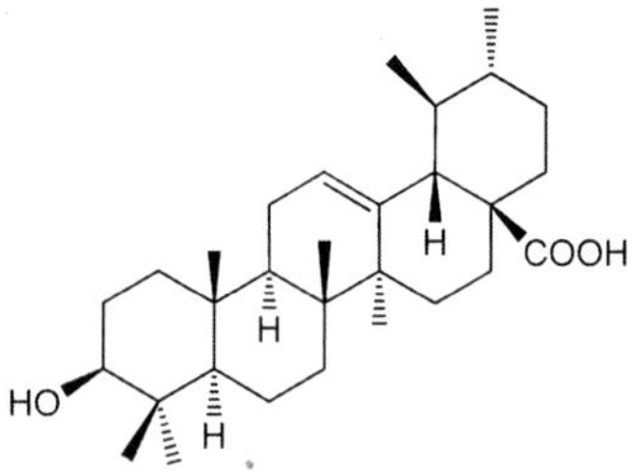

齐墩果酸

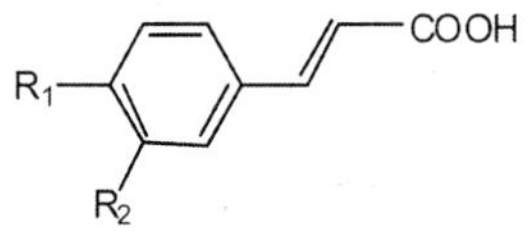

桂皮酸　　$R_1 = R_2 = H$

咖啡酸　　$R_1 = R_2 = OH$

阿魏酸　　$R_1 = OH$　$R_2 = OCH_3$

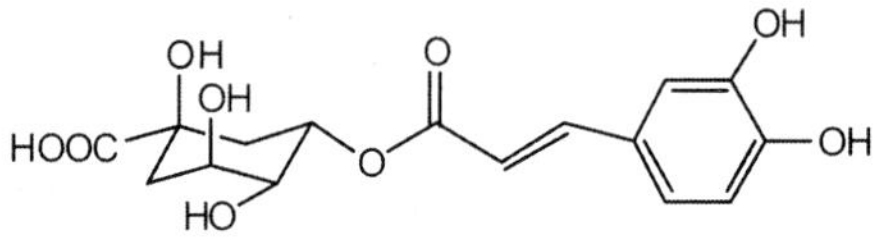

绿原酸

二、定性分析

1. 化学法　有机酸结构中含有羧基，显酸性，可利用羧基与某些显色剂产生颜色反应进行鉴别。如有机酸能与氯化钙、醋酸铅或氢氧化钡生成不溶于水的钙盐、铅盐或钡盐沉淀；另外有机酸还可与醇反应生成酯，与氨或胺类缩合生成酰胺等。

2. 薄层色谱法　有机酸的薄层色谱分析常采用硅胶为吸附剂。为消除因有机酸解离而产生的拖尾现象，常在展开剂中加入一定量的甲酸、醋酸等调节展开剂使呈酸性。常用硫酸乙醇等通用显色剂，也可使用溴甲酚绿、溴甲酚紫、溴酚蓝、磷钼酸等 pH 指示剂作为有机酸的显色剂。而绿原酸、阿魏酸等本身具有荧光的有机酸，可直接在荧光灯下观察。

三、定量分析

1. 总有机酸含量测定

（1）**酸碱滴定法**　药材中总有机酸的含量测定，可采用酸碱滴定法。如《中国药典》（2010 年版）收载的山楂中总有机酸的含量测定，即采用酚酞为指示液，用氢氧化钠为滴定液滴定。若药材中有机酸类成分酸性弱，可采用非水溶液滴定法。另外，需要注意的是，滴定法一般要根据指示剂的颜色变化来确定滴定终点，而中药材提取液往往具有比较深的颜色，对滴定终点的判断有一定干扰，为提高酸碱滴定法测定中药中有机酸含量的准确性，可利用电位的变化来确定滴定终点，即采用电位滴定法。也可在样品处理过程中选择大孔吸附树脂、离子交换色谱等适当的方法对中药材提取液进行纯化，减少干扰性物质的存在，提高酸碱滴定的准确性。

（2）**分光光度法**　可利用有机酸与显色剂反应生成有色物质后，采用分光光度法测定总有机酸的含量。同样可选择适当方法将样品进行预处理，除去干扰性物质，提高准确性和灵敏度。如以咖啡酸为对照，以三氯化铁－铁氰化钾显色，在 763nm 处测定蒲公英中总有机酸的含量；以齐墩果酸为对照，以香草醛－冰醋酸－高氯酸显色，在546nm 处测定乳香药材中总三萜类有机酸的含量。

2. 有机酸类单体成分含量测定　中药中的脂肪酸、芳香族酸类等各种有机酸均可采用高效液相色谱法进行含量测定。检测器、色谱柱、流动相应根据化合物的性质来进行选择。如阿魏酸、绿原酸、咖啡酸、桂皮酸、丹参素等均可采用紫外检测器，而熊果酸、齐墩果酸则选择蒸发光散射检测器效果较好。需要注意的是，有机酸在水溶液中很容易电离，产生多峰的现象，因此为了使有机酸能以分子形式存在，抑制其解离，通常在流动相中加入磷酸盐缓冲液、冰醋酸、磷酸等。此外，中药中有机酸类成分如绿原酸、阿魏酸、柠檬酸、苹果酸、没食子酸等，还可采用毛细管区带电泳（CZE）、毛细管胶束电泳（MECC）等高效毛细管电泳法测定。

四、应用示例

【例5–15】金银花中绿原酸的分析

金银花（Lonicerae Japonicae Flos）为忍冬科植物忍冬（*Lonicera japonica* Thunb.）的干燥花蕾或带初开的花。具有清热解毒、凉散风热之功效。金银花中的有机酸主要包括绿原酸（chlorogenic acid）、异绿原酸（isochlorogenic acid）、咖啡酸（coffeic acid）、齐墩果酸（oleanolic acid）、棕榈酸（palmitic acid）等，其中绿原酸是金银花的有效成分之一，具有抑制和杀灭多种致病菌和病毒、抗肿瘤、抑制突变、抗致畸、抗过敏、抗氧化、升高白细胞、保肝利胆、降血压、降血脂等作用。

1. 定性分析

（1）纸色谱法　样品甲醇提取液在层析滤纸上用正丁醇－冰醋酸－水（4:1:5）展开，在紫外光灯（254nm）下检识绿原酸和异绿原酸的荧光斑点；再用等量10%醋酸溶液及1%亚硝酸钠溶液喷雾，绿原酸斑点显黄色；如用氢氧化钠溶液喷雾，绿原酸斑点显红色。

（2）薄层色谱法　取本品粉末0.2g，加甲醇5ml，放置12小时，滤过，取续滤液作为供试品溶液。另取绿原酸对照品，加甲醇制成每1ml含1mg的溶液，作为对照品溶液。吸取供试品溶液10~20μl，对照品溶液10μl，分别点于同一硅胶H薄层板上，以乙酸丁酯－甲酸－水（7:2.5:2.5）的上层溶液为展开剂，展开，取出，晾干，置紫外光灯（365nm）下检视。供试品色谱中，在与对照品色谱相应位置上，显相同颜色的荧光斑点（蓝色）。

2. 定量分析

（1）紫外分光光度法测定金银花中总有机酸含量

对照品溶液的配制　精密称取绿原酸对照品2mg，置100ml容量瓶中，用95%乙醇溶解定容。

供试品溶液的制备　取本品粉末1g，置索氏提取器中以乙醇提取，提取液浓缩定容至50ml容量瓶中。

标准曲线的制备　精密量取绿原酸对照品溶液0.50、0.75、1.00、1.25、1.50、

2.00、2.50ml 分别置于 10ml 量瓶中，加乙醇稀释至刻度，摇匀。以乙醇为空白，在 330nm 波长处测定吸光度。以绿原酸浓度为横坐标，吸光度为纵坐标绘制标准曲线。

测定法 取供试品溶液，以乙醇为空白，在 330nm 处测定吸光度，计算，即得。

（2）高效液相色谱法测定金银花中绿原酸含量

色谱条件与系统适用性试验 以十八烷基硅烷键和硅胶为填充剂，以乙腈 -0.4% 磷酸溶液（13∶87）为流动相，检测波长 327nm。理论板数按绿原酸峰计算不应低于 1000。

对照品溶液的制备 取绿原酸对照品适量，精密称定，置棕色量瓶中，加 50% 甲醇制成每 1ml 含 40μg 的溶液，即得（10℃ 以下保存）。

供试品溶液的制备 取本品粉末（过四号筛）约 0.5g，精密称定，置具塞锥形瓶中，精密加入 50% 甲醇 50ml，密塞，称定重量，超声处理（功率 250W，频率 35kHz）30 分钟，放冷，再称定重量，用 50% 甲醇补足减失的重量，摇匀，静置，精密量取续滤液 5ml，置 25ml 棕色瓶中，加 50% 甲醇至刻度，摇匀，即得。

测定法 分别精密吸取对照品与供试品溶液各 5 ~ 10μl，注入液相色谱仪，按上述条件测定，即得。色谱图见图 5 - 15。

《中国药典》（2010 版）规定本品按干燥品计算，含绿原酸（$C_{16}H_{18}O_9$）不得少于 1.5%。

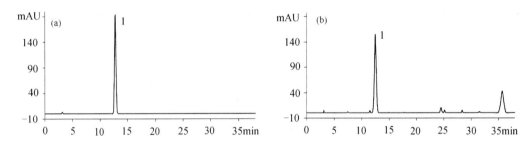

图 5 - 15 绿原酸对照品（a）和金银花样品（b）高效液相色谱图
1. 绿原酸

第九节 挥发油类成分分析

挥发油（volatile oils）也称精油（essential oils），是存在于植物体内的一类具有挥发性、可随水蒸气蒸馏、与水不相混溶的油状液体，大多具有芳香气味。挥发油的组分比较复杂，一种挥发油中常常含有数十种至数百种化合物，总体来说，组成挥发油的成分主要有萜类、芳香族、脂肪族和其他类。挥发油在植物体中的含量随着药用部位、生长环境、采收季节的不同有显著的差别。因此在对中药中挥发油进行分析时，应注意上述因素对挥发油含量的影响。此外，挥发油的物理常数（沸点、相对密度、比旋度、折光率等）、化学常数（酸值、碘值、皂化值、pH 值等）也是评价挥发油质量的重要参数。

一、分布与活性

挥发油分布非常广泛，菊科、芸香科、伞形科、松科、柏科、唇形科、樟科、姜科、胡椒科、杜鹃花科、瑞香科、檀香科等植物中均富含挥发油。以挥发油为主要活性成分的常用中药材有苍术（Atractylodis Rhizoma）、白术（Atractylodis Macrocephalae Rhizoma）、木香（Aucklandiae Radix）、降香（Dalbergiae Odoriferae Lignum）、川芎（Chuanxing Rhizoma）、当归（Angelicae Sinensis Radix）、薄荷（Menthae Haplocalycis Herba）、藿香（Agastachis Herba）、广藿香（Pogostemonis Herba）、肉桂（Cinnamomi Cortex）、细辛（Asari Radix et Rhizoma）、姜（Zingiberis Rhizoma）等。挥发油具有多方面活性。例如，芸香油、小叶枇杷的挥发油都有止咳、平喘、祛痰、消炎等作用；莪术油具有抗癌活性；当归油、川芎油有活血镇静作用；檀香油、松节油有利尿降压作用；樟脑油有强心作用；柴胡挥发油可用于退热；丁香油可用于局部麻醉止痛等。除了在医药方面具有重要作用外，挥发油还是香料工业、日用食品工业及化学工业上的重要原料。

二、定性分析

1. 显色反应　挥发油的成分虽然很复杂，但同一种挥发油中的组成及主要成分的含量比例相对稳定，从而使不同的挥发油具有相对固定的理化性质。因此，可利用中药所含挥发油各组分的化学结构及其主要官能团的化学性质选择相应的方法进行鉴别。例如，挥发油中酚类化合物的检识，常用三氯化铁反应，即将挥发油少许溶于乙醇中，加入三氯化铁乙醇溶液，如产生蓝、蓝紫或绿色，则表示挥发油中有酚类成分存在；挥发油中醛、酮类化合物的检识，可在挥发油的乙醇溶液中加 2,4-硝基苯肼、氨基脲、羟胺等试剂，如产生结晶衍生物，则表明有醛或酮类化合物存在。但由于成分复杂、干扰因素多，采用化学分析法鉴别挥发油专属性不强，灵敏度不高。

2. 色谱法

（1）**薄层色谱法**　采用薄层色谱对挥发油进行定性分析时，主要根据不同组分极性的差异予以分离。常用的吸附剂为硅胶或 II～III 级中性氧化铝。对含不同双键的萜类化合物挥发油，还可采用硝酸银薄层色谱进行分析。多数挥发油成分能在浓硫酸（或浓盐酸）存在的条件下与香草醛形成各种颜色的化合物，常以香草醛-硫酸溶液作为显色剂。

（2）**气相色谱法**　气相色谱法是挥发油定性定量分析最广泛使用的手段。但在定性分析中主要还是通过相应对照品的参照，来解决挥发油中已知成分的鉴定，或通过指纹图谱的研究对中药材或提取物进行整体的定性鉴别。由于中药挥发油组成非常复杂，而且许多都是未知成分，无对照品作对照，此时可选用气相色谱-质谱联用技术进行分析鉴定，即利用数据库或分析质谱裂解碎片，对未知化合物进行定性分析。

三、定量分析

由于挥发油的组成非常复杂，所以通常所说的挥发油含量是指药材中挥发油的总提取量，即总挥发油的含量，多采用《中国药典》附录中收载的挥发油测定法进行测定，按挥发油相对密度大于或小于 1.0，可选用不同的挥发油测定器进行测定。而对于挥发油中某一单体成分，可采用气相色谱法、高效液相色谱法等进行测定。

四、应用示例

【例 5-16】薄荷中挥发性成分分析

薄荷（Menthae Haplocalycis Herba）为唇形科植物薄荷（*Mentha haplocalyx* Briq.）的干燥地上部分，具有宣散风热、清头目、透疹等功效。

薄荷鲜品含挥发油约 0.8%~1.0%，干品含挥发油约 1.3%~2.0%。薄荷油为无色或淡黄色澄清液体，有特殊清凉香气，味初辛后凉，存放日久，色渐变深。薄荷油与乙醇、乙醚、三氯甲烷等能任意混合，相对密度 0.888~0.908，旋光度 $-17°~-24°$，折光率 1.456~1.466。

薄荷挥发油的化学组成非常复杂，主要是单萜类及其含氧衍生物，其中以左旋薄荷醇（*l*-menthol）为主，含量高达 50%~85%；其次为左旋薄荷酮（*l*-menthone），含量约为 10%。此外，还含有非萜类芳香族、脂肪族化合物等其他成分。

1. 定性分析

（1）**显色反应** 取薄荷叶粉末少许，经微量升华得油状物，加硫酸 2 滴及香草醛结晶少量，初显黄色至橙黄色，再加水 1 滴，即变紫红色。

（2）**薄层色谱法** 取薄荷药材粉末 0.5g，加石油醚（60℃~90℃）5ml，密塞，振摇数分钟，放置 30 分钟，滤过，滤液挥至 1ml，作为供试品溶液。另取薄荷对照药材 0.5g 同法制成对照药材溶液。再取薄荷脑对照品，加石油醚（60℃~90℃）制成每 1ml 含 2mg 的溶液，作为对照品溶液。照薄层色谱法试验，吸取上述供试品溶液 10~20μl、对照药材溶液及对照品溶液各 10μl，分别点于同一硅胶 G 薄层板上，以甲苯-乙酸乙酯（19:1）为展开剂，展开，取出，晾干，喷以香草醛硫酸试液-乙醇（1:4）的混合溶液，在 100℃加热至斑点显色清晰。供试品色谱中，在与对照药材和对照品色谱相应的位置上，显相同颜色的斑点。

（3）**薄荷素油的气相色谱特征图谱** 采用弹性石英毛细管柱 HP-5（30m×0.32mm×0.25μm）；程序升温：初始柱温 60℃，以 2℃/min 的速度升至 120℃，再以 20℃/min 的速度升至 220℃，保持 5 分钟；进样口温度 250℃；FID 检测器，检测器温度 250℃；载气为氮气，流速 1.0ml/min，分流比 100:1；进样量 0.2μl。色谱图见图 5-16，可见 11 个共有峰，依次经质谱鉴定为 α-蒎烯（1）、β-蒎烯（2）、3-辛醇（3）、柠檬烯（4）、异胡薄荷醇（5）、薄荷酮（6）、异薄荷酮（7）、薄荷醇（8）、胡薄荷酮（9）、胡椒酮（10）、薄荷醋酸酯（11）。

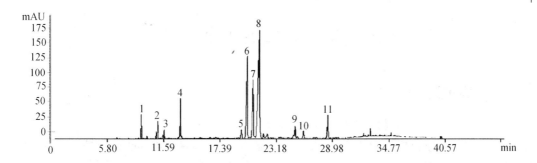

图 5 - 16 薄荷素油气相色谱特征图谱

2. 定量分析

（1）薄荷挥发油的含量测定　取本品 5mm 的短段适量，每 100g 供试品加水 600ml，照挥发油测定法保持微沸 3 小时测定。《中国药典》（2010 年版）规定本品含挥发油不得少于 0.80%（ml/g）。

（2）气相色谱法测定薄荷油中薄荷醇、薄荷酮的含量

色谱条件　同"薄荷素油的气相色谱特征图谱"；分流比 30:1，进样量 1.0μl。理论板数按薄荷酮峰计算，应不低于 50000。

内标溶液的制备　取 1 - 辛醇适量，精密称定，加无水乙醇制成每 1ml 含 40mg 的溶液，摇匀，作为内标溶液。

对照品溶液的制备　分别取 α - 蒎烯、柠檬烯、薄荷酮、薄荷醇、薄荷醋酸酯适量，精密称定，置 10ml 量瓶中，加无水乙醇溶解并稀释至刻度，摇匀，制成浓度分别为 3.783、9.659、49.323、64.860、10.995、11.296mg/ml 的混合对照品溶液。精密吸取上述混合对照品溶液 1.0ml，置 10ml 量瓶中，精密加入内标溶液 1.0ml，加无水乙醇溶解并稀释至刻度，摇匀，即得。

供试品溶液的制备　精密称取样品约 0.2g，置 10ml 量瓶中，精密加入内标溶液 1.0ml，加无水乙醇溶解并稀释至刻度，摇匀，即得。

测定法　按上述色谱条件进样分析，按内标法计算各成分含量。色谱图见图 5 - 17。

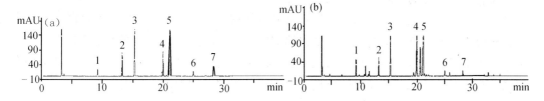

图 5 - 17　对照品（a）和薄荷素油样品（b）气相色谱图

1. α - 蒎烯；2. 柠檬烯；3. 薄荷酮；4. 薄荷醇；5. 薄荷醋酸酯

第十节　其他类成分分析

一、鞣质类

鞣质（tannins）是复杂的多元酚类化合物，广泛分布于植物界，尤以高等植物中分布更为普遍。鞣质也广泛存在于中药中，如地榆（Sanguisorbae Radix）、诃子（Chebulae Fructus）、石榴皮（Granati Pericarpium）、虎杖（Polygoni Cuspidati Rhizoma et Radix）、四季青（Ilicis Chinensis Folium）、侧柏叶（Platycladi Cacumen）、萹蓄（Polygoni Avicularis Herba）、仙鹤草（Agrimoniae Herba）、老鹳草（Erodii Herba，Geranii Herba）、大黄中均有大量存在。五倍子（Galla Chinensis）中鞣质含量甚至可高达60%～70%。

鞣质的化学结构分为可水解鞣质（hydrolysable tannins）和缩合鞣质（condensed tannins）两大类。另外，还有一些鞣质分子结构中同时含有可水解鞣质和缩合鞣质两种结构单元，称为复杂鞣质（complex tanins）。可水解鞣质是由酚酸和多元醇通过苷键或酯键形成的，可被酸、碱或酶催化水解。根据可水解鞣质水解产生的酚酸种类，常见的可水解鞣质主要分为没食子酸鞣质（gallotanin）和鞣花酸鞣质（ellagitanin）两类，前者水解产生没食子酸，后者水解产生鞣花酸。缩合鞣质是由黄烷醇类化合物缩合而成，不能被水解。

鞣质具有收敛性，内服可用于治疗胃肠道出血、溃疡和水泻等症；外用于创伤、灼伤的创面，可使创伤表面渗出物中的蛋白质凝固，形成痂膜，以保护创面，还能收缩创面的微血管，从而起到止血作用。鞣质可用作生物碱和一些重金属中毒时的解毒剂，因为它们能结合形成沉淀，减少被机体的吸收。此外，鞣质还具有抗菌、抗炎、抗病毒、抑制肠道蠕动、清除自由基等作用。

鞣质类化合物一般可用三氯化铁反应、溴水反应、醋酸铅反应、香草醛－浓硫酸反应、二甲氨基苯甲醛反应、甲醛浓盐酸－硫酸铁铵等反应检识。如果三氯化铁反应无色，提示无鞣质或有单取代酚羟基的缩合鞣质；三氯化铁反应显蓝色，一般为具邻三酚羟基化合物，可分为水解鞣质和没食子儿茶酸缩合鞣质；三氯化铁反应显深绿色，一般具邻二酚羟基化合物，可分为邻二酚羟基的黄酮和儿茶素类缩合鞣质。如果溴水反应有黄或橙红色沉淀，则为缩合鞣质。如果醋酸铅反应有沉淀，且沉淀溶于乙酸，则为缩合鞣质。如果香草醛浓硫酸反应与对二甲氨基苯甲醛反应呈红色，说明存在儿茶素类缩合鞣质。如果甲醛浓盐酸－硫酸铁铵反应有樱红色沉淀，则为缩合鞣质。

【例5－17】五倍子中鞣质类成分分析

五倍子是五倍子蚜虫［*Melaphis chinensis*（Bell）Baker］寄生在漆树科植物盐肤木（*Rhus chinensis* Mill.）、青麸杨（*R. potaninii* Maxim.）或红麸杨［*R. punjabensis Stew. var. sinica*（Diels）Rehd. et Wils.］叶上形成的虫瘿，具有敛肺降火、涩肠止泻、敛汗、止血、收湿敛疮的功效。其主要成分为鞣质，含量可高达60%～70%。因五倍子盛产于我国，故国际上常将五倍子鞣质称为中国鞣质（Chinese gallotanin）。五倍子鞣质属于可水解鞣质，其结构是葡萄糖上的羟基与没食子酸所形成的酯类化合物，主要成分如下：

五倍子鞣质　　　　　　　　　　　　没食子酰基

五没食子酰葡萄糖　　$l+m+n=0$　　六没食子酰葡萄糖　　$l+m+n=1$
七没食子酰葡萄糖　　$l+m+n=2$　　八没食子酰葡萄糖　　$l+m+n=3$
九没食子酰葡萄糖　　$l+m+n=4$　　十~十二五没食子酰葡萄糖　　$l+m+n=5$~7

1. 定性分析　用薄层色谱法。取本品粉末 0.5g，加甲醇 5ml，超声处理 15 分钟，滤过，滤液作为供试品溶液。另取五倍子对照药材 0.5g，同法制成对照药材溶液。再取没食子酸对照品，加甲醇制成每 1ml 含 1mg 的溶液，作为对照品溶液。吸取上述三种溶液各 2ml，分别点于同一硅胶 GF_{254} 薄层板上，以三氯甲烷–甲酸乙酯–甲酸（5∶5∶1）为展开剂，展开，取出，晾干，置紫外光灯（254nm）下检视。供试品色谱中，在与对照药材色谱和对照品色谱相应的位置上，显相同颜色的斑点。

2. 定量分析

（1）紫外–可见分光光度法测定五倍子中总鞣质的含量

对照品溶液的制备　精密称取没食子酸对照品 50mg，置 100ml 棕色量瓶中，加水溶解并稀释至刻度，精密量取 5ml，置 50ml 棕色量瓶中，用水稀释至刻度，摇匀，即得（每 1ml 中含没食子酸 0.05mg）。

标准曲线的制备　精密量取对照品溶液 0.5、1.0、2.0、3.0、4.0、5.0ml，分别置 25ml 棕色量瓶中，各加入磷钼钨酸试液 1ml，再分别加水 11.5、11、10、9、8、7ml，用 29% 碳酸钠溶液稀释至刻度，摇匀，放置 30 分钟以相应的试剂为空白，在 760nm 的波长处测定吸光度，以吸光度为纵坐标，浓度为横坐标，绘制标准曲线。

供试品溶液的制备　取药材粉末（过四号筛）约 0.2g，精密称定，置 250ml 棕色量瓶中，加水 150ml，放置过夜，超声处理 10 分钟，放冷，用水稀释至刻度，摇匀，静置（使固体物沉淀），滤过，弃去初滤液 50ml，精密量取续滤液 20ml，置 100ml 棕色量瓶中，用水稀释至刻度，摇匀，即得。

测定法　总酚：精密量取供试品溶液 2ml，置 25ml 棕色量瓶中，照标准曲线制备项下的方法，自"加入磷钼钨酸试液 1ml"起，加水 10ml，依法测定吸光度，从标准曲线中读出供试品溶液中没食子酸的量（mg），计算，即得。

不被吸附的多酚：精密量取供试品溶液 25ml，加至已盛有干酪素 0.6g 的 100ml 具塞锥形瓶中，密塞，置 30℃水浴中保温 1 小时，时时振摇，取出，放冷，摇匀，滤过，弃去初滤液，精密量取续滤液 2ml，置 25ml 量瓶中，照"标准曲线的制备"项下的方法，自"加入磷钼钨酸试液 1ml"起，加水 10ml，依法测定吸光度，从标准曲线中读出供试品溶液中没食子酸的量（mg），计算，即得。

按下式计算鞣质额含量：

$$鞣质含量 = 总酚量 - 不被吸附的多酚量$$

《中国药典》（2010 年版）规定本品按干燥品计算，含鞣质不得少于 50.0% 。

（2）高效液相色谱法测定五倍子中没食子酸的含量

色谱条件与系统适用性试验　以十八烷基键合硅胶为填充剂；以甲醇 -0.1% 磷酸溶液（15：85）为流动相；检测波长为 273nm。理论板数按没食子酸峰计算应不低于 3000。

对照品溶液的制备　取没食子酸对照品适量，精密称定，加 50% 甲醇制成每 1ml 含 40mg 的溶液，即得。

供试品溶液的制备　取本品粉末（过四号筛）约 0.5g，精密称定，精密加入 4mol/L 盐酸溶液 50ml，水浴中加热水解 3.5 小时，放冷，滤过。精密量取续滤液 1ml，置 100ml 量瓶中，加 50% 甲醇至刻度，摇匀，滤过，取续滤液，即得。

测定法　分别精密吸取对照品溶液与供试品溶液各 10μl，注入液相色谱仪，测定，即得。

《中国药典》（2010 年版）规定本品按干燥品计算，含鞣质以没食子酸（$C_7H_6O_5$）计，不得少于 50.0% 。

二、色素类

色素（pigments）是一类能够在可见光区（400~760nm）吸收光，从而呈现出一定颜色的物质。目前含有植物色素的中药大约有数十种，如紫苏叶（Perillae Folium）、虎杖（Polygoni Cuspidati Rhizoma et Radix）、菊花（Chrysanthemi Flos）、茜草（Rubiae Radix et Rhizoma）、大青叶（Isatidis Folium）、姜黄（Curcumae Longae Rhizoma）、密蒙花（Buddlejae Flos）、紫草（Arnebiae Radix）、栀子（Gardeniae Fructus）、红花（Carthami Flos）、山楂（Crataegi Fructus）、桑椹（Mori Fructus）、覆盆子（Rubi Fructus）、石榴皮（Granati Pericarpium）、款冬花（Farfabae Flos）等。植物色素按结构分类，主要有以下几类。

1. 花色素类（anthocyanins）　这是一类广泛分布于植物中的水溶性色素，具有清除氧自由基及抑制脂质过氧化的作用。由于它具有抗氧化性且低毒，因此成为食品、药品、日化用品中广泛使用的天然色素。最常见的有 6 种：天竺葵素（pelargonidin）、矢车菊素（cyanidin）、飞燕草素（delphinidin）、芍药色素（peonidin）、3′-甲花翠素（petunidin）和锦葵色素（malvidin）。

	R_1	R_2
天竺葵素	$-H$	$-H$
矢车菊素	$-OH$	$-H$
芍药色素	$-OCH_3$	$-H$
飞燕草素	$-OH$	$-OH$
3′-甲花翠素	$-OCH_3$	$-OH$
锦葵色素	$-OCH_3$	$-OCH_3$

2. 类胡萝卜素类（carotenoids）　类胡萝卜素是 8 个类异戊二烯单位组成的碳氢

化合物及它们的氧化衍生物的总称，主要包括 β - 胡萝卜素、α - 胡萝卜素、叶黄素、玉米黄质、隐黄素、番茄红素等。所有的类胡萝卜素在形式上可看成是具有 11 个共轭双键中间碳链的非环化 $C_{40}H_{56}$ 结构，是经过氧化、氢化、脱氢、环化、碳架的重排、降解衍生而来的。类胡萝卜素不仅是维生素 A 的前体物质形式，而且还具有维生素 A 所不具有的功能，如在机体中与一些易被氧化的物质竞争氧，起到抗氧化、抗癌作用，还有保护心血管及增强免疫的功能。

番茄红素基本骨架

3. 醌酮类（quinone ketones） 紫草宁是从紫草科植物紫草根中提取得到苯醌类色素，主要成分为紫草素，除用于食用红色素外，还有退热、解毒功效；茜草红是从茜草科植物西洋茜草根中提取得到的色素，主要呈色物质为蒽醌类成分茜草酸和茜草宁，中性溶液中呈橙黄色，碱性溶液中呈现红色至红紫色；姜黄色素是从姜科植物姜黄中提取得到的双酮类色素，主要成分为姜黄素、去甲氧基姜黄素、双去甲氧基姜黄素，具有抗炎、抗氧化、抗动脉粥样硬化、抑癌及降血脂等多种药理作用。

	R₁	R₂
姜黄素	$-OCH_3$	$-OCH_3$
脱甲氧基姜黄素	$-OCH_3$	$-H$
双脱甲氧基姜黄素	$-H$	$-H$

【例 5 - 18】姜黄中姜黄素的分析

姜黄（Curcumae Longae Rhizoma）为姜科植物姜黄（*Curcuma longa* L.）干燥根茎。具有破血行气、痛经止痛的功效。姜黄素是从姜黄中分离得到的一种天然色素，主要成分包括姜黄素（curcumin）、脱甲氧基姜黄素（demethoxycurcumin）和脱双甲氧基姜黄素（bidemethoxycurcumin），是极为稀少的二酮类有色物质。

1. 定性分析 用薄层色谱法。取本品粉末 0.2g，加无水乙醇 20ml，振摇，放置 30 分钟，滤过，滤液蒸干，残渣加无水乙醇 2ml 使溶解，作为供试品溶液。另取姜黄素对照药材 0.2g，同法制成对照药材溶液。再取姜黄素对照品，加无水乙醇制成每 1ml 含 0.5mg 的溶液，作为对照品溶液。吸取上述 3 种溶液各 4μl，分别点于同一硅胶 G 薄层板上，以三氯甲烷 - 甲醇 - 甲酸（96:4:0.7）为展开剂，展开，取出，晾干，分别置日光和紫外光灯（365nm）下检视。供试品色谱中，在与对照药材色谱和对照品色谱相应的位置上，分别显相同颜色的斑点或荧光斑点。

2. 定量分析 高效液相色谱法测定姜黄中姜黄素的含量。

色谱条件与系统适用性试验 以十八烷基硅烷键合硅胶为填充剂；以乙腈 -4% 冰醋酸溶液（48:52）为流动相；检测波长为 430nm。理论板数按姜黄素峰计算应不低于 4000。

对照品溶液的制备 取姜黄素对照品适量，精密称定，加甲醇制成每 1ml 含 10μg 的溶液，即得。

供试品溶液的制备　取本品细粉约0.2g，精密称定，置具塞锥形瓶中，精密加入甲醇10ml，称定重量，加热回流30分钟，放冷，再称定重量，用甲醇补足减失的重量，摇匀，离心，精密量取上清液1ml，置20ml量瓶中，加甲醇稀释至刻度，摇匀，即得。

测定法　分别精密吸取对照品溶液与供试品溶液各5ml，注入液相色谱仪，测定，即得。

《中国药典》（2010年版）规定本品按干燥品计算，含姜黄素（$C_{21}H_{20}O_6$）不得少于1.0%。

三、氨基酸、多肽、蛋白质类

氨基酸（amino acids）是羧酸分子中烃基上的氢被氨基取代的衍生物。根据氨基处于羧基的邻位（α位）、间位（β位）和间隔二位（γ位）等位置不同，将氨基酸分为α-氨基酸、β-氨基酸、γ-氨基酸等，其中以α-氨基酸占多数。氨基酸是组成多肽、蛋白质的基本分子。其中人体必不可少而又不能自身合成的被称为必需氨基酸。此类氨基酸已经大部分应用于医药方面，如精氨酸（Arg）、谷氨酸（Glu）作为肝昏迷抢救药；组氨酸（His）用于治疗胃及十二指肠溃疡和肝炎等。中药中含有的游离氨基酸，有些也具有较显著的生理活性。如使君子（Quisqualis Fructus）中的使君子氨酸（quisqualic acid）具有驱蛔虫的作用；三七（Notoginseng Radix et Rhizoma）中的三七素（dencichine）具有止血活性。

多肽（polypeptides）是α-氨基酸以肽键连接在一起而形成的化合物，由两个氨基酸分子脱水缩合而成的化合物叫做二肽，同理类推还有三肽、四肽、五肽等。通常由10~100个氨基酸分子脱水缩合而成的化合物叫多肽。多肽具有多种生物活性。例如，从酸枣仁（Ziziphi Spinosae Semen）中分离得到具有安眠作用的zizyphine为环肽类化合物；从茜草（Rubiae Radix et Rhizoma）中得到一系列十四元环的茜草环肽具有抗肿瘤作用；从人工虫草菌丝体中分离得到的环肽具有抗癌和增强免疫活性。又如，从全蝎（Scorpio）的蝎毒中已分离鉴定出几十种活性多肽，包括有抗癫痫肽、镇痛肽和抗肿瘤肽等；新鲜水蛭所含具有抗凝血酶抑制活性的水蛭素（hirudin），系由65个氨基酸组成的多肽，分子量约为7000左右。

蛋白质（proteins）是由α-氨基酸按一定顺序结合形成一条多肽链，再由一条或一条以上的多肽链按照其特定方式结合而成的高分子化合物。蛋白质的不同在于其氨基酸的种类、数目、排列顺序和肽链空间结构的不同。蛋白质通常是动物类药材的主要有效成分。例如，阿胶（Asini Corii Colla）的化学成分主要为骨胶原，水解可得明胶、胶原蛋白和17种氨基酸，其中胶原蛋白含量可达60%~80%；海马（Hippocampus）所含总蛋白量约为70%左右，水解后氨基酸总量可达60%，且必需氨基酸占总氨基酸约为30%左右。一些植物类中药所含蛋白质也具有特定的医疗价值。如半夏蛋白具有抑制早期妊娠的作用；天花粉蛋白质对中期妊娠引产、宫外孕、死胎、葡萄胎和恶性葡萄胎等均有较好的疗效。

氨基酸、多肽、蛋白质的显色反应有茚三酮反应、双缩脲反应、酚试剂反应、米伦反应等。薄层色谱法是氨基酸、多肽、蛋白质类成分常用的定性分析方法。较常用的吸附剂是硅胶 G 或硅胶 H，展开剂用氯仿－甲醇（或丙酮）（9∶1），显色剂用 2% 的茚三酮溶液。除薄层色谱外，聚丙烯酰胺凝胶电泳也是鉴别蛋白质的良好手段。

药材中总蛋白质的含量测定可采用凯氏定氮法、比色法（如考马斯亮蓝法、双缩脲法）等，游离氨基酸的含量测定可采用高效液相色谱法，或者采用氨基酸自动分析仪进行定量分析。

【例 5 – 19】 凯氏定氮法测定龟甲胶中氮的含量

取供试品粉末约 0.2g（约相当于含氮量 25 ～ 30mg），精密称定，置干燥的 500ml 凯氏烧瓶中；然后依次加入硫酸钾（或无水硫酸钠）10g 和硫酸铜粉末 0.5g，再沿瓶壁缓缓加硫酸 20ml；在凯氏烧瓶口放一小漏斗并使凯氏烧瓶成 45° 斜置，用直火缓缓加热，使溶液的温度保持在沸点以下，等泡沸停止，加强热至沸腾，待溶液成澄明的绿色后，继续加热 30 分钟，放冷。沿瓶壁缓缓加水 250ml，振摇使混合，放冷后，加 40% 氢氧化钠溶液 75ml，注意使沿瓶壁流至瓶底，自成一液层，加锌粒数粒，用氮气球将凯氏烧瓶与冷凝管连接；另取 2% 硼酸溶液 50ml，置 500ml 锥形瓶中，加甲基红－溴甲酚绿混合指示液 10 滴；将冷凝管的下端插入硼酸溶液的液面下，轻轻摆动凯氏烧瓶，使溶液混合均匀，加热蒸馏，至接收液的总体积约为 250ml 时，将冷凝管尖端提出液面，使蒸气冲洗约 1 分钟，用水淋洗尖端后停止蒸馏；馏出液用硫酸滴定液（0.05mol/L）滴定至溶液由蓝绿色变为灰紫色，并将滴定的结果用空白试验校正。每 1ml 硫酸滴定液（0.05mol/L）相当于 1.401mg 的氮。

《中国药典》（2010 年版）规定本品按干燥品计算，含总氮（N）不得少于 9.0%。

【例 5 – 20】 高效液相色谱蒸发光散射检测法测定阿胶中氨基酸的含量

色谱条件　色谱柱：Prevail™ C₁₈ 色谱柱（250mm ×4.6mm，5μm）；流动相：A 为乙腈，B 为 0.7% 三氟乙酸溶液（含 5.0mmol/L 七氟丁酸）；线性梯度洗脱程序：0～5 分钟为 0%A，8 分钟时升至 15%A，25 分钟时升至 35%A；流速为 0.8ml/min；柱温 35℃；进样量 10μl；检测器为蒸发光散射检测器，漂移管温度为 115℃，氮气流速为 2.5L/min。

对照品溶液的制备　分别精密称取组氨酸等 17 种氨基酸标准品适量置于同一量瓶中，加 0.01mol/L 盐酸溶液溶解并制成各氨基酸浓度均约为 2.327mg/ml 的溶液，即得。

供试品溶液的制备　精密称取阿胶粗粉 50mg 置于锥形瓶中，加入 6mol/L 盐酸 20ml，抽真空密封，恒温 110℃水解 24 小时，放冷，滤过，挥干滤液，加水 2.5ml 溶解，摇匀，滤过，取续滤液，即得。

测定法　分别精密吸取对照品溶液与供试品溶液各 10μl，注入液相色谱仪，测定，即得。色谱图见图 5 –18。

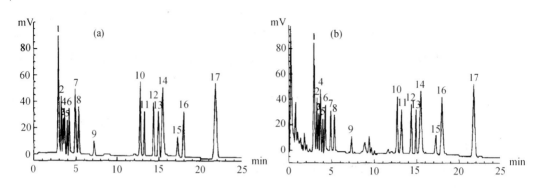

图 5 - 18　氨基酸对照品（a）和阿胶样品（b）高效液相色谱图

1. 甘氨酸；2. 丝氨酸；3. 天冬氨酸；4. 丙氨酸；5. 苏氨酸；6. 谷氨酸；7. 半胱氨酸；
8. 赖氨酸；9. 组氨酸；10. 精氨酸；11. 脯氨酸；12. 缬氨酸；13. 甲硫氨酸；14. 络氨酸；15. 异亮氨酸；
16. 亮氨酸；17. 苯丙氨酸

四、核苷类

核苷（nucleoside）是一类由碱基和五碳糖（核糖或脱氧核糖）连接而成的化合物，即嘌呤的 N - 9 或嘧啶的 N - 1 与核糖或脱氧核糖的 C - 1 通过 β - 糖苷键连接而成，包括核糖核苷和脱氧核糖核苷两类：构成 RNA 的核苷是核糖核苷，主要有腺苷（adenosine）、鸟苷（guanosine）、胞苷（cytidine）和尿苷（uridine）；构成 DNA 的核苷是脱氧核糖核苷，主要有脱氧腺苷（deoxyadenosine）、脱氧鸟苷（deoxyguanosine）、脱氧胞苷（deoxycytidine）和脱氧胸腺苷（deoxythymidine adenosine）。

核苷是核酸的主要组分。有些核苷及其衍生物具有显著的生理功能，如次黄嘌呤核苷（肌苷）可治疗急性和慢性肝炎及风湿性心脏病，并有增加白细胞等功效；5 - 氟尿嘧啶脱氧核苷能抗肿瘤，毒性比 5 - 氟尿嘧啶低，对肝癌、胃癌、直肠癌、卵巢癌、膀胱癌有一定疗效；5′- 脱氧 -5′- 碘尿嘧啶核苷是治疗病毒性角膜炎的特效药。

核苷类成分是某些中药的药效物质基础。例如，枸杞子（Lycii Fructus）中含有腺嘌呤，可刺激白细胞增生，用于防治由肿瘤化疗、放疗引起的白细胞减少症；五味子（Schisandrae Chinensis Fructus）、覆盆子（Rubi Fructus）均含有腺苷，该成分具有调节肾脏血流，控制肾素释放，调节肾小球反馈系统等作用。

核苷类成分常用的显色反应有：①核糖核苷与盐酸共热，水解生成的戊糖转变成糠醛，在三氯化铁催化下，与苔黑酚（即 5 - 甲基 -1,3 - 苯二酚）反应生成绿色物质，产物在 670nm 处有最大吸收。②脱氧核苷在酸性溶液中水解得到脱氧核糖并转变为 ω - 羟基 -γ - 酮戊酸，与二苯胺共热，生成蓝色化合物，在 595nm 处有最大吸收。核苷类成分也可用薄层色谱法检识，吸附剂常用硅胶 G，展开剂用石油醚 - 乙酸乙酯 - 甲酸（7∶3∶0.1），晾干后置紫外光灯 365nm 下检识。

核苷的碱基杂环上的共轭双键在紫外光区有强吸收，因此高效液相色谱 - 紫外检测器是核苷定量分析常用的方法。

【例 5 – 21】 高效液相色谱法测定虫草发酵制品中核苷及碱基

色谱条件 KromasilC$_8$色谱柱（250mm × 4.6mm，5μm）；柱温 30℃；以甲醇（A）– 水（B）为流动相；梯度洗脱程序为：98% B（0～10 分钟），85% B（10～25 分钟）；流速 1.0 ml/min；检测波长为 260nm；进样量 10μl。

对照品溶液的制备 分别取尿嘧啶、胞苷、次黄嘌呤、尿苷、腺嘌呤、鸟苷、腺苷、3′-脱氧腺苷等 8 种碱基和核苷对照品，精密称定，加甲醇制成混合对照品溶液。

供试品溶液的制备 取干燥至恒重的样品粉末 0.5g，精密称定，加 20% 乙醇 50ml，超声处理，浸出液离心 15 分钟（转速为 13000 转/分钟）。重复上述步骤至浸出液无色。合并上清液，50℃减压浓缩至干，加甲醇溶解并转移至 10ml 量瓶中，定容至刻度，摇匀，即得。

测定法 分别精密吸取对照品溶液与供试品溶液各 10μl，注入液相色谱仪，测定，即得。色谱图见图 5 –19。

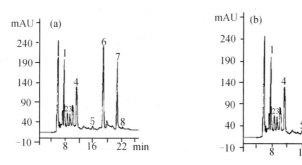

图 5 – 19 核苷类对照品（a）和虫草发酵样品（b）高效液相色谱图
1. 尿嘧啶；2. 胞苷；3. 次黄嘌呤；4. 尿苷；5. 腺嘌呤；6. 鸟苷；7. 腺苷；8.3′-脱氧腺苷

五、多糖类

多糖（polysaccharides）是由 10 个以上的单糖（醛糖和/或酮糖）通过糖苷键连接在一起的聚合物。多糖是生物体内除蛋白质和核酸以外的又一类重要的信息分子。多糖在植物界中分布广泛，存在于植物的各个部位，常占植物干重的 80% ～90%。

近年来，由于分子生物学的发展，人们逐渐认识到植物多糖及其复合物分子具有增强机体免疫功能及抗肿瘤、抗肝炎、抗溃疡、调血脂、降血糖和抗衰老等重要的生物功能。如香菇多糖具有抗肿瘤活性，黄芪多糖具有增强免疫功能的作用，猪苓多糖是良好的免疫调节剂，具有抗肿瘤转移和调节机体细胞免疫功能的作用等。

多糖属生物高分子化合物，像蛋白质一样具有一、二、三、四级结构。由于结构复杂，多糖中单糖组成测定是控制多糖质量和提供多糖信息的最重要环节，因此常将多糖水解，采用 Molish 反应、Fehling 反应、多伦反应、银镜反应等检识产生的相应单糖。

糖的薄层色谱常用的吸附剂有硅胶、氧化铝、纤维素、硅藻土。制备薄层板时常用无机盐的水溶液代替水，以增加样品承载量，改善分离效果。常用的无机盐水溶液有 0.3mol/L 磷酸氢二钠溶液或磷酸二氢钠溶液、0.02mol/L 醋酸钠溶液、0.02mol/L 硼酸盐缓冲液和 0.1mol/L 亚硫酸氢钠水溶液等。糖的极性大，因此展开剂常用极性较大的含水溶剂系统，如正丁醇 - 醋酸 - 水（4：1：5，上层）、正丁醇 - 乙酸乙酯 - 水（4：1：5，上层）、丙酮 - 水（96：4）、正丁醇 - 水（4：1：15）、正丁醇 - 乙酸乙酯 - 异丙醇 - 醋酸 - 水 - 吡啶（7：20：12：7：6：6）等。糖的显色主要是利用其还原性或形成糖醛后引起的显色反应。如硝酸银试剂，使还原糖显棕黑色；三苯四氮唑盐试剂，使单糖和还原性低聚糖显红色；3,5 - 二羟基甲苯 - 盐酸试剂，使酮糖和含有酮基的低聚糖显红色；过碘酸加联苯胺试剂，使糖中有邻二羟基结构者呈蓝底白斑。

分光光度法是分析测定多糖含量的传统方法，应用广泛。其原理主要是根据糖的还原性，将糖转变成糠醛衍生物后进行测定。主要的方法有苯酚 - 硫酸法、蒽酮 - 硫酸法、3,5 - 二硝基水杨酸（DNS）法等。其中蒽酮 - 硫酸法和苯酚 - 硫酸法应用最广。但应注意以下方法一般测定的结果都是样品中总糖的含量，若样品中原本就含有单糖，则往往会使多糖的测定结果偏高。例如，《中国药典》（2010 年版）采用苯酚 - 硫酸法测定枸杞子中多糖的含量，规定本品按干燥品计，含枸杞多糖以葡萄糖（$C_6H_{12}O_6$）计，不得少于 1.8%；采用蒽酮 - 硫酸法测定灵芝中多糖的含量，规定本品按干燥品计，含灵芝多糖以葡萄糖（$C_6H_{12}O_6$）计，不得少于 0.50%。

此外，还可采用滴定法测定多糖含量，常用的方法有 Fehling 滴定法、高锰酸钾法、碘量法、高碘酸氧化法、次甲基蓝法等。例如，《中国药典》（2010 年版）采用 Fehling 试剂（碱性酒石酸铜试液）滴定蜂蜜中还原糖的含量，规定本品含还原糖不得少于 64.0%。

【例 5 - 22】黄芪多糖分析

黄芪多糖是黄芪（Astragali Radix）的主要活性成分之一，具有调节体内血糖、增强体液免疫的作用，同时具有抗病毒、抗肿瘤、抗衰老、抗辐射、抗应激、抗氧化等作用。目前从黄芪中已分离得到均多糖 AG - 1、AG - 2（属于葡聚糖），杂多糖 AH - 1、AH - 2，以及黄芪多糖Ⅰ、Ⅱ、Ⅲ等。其中杂多糖 AH - 1 为酸性多糖，其组成有半乳糖醛酸、葡萄糖醛酸、葡萄糖、鼠李糖和阿拉伯糖等。黄芪多糖Ⅰ分子量为 363000，由 D - 葡萄糖、D - 半乳糖、L - 阿拉伯糖组成；黄芪多糖Ⅱ及Ⅲ分子量分别为 12300 及 34600，均为葡聚糖。

1. 定性分析

（1）显色反应　①Molish 反应：取黄芪多糖 50～100mg，加水 5ml，使完全溶解后，加 2% α - 萘酚乙醇溶液 3 滴，摇匀后，沿试管壁缓缓加硫酸 0.5～1ml，在两液面交界处有紫色环产生。②Fehling 反应：取黄芪多糖适量，加酸水解，加入 Fehling 试剂，产生棕红色沉淀。

（2）薄层色谱法　可将黄芪多糖加酸水解成单糖或低聚糖，然后进行薄层色谱、纸色谱、气相色谱、高效液相色谱或离子交换色谱分析。如采用薄层色谱法检识黄芪多糖中是否掺入葡萄糖：取黄芪多糖配成 10% 的水溶液，以 D - 葡萄糖为对照品，以正丁醇 - 冰醋酸 - 水（4：1：5）的上层溶液展开，喷 10% 硫酸乙醇溶液显色，结果黄芪多糖的 R_f 值比对照品的大，而在对照品相对应的位置不应存在斑点。

2. 定量分析

（1）苯酚－硫酸法测定黄芪总多糖含量

标准曲线的绘制 精密称取标准葡聚糖（或葡萄糖）对照品5.00mg于50ml量瓶中，加水溶解并稀释至刻度，摇匀。分别精密吸取0、0.4、0.8、1.2、1.6、2.0ml，置具塞试管中，并加水补至2.0ml，并加6%苯酚溶液1.0ml，混匀，加硫酸5.0ml，静置10分钟，混匀，室温放置20分钟后，于487nm波长处测定吸收度。以对照品量为横坐标，吸光度为纵坐标，绘制标准曲线。

测定法 取黄芪粗粉1g，精密称定，加甲醇50ml回流提取2小时，滤过，残渣挥干甲醇后，加水煎煮3次，每次30分钟，合并煎煮液，滤过，滤液用重蒸去离子水透析36小时，置100ml量瓶中，加水至刻度，摇匀。精密吸取一定量，按"标准曲线的绘制"项下自"置具塞试管中，分别加水补至2.0ml"开始依法操作，测定吸收度，计算多糖含量。

（2）黄芪多糖单糖组成测定

色谱条件 Alltech公司产prevail carbohydrate ES色谱柱（250mm×4.6mm，5μm）；流动相为乙腈－水（80∶20）；流速0.8ml/min；蒸发光散射检测器检测。

单糖对照溶液的制备 精密取各单糖对照品适量，用水制成1mg/ml的对照品储备溶液。精密吸取各个储备液2ml置25ml量瓶中，加水至刻度，摇匀，作为混合对照品溶液。

黄芪多糖水解液的制备 取黄芪多糖10mg置安瓿中，加入2mol/L的硫酸2ml溶解后封管，于105℃下水解8小时。切开封管，用$BaCO_3$中和水解液，4000r/min离心，上清液经氮吹浓缩1倍，即得酸水解溶液。

测定法 取多糖水解液和混合对照品溶液各5μl注入色谱仪，结果见图5－20，从图中可以判断所含单糖依次为GlcA、Rha、Ara、Xyl、Man、Gal、Glc，根据标准曲线可计算其组成摩尔比。

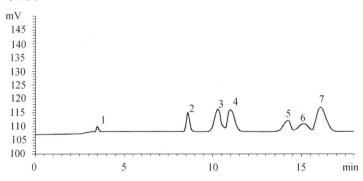

图5－20 黄芪多糖中单糖组成高效液相色谱图

1. GlcA；2. Rha；3. Ara；4. Xyl；5. Man；6. Gal；7. Glc

六、无机成分

无机成分主要存在于矿物类药材及其制剂中。矿物药所含无机成分在治疗疾病中有其独特的作用，如用含Cu、Fe、Ca、P、Mn等元素的矿物药作为滋养性和兴奋性药物；

用含 Mg、K、Na 等成分的矿物药作为泻下、利尿药物；用含 S、As、Hg 等成分的矿物药作为治疗梅毒和疥癣的药物；用含 Al、Pb、Zn 等成分的矿物药作为收敛药物等均符合现代医学治病原理；以石膏（Gypsum Fibrosum）为主药的"白虎汤"，用于治疗急性传染病如"流脑"、"乙脑"等症的高热和惊厥，确有显著的疗效。

无机成分的定性鉴别通常采用化学反应法，即根据无机成分所含阴、阳离子，选择某一试剂与其发生化学反应，产生沉淀、气味及颜色改变等来达到鉴别的目的。《中国药典》（2010 年版）收载的 20 余种矿物药材均可用化学反应法鉴别。例如，石膏的鉴别方法是：取本品粉末 0.2g，加稀盐酸 10ml，加热使溶解，溶液显钙盐与硫酸盐的鉴别反应。

无机成分的定量分析常采用化学分析法（如重量分析法和滴定分析法），该法准确度高，误差小，多用于常量分析，在矿物药材的含量测定中广泛应用。若要测定矿物药材及其制剂中的微量元素，则可采用原子光谱法、电感耦合等离子体质谱法等。

【例 5 – 23】滴定法测定朱砂中硫化汞的含量

取本品本粉末约 0.3g，精密称定，置锥形瓶中，加硫酸 10ml 与硝酸钾 1.5g，加热使溶解，放冷，加水 50ml，并加 1% 高锰酸钾溶液至显粉红色，再滴加 2% 硫酸亚铁溶液至红色消失后，加硫酸铁铵指示液 2ml，用硫氰酸铵滴定液（0.1mol/L）滴定。每 1ml 硫氰酸铵滴定液（0.1mol/L）相当于 11.63mg 的硫化汞。本品含硫化汞（HgS）不得少于 96.0%。

【例 5 – 24】原子吸收分光光度法测定龙牡壮骨颗粒中钙的含量

对照品溶液的制备 取碳酸钙基准物约 10mg，置 100ml 量瓶中，用水 10ml 湿润后，用稀盐酸 5ml 溶解，加水至刻度，摇匀，精密量取 25ml，置 100ml 量瓶中，加水至刻度，摇匀，量取 1.0、1.5、2.0、2.5 和 3.0ml，分别置 25ml 量瓶中，各加镧试液 1ml，加水至刻度，摇匀，即得。

供试品溶液制备 取本品内容物适量，研细，取 0.5g 或 0.3g（无蔗糖），精密称定，置 100ml 量瓶中，用水 10ml 湿润后，用稀盐酸 5ml 溶解，加水至刻度，摇匀，滤过。精密量取续滤液 20ml，置 25ml 量瓶中，加镧试液 1ml，加水至刻度，摇匀，即得。

测定法 取对照品溶液和供试品溶液，按标准曲线法在 422.7nm 波长处测定，计算，即得。本品每袋含钙（Ca）不得少于 45.0mg。

第十一节　中药多类成分同时定量分析

中药成分复杂多样，其药理活性往往是多成分整合作用的结果。如银杏叶提取物抗动脉粥样硬化的作用，是通过银杏内酯拮抗血小板活化因子、抑制血管平滑肌细胞增殖、抗氧化应激作用以及银杏黄酮醇苷调节血脂代谢、抗氧化作用等共同作用的结果。中药的药理活性往往也不是单一的，如何首乌的泻下作用是因含有结合蒽醌类成分，而其滋补作用则因含有二苯乙烯苷类成分。因而，药材的有效性评价需要对其所含有的不同类别成分进行定量分析。此外，对于大多数有效成分尚不明确的药材而言，多类成分的定量分析也是控制其质量的有效手段。由于理化性质上的差异，同一药材中不同类别成分通常采用不同的测定方法分别进行定量分析。《中国药典》（2010 年版）对同一药材中不同类别成分分别规定有含量测定项的情况列表如下。

表 5－6　《中国药典》（2010 年版）收载同一药材不同类别成分含量测定

药材	测定指标及方法	药材	测定指标及方法	药材	测定指标及方法
人工牛黄	胆酸，UV－Vis 胆红素，UV－Vis	红花	羟基红花黄色素 A，HPLC 山柰素，HPLC	铁皮石斛	多糖，UV－Vis 甘露糖，HPLC
体外培育牛黄	胆酸，TLC 胆红素，UV－Vis	何首乌	二苯乙烯苷，HPLC 结合蒽醌，HPLC	益母草	盐酸水苏碱，HPLC 盐酸益母草碱，HPLC
牛黄	胆酸，TLCS 胆红素，UV－Vis	沙棘	总黄酮，UV－Vis 异鼠李素，HPLC	黄芪	黄芪甲苷，HPLC－ELSD 毛蕊异黄酮葡萄糖苷，HPLC
半枝莲	总黄酮，UV－Vis 野黄芩苷，HPLC	连翘	连翘苷，HPLC 连翘酯苷 A，HPLC	黄柏	小檗碱，HPLC 黄柏碱，HPLC
甘草	甘草酸，HPLC 甘草苷，HPLC	山楂叶	总黄酮，UV－Vis 金丝桃苷，HPLC	忍冬藤	绿原酸，HPLC 马钱苷，HPLC
地黄	梓醇，HPLC 毛蕊花糖苷，HPLC	青黛	靛蓝，HPLC 靛玉红，HPLC	银杏叶	总黄酮苷，HPLC 萜类内酯，HPLC－ELSD
丹参	丹参酮 II$_A$，HPLC 丹酚酸 B，HPLC	虎杖	大黄素，HPLC 虎杖苷，HPLC	淫羊藿	总黄酮，UV－Vis 淫羊藿苷，HPLC
乌药	乌药醚内酯，HPLC 去甲异波尔定，HPLC	知母	芒果苷，HPLC 知母皂苷 BII，HPLC	远志	细叶远志皂苷，HPLC 远志口山酮 II 和 3,6′－二芥子酰基蔗糖，HPLC
当药	当药苷，HPLC 獐牙菜苦苷，HPLC	金银花	绿原酸，HPLC 木犀草苷，HPLC	山银花	绿原酸，HPLC 灰毡毛忍冬皂苷乙和川续断皂苷乙，HPLC－ELSD
华山参	总生物碱，UV－Vis 东莨菪内酯，HPLC	酸枣仁	酸枣仁皂苷 A，HPLC－ELSD 斯皮诺素，HPLC		
槐花	总黄酮，UV－Vis 芦丁，HPLC	枸杞子	枸杞多糖，UV－Vis 甜菜碱，TLC		

随着仪器分析检测技术的快速发展，当前也有许多研究者采用联用技术对中药中多类成分同时进行定量分析，如用高灵敏的质谱检测器同时测定主要成分及微量成分的含量；根据化合物吸光度的差异，用多波长检测实现多成分同时分析；根据化合物结构差异，用联用检测技术同时检测多类成分。

【例 5－25】HPLC－MS 法同时测定忍冬藤中有机酸、黄酮和环烯醚萜的含量

忍冬藤（Lonicerae Japonicae Caulis）为忍冬科植物忍冬（*Lonicera japonica* Thunb.）的干燥茎枝，具有清热解毒、疏风通络的功效。忍冬藤中的主要成分为有机酸、黄酮和环烯醚萜类。建立了 HPLC－MS 分析方法，同时对忍冬藤中有机酸、黄酮和环烯醚萜这

三类成分进行分析。所测成分为：绿原酸（chlorogenic acid, 1），咖啡酸（caffeic acid, 2），马钱子苷（loganin, 3），当药苷（sweroside, 4），secoxyloganin（5），毛蕊异黄酮苷（calycosin－7－O－glucoside, IS），木犀草苷（luteilin－7－O－glucoside, 7），芦丁（rutin, 8），3,5－di－O－caffeoyl quinic acid（6），3,4－di－O－caffeoyl quinic acid（9）。

色谱条件 Aglient Extend－C$_{18}$色谱柱（4.6mm×250mm, 5μm）；流速为0.8ml/min；检测波长240nm；流动相为0.1%甲酸溶液（A）－甲醇（B）系统；梯度洗脱程序：30% B（0~13分钟）；30%~40% B（13~17分钟）；40%~49% B（17~30分钟）；49%~100% B（30~35分钟）。

质谱检测器参数 ESI离子源，负离子模式，选择离子监测（SIM）方式双通道采集数据；干燥气流速8L/min；干燥气温度320℃；雾化压力30psig；传输电压100V；毛细管电压3500V；用色谱保留时间和质谱特征离子双重定性，色谱峰面积外标法定量。选择离子色谱图见图5－21。

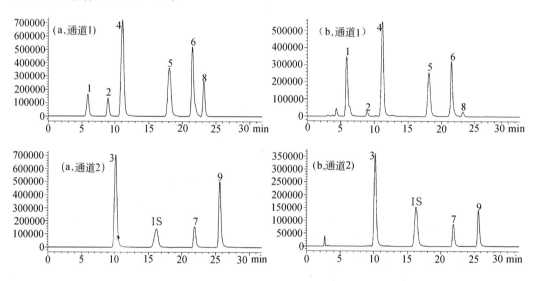

图5－21 混合对照品（A）和忍冬藤样品（B）选择离子色谱图

【例5－26】多波长HPLC法同时测定山银花中有机酸、黄酮和环烯醚萜的含量

山银花（Lonicerae Flos）为忍冬科植物灰毡毛忍冬（*Lonicera macranthoides* Hand.－Mazz）、红腺忍冬（*L. hypoglauca* Miq.）、华南忍冬（*L. confusa* DC.）及黄褐毛忍冬（*L. fulvotomentosa* Hsu et S. C. Cheng）的干燥花蕾或带初开的花蕾，具有清热解毒、凉散风热之功效。山银花主含有机酸、黄酮、环烯醚萜类成分。采用HPLC－UV波长转换法同时测定山银花中有机酸、黄酮和环烯醚萜的含量。所测成分包括：6个有机酸类，即绿原酸（chlorogenic acid, 1），咖啡酸（caffeic acid, 4），3,5－O－双咖啡酰奎宁酸（3,5－di－O－caffeoyl quinic acid, 10），3,4－O－双咖啡酰奎宁酸（3,4－di－O－caffeoyl quinic acid, 11），3,5－O－双咖啡酰奎宁酸甲酯（methyl 3,5－di－O－caffeoylquinate, 12），3,4－O－双咖啡酰奎宁酸甲酯（methyl 3,4－di－O－caffeoylquinate,

13）；3 个黄酮类，即芦丁（rutin，6），忍冬苷（lonicerin，7），木犀草素 -7 -O -葡萄糖苷（luteolin -7 -O -glucoside，8）；四种环烯醚萜类，即马钱子苷（loganin，2），獐牙菜苷（sweroside，3），secoxyloganin（5），centauroside（9）。

色谱条件　Shim - pack CLC - ODS 色谱柱（150mm ×6.0mm，5.0μm）；柱温 20℃；流速 0.8ml/min；检测波长为 240nm 检测环烯醚萜，330nm 检测有机酸，360nm 检测黄酮；流动相为乙腈（B）-0.4% 乙酸溶液（A）系统；梯度洗脱程序：10.5% ~ 17% B（0 ~14 分钟）；17% ~22% B（14 ~20 分钟）；22% ~23% B（20 ~29 分钟）；23% ~25% B（29 ~33 分钟）；25% ~27% B（33 ~35 分钟）；27% ~30% B（35 ~40 分钟）；30% ~47% B（40 ~48 分钟）；47% ~70% B（48 ~55 分钟）；70% ~85% B（55 ~60 分钟）。色谱图见图 5 -22。

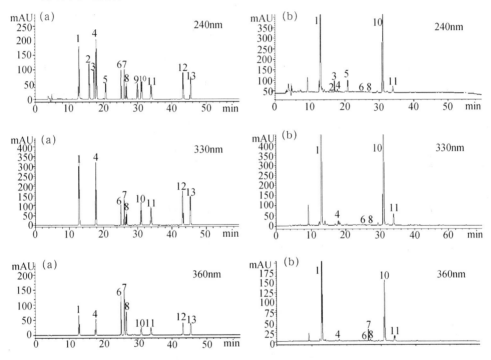

图 5 -22　混合对照品（a）和华南忍冬样品（b）高效液相色谱图

【例 5 -27】HPLC - DAD - ELSD 联用法同时测定复方丹参片、复方丹参滴丸中三七皂苷、丹酚酸和丹参二萜醌的含量

复方丹参片、复方丹参滴丸均由丹参、三七、冰片 3 味中药组成，具有活血化瘀、理气止痛之功效。三七所含主要成分为三萜皂苷类，丹参所含主要成分为丹酚酸和丹参二萜醌类。采用 HPLC - DAD - ELSD 联用技术，可以同时测定制剂中三七皂苷、丹酚酸和丹参二萜醌的含量。所测成分为：4 个丹酚酸类，包括丹参素（1），原儿茶醛（2），迷迭香酸（3），丹酚酸 B（4）；4 个三萜皂苷类，包括三七皂苷 R_1（5），人参皂苷 Rg_1（6），人参皂苷 Rb_1（7），人参皂苷 Rd（8），以及 4 个二萜醌类，包括人参二氢丹参酮 I（9），隐丹参酮（10），丹参酮 I（11），丹参酮 II A（12）。

色谱柱 Agilent Zorbax C$_{18}$色谱柱（250mm×4.6mm，5μm）；流动相为0.1%的甲酸（A）-乙腈（B）系统，梯度洗脱程序为：5%～14% B（0～10分钟）；14%～17% B（10～12分钟）；17%～19% B（12～16分钟）；19%～21% B（16～30分钟）；21%～23% B（30～40分钟）；23%～30% B（40～50分钟）；30%～55% B（50～65分钟）；55%～75% B（65～80分钟）；75%～90% B（80～90分钟）；柱温30℃；流速1ml/min；UV检测器281nm处检测丹参酚酸类及丹参二萜醌类；ELSD检测器检测三七皂苷类；ELSD漂移管温度113℃，载气流速3.0L/min。色谱图见图5-23。

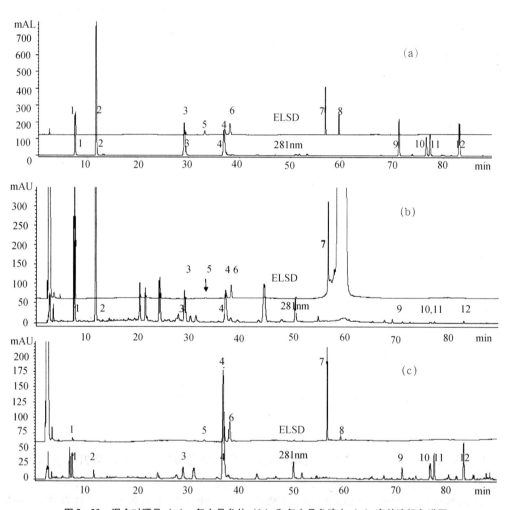

图5-23　混合对照品（a）、复方丹参片（b）和复方丹参滴丸（c）高效液相色谱图

第六章 中药指纹图谱与特征图谱

指纹图谱和特征图谱技术能够反映中药内在质量的整体变化情况，符合中药质量控制中具有整体、宏观分析的特点。《中国药典》（2010 年版）收载色谱指纹图谱 11 项，包括提取物和植物油脂 5 项、成方制剂 6 项；收载特征图谱 11 项，包括提取物和植物油脂 10 项、成方制剂 1 项。在整体性控制中药质量方面有了大幅度的提高。

第一节 中药指纹图谱

一、中药指纹图谱的概念和特点

指纹用于鉴定起源于 19 世纪末 20 世纪初的犯罪学和法医学。人的指纹由于生物学上的原因，存在个体差异。这种差异体现为指纹具有唯一性的特点，即每个人的指纹是不一样的。"指纹图谱"一词的提出最早来源于分子生物学中的 DNA 指纹图谱（DNA fingerprint）。中药指纹图谱（fingerprints of Chinese medicines）是指中药材、饮片及其制剂经适当处理后，采用一定的分析方法与技术所建立的能够标示其某种特性（如化学、生物学的或其他特征）的图谱。中药指纹图谱是一种综合的、可量化的质量控制手段，主要用于评价中药（药材、饮片、制剂及其半成品）质量的真实性、稳定性和一致性。

中药指纹图谱的基本属性是整体性和模糊性。整体性强调指纹图谱特征的完整面貌。任何一种中药，不管它的个体之间有何等程度的差异，作为一个物种或产品的"群体"，总有它固有的共性特征，这是由物种的遗传或制备工艺的稳定性所决定的。中药指纹图谱是现有研究方法中整体表征中药复杂体系最合适的模式，即通过各种分析测定手段对中药复杂多源物质体系进行检测，尽可能全面的获得中药化学成分群的特征信息，实现中药的质量评价和质量控制。例如，考察色谱指纹图谱的整体特征，可以鉴别药材原料的真伪，可以追踪原料药材与成方制剂之间质量的相关性，可以监测成品批间质量的稳定性。模糊性强调的是对照样品与待测样品之间指纹图谱的相似性，而不是完全相同。模糊性是由中药自身的属性决定的，即中药来源的多样性（生境、采收加工等）、化学成分的复杂性与可变性，决定了由中药化学成分组成的指纹图谱也是相对"模糊"的。

中药指纹图谱是目前能够为国内外广泛接受的一种中药或植物药质量评价模式，它的产生、广泛应用与快速发展体现了中药全面质量管理的趋势。中药指纹图谱可以从药材生产、采收加工、贮藏及制剂的原料、半成品、成品、流通产品等各个角度和方面，通过相似性和相关性比对，发现质量变异和缺陷，从而全面、特异地把握中药质量。此外，在中药化学指纹图谱的基础上，进一步辨识和确定与特定药效指标相关的药效成分群，建立药效指标与药效组分之间的关联对应关系——药效组分指纹图谱，则能较好地解决中药质量评价的科学性问题。目前，美国 FDA 及 WHO 相关的草药指南中均提到草药及草药制剂如果其有效成分不明，可以用色谱指纹图谱反映产品质量的一致性。

二、中药指纹图谱的分类

（一）按应用对象分类

可分为中药材指纹图谱、中药原料（包括饮片、提取物）指纹图谱、中间体（工艺生产过程中的中间产物）指纹图谱以及中药制剂指纹图谱。

（二）按研究方法分类

可分为中药化学指纹图谱和中药生物学指纹图谱两大类。

1. 中药化学指纹图谱　　中药化学指纹图谱系指采用各种化学的、物理学的或物理化学分析方法所建立的、用以表征其所含化学成分特征的指纹图谱。其中以色谱法应用最为广泛，HPLC 及其各种联用技术是中药指纹图谱研究与应用的主流方法。

（1）薄层色谱法（TLC）　　TLC 操作简便、快速、经济，且能提供直观形象的可见光或荧光图像，即较柱色谱多了色彩这一可比"参数"，并能配合色谱扫描或数码处理得到不同层次轮廓图谱和相应的积分数据，其最大的缺点是重现性差。在实际进行薄层色谱操作中，有时因中药的成分性质相近而难以分开时，还可以采用高效薄层层析法（HPTLC），该法采用更细的吸附剂，提高了分离效果，重现性增强，可达到微量、快速和高效的目的。

（2）高效液相色谱法（HPLC）　　中药中大多数成分均可在高效液相色谱仪上进行分析检测，适合构建指纹图谱。随着高效液相色谱仪的普及，HPLC 已成为建立中药指纹图谱最主要和常用的方法。近年来超高效液相色谱（UPLC）的出现，把分离科学推向一个新领域。UPLC 用亚微米颗粒色谱柱提高了分离能力，且又极大地缩短了分析时间。

（3）气相色谱法（GC）　　一般使用质量型检测器——氢火焰离子化检测器，特别适合含脂肪酸类、挥发油类等成分的中药分析。毛细管气相色谱法分辨率高，往往一个色谱可以分出百余个成分，谱图有较好的重现性，样品稳定性好，适于含挥发性成分中药指纹图谱的构建。此外，经衍生化反应后，GC 也可以分析中药中的生物碱、内酯、糖等其他类成分。

（4）高效毛细管电泳法（HPCE）　　毛细管电泳的广泛应用取决于其多变的分离模式，几乎涉及分析化学中所有的分离对象，小到无机离子，大到蛋白质和高分子聚合物，也能够分析不带电荷的中性物质。由于指纹图谱构建以获得尽量多的指纹特征为前提，而 HPCE 可以对大小分子、解离非解离分子同时分析，故理论上适宜中药指纹图谱构建，目前的主要问题是毛细管电泳的重现性不如 HPLC，方法的标准化比较困难。

（5）紫外-可见光谱法（UV-VIS） 中药中含有不饱和双键结构的成分在紫外-可见光（通常是 200~760nm）照射下，可以产生吸收光谱。由于不同中药所含化学成分的不饱和结构特征具有差异性，其紫外光谱特征（最大吸收波长、最小吸收波长、肩峰、吸收系数、吸收度比值、吸收峰的数目、峰形、峰高等）亦表现出不同。中药的紫外吸收光谱是多种成分特征吸收光谱叠加而成的复合谱，在一定条件下，中药多成分的复杂组合有一定规律性，从而在紫外叠加光谱上显示出一定的特异性和稳定性，可用于中药化学成分指纹图谱的构建。如果中药亲缘相近而紫外光谱不易区别，可采用多阶导数光谱法提高分辨率。

（6）红外光谱法（IR） 中药多种化学成分混合物的红外光谱是各成分在红外光区域内（$4000~400cm^{-1}$）总体官能团吸收的叠加。只要各种化学成分质和量相对稳定，并且样品的处理方法按统一要求进行，则其红外光谱应该是相对稳定的，得到的混合物红外光谱应该具有一定的客观性和可重复性。图谱分析主要着眼于所测得红外光谱的轮廓特征比较，不需将各主要吸收峰归宿，只要在所扫描的波数范围内比较吸收峰波数、同一波数吸收峰的形状和强度、"指纹区"面貌等方面的差异即可。针对中药这个复杂体系，已发展了如傅里叶变换红外光谱（FTIR）、二维相关红外光谱（2D-FT-IR）、近红外光谱（NIR）、傅里叶变换-拉曼光谱（FT-Raman）等实用新技术，更加适合于中药指纹图谱的研究和构建。

（7）核磁共振波谱法（NMR） 具有核磁性质的原子核（或称磁性核或自旋核），在高强磁场的作用下，吸收射频辐射，引起核自旋能级的跃迁所产生的波谱，叫核磁共振波谱。利用核磁共振波谱进行分析的方法，叫做核磁共振波谱法（NMR）。中药在这种频率为兆赫数量级、波长很长（10cm~100m）及能量很低的电磁波照射下，化学成分中的某些特定元素（通常选用 ^1H）的原子可以吸收电磁辐射，得到吸收频率对峰强度的核磁共振谱图（^1H-NMR）。尽管中药成分复杂，但某种中药所含有的特征化学成分的含量是相对固定的。一些实验研究表明，中药的 ^1H-NMR 指纹图具有高度的特征性和重现性，可通过对 ^1H-NMR 指纹图上显示的特征共振信号（如化学位移、峰面积、偶合关系等）的分析，来建立中药的 ^1H-NMR 指纹图谱。

（8）质谱法（MS） MS 是用电场和磁场将运动的离子（带电荷的原子、分子或分子碎片）按它们的质荷比分离后进行检测的方法。其原理是待测化合物分子吸收能量（在离子源的电离室中）后产生电离，生成分子离子，分子离子由于具有较高的能量，会进一步按化合物自身特有的碎裂规律分裂，生成一系列确定组成的碎片离子，将所有不同质量的离子和各离子的多少按质荷比记录下来，就得到一张质谱图。由于在相同实验条件下每种化合物都有其确定的质谱图，因此将所得谱图与已知谱图对照，就可确定待测化合物。不同中药由于所含化学成分的种类及组成比例的不同，在质谱仪中进行轰击裂解为不同的碎片，所得质谱图显示的分子离子峰及进一步裂解的碎片离子峰（m/z）亦不一致，故质谱同样具有指纹性较强的特征，可用于中药指纹图谱的构建。

（9）X射线衍射法（XRD）　X射线衍射法是用于研究物质的物相和晶体结构的一种分析方法。物质被X射线照射后可以产生衍射现象，不同的物质，由于其组成、晶型、分子内成键方式及分子的构型不同，将产生不同的特有衍射图谱。如果该物质是一混合物，则所得衍射图是该混合物各组分衍射效应的叠加，只要这一混合物的组成是恒定的，其衍射图谱也同样可以作为该混合物的特征指纹图谱。该法具有指纹性强、快速、图谱稳定可靠等特点，尤其适合固体粉末状中药指纹图谱的构建。

（10）联用技术　中药成分复杂，单用一种色谱或光谱方法有时无法建立较完善的指纹图谱，不能全面准确地反映出中药的内在质量。采用联用技术建立多维多息特征谱，可较好地解决中药整体性和复杂性的问题。所谓多维，是采用多种分析仪器联用的方式来测定指纹图谱，各谱图间信息互补，可对复杂供试品有更清晰完整的认识。常用的高效液相色谱（或毛细管电泳）－二极管阵列检测器/质谱－质谱联用方式（HPLC或CE－DAD/MS－MS）所得的多维指纹图谱，其指纹图谱包括HPLC或CE所得的色谱图、二极管阵列检测器所得的在线紫外光谱图，及一级质谱图和二级质谱图。所谓多息，是指中药特征谱包括化学和药效两方面的信息，化学信息即上面提到的多维谱图；药效信息即化学成分和药效相关性，即通过确定中药中各有效部位和其所含的化学成分间量的比例，从这些比例的变化来推算药物的量效关系。多维多息特征谱的建立既能较系统、完整地解决中药质量控制的难题，又为中药研究中缺乏标准物质的难题提供了一种新的解决途径。随着高效液相色谱－核磁共振谱联用（HPLC－NMR）的快速发展，不用取得纯品，直接用多种联用技术确认中药中各化学成分的结构是完全可以实现的。

2. 中药生物学指纹图谱

中药生物学指纹图谱包括中药DNA指纹图谱、中药基因组指纹图谱、中药蛋白质组指纹图谱等。

中药材DNA指纹图谱利用现代分子生物学技术把这种DNA序列中的信息以图谱的形式表现出来即为DNA指纹图谱。DNA指纹图谱包括RAPD（随机扩增多态DNA）指纹图谱和RFLP（限制性内切酶片段长度多态）指纹图谱等。由于每个物种基因的唯一性和遗传性，中药材DNA指纹图谱可用于中药材种属鉴定、植物分类研究和品质研究，它对中药材GAP基地建设、中药材种植规范、选择优良种质资源和药材道地性研究极为有用。

中药基因组图谱和蛋白组指纹图谱系指用中药作用于某特定细胞或动物后，引起的基因和蛋白的表达特征的变化情况，这两种指纹图谱可称为生物活性指纹图谱。

二、中药指纹图谱的建立与评价

（一）中药指纹图谱的基本要求

建立中药成品指纹图谱的目的是控制最终产品中的化学成分，使批次间能保持稳定和一致，保证成品的质量。

中药色谱指纹图谱的建立主要包括样品收集、制备、分析方法的建立及数据处理等步骤。

1. 样品的收集　样品的收集是研究指纹图谱最初也是最关键的步骤，收集的样品必须有真实性和代表性，应有完整采样原始记录，样品量应不少于10批，取样不少于3次检验量，并留有足够的观察样品。所有样品需符合《中国药典》等法定依据的质量要求。

中药材样品要包括不同产地、不同采收时期、不同加工方法、不同批次的样品。中药材的"批"不是工业生产的"批"，是指相互独立的供试品，即不能将同一地点或同一渠道、同一时间获得的样品分成若干份供试品，以保证试验结果的代表性。

饮片样品应采用符合《中国药典》或饮片炮制规范的要求。

提取物、制剂样品应来自生产车间通过药材混批调整及规范的生产工艺生产的实际样品，同时应记载关键技术及相应参数。

2. 供试品溶液的制备　在中药指纹图谱研究中，制备样品的基本原则是代表性和完整性。应根据供试品（中药材、中间体、各类制剂及相关产品）所含化学成分的理化性质和检测方法的需要，选择适宜的方法进行制备。制备方法必须尽可能将样品中的化学成分最大限度地提取、富集与纯化，确保该供试品的主要化学成分在指纹图谱中得以体现，这是保证指纹图谱分析的基础。

（1）称样　选取有代表性的样品作为供试品，适当粉碎后混合均匀，再从中称取试验所需的数量，一般称取供试品与选取样品的比例为1∶10，即如称取1g供试品，应在混合均匀的10g样品中称取。因为指纹图谱需要提供量化的信息，称取供试品的精度一般要求取3位有效数字。

（2）制备

①中药材供试品溶液的制备：可选用适宜的溶剂和提取方法，进行定量操作，尽量使药材中的成分较多地在色谱图中反映出来，并达到较好的分离。最终制备的供试品溶液还应能适应色谱试验的需要，如液相色谱的供试品溶液宜用色谱流动相或色谱洗脱强度较弱的溶剂；薄层色谱用的供试品可采用液液萃取或固液萃取分离，选用适宜的溶剂溶解；气相色谱的供试品可采用水蒸气蒸馏法、顶空进样法或固相微萃取法，供试品如需使用溶剂，应用低极性、低沸点的溶剂。

②中间体供试品溶液的制备：根据提取物或中间体中所含化学成分的理化性质和检测方法的要求，参考制剂和相关产品制备工艺，选择合适的制备方法，确保提取物或中间体中的主要化学成分在指纹图谱中得以体现。

③各类制剂和相关产品供试品溶液的制备：各类制剂需按照具体情况，采用直接使用、稀释或溶剂提取的方式制备相应的供试品溶液。如液体注射剂可直接使用或稀释后作为供试品溶液；固体制剂，如丸剂、片剂等可用适宜的有机溶剂提取，制备供试品溶液，同时要考虑附加剂是否对分析方法有干扰，若有，则需采用适宜的样品预处理方法除去。

（3）定容　供试品溶液最终应用适宜的溶剂溶于标定容量的容器中，制成标示浓度的供试品溶液（g/ml 或 mg/ml）。

（4）放置　一般要求供试品溶液尽量新鲜配制，如需要连续试验，供试品溶液应在避光、低温、密闭容器条件下短期放置，一般不超过 2 周，溶液不稳定的，一般不超过 48 小时。

（5）标签　需注明编号或批号，应与取样的样品编号一致，或有明确的关联，以保证数据的可追溯。主要操作过程及数据应详细记录。

3. 对照品（参照物）的选择与制备　建立指纹图谱需设立参照物，根据供试品中所含化学成分的性质，选择适宜的对照品作为参照物；若没有适宜的对照品，可选择适宜的内标物作为参照物。

（1）对照品（参照物）的选择　建立指纹图谱常需使用对照品，以确定图谱中参照峰的位置和丰度。对照品可以是道地药材及标准提取物，也可选取样品中容易获取的 1 个以上的主要活性成分或指标成分，用于考察指纹图谱的稳定程度和重现性，并有助于指纹图谱的辨认。在与临床药效未能取得确切关联的情形下，对照品起着辨认和评价指纹图谱特征的指引作用，不等同于含量测定的对照品。如果对照品就是该药材的主要活性成分，则对评价该药材的质量起着重要的作用。所选对照品（参照物）应说明名称、来源和纯度。如没有合适对照品也可选取指纹图谱中稳定的指纹峰作为参照峰，说明其色谱行为和有关数据，并尽可能阐明其化学结构及化学名称。如情况需要，也可考虑选择适宜的内标物。

（2）对照品（参照物）溶液的制备　精密称取对照品（参照物），根据对照品的性质和检测的要求，参照供试品溶液制备的方法，采用适宜的方法和溶剂制成标示浓度的溶液。

4. 试验方法与条件的选择　根据中药所含化学成分的理化性质，通过比较试验，从中选取相对简单易行的试验方法和条件，获取代表品种特征的指纹图谱，并满足指纹图谱的专属性、重现性和普适性的要求。

方法和条件需经过严格的方法学验证。由于色谱指纹图谱具有量化的特性，所以从样品的称取、供试液的制备和色谱分析过程均需定量操作。在指纹图谱研究中，"量化"的含义是指在定量操作的条件下所得到的指纹图谱在整体特征上可以作半定量的比较，以表达供试品个体之间指纹图谱在"量"方面的总体差异程度。常用的指纹图谱获取技术主要有 HPLC、TLC、GC、HPCE 及其他色谱技术。方法的选择应根据研究对象的实际需要和各种不同色谱技术的优势和特点而定，目的是保证方法的重现性和反映中药主要的化学成分。

如对含生物碱、蒽醌、黄酮、有机酸、酚类、木脂素等成分的中药可采用 HPLC 方法。HPLC 的色谱柱需做比较试验加以选择，流动相至少用 3 种不同组成进行比较，并从中选取最合适的色谱条件。不同生产厂家不同牌号的色谱柱因选用的硅胶原料、键合条件、封尾情况等的差异，致使在性能上互有差异，故通过试验比较，选择合适的色谱柱很重要，选用的色谱柱最好是多数实验室常用的。如需梯度洗脱时，应尽量采用线性梯度。并应报告仪器梯度滞后时间，不同的仪器，由于梯度滞后时间的不同，可能影响方法的重现性，通常可通过调整进样和梯度起始时间而减少这种影响。检测器最常见的是紫外－可见光检测器，文献报道的检测波长常常是为含量测定某一特定成分，不一定完全适合指纹图谱的需要，为了获取多层次的信息，常需要选择数个不同的检测波长，条件许可的可使用二极管阵列检测器，获取不同波长的色谱图，从中汲取更多的信息。

（二）指纹图谱的方法学验证

1. 稳定性试验　主要考察供试品的稳定性。取同一供试品，分别在不同时间（0、1、2、4、8、12、24、36、48 小时）检测，考察色谱峰的相对保留时间、峰面积比值的一致性，确定检测时间。采用光谱方法检测的供试品，参照色谱方法学考察的要求进行相应考察。

2. 精密度试验　主要考察仪器的精密度。取同一供试品，连续进样 5 次以上，考察色谱峰的相对保留时间、峰面积比值的一致性。采用高效液相色谱和气相色谱制定指纹图谱，在指纹图谱中规定共有峰峰面积比值的各色谱峰，其峰面积比值的相对标准偏差（RSD）不得大于 3%，其他方法不得大于 5%。采用光谱方法检测的供试品，参照色谱方法进行相应考察，相对标准偏差（RSD）不得大于 3%。各色谱峰的相对保留时间应在平均保留时间 ±1 分钟内。

3. 重复性试验　主要考察实验方法的重现性。取同一批号的供试品 5 份以上，按照供试品的制备和检测方法制备供试品并进行检测，考察色谱峰的相对保留时间、峰面积比值的一致性。采用高效液相色谱和气相色谱制定指纹图谱，在指纹图谱中规定共有峰面积比值的各色谱峰，其峰面积比值的相对标准偏差（RSD）不得大于 3%，其他方法不得大于 5%。采用光谱方法检测的供试品，参照色谱方法进行相应考察，相对标准偏差（RSD）不得大于 3%。各色谱峰的相对保留时间应在平均保留时间 ±1 分钟以内。

（三）色谱指纹图谱的重要参数

指纹图谱方法一旦建立，应依照《中药注射剂指纹图谱研究的技术要求（暂行）》规定，提供指纹图谱以及说明相应的技术参数。应用相对保留时间、共有峰峰面积比值等技术参数，找到指纹图谱的指纹特征。

1. 共有指纹峰的标定　采用色谱法制定指纹图谱，必须根据参照物的保留时间，计算指纹峰的相对保留时间。根据 10 批次以上供试品的检测结果，标定共有指纹峰。色谱法采用相对保留时间标定指纹峰，光谱法采用波长或波数标定指纹峰。非共有峰的标定，根据 10 批次以上供试品的检测结果，不能在每批次供试品中都出现的色谱峰作为非共有峰。

2. 共有指纹峰面积的比值　以对照品作为参照物的指纹图谱，以参照物峰面积作为 1，计算各共有指纹峰峰面积与参照物峰面积的比值；以内标物作为参照物的指纹图谱，则以共有指纹峰中其中一个峰（要求峰面积相对较大、较稳定的共有峰）的峰面积作为 1，计算其他各共有指纹峰峰面积的比值。各共有指纹峰的面积比值必须相对固定。

（1）供试品图谱中各共有峰峰面积的比值与指纹图谱中各共有峰峰面积的比值比较，单峰面积占总峰面积大于或等于 20% 的共有峰，其差值不得大于 ±20%；单峰面积占总峰面积大于或等于10%，而小于20%的共有峰，其差值不得大于±25%；单峰面积占总峰面积小于10%的共有峰，峰面积比值不作具体要求，但必须标定相对保留时间。未达基线分离的共有峰，应计算该组峰的总峰面积作为峰面积，同时标定该组各峰的相对保留时间。

（2）供试品图谱非共有峰峰面积与指纹图谱总峰面积比较，非共有峰总峰面积不得大于总峰面积的10%。注射剂及其有效部位或中间体供试品的图谱与指纹图谱比较，非共有峰峰面积不得大于总峰面积的5%。

3. 重叠率　重叠率是指供试品图谱与指纹图谱中的共有峰数乘以2，占有两者色谱峰总数的百分率。

其计算公式：

$$重叠率 = \frac{共有峰 \times 2}{指纹图谱峰数 + 供试品峰数} \times 100\% \qquad （式6-1）$$

重叠率反映指纹图谱的相似程度，重叠率愈大，指纹图谱愈相似。在实际工作中，应根据具体情况，给重叠率规定一个合理的区间范围。它是一个重要的定性依据，为中药鉴定提供了可靠的依据。

4. n 强峰　n 强峰反映了中药各主要化学成分的相对含量情况，是评价中药质量的重要信息和依据。n 强峰的选择应根据实际供试品的出峰情况、峰面积而定。

首先，它的选择是从众多的色谱峰中，按其峰面积值的大小，选择前列的 n 个色谱峰为强峰，它们的总峰面积和应占整个峰面积和的70%以上。n 值的大小取决于两个方面：①出峰总数的多少，一般以总峰数的 1/5～1/3 为宜；②根据 n 个强峰总峰面积的大小。其次，应注意 n 强峰中各色谱峰在供试品图谱中出现的频次和所列的次序。

5. 特征指纹峰　所有供试品的指纹图谱中均存在的色谱峰，可以认为是能够反映该中药的特征，故称为特征指纹峰。特征指纹是指由一系列特征指纹峰所组成的固定峰群，实现了从多组分的角度反映中药内在特征的目的，为中药材的品种鉴定，特别是同属不同种或含有相同有效成分的不同种中药材的鉴别，提供了更多更细致的信息和依据。特征指纹峰的确立，要求所有操作步骤规范化，按优化的提取分离方法制备供试品溶液。

（四）色谱指纹图谱的评价

指纹图谱的评价指标是供试品指纹图谱与该品种对照用指纹图谱（共有模式）及供试品之间指纹图谱的相似性。指纹图谱的相似性从两个方面考虑，一是色谱的整体"面貌"，即有指纹意义的峰的数目、峰的位置和顺序、各峰之间的大致比例（薄层色谱还有斑点的颜色）等是否相似，以判断样品的真实性。二是供试品与对照样品或"对照用指纹图谱"之间及不同批次样品指纹图谱之间总积分值作量化比较。如总积分面积相差较大（如±20%），则说明同样量的样品含有的内在物质有较明显的"量"的差异，这种差异是否允许，应视具体品种、具体工艺的实际情况，并结合含量测定项目综合判断。

按评价方法不同，可分为特征指纹图谱和指纹图谱，特征指纹图谱指供试品特征图谱应有几个特征峰，以参照物为 S 峰，计算各特征峰与 S 峰的相对保留时间，应在规定值的 ±5% 范围之内。

1. 对照指纹图谱（共有模式）的建立　共有模式可用对照样品指纹图谱特征峰集中位置的量度（均值向量 X_r）和它们离散程度的量度（标准差向量 S_r）来表征。目前共有模式的建立方法主要有均值法和中位数法，这两种方法被大部分相似度评价系统所采用。

2. 相似度计算方法

（1）欧氏距离　相似性反映研究对象之间的亲疏程度，可用距离测度来量度，最普遍应用的是欧氏距离，又称为二阶 Minkowski 度量。

$$d_{ir} = \sqrt{\sum_{k=1}^{m} (x_{ik} - x_{rk})^2} \qquad （式6-2）$$

式 6-2 中，x_{ik} 代表第 i 个供试品第 k 个特征变量（$k=1, 2, \cdots, m$），x_{rk} 代表共有模式均值向量第 k 个特征变量（$k=1, 2, \cdots, m$）。

欧氏距离计算中用平方运算代替了绝对值距离中的绝对值，运算更为方便，更能突出大的特征变量值影响。欧氏距离侧重于特征变量值的大小差异，而不考虑特征变量的变化模式，即没有考虑特征变量之间的变化模式的相似性，另有不足之处是其与变量单位有关。

（2）相关系数　在指纹图谱中以相关系数测定的相似度为表征：

$$r_{ir} = \frac{\sum_{k=1}^{m} (x_{ik} - \bar{x_i})}{\sqrt{\sum_{k=1}^{m} (x_{ik} - \bar{x_i})^2 \sum_{k=1}^{m} (x_{rk} - \bar{x_r})^2}} \qquad （式6-3）$$

相关系数与变量单位无关，对各特征变量值上的大小不敏感，忽略了变量值大小之间的差异。其测量供试品间在特征变量的变化模式上相似形状的相似性，又称为形状测度，以鉴别中药供试品真伪，提供定性信息的相似度。

（3）夹角余弦　计算供试品指纹图谱特征向量与共有模式向量之间的夹角余弦相似度。它是指纹图谱特征变量上变化模式的相似度，可以提供中药供试品鉴别真伪相似性的信息。

$$C_{ir} = \frac{\sum_{k=1}^{m} x_{ik} x_{rk}}{\sqrt{\sum_{k=1}^{m} (x_{ik}^2) \sum_{k=1}^{m} (x_{rk}^2)}} \qquad （式6-4）$$

3. 相似度评价软件　计算相似度大多是借助国家药典委员会推荐的"中药指纹图谱计算机辅助相似度评价软件"来计算，即"中药指纹图谱鉴别分析系统（The Fingerprint Analysis System of Chinese Medicine）"与"计算机辅助相似性评价系统（Computer Aided Similarity Evaluation）"。这两个相似度计算软件均采用了模糊信息分析法，相似度计算方法为夹角余弦法，即把每个色谱指纹图谱都可以看作一组对应保留时间下的峰面积或谱图数据点的数值，可将这组数值看作多维空间中的向量，使两个指纹图谱间的相似性问题转化为多维空间的两个向量的相似性问题，利用 $\cos\theta$ 值来定量表征指纹图谱间的相似性。$\cos\theta$ 越接近 1，则说明两个向量越相似。假如色谱指纹图谱中有 4 个谱峰，则可用四维矢量空间表示。若对照指纹图谱用 $x_0 = [x_{01}, x_{02}, \cdots, x_{0n}]$ 表示，其中 x_{0i} 为第 i 峰面积值，待测指纹图谱用 $x = [x_1, x_2, \cdots, x_n]$ 表示。用四维矢量空间中两点表示对照指纹图谱和待测指纹图谱，根据两点间夹角的余弦函数计算指纹图谱间相似度，作出整体相似度评价。除个别品种视具体情况而定外，一般成品指纹图谱相似度计算结果在 0.9~1.0（或以 90~100 表示）之间为符合要求。相似度小于 0.9，但直观比较难以否定的供试品，可进一步采用模式识别方法（如主成分分析）检查原因。

三、应用示例

【例 6-1】刺五加指纹图谱

刺五加（*Acanthopanacis Senticosi* Radix et Rhizoma seu Caulis）为五加科植物刺五加 [*Acanthopanax senticosus* （Rupr. et Maxim.） Harms] 的根及根茎或茎，具有益气健脾、补肾安神的功效。

1. 仪器与试药 高效液相色谱仪；乙腈（色谱纯）、甲醇（分析纯）、磷酸（分析纯）、水（纯净水）。刺五加苷 B、原儿茶酸、绿原酸、异秦皮啶、刺五加苷 E 对照品均购自中国食品药品检定研究院。12 批刺五加药材样品采自黑龙江、吉林，生长年限（4 年生）和采收季节（9 月中旬）一致。

2. 试验方法与结果

色谱条件 Diamonsil™RP C$_{18}$色谱柱（200mm ×4.6mm，5μm）；Diamonsil™C$_{18}$保护柱（10mm ×4.6mm，5μm）；以乙腈为流动相 A，以 0.1% 磷酸溶液为流动相 B，进行梯度洗脱，梯度洗脱程序为：8% ~ 20% A（0 ~ 20 分钟）；20% ~ 43% A（20 ~ 35 分钟）；43% ~ 77% B（35 ~ 50 分钟）；柱温 40℃；流速为 1.0ml/min；检测波长为 220nm。

供试品溶液的制备 取刺五加药材干燥粗粉约 1g，精密称定，置具塞锥形瓶中，精密加 50% 甲醇溶液 25ml，超声提取 30 分钟，放冷，加 50% 甲醇补足减失的重量，取上清液离心 15 分钟（3000r/min），过 0.45μm 微孔滤膜，取续滤液，即得。

对照品溶液的制备 精密称取刺五加苷 B 对照品适量，用 50% 甲醇溶解稀释制成 100μg/ml 的溶液，作为对照品溶液。

方法学考察

①精密度试验：取刺五加药材样品，按"供试品溶液的制备"项下操作，在上述色谱条件下，连续进样 5 次，记录色谱图。结果表明，各个色谱峰的相对和单峰面积占总峰面积的 RSD 均小于 3.0%，符合指纹图谱要求。

②重复性试验：取刺五加药材样品 5 份，按照"供试品溶液的制备"项下操作，在上述色谱条件下，对 5 个样品进行重复性分析，记录色谱图，并计算各色谱峰相对峰面积的 RSD。结果：相对峰面积的 RSD 均小于 3.0%，表明方法的重复性良好。

③稳定性试验：取刺五加药材样品，按照"供试品溶液的制备方法"项下操作，分别于 0、2、4、8、12 小时在上述色谱条件下进样分析，记录色谱图，计算各色谱峰相对峰面积的 RSD。结果相对峰面积的 RSD 均小于 2.0%，表明样品溶液在 12 小时内稳定性良好。

测定法 取刺五加样品，按供试品溶液制备方法制备，在上述色谱条件下，测定 10 批次供试品溶液 HPLC 色谱图。分别进样 20μl，采集 50 分钟的 HPLC 图谱。以刺五加苷 E 色谱峰（S 峰）为基准，计算其他各峰相对保留时间和相对峰面积。

3. 指纹图谱的建立与评价

（1）指纹图谱的建立 根据 12 批次供试品溶液测定结果所给出的峰数、峰值（积分值）和峰位（相对保留时间）等相关参数，进行分析比较，制定了刺五加指纹图谱。

（2）参照物的选择 刺五加药材经 HPLC 分析可见多个可辨认的色谱峰，其中刺五加苷 B 为《中国药典》（2010 年版）刺五加含量测定项下成分，药理研究表明是刺五加有效成分之一，且积分面积在指纹图谱总所占的比例较大且相对稳定，符合参照物的要求，因此选择刺五加苷 B 作为参照物。

（3）共有峰的标定及对照指纹图谱的建立 刺五加样品照"供试品溶液的制备"项下方法操作，以上述色谱条件实验，得到可供定性分析的 HPLC 指纹图谱。并以刺五加苷 B 峰为参照峰，标示刺五加指纹图谱中包括刺五加苷 B（8 号峰）在内的 22 个共有峰，作为定性鉴别的依据，典型色谱图共有峰的峰序为 1（0.18），2（0.24），3（0.31），4（0.57），5（0.62），6（0.76），7（0.90），8（1.00），9（1.07），10（1.14），11（1.20），12（1.26），13（1.41），14（1.45），15（1.68），16（1.77），17（2.01），18（2.16），19（2.37），20（2.42），21（2.49），22（4.08）。通过与标准品的保留时间及紫外光谱对比，确认了 7 个色谱峰，分别为原儿茶酸（5 号峰）、刺五加苷 B（8 号峰）、绿原酸（9 号峰）、咖啡酸（12 号峰）、刺五加苷 E（16 号峰）、异秦皮啶（17 号峰）和芝麻素（22 号峰）；此外，采用 LC－UV/MS－MS 技术，分析紫外光谱图及质谱图，通过与文献对照确认第 11 号峰为刺五加苷 B_1。以 12 批样品测定结果（见图 6－1），采用国家药典委员会的"中药色谱指纹图谱相似度评价系统"，建立对照指纹图谱（见图 6－2）。

（4）指纹图谱的相似度检验 以对照指纹图谱为参照，以相关系数和夹角余弦为测度计算各批药材与对照指纹图谱间的相似度，计算结果见表 6－1。

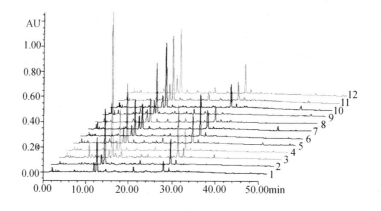

图 6 - 1　12 批刺五加药材 HPLC 指纹图谱

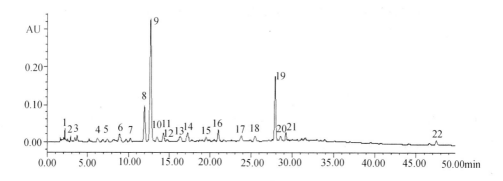

图 6 - 2　刺五加 HPLC 对照指纹图谱

表 6 - 1　12 批刺五加的相似性评价结果

样品	夹角余弦	相关系数	样品	夹角余弦	相关系数
1	0.99	0.99	7	0.94	0.94
2	0.99	0.99	8	0.94	0.95
3	0.98	0.98	9	0.93	0.94
4	0.99	0.99	10	0.99	0.99
5	0.99	0.99	11	0.99	0.99
6	0.90	0.92	12	0.99	0.99

【例 6 - 2】注射用双黄连（冻干）指纹图谱

注射用双黄连（冻干）由连翘、金银花、黄芩经提取、制备而成，对治疗上呼吸道感染、扁桃体炎、肺炎及小儿病毒性肺炎等疾病疗效显著。为了有效地控制该制剂质量，《中国药典》（2010 年版）规定了其指纹图谱测定项。

1. 仪器与试药　高效液相色谱仪；乙腈（HPLC 级）、冰醋酸（分析纯）、水（纯净水）；绿原酸对照品购自中国食品药品检定研究院；不同批次注射用双黄连（冻干）样品购自市场。

2. 试验方法与结果

色谱条件与系统适用性试验 YMC – Pack ODS – A 色谱柱（150mm ×4.6mm）；以甲醇为流动相 A，以 0.25% 冰醋酸溶液为流动相 B，进行梯度洗脱，梯度洗脱程序为：15% ~35% A（0~15 分钟）；35% A（15~20 分钟）；35% ~100% B（20~50 分钟）；柱温 30℃；流速为 1.0ml/min；检测波长为 350nm。理论板数按绿原酸峰计算应不低于 6000。

供试品溶液的制备 取本品 5 支的内容物，混匀，取 10mg，精密称定，置 10ml 量瓶中，加 50% 甲醇 8ml，超声处理 20 分钟使溶解，放冷，加 50% 甲醇至刻度，摇匀，作为供试品溶液。

对照品溶液的制备 取绿原酸对照品适量，精密称定，加 50% 甲醇溶解稀释制成每 1ml 含 40μg 的溶液，作为对照品溶液。

方法学考察 依法进行精密度、重复性、稳定性试验考察，结果表明均符合要求。

对照指纹图谱的建立及特征峰的标定 将不同批次供试品溶液的色谱图导入"中药色谱指纹图谱相似度评价系统"，得对照指纹图谱（图 6 -3）。对照指纹图谱中，标示出包括绿原酸（2 号峰）在内的 7 个特征峰。

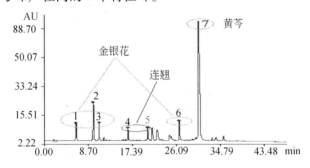

图 6 -3 注射用双黄连（冻干）对照指纹图谱

样品测定 分别精密吸取对照品溶液与供试品溶液各 10μl，注入液相色谱仪，记录 60 分钟内的色谱图。供试品色谱图应与对照指纹图谱基本一致，有相对应的 7 个特征峰。按"中药色谱指纹图谱相似度评价系统"，除溶剂峰和 7 号峰外，供试品指纹图谱与对照指纹图谱经相似度计算，相似度不得低于 0.90。

单味药与制剂相关性研究 参照制剂的制备工艺得各单味药制剂（阳性样品）以及缺各单味药制剂（阴性样品），比较各单味药对照药材、阳性样品、阴性样品以及制剂样品的色谱图（图 6 -4），确定了 7 个特征峰的药味归属：色谱峰 1、2、3、6 来自于金银花，色谱峰 4、5 来自于连翘，色谱峰 7 来自于黄芩。

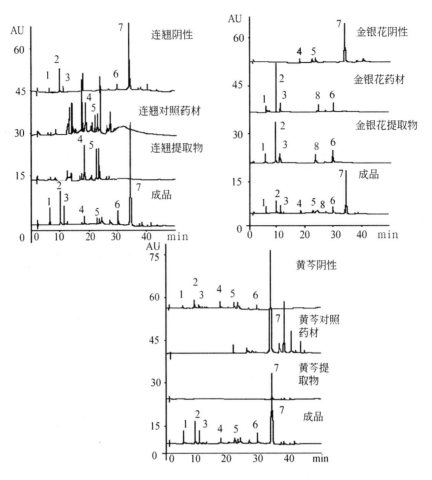

图6-4　单味药与制剂相关性研究色谱图

第二节　中药特征图谱简介

一、中药特征图谱的概念和特点

中药特征图谱（characteristic spectrum of Chinese medicines），目前主要是指中药化学特征图谱，系指某些药材、提取物或制剂经适当处理后，采用一定的分析手段，得到的能够标示其化学特征的色谱或光谱等图谱。由于色谱兼具分离和鉴别以及定量测定的能力，色谱图中各色谱峰的顺序、面积、比例、保留时间可以表达某个品种特有的化学特征，对具体品种能够显示其特异性，因此，可以作为综合的量化色谱鉴别手段。《中国药典》（2010年版）收载的均为HPLC特征图谱。

二、中药色谱特征图谱的构建

建立中药色谱特征图谱，应满足专属性、重现性和可操作性的要求。

（一）样品采集、制备与方法选择

建立中药色谱特征图谱时，应收集有代表性的样品（中药制剂、中间体、原料药材）各 10 批次以上，样品量应不少于 3 次检验量，并留有足够的观察样品。采集的样品应混合均匀，以确保建立的图谱具有特征性。

制备供试品溶液时，应选择合适的溶剂进行提取分离，尽可能保证能够充分反映供试样品的基本特性。测定方法的选择应能确保图谱具有特征性，使制剂中的成分较多地在特征图谱中反映出来，并达到较好的分离。中药制剂、药材供试品溶液的制备、测定图谱的条件与方法应具有相关性。

建立中药制剂特征图谱的同时应建立药材的相应图谱。在对药材产地、采收期、基原调查基础上建立药材图谱，多来源药材应有对比研究数据。药材、中药制剂特征图谱应具相关性，药材图谱中的特征峰在制剂色谱图上应能指认。

（二）结果处理及特征性认证

对供试品中的色谱峰应尽可能进行峰的成分确认，并对特征图谱中具有特殊意义的峰予以编号，同时选定一个参照峰，一般是面积大、分离度好的主峰，计算其他峰的相对峰面积、相对保留时间及其 RSD 值，要求相对保留时间在规定值的 ±5% 之内，以确认其具有特征性。对色谱峰多的样品，参照物最好能有 2～3 个，以便于对照图谱定位。为确保特征图谱具有足够的信息量，必要时中药复方制剂可使用 2 张以上对照图谱。

（三）方法学验证

中药色谱特征图谱的方法学验证，应主要考察专属性、重现性、可操作性，符合特征图谱测定的要求。

中药色谱特征图谱与指纹图谱的区别在于，中药色谱特征图谱不需要计算相似度；而指纹图谱对保留时间、峰面积等无要求，只要相似度大于 0.9 即可。所以，一定程度上，特征图谱的要求较指纹图谱要高一些。对于有多家生产企业、药材多来源、处方组成又复杂的品种，采用指纹图谱控制难度比较大，发展并推行特征图谱控制技术将更科学、更可行。

三、应用示例

【例 6－3】 连翘提取物 HPLC 特征图谱

连翘提取物为木犀科植物连翘［*Forsythia suspensa*（Thunb.）Vahl］的干燥果实经加工制成的提取物。取连翘，粉碎成粗粉，加水煎煮 3 次，每次 1.5 小时，滤过，合并滤液，滤液于 60℃ 以下减压浓缩至相对密度为 1.10～1.20（室温）的清膏，放冷，加入 4 倍量乙醇，搅匀，静置 2 小时，滤过，滤液减压回收乙醇，浓缩液喷雾干燥，即得。

色谱条件与系统适用性试验 以十八烷基硅烷键合硅胶为填充剂的 C_{18} 色谱柱（150mm×4.6mm，5μm）；以甲醇为流动相 A，以水为流动相 B，进行梯度洗脱，梯度洗脱程序为：10% ~25% A（0~10 分钟）；25% ~40% A（10~40 分钟）；40% ~60% A（40~60 分钟）；柱温 30℃；检测波长 235nm。理论板数按连翘酯苷峰计算应不低于4000。

对照品溶液的制备 取连翘苷对照品适量，精密称定，加甲醇制成每 1ml 含连翘苷30μg 的溶液，即得。

供试品溶液的制备 取本品 25mg，精密称定，置 5ml 量瓶中，加甲醇适量使溶解并稀释至刻度，滤过，取续滤液，即得。

测定法 分别精密吸取参照物溶液与供试品溶液各 10μl，注入液相色谱仪，测定，即得。对照特征图谱见图 6-5。在特征图谱上，依次出现松脂醇 -β-D-葡萄糖苷（1号峰）、连翘酯苷（2 号峰）、连翘苷（3 号峰）和连翘酯素（4 号峰）四个特征峰，以连翘苷（3 号峰）为对照峰（S），计算其他三个峰的相对保留时间，分别为 0.61、0.71、1.22。四个特征峰峰面积由大到小的顺序依次为连翘酯苷（2 号峰）、松脂醇 -β-D-葡萄糖苷（1 号峰）、连翘苷（3 号峰）和连翘酯素（4 号峰）。

供试品特征图谱中应有 4 个特征峰，与参照物峰相应的峰为 S 峰，计算各特征峰与S 峰的相对保留时间，其相对保留时间应在规定值的 ±5% 之内。规定值为：0.61（峰1）、0.71（峰2）、1.00（峰S）、1.22（峰3）。

积分参数 斜率灵敏度为 50；峰宽为 0.1；最小峰面积为 1.0×10^5；最小峰高为 0。

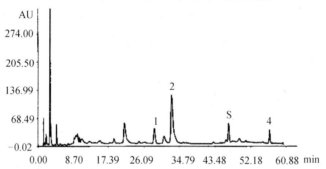

图 6-5 连翘提取物对照特征图谱

1. 松脂醇 -β-D-葡萄糖苷；2. 连翘酯苷 A；S. 连翘苷；4. 连翘酯素

【例 6-4】 人参总皂苷提取物特征图谱

人参总皂苷提取物为五加科植物人参（*Panax ginseng* C. A. Mey.）的干燥根及根茎经加工制成的总皂苷。其制法为：取人参，切成厚片，加水煎煮 2 次，第一次 2 小时，第二次 1.5 小时，煎液滤过，合并滤液，通过 D101 型大孔吸附树脂柱，水洗脱至无色，再用 60% 乙醇洗脱，收集 60% 乙醇洗脱液，滤液浓缩至相对密度为 1.06 ~ 1.08（80℃）的清膏，干燥，粉碎，即得。

色谱条件与系统适用性试验 以十八烷基硅烷键合硅胶为填充剂（柱长为 25cm，内径为 4.6mm，粒径为 5μm，载碳量 11%）；以乙腈为流动相 A，以 0.1% 磷酸溶液为流动相 B，进行梯度洗脱，梯度洗脱程序为：19% A（0~30 分钟）；19% ~24% A

（30～35 分钟）；24%～40% A（35～60 分钟）；柱温为 30℃；ml/min；检测
波长为 203nm。理论板数按人参皂苷 Re 峰计算应不低于 6000，Rd 峰计算
应不低于 200 000。

对照品溶液的制备　取人参皂苷 Rg_1、人参皂苷 Re 和人参皂苷 Rd，皂苷
密称定，分别加甲醇制成每 1ml 含人参皂苷 Rg_1 0.3mg、人参皂苷 Re 0.5mg量，精
Rd0.2mg 的溶液，即得。

供试品溶液的制备　取本品 30mg，精密称定，置 10ml 量瓶中，加甲醇超声
溶解并稀释至刻度，摇匀，滤过，取续滤液，即得。

测定法　分别精密吸取参照物溶液与供试品溶液各 10μl，注入液相色谱仪，测定
即得。

供试品特征图谱中应呈现 7 个特征峰，其中 3 个峰应分别与相应的参照物峰保留时
间相同；与人参皂苷 Rd 参照物峰相应的峰为 S 峰，计算特征峰 3～7 的相对保留时间，
其相对保留时间应在规定值的 ±5% 之内，规定值为：0.84（峰3）、0.91（峰4）、0.93
（峰5）、0.95（峰6）、1.00（峰7）。

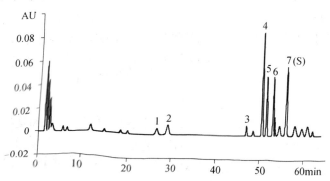

图 6-6　人参总皂苷提取物对照特征图谱

1. 人参皂苷 Rg_1；2. 人参皂苷 Re；3. 人参皂苷 Rf；4. 人参皂苷 Rb_1；
5. 人参皂苷 Rc；6. 人参皂苷 Rb_2；7（S）. 人参皂苷 Rd

第七章 中药生物活性测定法

生物活性测定法（bioassay）是以药物的生物效应为基础，以生物统计为工具，运用特定的实验设计，测定药物生物活性的一种方法，包括生物效价测定法和生物活性限值测定法。

生物活性测定法适用于成分复杂、含有未知药效或毒性成分以及化学分析不能表征其生物活性的药品。因此，生物活性测定法是评价中药有效性的重要辅助方法，在某些中药的质量控制和评价中具有独到的优势。例如，洋地黄叶（Digitalis Folium）具有强心作用，临床主要用于充血性心力衰竭的维持治疗以及阵发性室上心动过速等症，其有效成分包括 40 余种强心苷类成分，这些成分在药材的干燥与贮藏过程中易降解；此外，洋地黄叶及其制剂的中毒量和治疗量十分接近，安全范围很小。为保证临床用药的有效性与安全性，洋地黄叶及其制剂多采用生物检定法（鸽最小致死量法）测定其效价。

中药生物活性测定法不等同于一般的药理学实验方法，需具备定量药理学与中药检验分析的双重属性和要求。即中药生物活性测定法不仅包括实验设计、量效指标、剂间距、分组、对照、可靠性验证等定量药理学的内容，还包括测定方法影响因素考察、精密度考察、适用性考察等化学定量分析的方法学考察内容。

第一节 中药生物活性测定指导原则

本指导原则的目的是规范中药生物活性测定研究，为该类研究的试验设计、方法学建立等过程和测定方法的适用范围提供指导性的原则。

一、基本原则

（1）符合药理学研究基本原则 建立的生物活性测定方法应符合药理学研究随机、对照、重复的基本原则；具备简单、精确的特点；应有明确的判断标准。

（2）体现中医药特点 鼓励应用生物活性测定方法探索中药质量控制，拟建立方法的测定指标应与该中药的"功能与主治"相关。

（3）品种选择合理 拟开展生物活性测定研究的中药应功能主治明确，其中，优先考虑适应证明确的品种，对中药注射剂、急重症用药等应重点进行研究。

（4）方法科学可靠 优先选用生物效价测定法，不能建立生物效价

（30~35 分钟）；24%~40% A（35~60 分钟）；柱温为30℃；流速为1.3ml/min；检测波长为203nm。理论板数按人参皂苷 Re 峰计算应不低于6000，按人参皂苷 Rd 峰计算应不低于200 000。

对照品溶液的制备 取人参皂苷 Rg₁、人参皂苷 Re 和人参皂苷 Rd 对照品适量，精密称定，分别加甲醇制成每1ml 含人参皂苷 Rg₁ 0.3mg、人参皂苷 Re 0.5mg 和人参皂苷 Rd0.2mg 的溶液，即得。

供试品溶液的制备 取本品30mg，精密称定，置10ml 量瓶中，加甲醇超声处理使溶解并稀释至刻度，摇匀，滤过，取续滤液，即得。

测定法 分别精密吸取参照物溶液与供试品溶液各10μl，注入液相色谱仪，测定，即得。

供试品特征图谱中应呈现7个特征峰，其中3个峰应分别与相应的参照物峰保留时间相同；与人参皂苷 Rd 参照物峰相应的峰为 S 峰，计算特征峰3~7的相对保留时间，其相对保留时间应在规定值的±5%之内，规定值为：0.84（峰3）、0.91（峰4）、0.93（峰5）、0.95（峰6）、1.00（峰7）。

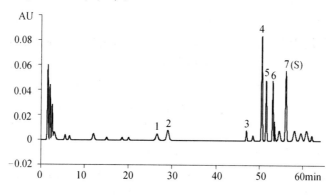

图6-6 人参总皂苷提取物对照特征图谱

1. 人参皂苷 Rg₁；2. 人参皂苷 Re；3. 人参皂苷 Rf；4. 人参皂苷 Rb₁；

5. 人参皂苷 Rc；6. 人参皂苷 Rb₂；7（S）. 人参皂苷 Rd

第七章　中药生物活性测定法

生物活性测定法（bioassay）是以药物的生物效应为基础，以生物统计为工具，运用特定的实验设计，测定药物生物活性的一种方法，包括生物效价测定法和生物活性限值测定法。

生物活性测定法适用于成分复杂、含有未知药效或毒性成分以及化学分析不能表征其生物活性的药品。因此，生物活性测定法是评价中药有效性的重要辅助方法，在某些中药的质量控制和评价中具有独到的优势。例如，洋地黄叶（Digitalis Folium）具有强心作用，临床主要用于充血性心力衰竭的维持治疗以及阵发性室上心动过速等症，其有效成分包括 40 余种强心苷类成分，这些成分在药材的干燥与贮藏过程中易降解；此外，洋地黄叶及其制剂的中毒量和治疗量十分接近，安全范围很小。为保证临床用药的有效性与安全性，洋地黄叶及其制剂多采用生物检定法（鸽最小致死量法）测定其效价。

中药生物活性测定法不等同于一般的药理学实验方法，需具备定量药理学与中药检验分析的双重属性和要求。即中药生物活性测定法不仅包括实验设计、量化指标、剂间距、分组、对照、可靠性验证等定量药理学的内容，还包括测定方法影响因素考察、精密度考察、适用性考察等化学定量分析的方法学考察内容。

第一节　中药生物活性测定指导原则

本指导原则的目的是规范中药生物活性测定研究，为该类研究的试验设计、方法学建立等过程和测定方法的适用范围提供指导性的原则。

一、基本原则

（1）符合药理学研究基本原则　建立的生物活性测定方法应符合药理学研究随机、对照、重复的基本原则；具备简单、精确的特点；应有明确的判断标准。

（2）体现中医药特点　鼓励应用生物活性测定方法探索中药质量控制，拟建立方法的测定指标应与该中药的"功能与主治"相关。

（3）品种选择合理　拟开展生物活性测定研究的中药应功能主治明确，其中，优先考虑适应证明确的品种，对中药注射剂、急重症用药等应重点进行研究。

（4）方法科学可靠　优先选用生物效价测定法，不能建立生物效价测定的中药，可考虑采用生物活性限值测定法，待条件成熟后可进一步研究采用生物效价测定法。

二、基本内容

（一）试验条件

1. 试验系选择　生物活性测定所采用的试验系，包括整体动物、离体器官、血清、微生物、组织、细胞、亚细胞器、受体、离子通道和酶等。试验系的选择与试验原理和测定指标密切相关，应选择背景资料清楚、影响因素少、检测指标灵敏、成本低廉的试验系统。应尽可能研究各种因素对试验系的影响，采取必要的措施对影响因素进行控制。

如采用实验动物，应尽可能使用小鼠和大鼠等来源多、成本低的实验动物，并说明其种属、品系、性别和年龄。实验动物的使用，应遵循"优化、减少、替代"的"3R"原则。

2. 供试品选择　应选择工艺稳定、质量合格的供试品。应至少使用 3 批供试品。

3. 标准品或对照品选择　如采用生物效价测定法，应有基本同质的标准品以测定供试品的相对效价，标准品的选择应首选中药标准品，也可以考虑化学药作为标准品。如采用生物活性限值测定法，可采用中药成分或化学药品作为方法可靠性验证用对照品。采用标准品或对照品均应有理论依据和（或）实验依据。国家标准中采用的标准品或对照品的使用应符合国家有关规定要求。

（二）实验设计

1. 设计原理　所选实验方法的原理应明确，所选择的检测指标应客观、专属性强，能够体现供试品的功能与主治或药理作用。

2. 设计类型　如采用生物效价测定法，应按《中国药典》二部附录生物检定统计法（附录ⅪⅤ）的要求进行试验设计；如采用生物活性限值测定法，试验设计可考虑设供试品组、阴性对照组或阳性对照组，测定方法使用动物模型时，应考虑设置模型对照组。重现性好的试验，也可以不设或仅在复试时设阳性对照组。

3. 剂量设计　如采用生物效价测定法，供试品和标准品均采用多剂量组试验，并按生物检定的要求进行合理的剂量设计，使不同剂量之间的生物效应有显著性差异。如采用生物活性限值测定法，建议只设一个限值剂量，限值剂量应以产生生物效应为宜；但在方法学研究时，应采用多剂量试验，充分说明标准中设定限值剂量的依据。

4. 给药途径　一般应与临床用药途径一致，如采用不同的给药途径，应说明理由。

5. 给药次数　根据药效学研究合理设计给药次数，可采用多次或单次给药。

6. 指标选择　应客观、明确、专属、与"功能主治"相关。

（三）结果与统计

试验结果评价应符合生物统计要求。生物效价测定法应符合《中国药典》二部附录生物检定统计法（附录ⅪⅤ）的要求，根据样品测定结果的变异性决定效价范围和可信限率（FL%）限值；生物活性限值测定法，应对误差控制进行说明，明确试验成立的判定依据，对结果进行统计学分析，并说明具体的统计方法和选择依据。

（四）判断标准

生物效价测定，应按品种的效价范围和可信限率（FL%）限值进行结果判断。生物活性限值测定，应在规定的限值剂量下判定结果，初试结果有统计学意义者，可判定为符合规定：初试结果没有统计学意义者，可增加样本数进行一次复试，复试时应增设阳性对照组。复试结果有统计学意义，判定为符合规定，否则为不符合规定。

三、方法学考察

（一）测定方法影响因素考察

应考察测定方法的各种影响因素，通过考察确定最佳的试验条件，以保证试验方法的专属性和准确性。根据对影响因素考察结果，规定方法的误差控制限值或对统计有效性进行说明。

（二）精密度考察

应进行重复性、中间精密度、重现性考察。

1. 重复性　按确定的测定方法，至少用 3 批供试品、每批 3 次或同批供试品进行 6 次测定试验后对结果进行评价。生物活性测定试验结果判断应基本一致。

2. 中间精密度　考察实验室内部条件改变（如不同人员、不同仪器、不同工作日和时间）对测定结果的影响。至少应对同实验室改变人员进行考察。

3. 重现性　生物活性测定试验结果必须在 3 家以上实验室能够重现。

（三）方法适用性考察

按拟采用的生物活性测定方法和剂量对 10 批以上该产品进行测定，以积累数据，考察质量标准中该测定项目的适用性。

第二节　生物活性测定的实验设计与统计分析

中药生物活性测定法包括生物活性限值测定法（半定量法或质反应法）和生物效价测定法（量反应法）。前者的实验设计与统计分析相对简单。

一、对照品的选择与标化

药品检定用标准物质是其质量标准体系的组成部分。因此，如何选择和标化对照品是中药生物活性测定实验设计的重要内容之一。

1. 对照品的选择原则

（1）同质性（homogeneity）　国际标准物质的选择依据之一便是候选物的基体效应

和使用的要求相一致或尽可能接近，这样可以消除基体效应引入的系统误差。对于生物活性测定而言，对照品和被测样品的同质性，即是要求对照品和被测样品的生物效应尽可能具有相同的趋势，二者的反应量效曲线应当是平行的，才能进行生物效价的对比和换算。

（2）代表性（representative）　标准物质应该有足够的取样数量和梯度范围以使标准物质的量值梯度能够充分满足样品检测要求，即标准物质选择的代表性原则。中药材品质与品种、产地、规格、部位等有密切关系。作为对照品原料的道地优质中药材的选择和采集应具备代表性，对采集的品种、地域、规格、药材部位等有充分的考察和足够的数量，使它的量值（生物效价）上、下限能够充分涵盖预期的品种范围。

（3）均一性（uniformity）　均一性也是标准物质的基本要求之一，是相对于给定的取样量而言，当取样量足够多时物质的均匀程度能够达到预期要求，可认为是均匀的。在对照品的制备时尤应注意采取必要的制备措施，还要制定合理的最小取样量，以保证样品的均一性和代表性。

（4）稳定性（stability）　稳定性是指在规定的时间间隔和环境条件下，标准物质的特性量值保持在规定范围内的性质。只有物质是稳定的才能保证在不同时间测量的一致性和可比性，才能很好的发挥标准物质传递量值的功能。

（5）可延性（transitivity）　标准物质作为统一量值的一种计量标准，就是凭借它的特性值进行定值传递的，而这种传递必须保证连续和不间断，它作为计量标准才有实际意义。能够复制再生产是保证标准物质延续使用的前提条件。

基于以上选择原则，并考虑到中药"多成分、多靶点、整合作用"的特点，道地优质药材可作为生物活性测定用对照品的首选。

2. 对照品的制备和标化　中药生物活性测定用对照品，需按照适当程序进行制备，并参照"国家药品标准物质技术规范"等相关的技术要求对其有效性进行监控，确定能满足其在中药生物活性测定中的使用要求。

3. 应用示例　现以"板蓝根抑制神经氨酸酶效价测定用工作对照品的制备与标化"为例，说明对照品的制备和标化过程。

【例 7 - 1】板蓝根抑制神经氨酸酶效价测定用工作对照品的制备与标化

板蓝根（Isatidis Radix）具有清热解毒、凉血利咽的功效，为中医临床常用的抗病毒药物。板蓝根药材抗病毒的效价是其清热解毒作用强弱的指标之一。流感病毒神经氨酸酶（neuraminidase，NA）是存在于流感病毒包膜表面的糖蛋白，具有水解酶活性，在流感病毒的复制、感染和致病过程中发挥关键作用，通过抑制 NA 活性，可有效地控制流感症状和疾病的传播。因此，通过测定 NA 与药物作用后活性变化，可以反映药物的抗流感病毒活性。

底物荧光检测法是 NA 活性体外检测方法之一，为抗流感病毒药物（包括植物药）的筛选和活性评价的重要方法。化合物 MUNANA（4 - methylumbelliferyl - N - acetyl - α - D - neuraminic acid）是 NA 的特异性底物，在 NA 作用下的产物 HMC（7 - hydroxy - 4 - methylcoumarin）在 355nm 入射波长激发下，可以产生 460nm 荧光，采用荧光检测器测定该波长荧光强度的变化，可以灵敏地反映 NA 活性；同样，如反应体系中加入抑制 NA 活性的药物，则荧光强度会相应减弱，从而该药物的 NA 抑制活性就能通过荧光强度的变化被表征（图 7 - 1）。

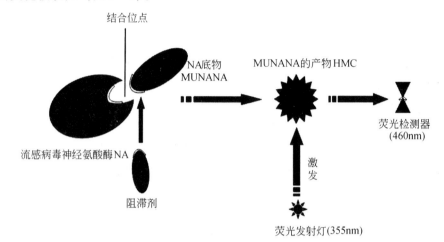

图 7 - 1　底物荧光检测法检测药物对流感病毒神经氨酸酶抑制活性

（1）**工作对照品的制备**　取安徽阜阳 GAP 基地产板蓝根，经鉴定为十字花科植物菘蓝（*Isatis indigotica* Fort.）的干燥根。按《中国药典》（2010 年版）板蓝根药材质量标准检验合格，经鉴定商品规格为优等品。

取干燥药材，粉碎过 4 号筛，称取 1000g，加入 10 倍量乙醇，浸泡 30 分钟，超声处理 60 分钟，放冷，滤过，减压回收乙醇，真空干燥，按每瓶 2.0g 分装密闭于棕色瓶中，保存在干燥阴凉处。依上法制备工作对照品 10 批（S1 ~ S10）。

（2）**工作对照品的均一性和稳定性考察**

①工作对照品化学均一性考察：通过建立 10 批工作对照品的标准对照指纹图谱，并计算相似度的方法考察化学均一性。

仪器及色谱条件　Acquity UPLC™ HSS T3 色谱柱（100mm × 2.1mm，1.8μm），以甲醇为流动相 A，水为流动相 B，梯度洗脱，流速 0.4ml/min；检测波长 254nm；进样量 1.0μl；柱温 25℃。

梯度洗脱程序　见表 7 - 1。

表 7 - 1　梯度洗脱表

时间（分钟）	流动相 A（%）	流动相 B（%）
0 ~ 15	0→5	100→95
15 ~ 20	5→10	95→90
20 ~ 25	10→60	90→40
25 ~ 30	60	40

指纹图谱及相似度　取上述自制的 10 批板蓝根工作对照品，加水溶解制成相当于 0.01g 生药/ml 的溶液作为供试品溶液。按照上述色谱条件进行检测，采用国家药典委员会编写的"中药色谱指纹图谱相似度评价系统 2004A 版"指纹图谱数据处理软件，对板蓝根工作对照品的指纹图谱进行匹配分析，建立其标准对照指纹图谱（图 7 - 2），

计算 10 批工作对照品的相似度，结果见表 7 - 2。

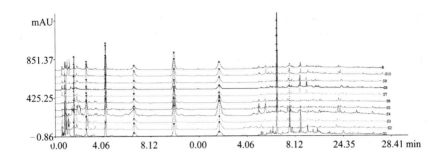

图 7 - 2　板蓝根标准对照指纹图谱

表 7 - 2　10 批工作对照品相似度计算结果

样品编号	相似度	样品编号	相似度
S1	0.797	S6	0.985
S2	0.909	S7	0.917
S3	0.979	S8	0.928
S4	0.971	S9	0.975
S5	0.985	S10	0.966

与对照指纹图谱比较，10 批工作对照品指纹图谱相似度在 0.797 ~ 0.985 之间，平均相似度为 0.941，RSD 为 6.2%。说明样品间的化学指纹信息具有较好的均一性。

②工作对照品化学稳定性考察：取 10 批板蓝根工作对照品的等比例混合物适量，在规定贮藏条件下分别于 0、1、2、3、6、9、12 月测定多糖、腺苷、尿苷的含量。结果见表 7 - 3。

表 7 - 3　工作对照品化学稳定性考察

时间（月）	多糖含量（mg/g）	尿苷含量（μg/g）	腺苷含量（μg/g）
0	18.6	27.6	23.6
1	18.2	27.7	23.1
2	17.8	27.1	22.7
3	18.4	26.7	22.9
6	16.9	27.0	22.6
9	18.3	26.7	22.7
12	18.7	26.2	22.4
平均含量	18.1	27.0	23.0
RSD（%）	3.4	2.0	3.6

由表 7-3 可知,在贮藏期间,工作对照品化学组分含量变化较小,说明化学稳定性较好。

③工作对照品生物活性均一性考察:采用抑制 NA 活性测定的方法,以半数抑制浓度(IC$_{50}$)为考察指标,考察工作对照品的生物活性均一性。所制备的 10 批工作对照品抑制 NA 活性的 IC$_{50}$平均值为 0.92mg/ml,各批次之间差异较小(RSD =10.5%),说明工作对照品生物活性均一性较好。结果见表 7-4。

表 7-4　工作对照品生物活性均一性考察

样品编号	IC$_{50}$(mg/ml)	样品编号	IC$_{50}$(mg/ml)	平均值(mg/ml)	RSD(%)
S1	0.96	S6	0.83		
S2	0.86	S7	0.93		
S3	1.02	S8	1.04	0.92	10.5
S4	0.89	S9	0.91		
S5	0.85	S10	0.82		

④工作对品的生物活性稳定性考察:取 10 批板蓝根工作对照品的等比例混合物适量,采用抑制 NA 活性测定的方法,在规定贮藏条件下分别于 0、1、2、3、6、9、12 月测定 IC$_{50}$,考察工作对照品的生物活性稳定性。结果见表 7-5。

表 7-5　规定贮藏条件下工作对照品稳定性考察

时间(月)	IC$_{50}$(mg/ml)	RSD(%)
0	0.90	
1	0.93	
2	0.77	
3	0.95	9.1
6	0.98	
9	0.79	
12	0.86	

考察结果表明,所制备的板蓝根生物测定用工作对照品在规定贮藏条件下的生物活性(抑制 NA 活性)的稳定性较好,12 个月内其生物活性变化不大(RSD 9.1%)。

⑤工作对照品的生物活性稳定性影响因素考察:取 10 批板蓝根工作对照品的等比例混合物适量,分别在光照(4500 ±500lx)、不同湿度(RH75%、RH95%)、不同温度(40℃、60℃)条件下放置 5 天和 10 天,采用抑制 NA 活性测定法测定其 IC$_{50}$,考察工作对照品的生物活性稳定性的影响因素。结果见表 7-6。

表7-6 生物活性稳定性影响因素考察

编号	样品处理条件	IC_{50}（mg/ml）
0	初始样品	0.90
1	光照5天	1.24
2	光照10天	1.32
3	湿度75%5天	1.27
4	湿度75%10天	1.65
5	湿度95%5天	1.49
6	湿度95%10天	1.95
7	40℃5天	1.33
8	40℃10天	1.52
9	60℃5天	1.54
10	60℃10天	1.82

从上表可以看出，考察的3个因素对板蓝根生物效价检测用工作对照品的稳定性均有影响，其中湿度、温度影响较大，提示工作对照品应在低温、干燥、避光的条件下储存。

（3）工作对照品效价赋值 在用于板蓝根药材样品生物效价值测定之前，需要对所制备的板蓝根工作对照品进行生物效价赋值。由于生物效价单位是相对值，其数值大小依赖于效价单位的起始定义方法，既可以用标化用标准物质赋予工作对照品起始效价，也可以事先规定工作对照品起始效价，再反过来测定相当于多少标化用物质的效价。为了使以后板蓝根工作对照品的效价易于计算和表达，本试验按后一种方法，即首先定义10批板蓝根工作对照品等比混合物的生物效价为1U/mg。再来检测标化用物质，使效价赋值具有实际意义和可溯源性。

根据预试验，测得0.2μg左右的磷酸奥斯他韦作用于NA，可产生相当于1.00U板蓝根效价赋值（板蓝根工作对照品的效价赋值为1.00U/mg）的生物活性。由此估计磷酸奥斯他韦的效价，设计剂量组进行对比检测（表7-7）。

表7-7 板蓝根工作对照品与磷酸奥斯他韦NA抑制活性的对比检测

板蓝根工作对照品（S）			磷酸奥斯他韦（T）		
剂量（质量浓度 g/ml）	剂量（生物效价 U/ml）	反应率（%）	剂量（质量浓度 mg/ml）	剂量（估计生物效价 U/ml）	反应率（%）
0.0036	3.60	87	0.0008	4.00	92
0.0018	1.80	64	0.0004	2.00	71
0.0009	0.90	46	0.0002	1.00	50
0.00045	0.45	30	0.0001	0.50	34
0.000225	0.225	22	0.00005	0.25	26

对比检定的量效关系比较和概率单位转换结果如图 7-3。

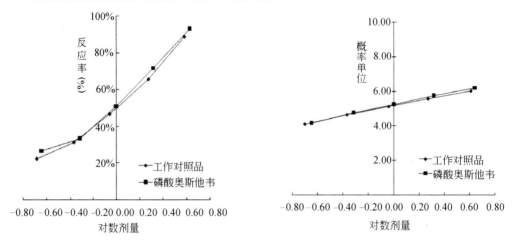

图7-3 板蓝根工作对照品与磷酸奥斯他韦量效关系对比

根据质反应平行线法设计的对比检定效价计算方法,计算结果见表 7-8。

表7-8 磷酸奥斯他韦效价测定及可靠性检验结果

A_T	偏离直线	偏离平行	R	FL_R	$FL_{平均}$	FL%	P_T
5.00	0.10	0.69	1.12	0.88~1.44	0.28	18.29	5.61

上表中以 1.00U/mg 板蓝根工作对照品为参比,磷酸奥斯他韦估计效价 A_T 为 5.00U/μg,可靠性检验(偏离直线 >0.05,偏离平行 >0.05)说明 S 与 T 量效线性良好,且呈平行线关系,通过可靠性检验,对比检定所得到的效价结果准确可信。

计算结果为:相对于板蓝根工作对照品,磷酸奥斯他韦的效价为 5.61U/μg,可信限率为 25.29%。根据前面讨论,对以上结果进行逆向推导,就可以赋予工作对照品效价 U 实际意义,即按本实验方法,1.00U 板蓝根工作对照品的作用相当于 0.178μg 磷酸奥斯他韦。

(4)板蓝根生物效价检测用工作对照品的技术要求 通过研究,确定板蓝根工作对照品的技术要求如下。

【植物来源】 十字花科植物菘蓝(*Isatis indigotica* Fort.)的根,产地为安徽阜阳,等级为优等品。

【制备方法】 取上述来源板蓝根药材适量,除去杂质,烘干,粉碎(过4号筛,损失率控制在5%以内),称取药粉1000g,加入10倍量乙醇,浸泡30分钟,超声处理60分钟,放冷,滤过,减压回收乙醇,真空干燥,按每瓶2.0g分装密闭于棕色瓶中,即得。

【化学标化】 多糖含量不低于14.0mg/g;尿苷含量不低于23.0μg/g;腺苷含量不低于18.0μg/g;化学组分的比例为多糖:尿苷:腺苷 =(1000.00):(1.50):(1.27),比例关系变异小于0.5;采用 UPLC 或 HPLC 方法检测,板蓝根工作对照品的指纹图谱应呈现与对照指纹图谱一致的色谱峰。

【生物活性标化】 采用流感病毒神经氨酸酶荧光检测法，1U 板蓝根工作对照品的作用相当于 0.178μg 磷酸奥斯他韦，平均可信限率小于 20%。

【贮藏】 置干燥阴凉处。

二、生物活性限值测定法

1. 试验设计原则 生物活性限值的测定是在某一特定值（给药量）的条件下，以出现的某种生物效应（或生物效应达到某种程度）作为评价指标，属于定性或半定量测定。因此，该方法的对照品是反应体系中的生物活性物质，为保证生物活性限值测定结果的重复性和稳定性，可从以下几方面加以控制和规范。

（1）合理设计试验 试验设计可考虑设供试品组、阴性对照或阳性对照组，测定方法需建立动物模型时，应考虑设置模型对照组。重现性好的试验，也可以不设或仅在复试时设阳性对照组。尽可能设平行对照组。

（2）稳定试验系 包括生物品系来源固定可靠，使用标准化试剂，必要时加大样本量，作均一性和稳定性考察。

（3）规范试验操作 简化和规范操作规程，加强人员的标准化操作训练。

2. 应用示例

【例 7-2】基于红细胞凝集活性的板蓝根颗粒抗病毒活性限值测定

红细胞凝集测定法系依据红细胞与凝集活性成分结合后，在适宜的电解质、温度、pH 条件下，产生凝集反应，通过比较反应终点，测定供试品的红细胞凝集活性。

试液 ①磷酸盐缓冲液（PBS）：取无水磷酸氢二钠 1.10g、无水磷酸二氢钠 0.32g、氯化钠 8.50g，加水使溶解成 1000ml，用 1mol/L 氢氧化钠溶液或 1mol/L 盐酸溶液调节 pH 至 7.2，分装灭菌，放冷，4℃保存备用。②阿氏液（Alsever's 液）：取枸橼酸 0.5g、枸橼酸钠 8.0g、葡萄糖 20.5g、氯化钠 4.2g，加水溶解并稀释至 1000ml（pH6.2 左右），分装灭菌，放冷，4℃保存备用。

1% 红细胞混悬液的制备 取 3 只或 3 只以上兔（雄性）血数毫升，与等体积的阿氏液混合，用适量 PBS 洗涤 3 次，末次以每分钟 2000 转离心 10 分钟，取压积红细胞适量，用 PBS 制成 1% 红细胞混悬液，4℃保存备用。

供试品溶液的制备 将板蓝根颗粒研细，取约 10g，精密称定，置圆底烧瓶中，精密加入乙醇 100ml，称定重量，充分搅拌，加热回流 40 分钟，放冷，再称定重量，用乙醇补足减失的重量，摇匀，滤过，精密量取续滤液 50ml，置水浴上蒸干，残渣加 PBS 5ml 使溶解，滤过，即得。

测定法 在"V"形、底角呈 90°的 96 孔微量板上，用 PBS 将供试品溶液做 2 倍系列稀释，每个供试品溶液做 2 排，每孔加入 50μl，每排最后 1 孔加入 PBS 50μl 作为阴性对照。再向每孔加入 1% 红细胞混悬液 50μl，轻拍微量板 30 秒混匀，4℃静置 2 小时观测结果。

结果判定 将微量板置于白色背景之上，比较供试品孔与阴性对照孔，红细胞沉于底部成一规则的圆点而孔壁未粘有红细胞判为阴性（-）；孔壁上均匀附着一层红细胞，或红细胞未全部沉于底部，部分附着于孔壁上均判为阳性（＋）。

以供试品出现阳性的最高稀释倍数为本品的效价。如同批供试品溶液前后排结果相差在 1 个以上稀释度时应重试；相差 1 个稀释度时，则以 2 排结果中出现阳性的较低稀释度为该供试品的效价。

本品效价应不低于 $1:2^3$。

【例 7 −3】基于凝血酶滴定法的水蛭抗凝血酶活性限值测定

水蛭为水蛭科动物蚂蟥（*Whitmania pigra* Whitman）、水蛭（*Hirudo nipponica* Whitman）或柳叶蚂蟥（*W. acranulata* Whitman）的干燥全体。水蛭所含水蛭素是凝血酶的直接抑制剂，它与凝血酶的结合比例为 1∶1。因此，水蛭中水蛭素含量测定可采用凝血酶滴定法，其过程如下。

取本品粉末约 1g，精密称定，精密加入 0.9% 的氯化钠溶液 5ml，充分搅拌，浸提 30 分钟，并时时振摇，离心，量取上清液 100μl，置试管中，加入含 0.5%（牛）纤维蛋白原（以凝固物计）的三羟甲基氨基甲烷盐酸缓冲液 200μl，摇匀，置水浴（37℃±0.5℃）温浸 5 分钟，滴加每 1ml 中含 40 单位的凝血酶溶液（每 1 分钟滴加 1 次，每次 5μl，边滴加边轻轻摇匀）至凝固（水蛭）或滴加每 1ml 中含 10 单位的凝血酶溶液（每 4 分钟滴加 1 次，每次 2μl，边滴加边轻轻摇匀）至凝固（蚂蟥、柳叶蚂蟥），记录消耗凝血酶溶液的体积，按下式计算：

$$U = C_1 V_1 / C_2 V_2 \qquad\qquad (式 7 −1)$$

式 7 −1 中，U 为每 1g 含抗凝血酶活性单位（U/g）；C_1 为凝血酶溶液的浓度（U/ml）；C_2 为供试品溶液的浓度（g/ml）；V_1 为消耗凝血酶溶液的体积（μl）；V_2 为供试品溶液的加入量（μl）。

中和一个单位的凝血酶的量，为一个抗凝血酶活性单位。本品每 1g 含抗凝血酶活性，水蛭应不低于 16.0U，蚂蟥、柳叶蚂蟥应不低于 3.0U。

三、生物效价测定法

生物效价测定是比较供试品 T 和相当的对照品 S 所产生的特定反应，通过等反应剂量间比例的运算，从而测得供试品的效价，即对比检定。生物效价测定常用的实验设计有直接测定法、平行线测定法、斜度比例测定法和平均剂比较法。平行线测定法中对照品与供试品的对数剂量与反应呈两条平行线，对照品与供试品相同反应相对应的对数剂量之比，即为效价之反比。斜度比例测定法是剂量与反应呈直线关系，其对照品与供试品的剂量与反应的两条直线零点交于纵轴的同一点，对照品与供试品效价之比实际上是两条直线的斜度之比。

以剂量与反应的数据作图可以大致看出对照品与样品的相互关系。但由于生物实验的变异性难以直接从原始数据看出剂量反应关系是否呈直线，两条直线是否平行或者截于纵轴同一点（斜度比例模式），需借助统计学的方法检验是否显著偏离其模式，常用的方法是剂量与反应关系是否显著偏离直线，两条直线是否显著偏离平行直线（平行线模式）。如果剂量与反应关系经计算在统计学上偏离直线，可能是剂量选择不当，应重新设计试验剂量，如出现两条直线显著偏离平行，则说明该试验不成立，需重做试验。

生物效价检测试验设计中平行线测定法最为常用和普及，根据剂量和效应反应的类型，又可分为量反应平行线模型和质反应平行线模型。

（一）量反应平行线模型

当供试品剂量的对数（x）与效应指标（y）有线性关系时，可按量反应平行线法计算生物效价。本法最为常用，目前已有国家药典委员会编制的软件（《中国药典》生物检定统计软件 BS2000）。

1. 实验设计与统计分析

（1）直线的平行化　理论上，对照品 S 和供试品 T 的量效关系线应平行，但由于实验误差，二者往往不完全平行，因此需要进行直线平行化，即将各条直线的回归系数进行合并计算，求出它们的合并回归系数 b，作为平行线的回归系数。

（2）可靠性检验　包括偏离直线、偏离平行、回归、供试品间及剂间检验等，分别由各项的方差与误差项方差构建统计量进行 F 检验，要求供试品与对照品的剂间、回归检验显著，供试品间、偏离平行和偏离直线检验不显著。若不能通过可靠性检验，则计算结果不准确。

（3）效价计算　按照式 7-2、式 7-3 计算（详见应用示例）或直接采用"《中国药典》生物检定统计软件 BS2000"进行计算，结果以效价值和可信限率表示。

2. 应用示例

【例 7-4】量反应平行线法在管碟法检测板蓝根抗菌效价中的应用

（1）剂量反应关系考察　精密移取板蓝根颗粒对照品溶液和供试品溶液，照《中国药典》（2010 年版）二部附录ⅪA 抗生素微生物检定法之管碟法进行，按管碟法测定条件试验，逐一测量每个抑菌圈直径。平行操作 6 次，结果见表 7-9。

表 7-9　板蓝根颗粒对照品与供试品对金葡菌的剂量效应关系试验结果

| 试验次数 | 试验药液 | 不同浓度（对数浓度，$g_{生药}/ml$）药液对金葡菌的抑菌圈直径平均值（mm） | | | | | | 剂量反应相关系数（r） |
		70.0 (1.85)	45.5 (1.66)	29.6 (1.47)	19.2 (1.28)	12.5 (1.10)	8.1 (0.91)	
1	对照品	24.62	22.32	19.78	17.10	13.98	10.97	0.9984
	供试品	23.84	22.07	19.38	16.39	12.45	10.49	0.9944
2	对照品	24.03	22.14	19.39	16.91	13.66	10.58	0.9967
	供试品	22.94	21.46	17.79	15.48	12.76	9.59	0.9962
3	对照品	24.09	22.16	19.38	16.95	13.72	10.6007	0.9971
	供试品	22.96	20.90	17.02	14.77	12.54	9.45	0.9968
4	对照品	24.22	22.17	19.54	16.98	13.78	10.75	0.9974
	供试品	23.37	22.18	19.04	17.50	12.77	9.56	0.9840
5	对照品	23.52	21.7	18.8	16.22	13.07	10.21	0.9975
	供试品	22.09	19.03	17.07	13.84	11.69	9.22	0.9984

续表

试验次数	试验药液	不同浓度（对数浓度，g_{生药}/ml）药液对金葡菌的抑菌圈直径平均值（mm）						剂量反应相关系数（r）
		70.0 (1.85)	45.5 (1.66)	29.6 (1.47)	19.2 (1.28)	12.5 (1.10)	8.1 (0.91)	
6	对照品	24.54	22.27	19.59	17.03	13.89	10.90	0.9985
	供试品	23.41	20.96	18.07	16.14	13.07	9.52	0.9967
均值	对照品	24.17	22.13	19.41	16.86	13.68	10.68	0.9978
	供试品	23.10	21.10	18.06	15.69	12.55	9.64	0.9982

　　将剂量的对数值作为纵坐标，抑菌圈直径平均值作为横坐标，描绘剂量效应曲线，对试验数据进行合并处理并经线性回归，并计算斜率标准误差（S_b）等，结果见表 7 - 10 和图 7 - 4。

计算公式：

$$S_b = \frac{b}{r} \sqrt{\frac{1 - r^2}{n - 2}} \qquad （式 7 - 2）$$

$$T_{b_1 - b_2} = \frac{|b_1 - b_2|}{\sqrt{S_{b_1}^2 + S_{b_2}^2}} = 0.0297 \qquad （式 7 - 3）$$

$$t_{0.05} = 2.306$$

表 7 - 10　板蓝根颗粒对照品与供试品回归线数据

回归线参数	A	B	r	n	斜率标准误差（S_b）	$T_{b_1 - b_2}$
对照品	0.1564	0.06856	0.9973	6	0.00252	0.0297
供试品	0.2324	0.06866	0.9979	6	0.00223	

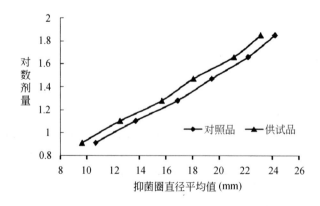

图 7 - 4　板蓝根颗粒对照品与供试品溶液的剂量效应关系

　　上述计算分析表明：

　　①对照品与供试品的剂量效应关系：在一定剂量范围内对板蓝根颗粒对照品与供试

品溶液的对数剂量与其抑菌圈直径（平均值）进行直线回归处理，剂量反应相关系数 R 均大于 0.995，说明线性关系良好。板蓝根颗粒对照品的生物效价为 100.0U/g 生药，转换为效价浓度，即在 810.0 ~ 7000.0U/ml 范围内与抑菌圈直径（平均值）呈良好的线性关系。

②对照品与供试品回归线的统计分析：表 7 -10 中 A 和 B 分别为回归线的截距和斜率，r 为回归系数，经计算 $T_{b_1 - b_2}$（0.0297）$< t_{0.05}$（2.306），说明两直线基本平行。即板蓝根颗粒对照品与供试品在 810.0 ~ 7000.0U/ml 剂量范围内，二者对数剂量和抑菌圈直径的回归线基本平行。

（2）试验设计与统计分析　按照《中国药典》（2010 年版）二部附录 XIV 生物检定统计法项下"量反应平行线法"，选择（k·k）法中的（2·2）法，剂距 $r = 2:1$，随机分组设计试验。

①计算方法：取备好的双碟不少于 4 个，在每 1 双碟对角的 2 个不锈钢小管中分别滴满高浓度及低浓度的对照品溶液，其余 2 个不锈钢小管中分别滴满相应的高低 2 种浓度的供试品溶液。在规定条件下培养后，测量各个抑菌圈的直径，照生物检定统计法进行可靠性测验及效价计算。

效价计算公式：

$$R = D \times \lg^{-1} \frac{V}{W} \qquad （式 7 -4）$$

$$P_T = D \times A_T \times \lg^{-1} \frac{V}{W} \qquad （式 7 -5）$$

$$S_M = \frac{1}{W^2(1 - g)} \sqrt{mS^2 \left[(1 - g)AW^2 + BV^2 \right]} \qquad （式 7 -6）$$

$$R \text{ 的 } FL = \lg^{-1} \left[\frac{\lg R}{1 - g} \pm t \cdot S_M \right] \qquad （式 7 -7）$$

$$P_T \text{ 的 } FL = A_T \cdot \lg^{-1} \left[\frac{\lg R}{1 - g} \pm t \cdot S_M \right] \qquad （式 7 -8）$$

式 7 -4 ~ 式 7 -8 中，R 为效价比值 P_T/A_T；W 为剂间浓度比；$V = \frac{1}{2}(T_1 + T_2 - S_1 - S_2)$；$W = \frac{1}{2}(T_2 - T_1 + S_2 - S_1)$；$D$ 为 S 和 T 的相同剂量溶液浓度比 C_S/C_T；A_T 为估计效价；P_T 为 T 效价。A = 1；B = 1；$g = \frac{(t^2 s^2 m)}{W^2}$。

②试验结果：以上述板蓝根颗粒对照品溶液为参比，对市售板蓝根颗粒的不同样品根据预实验调整剂量进行测定，在上述既定的检测方法和条件下进行生物效价检测，具体计算方法以编号为 YP30 的供试品为例，结果见表 7 -11。

表7-11 板蓝根颗粒对照品与供试品的生物效价试验

剂量	S (g/ml)		T (g/ml)	
	$D_{SL}14$	$D_{SH}28$	$D_{TL}12$	$D_{TH}24$
	14.22	18.82	13.28	19.20
	13.87	18.64	14.08	18.82
抑菌圈直径 Y（mm）	12.82	19.78	13.36	17.98
	14.04	18.06	12.98	18.66
	13.68	18.26	13.74	19.14
	13.44	19.02	13.86	18.76
$\sum Y$	82.07	112.58	81.3	112.56

对上述试验结果，运用生物统计学进行其可靠性测验、效价计算和实验误差估计等，结果如表7-12。

表7-12 供试品（2·2）法检测的方差分析和可靠性检验结果

变异来源	自由度	差方和	方差	F 值	P 值
试品间	1	0.026	0.026		>0.05
回归	1	158.98	158.98	564.78	<0.01
偏离平行	1	0.023	0.023	<1	>0.05
剂间	3	159.03	53.01	188.32	<0.01
区组间	5	0.70	0.14	<1	>0.05
误差	15	4.22	0.28		
总和	23				

③可靠性检验：试品间差异不显著（$P>0.05$），说明供试品与标准品效价无明显差别；回归项有非常显著意义（$P<0.01$），说明随着剂量的增加抑菌圈直径有规律地增加；偏离平行的差异无显著意义（$P>0.05$），说明 S 和 T 平行关系可靠；剂间差异有非常显著意义（$P<0.01$），说明试验剂量比例和试验安排合理；同时区组间差异不显著（$P>0.05$），说明碟间差异小，实验误差小。综上，说明可用（2·2）法检测供试品效价。

④效价计算：按式7-4~式7-8计算可得，$S_m=0.012$，$P_T=108.30U/g$，测得效价的可信限率为 6.24%，编号为 YP30 的样品抗菌效价可信限范围为 101.54~115.06 U/g。

（二）质反应平行线模型

对质反应而言，其反应阳性率与对数剂量之间呈对称"S"形曲线，不能直接进行效价计算，通常采用概率单位（probit）转换方法使量效曲线直线化。目前还没有质反应平行线法专用的计算软件，可采用中国药理学会主编的 DAS（Drug Analysis System，ver 1.0）软件进行转换，分别得到对数剂量（x）、expect probit（Y）、working probit（y）及各反应点的权重（nw）等中间结果。

1. 实验设计与统计分析

（1）直线回归方程的校正　由 x、y、nw 分别计算量效关系的校正回归方程

$$y = \bar{y} + b(x - \bar{x})\qquad\text{（式 7 -9）}$$

将各 x 值代入式 7 -9，求得 y 值的第 1 次校正概率单位 y_1。比较 y 与 Y_1 的差值，如果 $|Y_1 - y| > 0.2$，必须进行第 2 次校正，直至差值小于 0.2。

（2）可靠性检验　与量反应平行线法类似，不同之处在于需要进行 χ^2 检验。

（3）效价计算　按照式 7 -15、式 7 -16 计算（详见应用示例）或直接采用"《中国药典》生物检定统计软件 BS2000"进行计算，结果以效价值和可信限率表示。

2. 应用示例

【例 7 -5】质反应平行线测定法在板蓝根抗病毒效价测定中应用

（1）板蓝根抑制 NA 活性检测和量效关系考察　板蓝根有体外抑制 NA 的药理活性，其 IC_{50} =（0.90 ±0.20）mg 生药/ml，并且量效曲线形状与阳性对照药磷酸奥斯他韦相同（图 7 -5），提示两者作用趋势和规律相同。反应率与对数剂量之间呈良好的对称 "S" 形曲线，反应率转换成概率单位（Y）后，对数剂量与概率单位呈直线关系，回归方程 $Y = 8.7259 + 1.2169X$（X 代表对数剂量，图 7 -6）。说明该反应适合用生物检定中 "质反应平行线测定" 法进行效价测定。

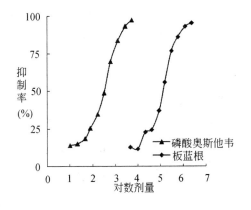

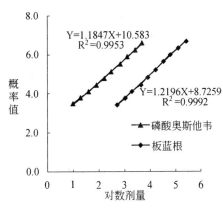

图 7 -5　板蓝根与阳性对照药反应关系曲线　　　　**图 7 -6　线性回归曲线**

（2）效价计算方法的设计　反应抑制率（IR）计算公式：

$$IR = \frac{\text{酶活性对照荧光 - 样品作用后荧光}}{\text{酶活性对照荧光 - 背景荧光}} \times 100\%\qquad\text{（式 7 -10）}$$

反应率的概率单位转换由 DAS ver1.0 软件完成。

约定工作对照品的效价（P_S）为 1U/mg，根据平行线测定原理采用质反应的平行线测定法进行样品与对照品效价的对比检定。

①预试验：通过比较对照品（S）与被检样品（T）的反应率估算被检品的效价（P_T），在线性范围内调整被检样品浓度使与对照品活性接近，用概率单位（4·4）法

在 50% 反应率上下设相同的浓度梯度。

②数据转换：将检测所得反应率和浓度值分别输入 DAS ver1.0 软件得到对数剂量（x）、expect probit（Y）、working probit（y）、各反应点的权重（nw）。

③直线回归方程式的校正：由 x、y、nw 分别计算 $\bar{x}$、$\bar{y}$、b 将其值代入式 7 - 9，即可得 S 和 T 校正直线的回归方程。

$$\bar{x}, \bar{y}, b \text{ 的计算公式}: \bar{x} = \frac{\sum nwx}{\sum nw}, \ \bar{y} = \frac{\sum nwy}{\sum nw}, \ b = \frac{\sum Sxy}{\sum Sxx} \qquad （式 7 - 11）$$

$$Sxy = \sum nw(x - \bar{x})(y - \bar{y}), Sxx = \sum nw(x - \bar{x})^2, Syy = \sum nw(y - \bar{y})^2$$
$$（式 7 - 12）$$

④连续校正：将各 x 值代入上述回归方程，求得 y 值的第一次校正概率单位 Y_1。比较 y 与 Y_1 的差值，如果 $|T_1 - y| > 0.2$，必须进行第二次校正。

⑤可靠性检验

$$偏离直线检验: \chi^2 = \sum S_{yy} - \sum \left(\frac{(S_{xy})^2}{S_{xx}} \right) \qquad （式 7 - 13）$$

$f =$ S 剂量组数 + T 剂量组数 $- 4$。

$$偏离平行检验: \chi^2 = \sum \left(\frac{(S_{xy})^2}{S_{xx}} \right) - \frac{\left(\sum S_{xy} \right)^2}{\sum S_{xx}}, \ f = 1 \qquad （式 7 - 14）$$

以上 χ^2 值应小于 $\chi^2_{0.05}$，则 $P > 0.05$，S 和 T 两条直线不显著地偏离直线和偏离平行，两者为平行线关系。

⑥效价计算：由公式 $P_T = R \cdot P_S$ 计算供试品效价，R 由下式求得。

$$M = \lg R = \bar{x}_S - \bar{x}_T - \frac{\bar{y}_S - \bar{y}_T}{b} \qquad （式 7 - 15）$$

式 7 - 15 中，M 为 S 和 T 平行线之间平行于横轴的连线。

⑦可信限

$$FL = \bar{x}_S - \bar{x}_T + \frac{M - \bar{x}_S + \bar{x}_T}{1 - g} \pm \frac{t}{b(1 - g)} \sqrt{(1 - g) \sum \left(\frac{1}{\sum nw} \right) + \frac{(M - x_S + x_T)^2}{\sum S_{xx}}}$$
$$（式 7 - 16）$$

式 7 - 16 中，$g = \dfrac{t^2}{b^2 \sum S_{xx}}$，$t = 1.96$。

第八章　中药杂质及有害物质分析

《中国药典》检查项下所规定的各项系指药品本身含有或在加工、生产和贮藏过程中引入并需要控制的物质或物理参数，用以评估药品的安全性、均一性与纯度等。安全性控制是中药质量控制的主要目的之一，包括毒性成分、重金属和有害元素、农药残留、二氧化硫残留、黄曲霉毒素、微生物等。本章将重点介绍中药纯度及相关安全性质量分析。

第一节　中药杂质及有害物质检查的一般要求

一、中药杂质及有害物质的种类、来源

1. 杂质（impurity）　指一种物质中所夹杂的不纯成分。在药学中，杂质是指药物中存在的无治疗作用或影响药物稳定性和疗效，甚至对人体健康有害的物质。

中药中的杂质，按来源可分为以下 3 种。

（1）药材和饮片中引入的杂质　《中国药典》（2010 年版）将药材中混存的杂质分为 3 类，一是来源与规定相同，但其性状或部位与规定不符的物质，如白果、白扁豆中的果皮和种皮，麻黄中的根，党参、桔梗中的芦头等；二是来源与规定不符的有机质，药材品种复杂，正品药材或饮片中常有源于不同种、但外形相似的品种混入，如西洋参中掺有人参、党参中掺有防风、大黄中混有土大黄等；三是无机杂质，如沙石、泥块、尘土等。中药中的杂质可由生长、采收、加工、生产和贮藏的多途径引入。

（2）生产制备过程引入的杂质　药材使用受到污染的水清洗，会受到污染物的影响；药材炮制过程吸收水分、炭化或产生药屑等也属于杂质；在中药制剂的生产制备过程中，常需使用溶剂、试剂等，若不能完全除去，它们的残留物就会引入产品；也可能因中药制剂制备中的组分变化引入新的杂质；由中药分离的单体成分制剂，因其多含有与药物组分化学结构、性质相似的组分，有可能因分离不完全而引入药品中成为杂质。此外，粉碎用的机器磨损、制备用的金属器皿、设备等也可能引入某些金属杂质等。

（3）贮运过程引入的杂质　中药因贮藏或运输过程保管不当，可能造成产品包装破损、分解、霉变、腐败，甚至鼠咬、虫蛀等现象，导致杂质引入。

根据杂质的属性，可分为一般杂质（general impurities）和特殊杂质（special impurities）。一般杂质是指在自然界中分布比较广泛，在多种药材的采收、加工及制剂的生产、贮运过程中容易引入的杂质，如水分、泥沙、酸、碱、铁盐、硫酸盐等；特殊杂质是指在该药物的采收、加工生产或贮运过程中引入或产生与该药物本身特性有关的特定杂质，如大黄流浸膏中检出的土大黄苷；按杂质的理化性质，可分为无机杂质（inorganic impurities）、有机杂质（organic impurities）及残留溶剂（residual solvents），中国国家食品药品监督管理局（SFDA）、人用药品注册技术要求国际协调会（ICH）和美国食品药品监督管理局（FDA）均采用此种分类方法；按杂质毒性，又可分为毒性杂质和普通杂质。

2. 有害物质　中药的有害物质（hazardous materials）包括内源性有害物质和外源性有害物质。

中药中主要的内源性有害物质是指中药本身所含的具有毒副作用的化学成分。这些化学成分大多为生物的次生代谢产物，或为矿物类中药的有毒成分。例如，菊科、豆科和紫草科植物中含有的吡咯里西啶类生物碱，如千里光碱、野百合碱，其在体内的代谢产物吡咯具有很强的肝毒性。另外，马兜铃科植物含有的马兜铃酸，具有肾毒性。国务院 1988 年公布了 28 种毒性中药材：植物药类有生马钱子、生川乌、生草乌、生白附子、生附子、生半夏、生南星、生甘遂、生狼毒、生藤黄、雪上一枝蒿、生巴豆、生千金子、生天仙子、闹羊花、洋金花；动物药类有斑蝥、蟾酥、青娘虫、红娘虫；矿物药类有砒石（红砒、白砒）、砒霜、雄黄、水银、红粉、轻粉、红升丹、白降丹。

中药中的外源性有害物质主要包括残留的农药、有机溶剂、大孔树脂、二氧化硫，以及污染的重金属及有害元素、微生物、黄曲霉毒素等。

二、杂质及有害物质的限量检查

中药的安全性检测常采用毒理学、化学分析或仪器分析等方法对中药有害物质进行检测，并对其制定限量标准，以确保临床用药的安全。

从中药质量及安全性、有效性角度来看，中药中杂质的含量亦应越少越好，但要将其完全除掉，非常困难，也势必使生产工艺更加繁复，增加成本，造成浪费。因此，对于中药中所存在的杂质，在保证药物安全、稳定、质量可控的前提下，通常只进行限量检查。

中药中所含杂质（包括有害物质）的最大允许量，称为杂质（或有害物质）的限量。一般用百分之几或百万分之几（parts per million，ppm）来表示。

$$杂质（或有害物质）的限量 = \frac{杂质（或有害物质）最大允许量}{供试品量} \times 100\%$$

（式 8 -1）

限量检查方法主要有对照法、灵敏度法、比较法和含量测定法。

1. 对照法　对照法系指取最大限度量的待检杂质或其他待检物对照品（或标准品）配成对照液，与一定量供试品配成的供试品溶液，在相同条件下试验，比较结果，以确定杂质含量是否超过限量。此时，供试品（S）中所含杂质（或有害物质）的最大允许量可以通过杂质标准溶液的浓度（C）和体积（V）的乘积表示，故杂质（或有害物质）限量（L）的计算公式为：

$$L(\%) = \frac{V \times C}{S} \times 100\% \qquad （式8-2）$$

【例8-1】阿胶中砷盐的检查

取本品2.0g，加氢氯化钙1g，混合，加少量水，搅匀，干燥后先用小火灼烧使炭化，再在500℃~600℃炽灼使完全灰化，放冷，加盐酸3ml与适量的水使溶解成30ml，取溶液10ml，加盐酸4ml与水14ml，依法检查其砷盐含量［《中国药典》（2010年版）附录ⅨB］。另取2ml砷标准溶液（每1ml相当于1μg的砷）作对照，杂质限量的计算方法如下：

$$L(\%) = \frac{V \times C}{S} \times 100\% = \frac{2 \times 1.0 \times 10^{-6}}{2 \times \frac{10}{30}} 100\% = 0.0003\%$$

2. 灵敏度法 灵敏度法系指在供试品溶液中加入试剂，在一定条件下反应，观察有无阳性结果出现，以判断杂质是否超限。如《中国药典》（2010年版）肉桂油中重金属的检查：取本品10ml，加水10ml与盐酸1滴，振摇后，通硫化氢使饱和，水层与油层均不得变色。

3. 比较法 比较法系指取供试品一定量，依法检查，测定待检品的某些特征参数，与规定的限量比较，以判定其是否超限。如红花中红色素的检查：取本品，置硅胶干燥器中干燥24小时，研成细粉，取约0.25g，精密称定，置锥形瓶中，加80%丙酮溶液50ml，连接冷凝器，置50℃水浴上温浸90分钟，放冷，用3号垂熔玻璃漏斗滤过，收集滤液于100ml量瓶中，用80%丙酮溶液25ml分次洗涤，洗液并入量瓶中，加80%丙酮溶液至刻度，摇匀，照紫外-可见分光光度法，在518nm的波长处测定吸光度，不得低于0.20。

4. 含量测定法 含量测定法系指用规定的方法测定杂质的含量，与规定的限量比较，以判断杂质是否超限。如白芍重金属及有害元素的测定：采用原子吸收分光光度法或电感耦合等离子体质谱法测定，铅不得过百万分之五；镉不得过千万分之三；砷不得过百万分之二；汞不得过千万分之二；铜不得过百万分之二十。

第二节 中药杂质及常规检查方法

《中国药典》中与中药纯度相关的检查主要包括杂质检查、水分测定、干燥失重、灰分测定、色度检查、酸败度测定等，并已成为中药质量评价中的常规检查项。

一、药材中混存杂质检查法

药材中混存的杂质，直接影响药材纯度、质量及后续产品的质量，影响用药安全，按《中国药典》（2010年版）要求，药材中混存的杂质需按以下方法检查。

1. 筛选 取规定量的供试品，摊开，用肉眼或放大镜（5~10倍）观察，将杂质检出，如其中有可以筛分的杂质，则通过适当的筛法，将杂质分出。

2. 称重 将各类杂质分别称重，计算其在供试品中的含量（％）。例如《中国药典》（2010 年版）中规定丁香中杂质不得超过 2％，女贞子中杂质不得超过 3％。

3. 注意事项

（1）药材中混存的杂质如与正品相似，难以从外观鉴别时，可称取适量，进行显微或理化鉴别试验，证明其为杂质后，计入杂质重量中。

（2）杂质检查所用的供试品量，除另有规定外，按药材和饮片取样法称取。

（3）对于一些特殊杂质，需采用特殊方法进行检查时，应给出具体方法。

如麝香采用显微镜检法、蒲黄采用筛分法。

【例 8-2】大黄中土大黄苷的检查

取本品粉末 0.2g，加甲醇 2ml，温浸 10 分钟，放冷，取上清液 10μl，点于滤纸上，以 45% 乙醇展开，取出，晾干，放置 10 分钟，置紫外光灯（365nm）下检视，不得显持久的亮紫色荧光。

【例 8-3】西洋参中人参的检查

取西洋参粉末 1g，加甲醇 25ml，加热回流 30 分钟，滤过，滤液蒸干，残渣加水 20ml 使溶解，加水饱和的正丁醇振摇提取 2 次，每次 25ml，合并正丁醇提取液，用水洗涤 2 次，每次 10ml，分取正丁醇液，蒸干，残渣加甲醇 4ml 使溶解，作为供试品溶液。另取人参对照药材 1g，同法制成对照药材溶液。照薄层色谱法试验，吸取上述 2 种溶液各 2μl，分别点于同一硅胶 G 薄层板上，以三氯甲烷-甲醇-水（13:7:2）5℃～10℃放置 12 小时的下层溶液为展开剂，展开，取出，晾干，喷以 10% 硫酸乙醇溶液，在 105℃ 加热至斑点显色清晰，分别置日光和紫外光灯（365nm）下检视。供试品色谱中，不得显与对照药材完全一致的斑点。

二、氯化物检查法

在中药的生产过程中，常常会用到盐酸或将其制备成盐酸盐，Cl^- 对人体虽无害，但它反映了药品的纯度及其生产工艺情况，因此，氯化物可以作为信号杂质进行检查。

1. 原理 利用氯化物在硝酸酸性条件下与硝酸银作用，生成氯化银胶体微粒而显白色混浊，与一定量的标准氯化钠溶液在同样条件下反应生成的氯化银混浊程度相比较，判定供试品中的氯化物是否符合限量规定。

$$Cl^- + Ag^+ \rightarrow AgCl\downarrow （白色）$$

2. 方法 取各品种项下规定量的供试品，加水溶解使成 25ml（溶液如显碱性，可滴加硝酸使成中性），再加稀硝酸 10ml；溶液如不澄清，应滤过；置 50ml 纳氏比色管中，加水使成约 40ml，摇匀，即得供试溶液。另取该药品项下规定量的标准氯化钠溶液，置 50ml 纳氏比色管中，加稀硝酸 10ml，加水使成 40ml，摇匀，即得对照溶液。于供试品溶液与对照溶液中，分别加入硝酸银试液 1.0ml，用水稀释使成 50ml，摇匀，在暗处放置 5 分钟，同置黑色背景上，从纳氏比色管上方向下观察、比较，即得。

3. 注意事项

（1）在测定条件下为使氯化银所显混浊度梯度明显，氯化物浓度以50ml中含50～80μg的Cl^-为宜，相当于标准氯化钠溶液（每1ml相当于10μg的Cl^-）5.0～8.0ml。

（2）供试品中若存在某些弱酸盐如碳酸盐、磷酸盐等，也可产生混浊干扰检查，加入稀硝酸可避免碳酸银、磷酸银及氧化银沉淀的形成；同时还可加速氯化银沉淀的生成并形成较好的乳浊液。酸度以50ml供试液中含稀硝酸10ml为宜，酸度过大，所显混浊度降低。

（3）供试品溶液若带颜色，可采用内消色法处理。即取供试品溶液2份，分置50ml纳氏比色管中，一份中加硝酸银试液1.0ml，摇匀，放置10分钟，如显混浊，可反复滤过，至滤液完全澄清，再加规定量的标准氯化钠溶液与水适量使成50ml，摇匀，在暗处放置5分钟（防止单质银析出），作为对照溶液；另一份中加硝酸银试液1.0ml与水适量使成50ml，按上述方法与对照溶液比较。溶液需滤过时，应预先将滤纸用稀硝酸水溶液处理。

例如红粉中氯化物检查：取本品0.5g，加水适量与硝酸3ml，溶解后，加水稀释使至约40ml，置50ml纳氏比色管中，即得供试溶液。另取标准氯化钠溶液3ml，置50ml纳氏比色管中，加稀硝酸10ml，加水使成40ml，摇匀，即得对照溶液。于供试品溶液与对照溶液中，分别加入硝酸银试液1.0ml，用水稀释使成50ml，摇匀，在暗处放置5分钟，同置黑色背景上，从纳氏比色管上方向下观察，供试溶液如显混浊，不得比对照溶液更浓（0.006%）。

三、铁盐检查法

中药中微量铁盐的存在会促使药物的氧化和降解。需进行限度检查，检查方法有硫氰酸盐法、巯基醋酸法和磺基水杨酸盐法。硫氰酸盐法介绍如下。

1. 原理

利用铁盐（Fe^{3+}）在盐酸酸性溶液（H^+）中与硫氰酸盐作用生成红色可溶性的硫氰酸铁配离子，与一定量标准铁溶液用同法处理后所呈颜色进行比较，判定供试品中铁盐是否符合限量规定。

$$Fe^{3+} + 6SCN^- \xrightarrow{H^+} [Fe(SCN)_6]^{3-} （红色）$$

2. 方法 取各品种项下规定量的供试品，加水溶解使成25ml，转移至50ml纳氏比色管中，加稀盐酸4ml与过硫酸铵50mg，用水稀释使成35ml后，加30%硫氰酸铵溶液3ml，再加水适量稀释成50ml，摇匀；如显色，立即与标准铁溶液（10μg/ml）一定量按同法制成的对照溶液比较，即得。

3. 注意事项

（1）标准铁溶液系用硫酸铁铵［$FeNH_4(SO_4)_2 \cdot 12H_2O$］配制成标准铁贮备液，并加入硫酸防止铁盐水解，临用时根据需要进行稀释。在50ml溶液中含Fe^{3+}为20～50μg时，颜色梯度明显。

（2）加入氧化剂过硫酸铵〔$(NH_4)_2S_2O_8$〕可将供试品中的 Fe^{2+} 氧化成 Fe^{3+}。同时，可以防止光致硫氰酸铁还原或分解褪色。

$$2Fe^{2+} + (NH_4)_2S_2O_8 \longrightarrow 2Fe^{3+} + (NH_4)_2SO_4 + SO_4^{2-}$$

（3）铁盐与硫氰酸根离子的反应为可逆反应，所以，加入过量的硫氰酸铵，不仅可以减少生成的配离子解离，提高反应灵敏度，还能消除氯化物（可使 Cl^- 干扰减少）和其他在酸性溶液中能与铁盐生成配位化合物的物质所引起的干扰。

（4）在盐酸的微酸性溶液中可防止 Fe^{3+} 水解，以 50ml 溶液中含稀盐酸 4ml 为宜。

（5）供试品溶液与标准液颜色不一致时，可分别移至分液漏斗中，各加正丁醇或异戊醇提取，分取醇层比色。

（6）某些有机药物，在实验条件下不溶解或对检查有干扰，应先炽灼破坏，使铁盐转变成 Fe_2O_3 留于残渣中，再依法进行检查。

【例 8 - 4】白矾中铁盐的检查

取本品 0.35g，加水 20ml 溶解后，加硝酸 2 滴，煮沸 5 分钟，滴加氢氧化钠试液中和至微显混浊，加稀盐酸 1ml、亚铁氰化钾试液 1ml 与水适量使成 50ml，摇匀，1 小时内不得显蓝色。

四、干燥失重测定法

干燥失重（loss on drying）系指药品在规定的条件下，干燥后所减失的重量，以百分率表示。减失的重量主要为水分、结晶水及其他挥发性的物质如乙醇等。由减失的重量和取样量计算供试品的干燥失重。

$$干燥失重 = \frac{供试品重 - 干燥后供试品重}{供试品重} \times 100\% \qquad （式 8 - 3）$$

干燥失重检查应根据药物的性质、含水等情况，选择适宜的方法测定，常用的方法有常压恒温干燥法、干燥剂干燥法、减压干燥法。

1. 常压恒温干燥法 常压恒温干燥法又称烘干法，其方法是：取供试品，置与供试品相同条件下干燥至恒重的扁形称量瓶中，精密称定，除另有规定外，在 105℃ 干燥至恒重。由减失的重量和取样量计算供试品的干燥失重。主要适用于受热较稳定药物。

注意事项：供试品干燥时，应平铺在扁形称量瓶中，厚度不可超过 5mm，如为疏松物质，厚度不可超过 10mm。放入烘箱或干燥器进行干燥时，应将瓶盖取下，置称量瓶旁，或将瓶盖半开进行干燥；取出时，需将称量瓶盖好。置烘箱内干燥的供试品，应在干燥后取出置干燥器中放冷至室温，然后称定重量。

干燥温度一般为 105℃，但应根据药物性质及水分是否易于除去等提高或降低干燥温度，如岩白菜素在 130℃ 干燥至恒重，而三七总皂苷在 80℃ 干燥至恒重。

干燥时间除另有规定外，根据含水量的多少，一般在达到指定温度 ±2℃ 干燥 2~4 小时（或视具体情况酌情而定，如大黄在 105℃ 干燥 6 小时等），直至恒重为止。

供试品如未达规定的干燥温度即融化时，应先将供试品于较低的温度下干燥至大部分水分除去后，再按规定条件干燥。

《中国药典》（2010 年版）中人参总皂苷、人参茎叶总皂苷、三七总皂苷、穿心莲内酯、颠茄浸膏、大黄等干燥失重的测定均采用本法。

2. 减压干燥法 减压干燥法是指在一定温度下减压干燥的方法，适用于熔点低、受热不稳定及水分难以去除的药物。在减压条件下，可降低干燥温度及缩短干燥时间，当采用减压干燥器或恒温减压干燥器时，除另有规定外，压力应在 2.67kPa（20mmHg）以下，温度为 60℃；干燥器中常用的干燥剂为无水氯化钙、硅胶或五氧化二磷；恒温减压干燥器中常用的干燥剂为五氧化二磷。干燥剂应保持在有效状态。

【例 8 – 5】麝香的干燥失重检查

取本品约 1g，精密称定，置五氧化二磷干燥器中，减压干燥至恒重，减失重量不得过 35.0%。

【例 8 – 6】三七三醇皂苷的干燥失重检查

取本品，以五氧化二磷为干燥剂，在室温减压干燥至恒重，减失重量不得过 7.0%。

五、水分测定法

水分测定法系指采用规定的方法对中药材及其制剂进行水分含量的测定。中药中水分含量过高，可引起霉变、结块或使其化学成分发生变化等，直接影响药物的质量和疗效，因此应对药品中的水分进行限量控制。《中国药典》（2010 年版）对药材及饮片、植物油脂、提取物以及丸剂、散剂、颗粒剂和胶囊剂等固体制剂都要求进行水分的限量检查。测定用的供试品，一般先破碎成直径不超过 3mm 的颗粒或碎片，直径和长度在 3mm 以下的可不破碎；减压干燥法需通过二号筛。《中国药典》（2010 年版）一部附录收载有四种水分测定方法。

1. 烘干法 本法适用于不含或少含挥发性成分的药品。

取供试品 2～5g，平铺于干燥至恒重的扁形称量瓶中，厚度不超过 5mm，疏松供试品不超过 10mm，精密称定，打开瓶盖在 100℃～105℃干燥 5 小时，将瓶盖盖好，移至干燥器中，冷却 30 分钟，精密称定，再在上述温度干燥 1 小时，冷却，称重，至连续两次称重的差异不超过 5mg 为止。根据减失的重量，计算供试品中含水量（%）。

$$含水量 = \frac{减失的重量}{供试品重} \times 100\% \tag{式 8-4}$$

【例 8 – 7】鹿角胶水分的检查

取本品 1g，精密称定，加水 2ml，加热溶解后，置水浴上蒸干，使厚度不超过 2mm，照本法测定，不得过 15.0%。

2. 甲苯法 本法适用于含挥发性成分的药品。例如，《中国药典》（2010 年版）中陈皮的水分检查，采用本法测定，并规定不得过 13.0%。此外，侧柏叶、佩兰、金银花、当归及其饮片、牡丹皮及其饮片、肉豆蔻及其饮片、豆蔻及其饮片等水分的检查亦应用本法。

（1）原理 利用水与甲苯在 69.3℃共沸蒸出，收集蒸馏液，待蒸馏液分层后由水分测定管（刻度管）测定出所含水分的量。

（2）方法　仪器装置如图8－1所示。图中 A 为 500ml 的短颈圆底烧瓶；B 为水分测定管；C 为直形冷凝管，外管长 40cm。使用前，全部仪器应清洁，并置烘箱中烘干。测定时，取供试品适量（相当于含水量 1～4ml），精密称定，置 A 瓶中，加甲苯约 200ml，必要时加入干燥、洁净的沸石或玻璃珠数粒，将仪器各部分连接，自冷凝管顶端加入甲苯，至充满 B 管的狭细部分。将 A 瓶置电热套中或用其他适宜方法缓缓加热，待甲苯开始沸腾时，调节温度，使每秒钟馏出 2 滴。待水分完全馏出，即测定管刻度部分的水量不再增加时，将冷凝管内部先用甲苯冲洗，再用饱蘸甲苯的长刷或其他适宜的方法，将管壁上附着的甲苯推下，继续蒸馏 5 分钟，放冷至室温，拆卸装置，如有水黏附在 B 管的管壁上，可用蘸甲苯的铜丝推下，放置，使水分与甲苯完全分离（层），亦可加入亚甲蓝粉末少量，使水染成蓝色，以便分离（层）观察。检读水量，并计算供试品中的水分含量（%）。

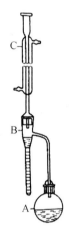

图 8－1　甲苯法水分测定装置

（3）注意事项　若用化学纯甲苯直接测定时，必要时甲苯可先加水少量，充分振摇后放置，将水层分离弃去，经蒸馏后使用。以减少因甲苯与微量水混溶而引起水分测定结果偏低。

3. 减压干燥法　本法适用于含有挥发性成分的贵重药品。

（1）仪器装置　本法通常采用减压干燥器干燥。取直径 12cm 左右的培养皿，加入干燥剂适量，使铺成 0.5～1cm 的厚度，放入直径 30cm 的减压干燥器中。常用干燥剂为五氧化二磷和无水氯化钙。

（2）测定方法　取供试品 2～4g，混合均匀，分取 0.5～1g，置已在供试品同样条件下干燥并称重的称量瓶中，精密称定，打开瓶盖，放入上述减压干燥器中，减压至 2.67kPa（20mmHg）以下持续半小时，室温放置 24 小时。在减压干燥器出口连接无水氯化钙干燥管，打开活塞，待内外压一致，关闭活塞，打开干燥器，盖上瓶盖，取出称量瓶迅速精密称定重量，计算供试品中水分的含量（%）。

（3）注意事项　减压操作宜逐渐进行，不可骤然大幅度减压，干燥剂应及时更换。

（四）气相色谱法

本方法具有简便、快速、灵敏、准确的特点，且不受样品组分和环境湿度的影响，可适用于各类型中药中微量水分的精密测定。例如，《中国药典》（2010 年版）中辛夷的水分检查即采用本法，并规定不得过 18.0% 。

1. 原理　以无水乙醇为溶剂，提取出供试品中的水分，用纯化水作为标准对照物，气相色谱法测定，用外标法计算供试品中的水分含量，计算时应扣除无水乙醇中的含水量，方法如下。

对照溶液中实际加入的水的峰面积 ＝对照品溶液中总水峰面积 －K×对照溶液中乙醇峰面积　　　　　　　　　　　　　　　　　　　　　　（式 8 -5）

供试品中水的峰面积 ＝供试品中总水的峰面积 －K×供试品溶液中乙醇峰面积

（式 8 -6）

$$K = \frac{无水乙醇中水峰面积}{无水乙醇中乙醇峰面积}$$　　　　（式 8 -7）

2. 测定方法

（1）气相色谱条件与系统适用性试验　用直径为 0.18 ~ 0.25mm 的二乙烯苯 -乙基乙烯苯型高分子多孔小球作为载体，柱温为 140℃ ~ 150℃，热导检测器检测。注入无水乙醇，测定，应符合下列要求。

①理论板数按水峰计算应大于 1000，理论板数按乙醇峰计算应大于 150。

②水和乙醇两峰的分离度应大于 2。

③用无水乙醇进样 5 次，水峰面积的相对标准偏差不得大于 3.0% 。

（2）对照溶液的制备　取纯化水约 0.2g，精密称定，置 25ml 量瓶中，加无水乙醇至刻度，摇匀，即得。

（3）供试品溶液的制备　取供试品适量（含水量约 0.2g），剪碎或研细，精密称定，置具塞锥形瓶中，精密加入无水乙醇 50ml，密塞，混匀，超声处理 20 分钟，放置 12 小时，再超声处理 20 分钟，密塞放置，待澄清后倾取上清液，即得。

（4）测定法　取无水乙醇、对照溶液及供试品溶液各 1 ~ 5µl，注入气相色谱仪，测定，即得。

3. 注意事项　对照溶液与供试品溶液的配制必须用新开启的同一瓶无水乙醇。

六、炽灼残渣检查法

炽灼残渣（residue on ignition）系指有机药物经炭化或经加热使挥发性无机物分解后，高温炽灼，所产生的非挥发性无机杂质的硫酸盐。其检查的目的是用于控制有机药物或挥发性无机药物中非挥发性无机杂质。

1. 方法　取供试品 1.0 ~ 2.0g 或各品种项下规定的重量，置已炽灼至恒重的坩埚中，精密称定，缓缓炽灼至完全炭化，放冷至室温；加硫酸 0.5 ~ 1ml 使湿润，低温加热至硫酸蒸气除尽后，在 700℃ ~ 800℃ 炽灼使完全灰化，移置干燥器内，放冷至室温，精密称定后，再在700℃～800℃炽灼至恒重，即得。

$$炽灼残渣(\%) = \frac{残渣及坩埚重 - 空坩埚重}{供试品重} \times 100\% \qquad (式8-8)$$

2. 注意事项

（1）取样量可根据炽灼残渣限量来决定，取样量过多，炭化及灰化时间长，取样量少，炽灼残渣量少，称量误差大。由于炽灼残渣限量一般在0.1%～0.2%，所以取样量一般为1～2g左右。

（2）为了防止供试品在炭化时骤然膨胀而溢出，可将坩埚斜置，缓缓加热，直至完全灰化；在移至高温炉炽灼前，必须低温蒸发除尽硫酸，否则会腐蚀炉膛，甚至造成漏电事故，若温度过高，亦会因溅射影响测定结果；含氟药物对瓷坩埚有腐蚀作用，可采用铂坩埚；若需将残渣留作重金属检查，则供试品的取用量应为1.0g，炽灼温度必须控制在500℃～600℃。

（3）具有挥发性的无机成分中药受热挥发或分解，残留非挥发性杂质，也可用炽灼残渣法检查。如中药轻粉，其来源主要为水银、胆矾、食盐升华而制成的氯化亚汞结晶，具有挥发性，所以《中国药典》（2010年版）规定用本法检查其炽灼残渣不得超过0.1%。

七、灰分测定法

中药灰分包括总灰分（total ash）和酸不溶性灰分（acid-insoluble ash）。总灰分是指药材或制剂经加热炽灼灰化后遗留的非挥发性灰烬，包括生理灰分（即药物本身所含的各种无机盐类，如草酸钙等）和少量允许存在的外来杂质（泥沙等）。酸不溶性灰分是指总灰分加稀盐酸处理后得到的不溶性灰分，主要是不溶于盐酸的砂石、泥土等硅酸盐类化合物。因此，可视药材、饮片的具体情况，规定其中一项或两项。凡易夹杂泥沙、炮制时也不易除去的药材或生理灰分高的药材（测定值大于10%，酸不溶性灰分测定值超过2%），除规定总灰分外还应规定酸不溶性灰分。

1. 总灰分测定法　将供试品粉碎，使能通过二号筛，混合均匀后，取供试品2～3g（如需测定酸不溶性灰分，可取供试品3～5g），置炽灼至恒重的坩埚中，称定重量（准确至0.01g），缓缓炽热，注意避免燃烧，至完全炭化时，逐渐升高温度至500℃～600℃，使完全灰化并至恒重。根据残渣重量，计算供试品中总灰分的含量（%）。

如供试品不易灰化，可将坩埚放冷，加热水或10%硝酸铵溶液2ml，使残渣湿润，然后置水浴上蒸干，残渣照前法炽灼，至坩埚内容物完全灰化。

2. 酸不溶性灰分测定法　取总灰分测定法所得的灰分，在坩埚中小心加入稀盐酸约10ml，用表面皿覆盖坩埚，置水浴上加热10分钟，表面皿用热水5ml冲洗，洗液并入坩埚中，用无灰滤纸滤过，坩埚内的残渣用水洗于滤纸上，并洗涤至洗液不显氯化物反应为止。滤渣连同滤纸移至同一坩埚中，干燥，炽灼至恒重。根据残渣重量，计算供试品中酸不溶性灰分的含量（%）。

此项检查主要针对药材和饮片。但对于某些以根、茎等中药饮片粉末为原料的制剂，为了控制外来杂质，也需要检查。九味羌活丸是由羌活等9味中药制成的水丸，其中黄芪、甘草和地黄等多种根类饮片容易带入泥沙等杂质，因此需进行总灰分和酸不溶性灰分检查，规定总灰分不得过7.0%，酸不溶性灰分不得过2.0%。此外规定甘草浸膏总灰分不得过12.0%；人参茎叶总皂苷的总灰分不得过1.5%；人参总皂苷的总灰分不得过6.0%；脑得生丸和安宫牛黄丸酸不溶性灰分均不得过1.0%等。

八、酸败度测定法

酸败（rancidity）是指油脂或含油脂的种子类药材，在贮藏过程中发生复杂的化学变化，产生游离脂肪酸、过氧化物和低分子醛类、酮类等分解产物，因而出现特异嗅味，影响药材的感观性质和内在质量。

本方法通过测定酸值、羰基值和过氧化值，以检查药材和饮片中油脂的酸败程度。

1. 油脂的提取　除另有规定外，取种子药材30～50g（根据供试品含油脂的量而定），研碎，过粗筛，置索氏提取器中，加正己烷100～150ml（根据供试品取量而定），置水浴上加热回流2小时，放冷，用3号垂熔玻璃漏斗滤过，滤液置水浴上减压回收溶剂至尽，所得残留物即为油脂（作为供试品）。

2. 酸败度的测定

（1）酸值的测定　酸值（acid value）系指中和脂肪、脂肪油或其他类似物质1g中含有的游离脂肪酸所需氢氧化钾的重量（mg），但在测定时可采用氢氧化钠滴定液（0.1mol/L）进行滴定。

测定方法：除另有规定外，按表8－1中规定的重量，精密称取供试品，置250ml锥形瓶中，加乙醇－乙醚（1:1）混合液［临用前加酚酞指示液1.0ml，用氢氧化钠滴定液（0.1mol/L）调至微显粉红色］50ml，振摇使完全溶解（如不易溶解，可缓慢加热回流使溶解），用氢氧化钠滴定液（0.1mol/L）滴定，至粉红色持续30秒钟不褪。以消耗氢氧化钠滴定液（0.1mol/L）的容积（ml）为A，供试品的重量（g）为W，计算酸值：

$$供试品的酸值 = \frac{A \times 5.61}{W} \qquad （式8-9）$$

表8-1　供试品取样量对照表

酸值	称重（g）	酸值	称重（g）
0.5	10	100	1
1	5	200	0.5
10	4	300	0.4
50	2		

（2）羰基值的测定　羰基值（carbonyl value）系指每1kg供试品中所含羰基化合物的毫克当量数。

测定方法：除另有规定外，取供试品0.025～0.5g，精密称定，置25ml量瓶中，加甲苯适量溶解并稀释至刻度，摇匀。精密量取 5ml，置 25ml 具塞试管中，加 4.3% 三氯醋酸的甲苯溶液 3ml 及 0.05% 2，4 - 二硝基苯肼的甲苯溶液 5ml，混匀，置 60℃ 水浴中加热 30 分钟，取出冷却后沿管壁慢慢加入 4% 氢氧化钾的乙醇溶液 10ml，加乙醇至 25ml，密塞，剧烈振摇 1 分钟，放置 10 分钟，以相应试剂作空白，用分光光度法在 453nm 的波长处测定吸收度，照式 8 - 10 计算：

$$供试品的羰基值 = \frac{A \times 5}{854 \times W} \times 1000 \qquad （式 8 - 10）$$

式 8 - 10 中，A 为吸光度；W 为供试品的重量（g）；854 为各种羰基化合物的 2，4 - 二硝基苯肼衍生物的摩尔吸收系数平均值。

（3）过氧化值的测定　过氧化值（peroxide value）系指油脂中的过氧化物与碘化钾作用，生成游离碘的百分数。

测定方法：除另有规定外，取供试品 2 ~ 3g，精密称定，置 250ml 的干燥碘瓶中，加三氯甲烷 - 冰醋酸（1:1）混合溶液 30ml，使样品完全溶解。精密加入新制碘化钾的饱和溶液 1ml，密塞，轻轻振摇半分钟，在暗处放置 3 分钟，加水 100ml，用硫代硫酸钠滴定液（0.01mol/L）滴定至溶液呈浅黄色时，加淀粉指示液 1ml，继续滴定至蓝色消失；同时做空白试验，以下式计算：

$$供试品的过氧化值 = \frac{(A - B) \times 0.001269}{W} \times 100 \qquad （式 8 - 11）$$

式 8 - 11 中，A 为供试品消耗硫代硫酸钠滴定液的体积（ml）；B 为空白试验消耗硫代硫酸钠滴定液的体积（ml）；W 为供试品油脂的重量（g）；0.001269 为硫代硫酸钠滴定液（0.01mol/L）1ml 相当于碘的重量（g）。

例如核桃仁酸败度按此法检查，酸值不得超过 10.0；羰基值不得超过 10.0；过氧化值不得超过 0.10。柏子仁酸败度按此法检查，酸值不得超过 40.0；羰基值不得超过 30.0；过氧化值不得超过 0.26。

九、膨胀度测定法

膨胀度（degree of swelling）是药品膨胀性质的指标，系指按干燥品计算，每 1g 药品在水或其他规定的溶剂中，在一定的时间与温度条件下膨胀后所占的体积（ml）。主要用于含黏液质、胶质和半纤维素类的天然药品。

测定法：按各该品种项下的规定量取样，必要时按规定粉碎。称定重量，置膨胀度测定管中（全长 160mm，内径 16mm，刻度部分长 125mm，分度 0.2ml），在 20℃ ~ 25℃ 条件下，加水或规定的溶剂 25ml，密塞，振摇，静置。除另有规定外，开始 1 小时内每 10 分钟振摇一次，然后静置 4 小时，读取药物膨胀后的体积（ml），再静置 1 小时，如上读数，至连续 2 次读数的差异不超过 0.1ml 为止。每一供试品同时测定 3 份，各取最后一次读取的数值。按式 8 - 12 计算，求其平均数，即得供试品的膨胀度（准确至 0.1）。

$$S = \frac{V}{W} \qquad （式 8 - 12）$$

式 8 - 12 中，S 为膨胀度；V 为药物膨胀后的体积（ml）；W 为供试品按干燥品计算的重量（g）。

十、溶液颜色检查法

各种药材都有其固有的颜色，贮藏不当颜色改变，药材也可能变质。含鞣质类、挥发油类等成分的中药，在贮藏过程常发生氧化、聚合、缩合而致变色或"走油"。许多中药目前仅靠感官评判变色与"走油"程度，缺乏量化指标。《中国药典》采用溶液颜色检查法对某些药材进行色度检查以控制其质量。

药物溶液的颜色及其与规定颜色的差异能在一定程度上反映药物的纯度。本法系药物溶液的颜色与规定的标准比色液相比较，或在规定的波长处测定其吸光度，以检查其颜色。

有的品种项下规定溶液颜色"无色或几乎无色"，"无色"系指供试品溶液的颜色与所用溶剂相同，"几乎无色"系指浅于用水稀释 1 倍后相应色调的 1 号标准比色液。《中国药典》（2010 年版）附录中收载 3 种溶液颜色检查方法。

1. 目视比色法　取各药品项下规定量的供试品，加水溶解，置于 25ml 的纳氏比色管中，加水稀释至 10ml。另取规定色调和色号的标准比色液 10ml，置于另一 25ml 纳氏比色管中，两管同置白色背景上，自上向下透视，或同置白色背景前，平视观察；供试品管呈现的颜色与对照管比较，不得更深。

例如《中国药典》（2010 年版）白术的色度检查：取本品最粗粉 1g，精密称定，置具塞锥形瓶中，加 55% 乙醇 200ml，用盐酸调节 pH 值至 2～3，连续振摇 1 小时，滤过，吸取续滤液 10ml，置比色管中，按本法试验，与黄色 9 号标准比色液比较，不得更深。

2. 吸光度值法　取各品种项下规定量的供试品，加水溶解使成 10ml，必要时滤过，滤液照分光光度法于规定波长处测定，检查吸光度值是否符合限度规定。

3. 色差计法　本法通过色差计直接测定溶液的透射三刺激值（在给定的三色系统中与待测液达到色匹配所需要的三个原刺激量），对其颜色进行定量表述和分析。供试品与标准比色液之间的颜色差异可通过他们与水之间的色差值反映出来，亦可直接比较他们之间的色差值来判定。当目视比色法较难判定供试品与标准比色液之间的差异时，应考虑采用本法进行测定与判断。

第三节　重金属及有害残留物分析

一、重金属及有害元素分析

按照目前的国际标准，重金属及其他有害元素主要包括铅（Pb）、镉（Cd）、砷（As）、汞（Hg）、铜（Cu）等。重金属元素的毒性作用主要是由于它们进入体内并与体内酶蛋白上的—SH 和—S—S—键牢固结合，从而使蛋白质变性，酶失去活性，组织细胞出现结构和功能上的损害。

中药中重金属和有害元素的检测方法，《中国药典》（2010 年版）一部规定，重金属总量用硫代乙酰胺或硫化钠显色反应比色法测定，砷盐的检测用古蔡法或二乙基二硫代氨基甲酸银法两种方法。对单个铅、镉、砷、汞、铜元素的测定则使用原子吸收分光光度法和电感耦合等离子体质谱法进行测定，并规定甘草、黄芪、丹参、白芍、西洋参、金银花、阿胶等药材含铅不得过百万分之五；镉不得过千万分之三；汞不得过千万分之二；铜不得过百万分之二十；砷不得过百万分之二。

（一）重金属及砷盐总量检查法

1. 重金属检查法 重金属系指在实验条件下能与硫代乙酰胺或硫化钠作用显色的金属杂质。在弱酸性条件下（pH 3.5），重金属离子如 Ag^+、As^{3+}、As^{5+}、Bi^{3+}、Cu^{2+}、Cd^{2+}、Co^{2+}、Hg^{2+}、Ni^{2+}、Pb^{2+}、Sb^{3+}、Sn^{2+}、Sn^{4+} 等能与硫代乙酰胺生成不溶性硫化物而显色。在碱性溶液中如 Bi^{3+}、Cd^{2+}、Cu^{2+}、Co^{2+}、Fe^{3+}、Hg^{2+}、Ni^{2+}、Pb^{2+}、Zn^{2+} 等金属离子能与硫化钠作用生成不溶性硫化物而显色。由于在药品生产中遇到铅的机会较多，而且铅易在人体内积蓄中毒，故检查时以铅为代表。《中国药典》（2010 年版）附录收载硫代乙酰胺法、炽灼后的硫代乙酰胺法、硫化钠法 3 种检查方法。

（1）**硫代乙酰胺法** 本法是重金属检查最常用的方法，适用于供试品可不经有机破坏，溶于水、稀酸和乙醇的药物重金属检查。

①原理：利用硫代乙酰胺在弱酸性（pH 3.5）溶液中水解，产生硫化氢，可与重金属离子作用，生成有色硫化物的均匀沉淀（混悬液），与一定量铅标准液在相同条件下产生的颜色进行比较，判定供试品中重金属是否符合限量规定。反应式如下：

$$CH_3CSNH_2 + H_2O \xrightarrow{pH3.5} CH_3CONH_2 + H_2S$$

$$Pb^{2+} + H_2S \xrightarrow{pH3.5} PbS\downarrow \;(黑色) + 2H^+$$

②检查方法：取 25ml 纳氏比色管 3 支，甲管中加一定量标准铅溶液与醋酸盐缓冲液（pH 3.5）2ml 后，加水或各药品项下规定的溶剂稀释成 25ml，乙管中加入该药品项下规定的方法制成的供试液 25ml，丙管中加入与甲管相同量的标准铅溶液后，再加入与乙管相同量的按各品种项下规定的方法制成的供试液，加水或各品种项下规定的溶剂使成 25ml；若供试液带颜色，可在甲管与丙管中滴加少量的稀焦糖溶液或其他无干扰的有色溶液，使之均与乙管一致；再在甲乙丙 3 管中分别加硫代乙酰胺试液各 2ml，摇匀，放置 2 分钟，同置白纸上，自上向下透视，当丙管中显出的颜色不浅于甲管时，乙管中显出的颜色与甲管比较，不得更深。如丙管中显出的颜色浅于甲管，应取样按第二法重新检查。

标准铅溶液系用硝酸铅配制的贮备液，并加入硝酸防止铅盐水解，临用前稀释成 10μg/ml 标准铅溶液。

③注意事项：a. 本法以 25ml 溶液中含 10～20μg 的 Pb，即相当于标准铅溶液 1～2ml 时，加硫代乙酰胺试液后所显的黄褐色最适合于目视法观察，硫代乙酰胺试液与重

金属反应的最佳 pH 值是 3.5，最佳显色时间为 2 分钟。b. 若供试品溶液带颜色，可在甲管中滴加少量的稀焦糖溶液或其他无干扰的有色溶液（如酸碱指示剂）。稀焦糖溶液的制备：取蔗糖或葡萄糖约 5g，置瓷蒸发皿或瓷坩埚中，在玻璃棒不断搅拌下，加热至呈棕色糊状，放冷，用水溶解成约 25ml，滤过，贮于滴瓶中备用。c. 若供试品中含微量高铁盐，在弱酸性溶液中会氧化硫化氢而析出硫，产生混浊，影响比色，可先加维生素 C 0.5～1.0g，将高铁离子还原为亚铁离子，再照上述方法检查。

（2）炽灼后的硫代乙酰胺法 本法适用于含大量有机体药物以及难溶于水、稀酸和乙醇的有机药物重金属检查。

①原理：中药中的重金属多与有机体结合存在，通常需要先进行炽灼破坏，使有机体消化分解、重金属游离后，再按硫代乙酰胺法检查。

②检查方法：取该品种炽灼残渣项下遗留的残渣，或取各品种项下规定量的供试品，按炽灼残渣检查法进行炽灼处理，得遗留的残渣，若供试品为溶液，则取各品种项下规定量的溶液，蒸发至干，再经处理后取遗留的残渣，加硝酸 0.5ml，蒸干，至氧化氮蒸气除尽后（或取供试品一定量，缓缓炽灼至完全炭化，放冷，加硫酸 0.5～1.0ml，使恰湿润，低温加热至硫酸除尽后，加硝酸 0.5ml，蒸干，至氧化氮蒸气除尽后，放冷，在 500℃～600℃ 炽灼使完全灰化），放冷，加盐酸 2ml，置水浴上蒸干后加水 15ml，滴加氨试液至对酚酞指示液显中性，再加醋酸盐缓冲液（pH3.5）2ml，微热溶解后，移置纳氏比色管中，加水稀释成 25ml，作为乙管；另取配制供试品溶液的试剂，置瓷皿中蒸干后，加醋酸盐缓冲液（pH3.5）2ml 与水 15ml，微热溶解后，移置纳氏比色管中，加标准铅溶液一定量，再用水稀释成 25ml，作为甲管；再在甲、乙两管中分别加硫代乙酰胺试液各 2ml，摇匀，放置 2 分钟，同置白纸上，自上向下透视，乙管中显出的颜色与甲管比较，不得更深。

③注意事项：a. 本法的炽灼温度需控制在 500℃～600℃，温度太低，灰化不完全，温度过高，重金属挥发有损失。b. 为使有机物破坏完全，炽灼残渣中需加硝酸加热处理，此时必须将硝酸蒸干，除尽亚硝酸，否则亚硝酸会氧化硫代乙酰胺水解生成的硫化氢，析出硫，影响观察。

【例 8 -8】地龙中重金属的检查

取地龙 1.0g，缓缓炽灼至完全炭化，放冷，加硫酸 0.5～1ml，使恰湿润，用低温加热至硫酸除尽后，加硝酸 0.5ml，蒸干，至氧化氮蒸气除尽后，放冷，在 500℃～600℃ 炽灼使完全灰化，放冷，加盐酸 2ml，置水浴上蒸干后加水 15ml，滴加氨试液至对酚酞指示液显微粉红色，再加醋酸盐缓冲液（pH3.5）2ml，微热溶解后，移置纳氏比色管中，加水稀释成 25ml，作为乙管；另取配制供试品溶液的试剂，置瓷皿中蒸干后，加醋酸盐缓冲液（pH3.5）2ml 与水 15ml，微热溶解后，移置纳氏比色管中，加标准铅溶液一定量，再用水稀释成 25ml，作为甲管；再在甲、乙两管中分别加硫代乙酰胺试液各 2ml，摇匀，放置 2 分钟，同置白纸上，自上向下透视，乙管中显出的颜色与甲管比较，若颜色浅或相近，则重金属含量符合规定（不得过百万分之三十）；若颜色更深，则说明重金属含量超过规定。

（3）硫化钠法　本法适用于供试品能溶于碱而不溶于稀酸或在稀酸中生成沉淀的药物重金属检查。

①原理：在碱性条件下，硫化钠与重金属离子作用生成不溶性硫化物混悬液，与一定量标准铅溶液经同法处理后所呈颜色比较，判定供试品种重金属是否符合限量规定。

$$Pb^{2+} + S^{2-} \longrightarrow PbS \downarrow$$

②检查方法：取供试品适量，加氢氧化钠试液 5ml 与水 20ml 溶解后，置纳氏比色管中，加硫化钠试液 5 滴，摇匀，与一定量的标准铅溶液同样处理后的颜色比较，不得更深。

③注意事项：硫化钠对玻璃有腐蚀作用，久置会产生絮状物，应临用时配制。

2. 砷盐检查法　《中国药典》（2010 年版）收载了 2 种砷盐检查方法，即古蔡法（Gutzeit）和二乙基二硫代氨基甲酸银法（Ag‑DDC 法）。

（1）古蔡法

①原理：利用金属锌和酸作用，产生新生态的氢，与供试品中微量砷盐反应，生成挥发性砷化氢，砷化氢再与溴化汞试纸作用生成黄色至棕色砷斑。与标准砷溶液在同一条件下所形成的砷斑进行比较，判定供试品中砷盐是否符合限量规定。

$$As^{3+} + 3Zn + 3H^+ \rightarrow 3Zn^{2+} + AsH_3 \uparrow$$

$$AsO_3^{3-} + 3Zn + 9H^+ \rightarrow 3Zn^{2+} + 3H_2O + AsH_3 \uparrow$$

$$AsH_3 + 3HgBr_2 \rightarrow 3HBr + As(HgBr)_3 （黄色）$$

$$AsH_3 + 2As(HgBr)_3 \rightarrow 3AsH(HgBr)_2 （棕色）$$

$$AsH_3 + As(HgBr)_3 \rightarrow 3HBr + As_2Hg_3 （棕黑色）$$

②方法：仪器装置如图 8‑2 所示。A 为 100ml 标准磨口锥形瓶；B 为中空的标准磨口塞，上连导气管 C（外径 8.0mm，内径 6.0mm），全长约 180 mm；D 为具孔的有机玻璃旋塞，其上部为圆形平面，中央有一圆孔，孔径与导气管 C 的内径一致，其下部孔径与导气管 C 的外径相适应，将导气管 C 的顶端套入旋塞下部孔内，并使管壁与旋塞的圆孔相吻合，黏合固定；E 中央具有圆孔，用孔径 6.0mm 的有机玻璃旋塞盖，与 D 紧密吻合。

测试时，于导气管 C 中装入醋酸铅棉花 60mg（装管高度为 60～80mm）；再于旋塞 D 的顶端平面上放一片溴化汞试纸（试纸大小以能覆盖孔径而不露出平面外为宜），盖上旋塞盖 E 并旋紧，即得。

a. 标准砷斑的制备：精密量取标准砷溶液 2ml，置 A 瓶中，加盐酸 5ml 与水 21ml，再加碘化钾试液 5ml 与酸性氯化亚锡试液 5 滴，在室温放置 10 分钟后，加锌粒 2g，立即将照上法装妥的导气管 C 密塞于 A 瓶上，并将 A 瓶置 25℃～40℃水浴中反应 45 分钟，取出溴化汞试纸比较。

b. 检查法：取按各品种项下规定方法制成的供试品溶液，置 A 瓶中，照"标准砷斑的制备"，自"再加碘化钾试液 5ml"起，依法操作。将生成的砷斑与标准砷斑比较，不得更深。

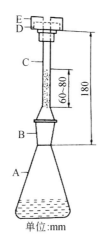

单位:mm

图 8 - 2　古蔡氏法测砷装置

③注意事项

a. 标准砷溶液系用三氧化二砷配制成标准砷贮备液，临用前稀释而成（每 1ml 相当于 1μg 的 As），标准砷贮备液一般放置不宜超过一年。本法反应灵敏度为 1μg（以 As 计算），以 2 ~ 10μgAs 所形成的砷斑易于观察。《中国药典》规定用 2μg 的 As（即取标准砷溶液 2ml）。

b. 反应条件包括：供试液酸度相当于 2mol/L 的盐酸溶液，KI 的浓度为 2.5%，$SnCl_2$ 浓度为 0.3%，锌粒加入量为 2g。

c. 醋酸铅棉花系用脱脂棉 1.0g 浸入醋酸铅试液与水等量混合液 12ml 中，浸湿透后挤压，使之疏松，并于 100℃ 以下干燥后，贮于玻璃塞瓶中备用。其作用是吸收除去 H_2S，因供试品和锌粒中可能含有少量硫化物，在酸性溶液中产生的 H_2S 气体会干扰检查。溴化汞试纸应保持干燥、避光，并新鲜制备。

d. 供试品中若含有少量硫化物、亚硫酸盐、硫代硫酸盐、磷、锑化物等可与氢作用产生相应气体，使溴化汞试纸变色，干扰测定，应在反应前加硝酸处理，过量的硝酸及所产生的含氮氧化物需蒸干、除尽，否则其将氧化新生态的氢，影响测定。

（2）二乙基二硫代氨基甲酸银法（简称 Ag - DDC 法）

①原理：金属锌与酸作用产生新生态的氢，与供试品中的微量亚砷酸盐反应，生成具有挥发性的砷化氢，被二乙基二硫代氨基甲酸银溶液吸收，使其中的银还原成红色的胶态银。与一定量的标准砷溶液在相同条件下生成的红色比较，或在 510nm 波长处测定吸光度，判定供试品中砷盐的限量或含量是否符合规定。反应式如下：

$$AsH_3 + 6\;\underset{C_2H_5}{\overset{C_2H_5}{N}}-C\overset{S}{\underset{S}{\diagdown}}Ag \rightleftharpoons 6\;Ag + As\left[\underset{C_2H_5}{\overset{C_2H_5}{N}}-C\overset{S}{\underset{S}{\diagdown}}\right]_3 + 3\;\underset{C_2H_5}{\overset{C_2H_5}{N}}-C\overset{S}{\underset{SH}{\diagdown}}$$

二乙基二硫代氨基甲酸银　　　　　　　　　　　　二乙基二硫代氨基甲酸

（简称 HDDC）

②方法：仪器装置如图 8 - 3 所示。A 为 100ml 标准磨口锥形瓶；B 为中空的标准磨口塞，上连导气管 C（一端的外径为 8mm，内径为 6mm；另一端长 180mm，外径

4mm，内径1.6mm，尖端内径为1mm）。D 为平底玻璃管（长 180mm，内径 10mm，于 5.0ml 处有一刻度）。测试时，于导气管 C 中装入醋酸铅棉花 60mg（装管高度为约 80mm）；并于 D 管中精密加入 Ag-DDC 试液 5ml。

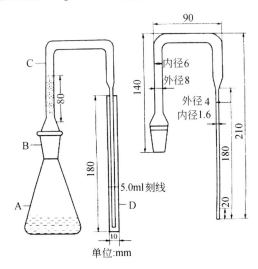

图 8-3　Ag-DDC 法测砷装置

精密量取标准砷溶液 5ml，置 A 瓶中，加盐酸 5ml 与水 21ml，再加碘化钾试液 5ml 与酸性氯化亚锡试液 5 滴，在室温放置 10 分钟后，加锌粒 2g，立即将导气管 C 与 A 瓶密塞，使生成的砷化氢气体导入 D 管中，并将 A 瓶置 25℃～40℃水浴中反应 45 分钟，取出 D 管，添加三氯甲烷至刻度，混匀，即得标准砷对照液。

检查时，取照各药品项下规定方法制成的供试品溶液，置 A 瓶中，照标准砷对照液的制备，自"再加碘化钾试液 5ml"起，依法操作。将所得溶液与标准砷对照液同置白色背景上，从 D 管上方向下观察、比较，所得溶液的颜色不得比标准砷对照液更深。必要时，可将所得溶液转移至 1cm 吸收池中，用分光光度计在 510nm 波长处以 Ag-DDC 试液作空白，测定吸光度，与标准砷对照液按同法测得的吸光度比较。

③注意事项

a. 本法灵敏度为 0.5μgAs/30ml。本法优点是可避免目视误差，灵敏度较高，在1～10μgAs/40ml 范围内线性关系良好，显色在 2 小时内稳定，重现性好。

b. 锑化氢与 Ag-DDC 的反应灵敏度较低，故在反应液中加入 40% 氯化亚锡溶液 3ml、15% 碘化钾溶液 5ml，500μg 的锑不干扰测定。

c. 本法以 25℃～40℃水浴中反应 45 分钟为宜。在此温度下，反应过程中有部分氯仿挥发损失，比色前应添加氯仿至 5.00ml，摇匀后再进行测定。

【例 8-9】石膏中砷盐检查

取本品 1g，加盐酸 5ml，加水至 23ml，加热使溶解，放冷，置 A 瓶中，再加碘化钾试液 5ml 与酸性氯化亚锡试液 5 滴，在室温放置 10 分钟后，加锌粒 2g，立即将导气管 C 与 A 瓶密塞，使生成的砷化氢气体导入 D 管中，并将 A 瓶置 25℃～40℃水浴中反应

45 分钟，取出 D 管，添加三氯甲烷至刻度，混匀，将所得溶液与标准砷对照液同置白色背景上，从 D 管上方向下观察比较，所得溶液的颜色比标准砷对照液浅或相近，则石膏砷盐限量检查符合规定（不得过百万分之二），若更深则砷盐限量检查不符合规定。

（二）铅、镉、砷、汞、铜定量测定法

1. 原子吸收分光光度法　本法系采用原子吸收分光光度法及原子吸收分光光度计测定中药中的铅、镉、砷、汞、铜，并判定是否符合规定。可以根据被测元素的不同，选择不同的原子化方法。①火焰原子化法：操作简便，重现性好，但由于其灵敏度和检测限的限制，一般只适用于中药中残留含量相对较高的元素的测定（一般含量应在 5ppm 以上），多用于 Cu 的测定。②石墨炉法：应用最为广泛，其样品用量少，测定灵敏度高，采用适宜的基体改进技术和背景校正技术，可消除大部分杂质的干扰，适用于 Pb、Cd、Cu 的测定。③氢化物发生法：将待测元素在酸性介质中还原成沸点低、易受热分解的氢化物，再由载气导入由石英管、加热器等组成的原子吸收池，在吸收池中氢化物被加热分解，并形成基态原子，氢化物法具有比石墨炉法更好的检测限并且受干扰的程度比较低，适用于 As 的测定。④冷原子发生法：基于汞的独特性质，专用于 Hg 的测定。

（1）供试品溶液的制备：中药样品需先进行洗净、粉碎、干燥和消化。消化的目的是去除中药中的有机物，使无机离子游离出来。中药品种繁多，剂型多样，成分复杂不易被消化，样品的消化完全与否又与消化液的选择、混合消化液的配比有关。消化的方法主要分为干法消化、湿法消化、微波消解、敞开式聚焦微波浸取等。根据被测样品的不同，可选择不同的消化方法。

①微波消解法：具体步骤为：取供试品粗粉 0.5g，精密称定，置聚四氟乙烯消除罐内，加硝酸 3～5ml，混匀，浸泡过夜，盖好内盖，旋紧外套，置适宜的微波消解炉内，进行消解（按仪器规定的消解程序操作）。消解完全后，取消解内罐置电热板上缓缓加热至红棕色蒸气挥尽，并继续缓缓浓缩至 2～3ml，放冷，用水转入 25ml 量瓶中，并稀释至刻度，摇匀，即得。同法同时制备试剂空白溶液。

对于含汞样品，消解完全后，取消解内罐置电热板上，于 120℃缓缓加热至红棕色蒸气挥尽，并断续浓缩至 2～3ml，放冷，加 45% 硫酸溶液适量、5% 高锰酸钾溶液 0.5ml，摇匀，滴加 5% 盐酸羟胺溶液至紫红色恰消失，转入 10ml 量瓶中，用 4% 硫酸溶液洗涤容器，洗液合并于量瓶中，并稀释至刻度，摇匀，必要时离心，取上清液，即得。同法同时制备试剂空白溶液。

微波消解法所需试剂少，消解效率高，对于降低试剂空白值、减少样品制备过程中的污染或待测元素的挥发损失以及保护环境都是有益的，可作为首选方法。

②湿法消化：具体步骤为：取供试品粗粉 1g，精密称定，置凯氏烧瓶中，加硝酸-高氯酸（4:1）混合溶液 5～10ml，混匀，瓶口加一小漏斗，浸泡过夜。置电热板上加热消解，保持微沸，若变棕黑色，再加硝酸-高氯酸（4:1）混合溶液适量，持续

加热至溶液澄明后升高温度，继续加热至冒浓烟，直至白烟散尽，消解液呈无色透明或略带黄色，放冷，转入50ml量瓶中，用2%硝酸溶液洗涤容器，洗液合并于量瓶中，并稀释至刻度，摇匀，即得。同法同时制备试剂空白溶液。

对于含汞样品，同上处理浸泡过夜后，置电热板上，于120℃～140℃加热消解4～8小时（必要时延长消解时间，至消解完全），放冷，加45%硫酸溶液适量、5%高锰酸溶液0.5ml，摇匀，滴加5%盐酸羟胺溶液至紫红色恰消失，转入25ml量瓶中，用45%硫酸溶液洗涤容器，洗液合并于量瓶中，并稀释至刻度，摇匀，必要时离心，取上清液，即得。同法同时制备试剂空白溶液。

在湿法消化中，以硝酸－高氯酸为消化液的低温消化法为最佳，一次可消化多个样品，具有准确度高、精密度好、大量使用也不会引起严重的玷污问题而形成高空白值的优点。

③干法消化：具体步骤为：取供试品粗粉0.5g，精密称定，置瓷坩埚中，于电热板上先低温炭化至无烟，移入高温炉中，于500℃灰化5～6小时（若个别灰分不完全，加硝酸适量，于电热板上低温加热，反复多次直至灰化完全），取出冷却，加10%硝酸溶液5ml使溶解，转入25ml量瓶中，用水洗涤容器，洗液合并于量瓶中，并稀释至刻度，摇匀，即得。同法同时制备试剂空白溶液。

干法消化具有快速、不需要昂贵的试剂或危险试剂的优点。但缺点是：由于某些元素在氯化物大量存在时具有挥发性，即使在可完全灰化的最低温度（约450℃）时，也可能因挥发而全部或部分损失，如Pb、Cd等；若灰化不完全也会影响测定结果的准确度，特别是当灰分体积很小时，更突出；用酸处理样品时，分析元素会因灼烧而难以溶解，因而会使测定值偏小。

（2）测定条件与方法的选择　见表8－2。

表8－2　铅、镉、砷、汞、铜测定条件与方法

元素 条件与方法	测定条件	标准储备液的制备	标准曲线的制备	测定方法
铅	通常选择波长283.3nm，干燥温度100℃～120℃，持续20秒，灰化温度400℃～750℃，持续20～25秒；原子化温度1700℃～2100℃，持续4～5秒，背景校正为氘灯或塞曼效应	精密量取铅单元素标准溶液适量，用2%硝酸溶液稀释，制成每1ml含铅（Pb）1μg的溶液，即得（0℃～5℃贮存）	分别精密量取铅标准储备液适量，用2%硝酸溶液制成每1ml分别含铅0、5、20、40、60、80ng的溶液。分别精密量取1ml，精密加含1%磷酸二氢铵和0.2%硝酸镁的溶液1ml，混匀，精密吸取20μl注入石墨炉原子化器，测定吸光度，以吸光度为纵坐标，浓度为横坐标，绘制标准曲线	石墨炉法：精密量取空白溶液与供试品溶液各1ml，精密加含1%磷酸二氢铵和0.2%硝酸镁的溶液1ml，混匀，精密吸取10～20μl，照标准曲线制备项下的方法测定吸光度，从标准曲线读出供试品溶液中铅（Pb）的含量，计算，即得

续表

条件与方法 元素	测定条件	标准储备液 的制备	标准曲线的制备	测定方法
镉	波长283.3nm,干燥温度100℃～120℃,持续20秒,灰化温度300℃～500℃,持续20～25秒;原子化温度1500℃～1900℃,持续4～5秒,背景校正为氘灯或塞曼效应	精密量取镉单元素标准溶液适量,用2%硝酸溶液稀释,制成每1ml含镉(Cd)0.4μg的溶液,即得(0～5℃贮存)	分别精密量取镉标准储备液适量,用2%硝酸溶液制成每1ml分别含铅0、0.8、2.0、4.0、6.0、8.0ng的溶液。分别精密量取10μl注入石墨炉原子化器,测定吸光度,以吸光度为纵坐标,浓度为横坐标,绘制标准曲线	石墨炉法:精密吸取空白溶液与供试品溶液各10～20μl,照标准曲线的制备项下方法测定吸光度(若供试品有干扰,可分别精密量取标准溶液、空白溶液和供试品溶液各1ml,精密加含1%磷酸二氢铵和0.2%硝酸镁的溶液1ml,混匀,依法测定),从标准曲线上读出供试品溶液中镉(Cd)的含量,计算,即得
砷	采用适宜的氢化物发生装置,以含1%硼氢化钠的0.3%氢氧化钠溶液(临用前配制)作为还原剂,盐酸溶液(1→100)为载液,氮气为载气,检测波长为193.7nm,背景校正为氘灯或塞曼效应	精密量取砷单元素标准溶液适量,用2%硝酸溶液稀释,制成每1ml含砷(As)1μg的溶液,即得(0℃～5℃贮存)	分别精密量取砷标准储备液适量,用2%硝酸溶液制成每1ml分别含铅0ng、5ng、10ng、20ng、30ng、40ng的溶液。分别精密量取10ml,置25ml量瓶,加25%碘化钾溶液(临用前配制)1ml,摇匀,加10%抗坏血酸溶液(临用前配制)1ml,摇匀,用盐酸溶液(20→100)稀释至刻度,摇匀,密塞,置80℃水浴中加热3分钟,取出,放冷。取适量,吸入氢化物发生装置,测定吸收值,以峰面积(或吸光度)为纵坐标,浓度为横坐标,绘制标准曲线	氢化物法:精密吸取空白溶液与供试品溶液各10ml,照标准曲线的制备项下,自"加25%碘化钾溶液(临用前配制)1ml"起,依法测定,从标准曲线上读出供试品溶液中砷(As)的含量,计算,即得
汞	采用适宜的氢化物发生装置,以含0.5%硼氢化钠和0.1%氢氧化钠的溶液(临用前配制)作为还原剂,盐酸溶液(1→100)为载液,氮气为载气,检测波长为253.6nm,背景校正为氘灯或塞曼效应	精密量取汞单元素标准溶液适量,用2%硝酸溶液稀释,制成每1ml含汞(Hg)1μg的溶液,即得(0℃～5℃贮存)	分别精密量取汞标准储备液0、0.1、0.3、0.5、0.7、0.9ml,置50ml量瓶中,加4%硫酸溶液40ml、5%高锰酸钾溶液0.5ml,摇匀,滴加5%盐酸羟胺溶液至紫红色恰消失,用4%硫酸溶液稀释至刻度,摇匀,取适量,吸入氢化物发生装置,测定吸收值,以峰面积(或吸光度)为纵坐标,浓度为横坐标,绘制标准曲线	冷吸收法:精密吸取空白溶液与供试品溶液适量,照标准曲线制备项下的方法测定。从标准曲线上读出供试品溶液中汞(Hg)的含量,计算,即得

续表

元素	测定条件	标准储备液的制备	标准曲线的制备	测定方法
铜	检测波长为324.7nm，采用空气－乙炔火焰，必要时选择氘灯或塞曼效应进行背景校正	精密量取铜单元素标准溶液适量，用2%硝酸溶液稀释，制成每1ml含铜(Cu)10μg的溶液，即得(0℃～5℃贮存)	分别精密量取铜标准储备液适量，用2%硝酸溶液制成每1ml分别含铜0、0.05、0.2、0.4、0.6、0.8μg的溶液。依次喷入火焰，测定吸光度，以吸光度为纵坐标，浓度为横坐标，绘制标准曲线	火焰法：精密吸取空白溶液与供试品溶液适量，照标准曲线的制备项下的方法测定。从标准曲线上读出供试品溶液中铜(Cu)的含量，计算，即得

2. 电感耦合等离子体质谱法 本法采用电感耦合等离子体质谱法对中药材的铅、镉、砷、汞、铜进行含量测定。其灵敏度高，动态线性范围宽，适用于各类药品从痕量到微量的元素分析，尤其是痕量重金属元素的测定。

（1）**标准储备液的制备** 分别精密量取铅、砷、镉、汞、铜单元素标准溶液适量，用10%醋酸溶液稀释制成每1ml分别含铅、砷、镉、汞、铜为1、0.5、1、1、10μg的溶液，即得。

（2）**标准溶液的制备** 精密量取铅、砷、镉、铜标准品储备液适量，用10%硝酸溶液稀释制成每1ml含铅、砷0、1、5、10、20ng，含镉0、0.5、2.5、5、10ng，含铜0、50、100、200、500ng的系列浓度混合溶液。另精密量取汞标准储备液适量，用10%硝酸溶液稀释制成每1ml分别含汞0、0.2、0.5、1、2、5ng的溶液，本溶液应临用配制。

（3）**内标溶液的制备** 精密量取锗、铟、铋单元素标准溶液适量，用水稀释制成每1ml含1μg的混合溶液，即得。

（4）**供试品溶液的制备** 取供试品于60℃干燥2小时，粉碎成粗粉，取约0.5g，精密称定，置耐压耐高温微波消除罐中，加硝酸5～10ml（如果反应剧烈，放置至反应停止）。密闭并按各微波消除仪的相应标识及一定的消解程序进行消解。消解完全后，冷却消解液低于60℃，取出消解罐，放冷，将消解液转入50ml量瓶中，用少量水洗涤消解罐3次，洗液合并于量瓶中，加入单元素标准溶液（1μg/ml）200μl，用水稀释至刻度，摇匀，即得（如有少量沉淀，必要时可离心分取上清液）。

（5）**空白溶液的制备** 除不加被测元素标准溶液外，其余同供试品溶液的制备方法制备空白溶液。

（6）**测定法** 测定时选取的同位素为^{63}Cu、^{75}As、^{114}Cd、^{202}Hg和^{208}Pb，其中^{63}Cu、^{75}As以^{72}Ge作为内标，^{114}Cd以^{115}Sn作为内标，^{202}Hg、^{208}Pb以^{209}Bi作为内标，并根据不同仪器的要求选用适宜校正方程对测定的元素进行校正。

仪器的内标进样管在仪器分析工作过程中始终插入内标溶液中，依次将仪器的样品管插入各个浓度的标准溶液中进行测定（浓度依次递增），以测量值（3次读数的平均值）为纵坐标，浓度为横坐标，绘制标准曲线。将仪器的样品管插入供试品溶液中，测定，取 3 次读数的平均值。从标准曲线上计算得相应的浓度，扣除相应空白溶液的浓度，计算各元素的含量。

在同样的分析条件下进行空白试验，并根据仪器要求扣除空白干扰。

二、农药残留量测定法

农药曾在一段时间内用于防治生长期的中药病虫害，因此也使农药残留成为中药的重要污染源。目前造成中药材农药污染的途径主要有：农药品种使用不当；农药滥用、误用；药材采收期不当，如一些药材产区，在施用农药后不久，其降解期未过，即便开始采收。

常用农药按其化学结构，主要分为有机氯类、有机磷类、拟除虫菊酯和氨基甲酸酯类四大类。《中国药典》（2010 年版）一部附录收载"农药残留量测定法"，对有机氯类、有机磷类及拟除虫菊酯类农药规定用气相色谱法进行检测，并对甘草和黄芪明确规定了有机氯类农药残留六六六（总 BHC）不得过千万分之二、滴滴涕（总 DDT）不得过千万分之二；五氯硝基苯（PCNB）不得过千万分之一。

（一）有机氯类农药残留量测定

有机氯类农药（chlorinated hydrocarbon pesticides）是一类高效广谱杀虫剂，曾被世界各国广泛使用。这类农药具有神经毒性和实质性脏器毒性。其化学性质稳定，脂溶性大，残效期长，易在脂肪体内蓄积，造成慢性中毒，危及人体健康。由于有机氯农药使用历史长，用量大，导致了严重的环境污染。尽管我国已在 1983 年禁止使用六六六、滴滴涕等有机氯农药，但由于其残效期长，至今在土壤、地下水等环境中仍有残存。而药材的种植期较长，尤其是多年生的根类药材，更易受有机氯农药的污染。因此，对中药中有机氯类农药残留进行检测是十分必要的。

1. 测定方法

（1）色谱条件与系统适用性试验　弹性石英毛细管柱（30m ×0.32mm ×0.25μm）SE－54（或 DB－1701），^{63}Ni－ECD 电子捕获检测器。进样口温度 230℃；检测器温度 300℃。不分流进样。程序升温：初始 100℃，每分钟 10℃升至 220℃，每分钟 8℃升至 250℃，保持 10 分钟。理论板数按 α－BHC 峰计算应不低于 1×10^6，两个相邻色谱峰的分离度应大于 1.5。

（2）对照品储备液的制备　精密称取六六六（BHC）（α－BHC，β－BHC，γ－BHC，δ－BHC），滴滴涕（DDT）（PP′－DDE，PP′－DDD，OP′－DDT，PP′－DDT）及五氯硝基苯（PCNB）农药对照品适量，用石油醚（60℃～90℃）分别制成每 1ml 约含 4～5μg 的溶液，即得。

（3）混合对照品储备液的制备　精密量取上述各对照品储备液 0.5ml 置 10ml 量瓶中，用石油醚（60℃～90℃）稀释至刻度，即得。

（4）混合对照品溶液的制备　精密量取上述混合对照品储备液，用石油醚（60℃～90℃）制成每 1L 含 0、1、5、10、50、100、250μg 的溶液，即得。

（5）供试品溶液制备　①药材或饮片：取供试品于 60℃干燥 4 小时，粉碎成细粉，取约2g，精密称定，置100ml具塞锥形瓶中，加水20ml浸泡过夜，精密加丙酮40ml，称定重量，超声处理30分钟，放冷，再称定重量，用丙酮补足减失的重量，再加氯化钠约6g及二氯甲烷30ml，称定重量，超声处理15分钟，再称定重量，用二氯甲烷补足减失的重量，静置（使分层），将有机相迅速移入装有适量无水硫酸钠的100ml具塞锥形瓶中，放置4小时。精密量取35ml，于40℃水浴上减压浓缩至近干，加少量石油醚（60℃~90℃）如前反复操作至二氯甲烷及丙酮除净，用石油醚（60℃~90℃）溶解并转移至10ml具塞刻度离心管中，加石油醚（60℃~90℃）至5ml。小心加入硫酸1ml，振摇1分钟，离心（3000转/分）10分钟。精密量取上清液2ml置具刻度的浓缩瓶（见图8-4）中，40℃下减压或用氮吹使溶液浓缩至适量，精密稀释至1ml，即得。

②制剂：取供试品，研成细粉（蜜丸切碎，液体制剂直接量取），精密称取适量（相当于药材2g），以下按药材供试品溶液的制备，即得供试品溶液。

（6）测定法　分别精密吸取供试品溶液和与之相对应浓度的混合对照品溶液各1μl，分别连续进样3次，取3次平均值，按外标法计算供试品中9种农药残留量。

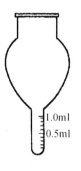

图8-4　刻度浓缩瓶

2. 应用示例

【例8-10】熟地黄中有机氯类农药检测

采用气相色谱法对以下12种有机氯类农药进行检测：六六六（BHC）（α-BHC，β-BHC，γ-BHC，δ-BHC），滴滴涕（DDT）（PP′-DDE，PP′-DDD，OP′-DDT，PP′-DDT），七氯（heptachlor，HEPT），环氧七氯（heptachlor epoxide，HCE），五氯苯胺（pentachloraniline，PCL）及甲基五氯苯基硫醚（methyl entachlorophenyl sulfide，MPCPS）。

气相色谱条件与测定法　DB-1弹性石英毛细管柱（30m×0.25mm×0.25μm）；进样口温度250℃；检测器温度280℃；柱升温程序为初始温度150℃，以15℃/min升至180℃保持1分钟，以10℃/min升至210℃保持2分钟，以15℃/min升至240℃保持10分钟；载气为高纯氮；进样量1μl；用40ng/ml混合标准溶液作随行标准，外标法定量。其标准品及供试品气相色谱图见图8-5。

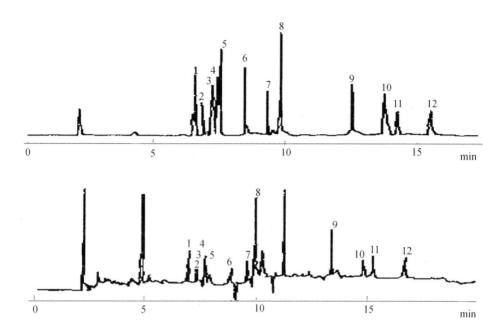

图 8-5　有机氯类农药标准品（a）及地黄供试品（b）气相色谱图

1. α-BHC；2. β-BHC；3. γ-BHC；4. HCE；5. δ-BHC；

6. PCL；7. HEPT；8. MPCPS；9. PP′-DDE；10. PP′-DDD；

11. OP′-DDT；12. PP′-DDT

（二）有机磷类农药残留量测定

有机磷类农药（organophosphorus pesticides）是第二次世界大战后迅速发展起来的一类农药，具有品种多、药效高、用途广的特点，它能抑制昆虫体内神经组织中乙酰胆碱酯酶的活性而引起一系列急性中毒症状，直至死亡。由于中药中农药残留量通常在纳克至皮克（ng～pg）级水平，使得测定较为困难。

1. 测定方法

（1）色谱条件与系统适用性试验　弹性石英毛细管柱（$30m \times 0.25mm \times 0.25\mu m$）DB-17MS（或 HP-5），氮磷检测器（NPD）。进样口温度 220℃；检测器温度 300℃，不分流进样。程序升温：初始 120℃，以 10℃/min 升至 200℃，5℃/min 升至 240℃，保持 2 分钟，20℃/min 升至 270℃，保持 0.5 分钟。理论板数按敌敌畏峰计算不低于6000，两个相邻色谱峰的分离度应大于 1.5。

（2）对照品储备液的制备　精密称取对硫磷、甲基对硫磷、乐果、氧化乐果、甲胺磷、久效磷、二嗪农、乙硫磷、马拉硫磷、杀扑磷、敌敌畏、乙酰甲胺磷农药对照品适量，用乙酸乙酯分别制成每 1ml 约含 $100\mu g$ 的溶液，即得。

（3）混合对照品储备液的制备　精密量取上述各对照品储备液 1ml，置 20ml 棕色量瓶中，加乙酸乙酯稀释至刻度，即得。

（4）混合对照品溶液的制备　精密量取上述混合对照品储备液，用乙酸乙酯制成每 1ml 含 0.1、0.5、1、2、$5\mu g$ 的溶液，即得。

（5）供试品溶液制备（药材或饮片）　取供试品粉末（过二号筛）约5g，精密称定，加无水硫酸钠5g，加入乙酸乙酯50～100ml，冰浴超声处理3分钟，放置，取上层液滤过，药渣加乙酸乙酯30～50ml，冰浴超声处理2分钟，放置，滤过，合并两次滤液，用少量乙酸乙酯洗涤滤纸及残渣，与上述滤液合并。取滤液于40℃以下减压浓缩至近干，用乙酸乙酯转移至5ml量瓶中，并稀释至刻度，精密量取1ml，置活性炭小柱［120～400目，0.25g，内径0.9cm（如Supelclean ENVI - Carb SPE Tubes，3ml活性炭小柱），用乙酸乙酯5ml预洗］上，置多功能真空样品处理器上，用正己烷 - 乙酸乙酯（1：1）混合液5ml洗脱，收集洗脱液，置氮吹仪上浓缩至近干，精密加入乙酸乙酯1ml使溶解，即得。

（6）测定法：分别精密吸取供试品溶液和与之相对应浓度的混合对照品溶液各1μl，分别连续进样3次，取3次平均值，按外标法计算供试品中12种有机磷农药残留量。

2. 应用示例

【例8-11】金银花中18种有机磷农药检测

采用气相色谱法检测金银花中以下18种有机磷农药进行检测：敌敌畏（O,O - dimethyl - O - 2,2 - dichlorovinyl phosphate，DDVP）、敌百虫（trichlorphon）、亚胺硫磷（phosmet）、辛硫磷（phoxim）、二嗪农（diazinon）、氧乐果（omethoate）、毒死蜱（chlorpyrifos）、杀螟松（fenitrothion）、喹硫磷（quinalphos）、甲胺磷（methamidophos）、甲拌磷（phorate）、久效磷（monocrotophos）、乐果（dimethoate）、马拉硫磷（malathion）、倍硫磷（fenthion）、对硫磷（parathion）、甲基对硫磷（parathion methyl）、乙酰甲胺磷（acephate）。取各农药标准品适量，以丙酮为溶剂，配制成混合对照品溶液。

供试品溶液的制备　取干燥至恒重粉末（过60目筛）10g，精密称定，置锥形瓶中，加入50ml丙酮，超声处理10分钟，滤过，用15ml丙酮多次洗涤滤渣，合并滤液。用C_{18}柱和硅胶柱固相萃取。将C_{18}柱串联于硅胶柱之上，将全部滤液以10ml/min的流速上柱，滤瓶用15ml丙酮多次洗涤，收集流出液，在30℃下浓缩至近干，用丙酮定容至5ml刻度试管中，作为供试品溶液。

气相色谱条件与测定方法　色谱柱为HP - 1701（30m×0.32mm×0.25μm）；脉冲式硫磷检测器（PFPD）；进样口温度270℃；检测器温度300℃；柱升温程序为初始温度60℃，保持2分钟，以10℃/min升至200℃保持0.5分钟，以2℃/min升至250℃；载气流速1.5ml/min，氢气流速为14ml/min，空气 -1流速为17ml/min，空气 -2流速为10ml/min，分流比1：10，按外标法计算。混合对照品溶液气相色谱图见图8 -6。

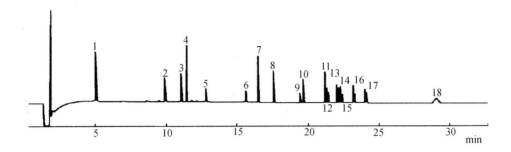

图8-6 13种有机磷农药混合标准溶液气相色谱图

1. 敌百虫；2. 亚胺硫磷；3. 辛硫磷；4. 敌敌畏；5. 甲胺磷；
6. 乙酰甲胺磷；7. 甲拌磷；8. 二嗪农；9. 氧乐果；10. 久效磷；11. 乐果；12. 毒死蜱；
13. 马拉硫磷；14. 杀螟松；15. 倍硫磷；16. 对硫磷；17. 甲基对硫磷；18. 唑硫磷

（三）拟除虫菊酯类农药残留量测定

拟除虫菊酯类农药（pyrethroid pesticides）是一类广谱、高效、低毒类的杀虫剂，已代替有机氯农药被广泛使用。根据拟除虫菊酯化学结构是否含有α-氰基，可将其分为Ⅰ型和Ⅱ型：不含α-氰基的Ⅰ型毒性低，常用于家庭卫生杀虫；含α-氰基的Ⅱ型多用于农副产品杀虫，目前应用较多的有氰戊菊酯、氯氰菊酯、甲氰菊酯、氯氟氰菊酯和溴氰菊酯。这类农药虽然施用量小，易生物降解，残留期较短，但作为神经毒物，毒性中等，部分品种对人有致畸、致突变作用。

1. 测定方法

（1）色谱条件与系统适用性试验　弹性石英毛细管柱（30m×0.32mm×0.25μm）SE-54（或DB-5），^{63}Ni-ECD电子捕获检测器。进样口温度270℃，检测器温度330℃。分流比20:1、5:1（或根据仪器设置选择最佳的分流比）。程序升温：初始温度160℃，保持1分钟，以10℃/min升至278℃，保持0.5分钟，1℃/min升至290℃，保持5分钟。理论板数按溴氰菊酯峰计算应不低于$1×10^5$，两个相邻色谱峰的分离度应大于1.5。

（2）对照品贮备液的制备　精密称取氯氰菊酯、氰戊菊酯及溴氰菊酯农药对照品适量，用石油醚（60℃~90℃）分别制成每1ml约含20~25μg的溶液，即得。

（3）混合对照品储备液的制备　精密量取上述各对照品储备液1ml，置10ml量瓶中，用石油醚（60℃~90℃）稀释至刻度，摇匀，即得。

（4）混合对照品溶液的制备　精密量取上述混合对照品贮备液，用石油醚（60℃~90℃）稀释制成每1L分别含0、4、8、40、200μg的溶液，即得。

（5）供试品溶液的制备（药材或饮片）　取供试品于60℃干燥4小时，粉碎成细粉（过五号筛），取约1~2g，精密称定，置100ml具塞锥形瓶中，加石油醚（60℃~90℃）-丙酮（4：1）混合溶液30ml，超声处理15分钟，滤过，药渣再重复上述操作2次后，合并滤液。滤液加入适量无水硫酸钠脱水后，于40℃~45℃减压浓缩至近干，用少量石油醚（60℃~90℃）反复操作至丙酮除净，残渣加适量石油醚（60℃~90℃）溶解，置混合小柱［从下至上依次为无水硫酸钠2g、弗罗里硅土4g、微晶纤维素

1g、氧化铝1g、无水硫酸钠2g，用石油醚（60℃~90℃）－乙醚（4：1）混合溶液20ml
预洗〕上，用石油醚（60℃~90℃）－乙醚（4：1）混合溶液90ml洗脱，收集洗脱液，
于40℃~45℃减压浓缩至近干，再用石油醚（60℃~90℃）3~4ml重复操作至乙醚除净，
用石油醚（60℃~90℃）溶解并转移至5ml量瓶中，并稀释至刻度，即得。

（6）测定法：分别精密吸取供试品溶液和与之相对应浓度的混合对照品溶液各
1μl，分别连续进样3次，取3次平均值，按外标法计算供试品中3种拟除虫菊酯农药
残留量。

2. 应用示例

【例8－12】水蛭药材中拟除虫菊酯类农药残留分析

气相色谱条件 石英毛细管柱DB－5（30m×0.32mm×0.25μm）；^{63}Ni－ECD电子
捕获检测器；进样口温度300℃；检测器温度340℃；程序升温：初始温度250℃，保持
30分钟，以10℃/min升至270℃，保持10分钟；载气为高纯氮；流速1ml/min；分流
比1:20；进样量10μl。

对照品溶液的制备 取5种拟除虫菊酯类农药标准品甲氰菊酯、氯氟氰菊酯、氯氰
菊酯、氰戊菊酯、溴氰菊酯制成混合对照品储备液。再精密吸取不同体积的对照品储备
液，制成每1ml含甲氰菊酯0~1000ng、氯氟氰菊酯0~1000ng、氯氰菊酯0~2000ng、
氰戊菊酯0~2000ng、溴氰菊酯0~2000ng的系列浓度的混合对照品贮备液。

供试品溶液的制备 按如上方法要求对样品进行前处理并制备成供试品溶液。

测定法 依上述色谱条件进行测定（色谱图见图8－7）。按峰面积外标法计算含
量，其中氯氰菊酯的峰面积以4种异构体的峰面积之和计。

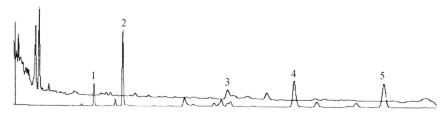

图8－7 水蛭样品（上）和拟除虫菊酯类农药对照品（下）气相色谱图
1. 甲氰菊酯；2. 氯氟氰菊酯；3. 氯氰菊酯；4. 氰戊菊酯；5. 溴氰菊酯

三、二氧化硫残留量测定法

（一）中药中二氧化硫的来源

中药材用硫黄熏虽是传统加工方法，但现代研究表明，采用硫黄熏会使中药材残留
大量的SO_2、As、Hg等重金属及有害元素。《中国药典》（2005年版）即取消了山药、
葛根等药材的硫黄熏蒸加工方法。为防止中药材粗加工过程中滥用或过度使用硫黄熏
蒸，2011年6月，国家食品药品监督管理局制定了《中药材及其饮片二氧化硫残留限
量标准》，确定了中药材及饮片中二氧化硫残留量限度值：对《中国药典》（2010年
版）收载的山药、牛膝、粉葛、甘遂、天冬、天麻、天花粉、白及、白芍、白术、党参
等11味药材及其饮片品种项下增加"二氧化硫残留量"检查项目，限度为"二氧化硫

残留量不得超过400mg/kg"；对其他中药材及饮片，在《中国药典》"药材和饮片检定通则"中增加了"除另有规定，中药材及饮片二氧化硫残留量不得超过150mg/kg"。

（二）二氧化硫的检测方法

检测二氧化硫的方法有很多报道。由于分析样品种类不同，检测方法也有所不同。特别是近年来，随着分析技术的提高，新的方法也不断被采用。美国FDA采用Monier – Williams法，日本标准采用通氮蒸馏–滴定法和盐酸副玫瑰苯胺比色法，我国标准GB/T5009.34规定用盐酸副玫瑰苯胺比色法。《中国药典》（2010年版）一部附录收载蒸馏法为中药中二氧化硫残留量测定方法。

1. 原理 硫黄熏制过程中产生的二氧化硫，吸附在药材上，与水反应后以亚硫酸及亚硫酸盐如亚硫酸钠或亚硫酸钾形式存在，可与盐酸反应生成二氧化硫，经蒸馏、水吸收后，用碘滴定液直接滴定，淀粉指示剂指示终点，同时作空白校正，以下式计算结果。

$$L = \frac{(A - B) \times C \times 0.032 \times 1000}{W} \qquad (式8-13)$$

式（8-13）中，L为供试品中二氧化硫残留量（mg/g）；A为供试品消耗碘滴定液的体积（ml）；B为空白消耗碘滴定液的体积（ml）；C为碘滴定液浓度（0.01mol/L）；W为供试品的重量（g）；0.032为每1ml碘滴定液（1mol/L）相当于二氧化硫的重量（g）。

2. 仪器装置 如图8-8所示。

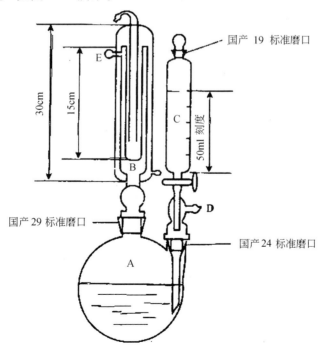

图8-8 二氧化硫残留量测定仪器装置

A. 1000ml 两颈圆底烧瓶；B. 竖式回流冷凝管；C. （带刻度）分液漏斗；
D. 连接氮气流入口；E. 二氧化硫气体导出口。另配磁力搅拌器及电热套

3. 测定方法 取中药材或饮片细粉约 10g，精密称定，置两颈圆底烧瓶中，加水 300～400ml 和 6mol/L 盐酸溶液 10ml，连接刻度分液漏斗，并导入氮气至瓶底，连接回流冷凝管，在冷凝管的上端二氧化硫气体导出口处连接导气管，将导气管插入 250ml 锥形瓶底部。锥形瓶内加水 125ml 和淀粉指示液 1ml 作为吸收液，置于磁力搅拌器上不断搅拌。加热两颈圆底烧瓶内的溶液至沸，并保持微沸约 3 分钟后开始用碘滴定液（0.01mol/L）滴定，至蓝色或蓝紫色持续 20 秒钟不褪，并将滴定的结果用空白试验校正。测定结果按式 8-13 计算。

四、有机溶剂残留物测定法

"药品中的残留溶剂" 是指在制备活性物质或赋形剂的过程中使用或产生的挥发性有机物，或者是存在于药物制剂中的挥发性有机物，在实际生产工艺中没能彻底除去。国际人用药物注册技术需求协调联合会（ICH）对有机残留溶剂的指导原则是：已经存在的活性物质、赋形剂和药物，无论是否在药典各品种项下，无论是原料还是成品，均要对其中所含的溶剂量进行检测。自《中国药典》（1995 年版）开始遵从这一原则，2010 年版还规定：全面禁用苯作为溶剂。

ICH 推荐使用低毒性溶剂，并以毒理学标准对一些残留溶剂的类别进行界定："一类" 溶剂为避免使用的溶剂，具有致癌或疑似致癌性，对环境有害，其使用应有法律依据并获认可，在药典各品种检查项下应对其限量予以规定；"二类" 溶剂为限制使用的溶剂，指无生殖毒性的动物致癌剂或其他如毒害神经或致畸等的不可逆转的可能诱生剂、可疑与其他明显但可逆转的毒性有关的溶剂；"三类" 溶剂为潜在的对人类有低毒性的溶剂，应在【检查】项中增加干燥失重试验，若其用量超过了 0.5%，则应建立限量测定项目；"四类" 溶剂目前尚无足够的毒理学依据，虽然没有给出具体的限度，但要求药品生产企业应提供使用时在制剂中残留水平的论证报告。各类残留溶剂及其限度见表 8-3。

有机溶剂残留量的检查采用气相色谱法。一般采用溶液直接进样法测定，毛细管柱采用顶空进样法测定。《中国药典》（2010 年版）收载有 3 种方法。

1. 毛细管柱顶空进样等温法（第一法） 本法适用于被检查的有机溶剂数量不多，且极性差异较小的情况。

（1）色谱条件 柱温一般为 40℃～100℃；常以氮气为载气，流速为 1.0～2.0ml/min；以水为溶剂时顶空瓶平衡温度为 70℃～85℃，平衡时间为 30～60 分钟；进样口温度为 200℃；如采用 FID 检测器，温度为 250℃。

（2）测定法 取对照品溶液和供试品溶液，分别连续进样不少于 2 次，测定待测峰的峰面积。

表 8-3　药品中常见的残留溶剂及限度（节选自《中国药典》二部）

溶剂种类及名称	限度（%）	溶剂种类及名称	限度（%）	溶剂种类及名称	限度（%）
第一类溶剂		甲苯	0.089	**第四类溶剂**	
苯	0.0002	1,1,2-三氯乙烯	0.008	1,1-二乙氧基丙烷	
四氯化碳	0.0004	二甲苯	0.217	1,1-二甲氧基甲烷	
1,2-二氯乙烷	0.0005	**第三类溶剂**		2,2-二甲氧基丙烷	
1,1-二氯乙烷	0.0008	醋酸	0.5	异辛烷	
1,1,1-三氯乙烷	0.15	丙酮	0.5	异丙醚	
第二类溶剂		甲氧基苯	0.5	甲基异丙基酮	
乙腈	0.041	正丁醇	0.5	甲基四氢呋喃	
氯苯	0.036	仲丁醇	0.5	石油醚	
三氯甲烷	0.006	乙酸丁酯	0.5	三氯醋酸	
环己烷	0.388	叔丁基甲基醚	0.5	三氟醋酸	
1,2-二氯乙烯	0.187	异丙基苯	0.5		
二氯甲烷	0.06	二甲亚砜	0.5		
1,2-二甲氧基乙烷	0.01	乙醇	0.5		
N,N-二甲基乙酰胺	0.109	乙酸乙酯	0.5		
N,N-二甲基甲酰胺	0.088	乙醚	0.5		
二氧六环	0.038	甲酸乙酯	0.5		
2-乙氧基乙醇	0.016	甲酸	0.5		
乙二醇	0.062	正庚烷	0.5		
甲酰胺	0.022	乙酸异丁酯	0.5		
正己烷	0.029	乙酸异丙酯	0.5		
甲醇	0.3	乙酸甲酯	0.5		
2-甲氧基乙醇	0.005	3-甲基-1-丁醇	0.5		
甲基丁基酮	0.005	丁酮	0.5		
甲基环己烷	0.118	甲基异丁基酮	0.5		
N-甲基吡咯烷酮	0.053	异丁醇	0.5		
硝基甲烷	0.005	正戊烷	0.5		
吡啶	0.02	正戊醇	0.5		
四氢噻吩	0.016	正丙醇	0.5		
四氢化萘	0.01	异丙醇	0.5		
四氢呋喃	0.072	乙酸丙酯	0.5		

　　气相色谱静态顶空进样法是将样品溶液密封在一个样品不充满的容器中，在一定温度下加热一段时间，使气液两相达到平衡，然后取气相部分进入气相色谱系统进行分析，以测定样品蒸气中的组分在原样品中的含量。一般由气相色谱仪加顶空进样装置组成，进样方式有手动进样和自动进样两种。

　　2. 毛细管柱顶空进样系统程序升温法（第二法）　本法适用于被检查的有机溶剂数量较多，且极性差异较大的情况。

　　（1）**色谱条件**　柱温一般先在 40℃ 维持 8 分钟，再以 8℃/min 的升温速率升至 120℃，维持 10 分钟；以氮气为载气，流速为 2.0ml/min；以水为溶剂时顶空瓶平衡温度 70℃~85℃、平衡时间 30~60 分钟；进样口温度为 200℃，如采用 FID 检测器，进样口温度为 250℃。具体到某个品种的残留溶剂检查时，可根据该品种项下的残留溶剂组成，调整升温程序。

　　（2）**测定法**　取对照品溶液和供试品溶液，分别连续进样不少于 2 次，测定待测峰的峰面积。

　　3. 溶液直接进样法（第三法）　采用填充柱，亦可采用适宜极性的毛细管柱。取对照品溶液和供试品溶液，分别连续进样 2~3 次，测定待测峰的峰面积。

五、大孔树脂残留物测定法

大孔吸附树脂又称全多孔树脂，是一类以吸附为特点，对有机物具有浓缩、分离作用的高分子聚合物。大孔树脂由聚合单体和交联剂、致孔剂、分散剂等添加剂经聚合反应制备而成。聚合物形成后，致孔剂被除去，在树脂中留下了大大小小、形状各异、互相贯通的孔穴。因此大孔树脂在干燥状态下其内部具有较高的孔隙率，且孔径较大，在 $100 \sim 1000nm$ 之间，故称为大孔吸附树脂。由于可能存在未聚合的单体以及残余的致孔剂等有害物残留，因此采用大孔树脂工艺处理的中药，必须对其残留物进行检测。

1. 测定方法　大孔树脂有机残留物的测定方法主要为气相色谱法。

在一些中药制备工艺中采用大孔吸附树脂处理，该树脂为苯乙烯骨架型树脂，致孔剂为烷烃类，其残留物和裂解产物苯、甲苯、二甲苯、苯乙烯、二乙烯苯、烷烃等对人体都有不同程度的伤害，为了保证用药的安全，故对其残留物和裂解产物进行了限量检查。

（1）**色谱条件及系统适用性试验**　毛细管柱 HPFFAP（$25m \times 0.25mm \times 0.25\mu m$）；柱温采用程序升温：自 $40℃$ 恒定 1 分钟，以 $7℃/min$ 升温速率升至 $90℃$；FID 检测器；温度为 $220℃$；进样口温度 $180℃$；进样量 $1\mu l$；氮气为载气，压力为 24psi；顶空温度 $75℃$，顶空时间 20 分钟，进样针温度 $80℃$。

（2）**内标溶液的制备**　取氯苯，加 2% 二甲基亚砜水溶液制成每 1ml 约 $20\mu g$ 的溶液，作为内标溶液。

（3）**对照品溶液的制备**　取甲苯、二甲苯、苯乙烯和 1，2 - 二乙基苯对照品，加内标溶液制成每 1ml 约含 $20\mu g$ 的混合溶液，吸取 0.5ml 置 25ml 顶空瓶中，密封瓶口，作为对照品溶液。

（4）**供试品溶液的制备**　取供试品约 500mg，精密称定，置 25ml 顶空瓶中，加内标溶液 0.5ml，密封瓶口，摇匀，作为供试品溶液。

（5）**测定法**　分别吸取供试品溶液和对照品溶液各 $1\mu l$，顶空进样注入气相色谱仪，记录色谱峰面积值，按内标法计算，应符合相关规定。

2. 应用示例

【例 8 - 13】贯叶连翘提取物中的大孔吸附树脂残留物限量检查

色谱条件　色谱柱为聚二甲基硅氧烷（SPB - 1）毛细管柱（$60m \times 0.32mm \times 0.25\mu m$）。柱温为程序升温：$45℃$ 保持 7 分钟后每分钟升温 $5℃$，$160℃$ 保持 1 分钟。检测器温度 $250℃$；进样口温度 $200℃$。分流比为 10:1，柱流速 1.0ml/min。顶空取样瓶在 $85℃$ 预平衡 20 分钟。

对照品溶液的制备　精密称取苯、甲苯、二甲苯、苯乙烯、二乙烯苯、正己烷、甲基环己烷各适量，分别加 50% 甲醇制成每 1ml 中含苯 $0.4\mu g$，甲苯、二甲苯、苯乙烯、二乙烯苯、正己烷、甲基环己烷各 $4.0\mu g$ 的混合溶液，即得。对照品溶液的气相色谱图见图 8 -9。

供试品溶液的制备　取贯叶连翘提取物 1g，精密称定，置容积为 10ml 的顶空取样瓶中，精密加入50%甲醇5ml，加盖密封，振摇并超声处理10分钟使溶解，摇匀，即得。

测定法 精密量取上述混合对照品溶液5ml，置于10ml的顶空取样瓶中，加盖密封，将上述对照品溶液及供试品溶液的顶空取样在85℃加热20分钟，抽取各顶空气10ml，分别注入气相色谱仪，测定，即得。

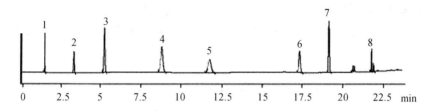

图8-9 对照品溶液的气相色谱图
1. 正己烷；2. 苯；3. 甲苯；4、5. 二甲苯；6. 苯乙烯；7. 甲基环己烷；8. 二乙烯苯

第四节 内源性有害物质分析

中药中主要的内源性有害物质是指中药本身所含的具有毒副作用的化学成分。对于内服中药，含有剧毒或大毒的药味时，其药材、饮片及制剂均应建立相应毒性成分的限量检查方法；对于既是毒性成分又是有效成分的，一般应控制含量范围。下面介绍几类中药中常见毒性成分及其分析方法。

一、有毒生物碱类成分分析

1. 乌头碱类成分 毛茛科乌头属的附子、川乌、草乌等药材中含有二萜类双酯型生物碱，这种双酯型生物碱有麻辣味，亲脂性强、毒性大。例如乌头碱（aconitine）、中乌头碱（又称新乌头碱、美沙乌头碱，mesaconitine）、次乌头碱（又称海帕乌头碱，hypaconitine）等，其中乌头碱毒性最大。这类药材经炮制后毒性有所减弱，乌头碱水解为毒性小的乌头原碱（aconine），但炮制过程的工艺及工艺过程控制的差异对毒性成分的含量仍存在差异，故其炮制品仍需控制毒性成分的含量。中药制剂中含有以上药材饮片的有大小活络丸、小金丸、益肾灵颗粒、桂附地黄胶囊、复方夏天无片、四逆汤等，这些中药制剂同样需要检测其中双酯型生物碱的含量。

【例8-14】附子双酯型生物碱的检查

《中国药典》（2010年版）采用高效液相色谱法检查附子中双酯型生物碱。

色谱条件与系统适用性试验 以十八烷基硅烷键合硅胶为填充剂；以乙腈-四氢呋喃（25∶15）为流动相A，以0.1mol/L醋酸铵溶液（每1000ml加冰醋酸0.5ml）为流动相B，进行梯度洗脱，梯度洗脱程序为：15%～26%A（0～48分钟）；26%～35%A（48～49分钟）；35%A（49～58分钟）；35%～15%A（58～65分钟）。检测波长为235nm。理论板数按苯甲酰新乌头原碱峰计算应不低于3000。

供试品溶液的制备 取本品粉末（过三号筛）约2g，精密称定，置具塞锥形瓶中，加氨试液3ml，精密加入异丙醇－乙酸乙酯（1:1）混合溶液50ml，称定重量，超声处理（功率300W，频率40kHz，水温在25℃以下）30分钟，放冷，再称定重量，用异丙醇－乙酸乙酯（1:1）混合溶液补足减失的重量，摇匀，滤过。精密量取续滤液25ml，40℃以下减压回收溶剂至干，残渣精密加入异丙醇－二氯甲烷（1:1）混合溶液3ml溶解，滤过，取续滤液，即得。

对照品溶液的制备 取新乌头碱、次乌头碱、乌头碱对照品适量，精密称定，加异丙醇－二氯甲烷（1:1）混合溶液制成每1ml各含5μg的混合溶液，即得。色谱图见图8－10。

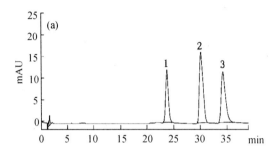

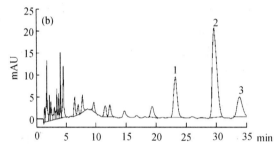

图8－10 乌头二萜生物碱对照品（a）与乌头样品（b）的高效液相色谱图

1. 新乌头碱；2. 次乌头碱；3. 乌头碱

测定法 分别精密吸取上述对照品溶液与供试品溶液各10μl，注入液相色谱仪，测定，即得。

本品含双酯型生物碱以新乌头碱（$C_{33}H_{45}NO_{11}$）、次乌头碱（$C_{33}H_{45}NO_{10}$）和乌头碱（$C_{34}H_{47}NO_{11}$）的总量计，不得过0.020%。

2. 吡咯里西啶生物碱 吡咯里西啶生物碱（pyrrolizidine alkaloids，PAs）广泛分布于植物界，大多具有肝毒性，可导致中毒甚至死亡，并有潜在的致癌危险。吡咯里西啶类生物碱是由千里光次碱（necine base）和千里光酸（necic acid）形成的酯类，目前已发现400多个不同结构的PAs，存在于世界各地的6000多种有花植物中。这些植物95%以上集中于以下4个科中，即菊科（Compositae）、紫草科（Borinaceae）、豆科（Leguminosae）、兰科（orchidaceae）。其他少量分布于厚壳科（Ehretiaceae）、玄参科（Scruphulariaeeae）、夹竹桃科（Apocynaceae）、毛茛科（Ranunculaceae）、百合科（Liliaceae）等。

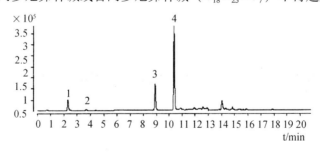

吡咯里西定类生物碱   阿多尼弗林碱

【例 8 –15】 千里光中阿多尼弗林碱的检查

《中国药典》（2010 年版）采用高效液相色谱－质谱法检查千里光药材中阿多尼弗林碱。

色谱、质谱条件与系统适用性试验 以十八烷基硅烷键合硅胶为填充剂；以乙腈－0.5% 甲酸溶液（7∶93）为流动相；采用单级四极杆质谱检测器，电喷雾离子化（ESI）正离子模式下选择质荷比（m/z）为 366 的离子进行检测。理论板数按阿多尼弗林碱峰计算应不低于 8000。

校正因子测定 取野百合碱对照品适量，精密称定，加 0.5% 甲酸溶液制成每 1ml 含 0.2μg 的溶液，作为内标溶液。取阿多尼弗林碱对照品适量，精密称定，加 0.5% 甲酸溶液制成每 1ml 含 0.1μg 的溶液，作为对照品溶液。精密量取对照品溶液 2ml，置 5ml 量瓶中，精密加入内标溶液 1ml，加 0.5% 甲酸溶液至刻度，摇匀，吸取 2μl，注入液相色谱－质谱联用仪，计算校正因子。

测定法 取本品粉末(过三号筛)约 0.2g，精密称定，置具塞锥形瓶中，精密加入 0.5% 甲酸溶液 50ml，称定重量，超声处理(功率 250W，频率 40kHz)40 分钟，放冷，再称定重量，用 0.5% 甲酸溶液补足减失的重量，摇匀，滤过，精密量取续滤液 2ml，置 5ml 量瓶中，精密加入内标溶液 1ml，加 0.5% 甲酸溶液至刻度，摇匀，吸取 2μl，注入液相色谱－质谱联用仪，测定，即得。千里光样品 HPLC –MS 测定的总离子流图见图 8 –11。

本品应不含阿多尼弗林碱或含阿多尼弗林碱（$C_{18}H_{23}NO_7$）不得超过 0.004%。

图 8 –11 千里光样品 HPLC –MS 测定的总离子流图
1. 野百合碱；2. 阿多尼弗林碱；3. 脱氢克氏千里光碱；4. 克氏千里光碱

3. 马钱子碱类 中药马钱子含有马钱子碱（brucine）和士的宁（strychnine，又称番木鳖碱），其中士的宁毒性最大，治疗量的士的宁能增强大脑皮层的兴奋与抑制过程，中毒量则破坏反射活动的正常过程，使兴奋在整个脊髓中扩散而呈特有的强直性痉挛，严重者可因呼吸肌强直性收缩而引起窒息。士的宁还能加强阻止胆碱酯酶破坏乙酰胆碱的作用，使肠蠕动加强，致腹痛、腹泻。

马钱子碱　　　　　　　　　　　　士的宁

【例8-16】马钱子中马钱子碱类生物碱的含量测定

《中国药典》（2010版）采用高效液相色谱法测定马钱子中马钱子碱类生物碱的含量，并规定其中士的宁的含量范围。

色谱条件与系统适用性试验　以十八烷基硅烷键合硅胶为填充剂；以乙腈-0.01mol/L庚烷磺酸钠与0.02mol/L磷酸二氢钾等量混合溶液（用10%磷酸调节pH值2.8）（21:79）为流动相；检测波长为260nm。理论板数按士的宁峰计算应不低于5000。

对照品溶液的制备　取士的宁对照品6mg、马钱子碱对照品5mg，精密称定，分别置10ml量瓶中，加三氯甲烷适量使溶解并稀释至刻度，摇匀。分别精密量取2ml，置同一10ml量瓶中，用甲醇稀释至刻度，摇匀，即得（每1ml含士的宁0.12mg、马钱子碱0.1mg）。

供试品溶液的制备　取本品粉末（过三号筛）约0.6g，精密称定，置具塞锥形瓶中，加氢氧化钠试液3ml，混匀，放置30分钟，精密加入三氯甲烷20ml，密塞，称定重量，置水浴中回流提取2小时，放冷，再称定重量，用三氯甲烷补足减失的重量，摇匀，分取三氯甲烷液，用铺有少量无水硫酸钠的滤纸滤过，弃去初滤液，精密量取续滤液3ml，置10ml量瓶中，加甲醇至刻度，摇匀，即得。

测定法　分别精密吸取对照品溶液与供试品溶液各10μl，注入液相色谱仪，测定，即得。色谱图见图8-12。

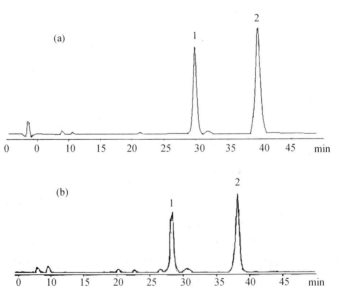

图8-12　马钱子生物碱对照品（a）与马钱子样品（b）的高效液相色谱图

1. 马钱子碱；2. 士的宁

本品按干燥品计算，含士的宁（$C_{21}H_{22}N_2O_2$）应为 1.20% ～ 2.20%，马钱子碱（$C_{23}H_{26}N_2O_4$）不得少于 0.80%。

4. 莨菪烷类生物碱的检查　颠茄（Belladonnae Herba）、华山参（Physochlainae Radix）、山莨菪（Anisodi Tangutici Radix）、天仙子（Hyoscyami Semen）、洋金花（Daturae Flos）等来自于茄科的中药材含此类生物碱。例如，天仙子为大毒药材，主要生物碱成分为阿托品（atropine）和东莨菪碱（scopolamine），其中阿托品 5～10mg 能产生显著中毒症状，最低致死量为 0.08～0.13g；洋金花中含多种莨菪烷类生物碱，以东莨菪碱含量较高，另有少量莨菪碱（hyoscyamine）。含以上药材的中药制剂有必要进行限度检查。常用的检查方法有薄层扫描法、离子对色谱法、高效液相色谱法、质谱法等。《中国药典》（2010 年版）规定采用高效液相色谱法检查复方苦参肠炎康片（处方含颠茄流浸膏）中莨菪碱的限量。

二、马兜铃酸类成分分析

长期服用含马兜铃酸（aristolochic acid）的中药可导致肾损害。马兜铃酸类化合物普遍存在于马兜铃科（Aristolochiaeae）植物中，主要成分有马兜铃酸 Ⅰ、Ⅱ 等。由于马兜铃酸的肾毒性，我国已取消了含马兜铃酸类成分的中药关木通（Aristolochiae Manshuriensis Caulis）、广防己（Aristolochiae Fangchi Radix）、青木香（Aristolochiae Radix）的药品标准；而细辛（Asari Radix et Rhizoma）也由以全草入药，恢复到以根及根茎入药，以保障临床用药的安全。

马兜铃酸Ⅰ　　R = OCH₃
马兜铃酸Ⅱ　　R = H

【例 8 – 16】细辛中马兜铃酸 Ⅰ 限量的检查

《中国药典》（2010 年版）采用高效液相色谱法对细辛中马兜铃酸 Ⅰ 的限量进行检查。

色谱条件与系统适用性试验　以十八烷基硅烷键合硅胶为填充剂；以乙腈为流动相 A，以 0.05% 磷酸溶液为流动相 B，进行梯度洗脱，梯度洗脱程序为：30% ～34% A（0～10 分钟）；34% ～35% A（10～18 分钟）；35% ～45% A（18～20 分钟）；45% A（20～30 分钟）；45% ～53% A（30～31 分钟）；53% A（31～35 分钟）；53% ～100% A（35～40 分钟）。检测波长为 260nm。理论板数按马兜铃酸 Ⅰ 峰计算应不低于 5000。

对照品溶液的制备　取马兜铃酸 Ⅰ 对照品适量，精密称定，加甲醇制成每 1ml 含 0.2μg 的溶液，即得。

供试品溶液的制备　取本品中粉约 0.5g，精密称定，置具塞锥形瓶中，精密加入 70% 甲醇 25ml，密塞，称定重量，超声处理（功率 500W，频率 40kHz）40 分钟，放冷，再称定重量，用 70% 甲醇补足减失的重量，摇匀，滤过，取续滤液，即得。

测定法 分别精密吸取对照品溶液与供试品溶液各 10μl，注入液相色谱仪，测定，即得。色谱图见图 8 -13。

本品按干燥品计算，含马兜铃酸 I（$C_{17}H_{11}O_7N$）不得过 0.001% 。

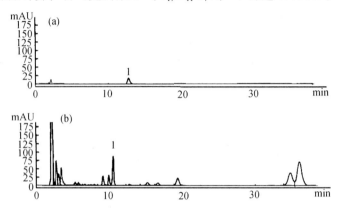

图 8 - 13　马兜铃酸 I 对照品（a）及细辛样品（b）的高效液相色谱图
1. 马兜铃酸 I

三、其他类毒性成分分析

1. 强心苷类成分　强心苷类成分可致心脏传导阻滞、心动过缓、异位节律等，严重者常因心室纤颤、循环衰竭而致死。

【例 8 - 17】桑寄生中强心苷的检查

桑寄生（Taxilli Herba）为桑寄生科植物桑寄生的干燥带叶茎枝。桑寄生属半寄生性植物，寄生在夹竹桃科植物的桑寄生可能会含有强心苷类成分，因此需要对药材中强心苷进行检查。《中国药典》（2010 年版）采用如下方法检查桑寄生中强心苷。

取本品粗粉 10g，加 80% 乙醇 50ml，加热回流 30 分钟，滤过，滤液蒸干，残渣加热水 10ml 使溶解，滤过，滤液加乙醚振摇提取 4 次，每次 15ml，弃去乙醚层，取下层水溶液，加醋酸铅饱和溶液至沉淀完全，滤过，滤液加乙醇 10ml，加硫酸钠饱和溶液脱铅，滤过，滤液加三氯甲烷振摇提取 3 次，每次 15ml，合并三氯甲烷液，浓缩至1ml。取浓缩液点于滤纸上，干后，滴加碱性 3，5 -二硝基苯甲酸溶液（取二硝基苯甲酸试液与氢氧化钠试液各 1ml，混合），不得显紫红色。

2. 氰苷类成分　如苦杏仁、桃仁、瓜蒂、郁李仁等均含氰苷（cyanogentic glyco-sides）类成分，可在体内被酶水解，生成氢氰酸而产生毒性作用，是一种强烈的细胞毒物质，人的致死量约为 0.05 g。可采用高效液相色谱法、顶空气相色谱法、气相色谱 -质谱联用等方法检测。

3. 皂苷类成分　如商陆、土牛膝等含有皂苷类成分，对交感神经有刺激作用，促进胃肠道蠕动，并刺激肠黏膜，引起腹痛、腹泻，大剂量可引起中枢神经系统麻痹及运动障碍。有的皂苷能抑制呼吸、损害心脏，有的皂苷有溶血等作用。土牛膝具有肾毒性，可导致肾功能衰竭。这些有毒性的皂苷类成分通常可以采用高效液相色谱法检测。

4. 毒性蛋白类成分　如巴豆油中含有毒性球蛋白，能溶解红细胞使局部细胞坏死，内服使消化道腐蚀出血，并损坏肾脏尿血，外用过量可引起急性皮炎；苍耳子油中的毒蛋白能损害肾脏及心肝等内脏实质细胞，并引起神经消化系统机能障碍，使毛细血管通透性增加；蓖麻子中的蓖麻毒蛋白是一种细胞原浆毒，易使肝肾等实质细胞发生损害而致混浊肿胀、出血及坏死等，并有凝集和溶解红细胞及麻痹呼吸中枢、血管运动中枢的作用。成人致死量为 2mg。蓖麻毒蛋白通用的检测方法有红细胞凝集法、280nm 紫外吸收法，均属于半定量分析。近期有采用高效液相色谱法，同时测定蓖麻毒蛋白和蓖麻碱。此外，酶联免疫吸附法（即 ELISA 法）可实现对毒蛋白的快速检测。

5. 无机成分　如含砷化合物的砒石、雄黄等及含汞化合物的朱砂、轻粉等。目前国家标准中收载含朱砂、雄黄的成方制剂约 430 种，这些药物具有有效和有毒的双重性。朱砂主要成分为 HgS，雄黄主要成分为 As_2S_2。现代研究表明，朱砂、雄黄在人体内的毒性程度与以下因素相关：一是在体内产生的可溶性砷、汞量，二是上述可溶性的砷、汞在体内的存在价态。含朱砂、雄黄的中药制剂经口服后，其所含的砷或汞基本不被人体吸收。在粪便中所检测到的总砷和总汞，分别占给药量的 99.0% 和 98.5%。此外，不同价态砷的毒性不同：一般无机态砷的毒性比较大，三价砷的毒性要大于五价砷，而有机态的砷中，甲基砷的毒性要强于其他的有机态砷，砷甜菜碱、砷胆碱和砷糖等则基本上没有毒性；不同价态汞的毒性也有较大差异：有机态的毒性要远远高于无机态，甲基汞 > 乙基汞 > Hg^{2+} > Hg^+。可采用 HPLC－ICP－MS 分析法对不同价态的砷、汞进行检测。因此仅以砷、汞元素的总量作为判断其是否安全是不科学的。

《中国药典》（2010 年版）对含雄黄、朱砂的饮片及制剂采用专属性的方法，对可溶性砷、汞进行检查并制定限度。例如朱砂粉可溶性汞盐检查：取本品 1g，加水 10ml，搅匀，滤过，静置，滤液不得显汞盐的鉴别反应。

第五节　黄曲霉毒素及微生物学检查

一、黄曲霉毒素测定

黄曲霉毒素（aflatoxin，AF）是黄曲霉和寄生曲霉的代谢产物，具有极强的毒性和致癌性，能引起多种动物发生癌症，主要诱发肝癌。

中药材污染黄曲霉毒素主要与药材品种、产地有关，如薏米、益智仁、柏子仁等含油性大、易霉变的药材容易受到污染，食品中以花生、玉米、大米、棉籽最容易受到污染；其次与工艺剂型有关，如豆豉、神曲类需发酵，极易发生霉变。另外，由于对药材未进行及时处理，没有及时晒干或者贮存不当，而产生霉变，尤其是在炎热潮湿的地区。

1. 黄曲霉毒素种类　目前已分离鉴定出 10 多种黄曲霉毒素，分为 AFB 与 AFG 两大类，其基本结构都是二呋喃香豆素衍生物。在天然污染的中药材中以 AFB_1 最为多见，且毒性和致癌性也最强。故在监测中常以 AFB_1 作为污染指标。

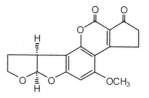

黄曲霉毒素 B$_1$（AFB$_1$）　　　　　黄曲霉毒素 B$_2$（AFB$_2$）

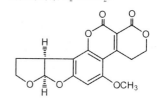

黄曲霉毒素 G$_1$（AFG$_1$）　　　　　黄曲霉毒素 G$_2$（AFG$_2$）

2. 黄曲霉毒素的测定　黄曲霉素的测定方法有高效液相色谱法、微柱色谱法、薄层色谱法、荧光分析法和免疫化学分析法等。《中国药典》（2010 年版）采用高效液相色谱法检查中药中黄曲霉毒素，并制定了陈皮（Citri Peticulatae Pericarpium）、胖大海（Sterculiae Lychnophorae Semen）、桃仁（Persicae Semen）、酸枣仁（Ziziphi Spinosae Semen）、僵蚕（Bombyx Batryticatus）中黄曲霉素的限量：每 1000g 药材含黄曲霉素 B$_1$ 不得过 5 μg，含黄曲霉素 G$_2$、黄曲霉素 G$_1$、黄曲霉素 B$_2$ 和黄曲霉素 B$_1$ 的总量不得过 10μg。

（1）原理　黄曲霉毒素都具有紫外吸收，在紫外线照射下能产生荧光，但荧光较弱，常通过衍生而使荧光增强。可用柱前三氟乙酸衍生、柱后碘衍生或柱后过溴化吡啶（PBPB）衍生，荧光检测器进行检测。

（2）色谱条件与系统适用性试验　以十八烷基硅键硅胶为填充剂；以甲醇－乙腈－水（40:18:42）为流动相；采用柱后衍生法检测，衍生溶液为 0.05% 的碘溶液（取碘 0.5g，加入甲醇 100ml 使溶解，用水稀释至 1000ml 制成），衍生化泵流速每分钟 0.3ml，衍生温度 70℃；以荧光检测器检测，激发波长 λ_{ex} =360nm，发射波长 λ_{em} = 450nm。两个相邻色谱峰的分离度应大于 1.5。

（3）混合对照品溶液的制备　精密量取黄曲霉毒素混合标准品（黄曲霉毒素 B$_1$、黄曲霉毒素 B$_2$、黄曲霉毒素 G$_1$ 和黄曲霉毒素 G$_2$ 标示浓度分别为 1.0、0.3、1.0、0.3μg/ml）0.5ml，置 10ml 量瓶中，用甲醇稀释至刻度，作为储备液，精密量取储备液 1ml，置 25ml 量瓶中，用甲醇稀释至刻度，即得。

（4）供试品溶液的制备　取供试品粉末约 15g（过二号筛），精密称定，加入氯化钠 3g，置于均质瓶中，精密加入 70% 甲醇溶液 75ml，高速搅拌 2 分钟（搅拌速度大于 11000r/min），离心 5 分钟（离心速度 2500r/min），精密量取上清液 15ml，置 50ml 量瓶中，用水稀释至刻度，摇匀，用微孔滤膜（0.45μm）滤过，量取续滤液 20.0ml，通过免疫亲和柱（AflaTest@P）流速每分钟 3ml，用水 20ml 洗脱，洗脱液弃去，加压排出柱中水分再用适量甲醇洗脱，收集洗脱液，置 2ml 量瓶中，并用甲醇稀释至刻度，摇匀，即得。

（5）测定法　分别精密吸取上述混合液对照品溶液 5、10、15、20、25μl，注入液相色谱仪，测定峰面积，以峰面积为纵坐标，进样量为横坐标，绘制标准曲线。另精密吸取上述供试品溶液 20～25μl，注入液相色谱仪，测定峰面积，从标准曲线上读出供试品中相当于黄曲霉毒素 B_1、黄曲霉毒素 B_2、黄曲霉毒素 G_1 和黄曲霉毒素 G_2 的量，计算，即得。黄曲霉素混合对照品色谱图见图 8 - 14。

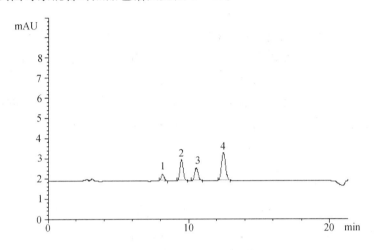

图 8 - 14　黄曲霉素混合对照品高效液相色谱图
1. AFG_2；2. AFG_1；3. AFB_2；4. AFB_1

（6）注意事项

①本试验应有相应的安全、防护措施，并不得污染环境。

②残留有黄曲霉毒素的废液或废渣的玻璃器皿，应置于专用贮存容器（装有10%次氯酸钠溶液）内，浸泡24小时以上，再用清水将玻璃器皿冲洗干净。

3. 应用示例

【例 8 - 18】陈皮中黄曲霉毒素的检查

陈皮是中医临床常用中药，具有理气健脾，燥湿化痰的功效，由于其在生产、加工、贮藏、运输的过程中容易发生霉变而污染黄曲霉毒素，故《中国药典》规定对其进行黄曲霉毒素的检查。

色谱条件与系统适用性试验　以十八烷基硅烷键合硅胶为填充剂；以甲醇－乙腈－水（40：18：42）为流动相，流速每分钟 0.8ml；采用柱后衍生法检测，衍生溶液为0.05％的碘溶液（取碘 0.5g，加入甲醇100ml 使溶解，用水稀释至1000ml 制成），衍生化泵流速每分钟 0.3ml，衍生化温度70℃；以荧光检测器检测，激发波长 λ_{ex} =360nm（或365nm），发射波长 λ_{em} =450nm。两个相邻色谱峰的分离度应大于1.5。

混合对照品溶液的制备　精密量取黄曲霉毒素混合标准品（黄曲霉毒素 B_1、黄曲霉毒素 B_2、黄曲霉毒素 G_1、黄曲霉毒素 G_2 标示浓度分别为 1.0、0.3、1.0、0.3μg/ml）0.5ml，置 10ml 量瓶中，用甲醇稀释至刻度，作为储备液。精密量取储备液 1ml，置25ml 量瓶中，用甲醇稀释至刻度，即得。

供试品溶液的制备　取陈皮粉末（过二号筛）5g，精密称定，加入 3g 氯化钠，置均质瓶中，精密加入 70% 甲醇溶液 75ml，高速搅拌 2 分钟（搅拌速度大于 11000r/min），离心 5 分钟（离心速度 2500r/min），精密吸取上清液 15ml，置 50ml 量瓶中，用水稀释至刻度，摇匀，用微孔滤膜（0.45μm）滤过，量取续滤液 20.0ml，通过免疫亲和柱（AflaTest@P），流速每分钟 3ml，用水 20ml 洗脱，洗脱液弃去，加压排出柱中水分，再用适量甲醇洗脱，收集洗脱液，置 2ml 量瓶中，并用甲醇稀释至刻度，摇匀，即得。

测定法 分别精密吸取上述混合液对照品溶液 5、10、15、20、25μl，注入液相色谱仪，测定峰面积，以峰面积为纵坐标，进样量为横坐标，绘制标准曲线。另精密吸取上述供试品溶液 20～25μl，注入液相色谱仪，测定峰面积，从标准曲线上读出供试品中相当于黄曲霉毒素 B_1、黄曲霉毒素 B_2、黄曲霉毒素 G_1 和黄曲霉毒素 G_2 的量，计算，本品每 1000g 含黄曲霉毒素 B_1 不得过 5μg，含黄曲霉毒素 G_2、黄曲霉毒素 G_1、黄曲霉毒素 B_2 和黄曲霉毒素 B_1 的总量不得过 10μg。

二、中药的微生物学检查

微生物限度检查法系检查非规定灭菌制剂及其原料、辅料受微生物污染程度的方法。检查项目包括细菌数、霉菌数、酵母菌数及控制菌检查。

微生物限度检查应在环境洁净 10000 级下、局部洁净度 100 级的单向流空气区域内进行。检查过程必须严格遵守无菌操作，防止再污染。供试品检查时，如果使用了表面活性剂、中和剂或灭活剂，应证明其有效性及对微生物无毒性。检验结果以 1g、1ml、10g、10ml、10cm² 为单位报告，特殊品种可以最小包装单位报告。

第九章　体内中药成分分析

随着高灵敏度、高选择性的现代分析技术的发展，中药质量控制已由过去单纯的体外模式，向体外、体内双向评价模式延伸和发展。对中药所含的化学成分能否进入体内以及在体内变化的分析，为研究中药在体内的吸收、分布和代谢过程与中医疗效的关系奠定了基础。这对于阐明中药的有效/有毒物质、量效关系、作用机制，进而科学控制中药质量具有十分重要的意义。

第一节　体内中药成分分析的特点

中药成分进入机体后，会出现两种不同的效应，一种是药物对机体产生的生物效应，包括治疗作用和毒副作用，即药物效应动力学，简称药效学（pharmacodynamic）和毒理学（toxicology）。另一种是机体对药物的作用，包括对药物的吸收（absorption）、分布（distribution）、代谢（metabolism）、排泄（excretion）（简称 ADME），即药物代谢动力学，简称药动学（pharmacokinetic）。体内中药成分分析即是研究中药在生物体内ADME 过程中质和量的变化规律，获得中药成分在体内各种药物代谢动力学参数。

一、中药成分的体内过程及影响因素

（一）中药成分的吸收

中药成分的吸收是指中药成分从给药部位进入血液循环的过程。除注射给药外，其他给药途径（胃肠道给药、呼吸道给药、经皮给药）均存在吸收过程。药物成分在到达血液循环之前会选择性地通过多层半渗透性细胞膜，口服给药必须经胃肠道吸收和门静脉到肝脏后才进入血液循环。某些口服药物经过肠黏膜吸收以后，通过门静脉进入肝脏，有些药物在首次通过肝脏时，就被灭活代谢，使进入体循环的药量减少，这种现象叫首过效应（first-pass effect）。中药成分从给药部位进入血液循环过程通常用吸收速度和吸收程度来描述。吸收程度通常指生物利用度（bioavailability），即成分由给药部位到达血液循环中的相对量。中药成分在胃肠道的吸收是一个非常复杂的过程，受到多种因素的影响，如成分的理化性质（如脂溶性、通透性）、成分间相互作用、给药剂型、生理条件（如胃排空、肠道通过时间、pH 值）、食物因素、胃肠道疾病等。

（二）中药成分的分布

中药成分的分布是指中药成分从机体的一个部位转移到另一个部位的可逆过程。不管哪一种给药途径，成分进入血液之后，随血液分布到机体各组织中，在靶组织发挥药效作用。其分布受机体生理因素及成分理化性质的影响，包括组织血流速率、生理性屏障、成分的脂溶性、成分与血浆蛋白结合等。同时，分布影响成分在机体各组织的浓度，对药效和毒性起到关键作用。中药成分首先分布于血流速率快的组织，然后分布到肌肉、皮肤或脂肪等血流速率慢的组织，也有部分成分会与血浆中的蛋白质结合。通常认为，游离成分才能通过生物膜，进入到相应的组织或靶器官而产生效应或进行代谢与排泄。因此，血浆蛋白结合率（rate of plasma protein binding）对成分的分布和代谢会产生影响。多数情况下，酸性成分与白蛋白结合，碱性成分与 α_1 - 酸性糖蛋白结合。另外，有些中药成分还可能和血红细胞结合。

（三）中药成分的代谢

中药成分的代谢是指中药成分经吸收、分布后，在血液和组织中发生的生物转化（biotransformation）过程，生物转化的产物称为代谢产物（metabolites）。其主要有胃肠道、肝脏等代谢方式。

1. 胃肠道代谢　中药绝大多数通过口服吸收而发挥作用。中药成分进入胃肠道后会受到胃液及肠道菌群作用，在胃酸及酶的作用下产生水解、氧化还原等代谢反应，相对分子量减小，极性减弱，脂溶性增强。多数成分代谢后被吸收，少部分成分则以原型物直接被吸收。

肠道中药物代谢酶主要分布于成熟的上皮细胞内，其中绒毛尖端活性最强。目前已经在肠道中发现众多代谢酶，如 CYP2C6、CYP2C9、CYP2C19、CYP3A4、CYP3A5 等。许多有效成分为 CYP3A 的底物，可以在肠道内代谢。胃肠道代谢也是造成中药成分口服生物利用度偏低的重要原因之一。

2. 肝脏代谢　肝脏是中药成分的主要代谢器官，具有生物转化的功能，可将进入生物体内的成分转化为代谢产物而最终排出体外。肝脏富含一相代谢和二相代谢所需的各种酶，成分首先在一相代谢酶的作用下被氧化、还原或水解，然后在二相代谢酶的作用下与葡萄糖醛酸、甘氨酸、硫酸等内源性物质结合或经甲基化、乙酰化后，随尿液和粪便排出体外。其中，在参与中药成分代谢的一相和二相代谢酶中，以细胞色素 P450 最为重要。

3. 其他代谢　除胃肠道和肝脏之外，中药成分代谢的部位还有血浆、肺、皮肤、肾、鼻黏膜、脑等。随着分子生物学如蛋白质分离纯化技术、免疫抗体标记及 cDNA 技术的发展和应用，越来越多的药物代谢酶在肝以外组织和器官中被发现：如一相反应的主要酶系细胞色素 P450 及黄素单加氧酶、过氧化物酶、环氧化物水合酶等；二相代谢反应的葡萄糖醛酸转移酶、硫酸转移酶、乙酰化酶、甲基化酶、氨基酸结合酶等。而且有些成分的部分代谢过程仅在肝外的特定组织进行。

中药成分在体内代谢过程中会产生活性变化。有些成分本身没有药理活性，而体内经代谢后形成活性代谢物，这种成分又称为前体药物或前药（prodrug），如甘草酸（glycyrrhizin）本身并不能被机体吸收，在肠道菌群的作用下，分解为甘草次酸（glycyrrhetinic acid），被机体吸收而显现其药理活性。

部分中药成分在体内代谢后可形成毒性代谢物，对肝、肾等代谢器官造成损害。例如，冰片在体内代谢为樟脑（camphor），而产生一定的毒性；苦杏仁苷（amygdalin）在肠道内水解，其代谢产物氢氰酸具有毒性。

（四）中药成分的排泄

中药成分的排泄是指中药成分及其代谢产物经机体排泄或分泌器官排出体外的过程。其主要排泄途径为肾脏排泄（renal excretion）和胆汁排泄（biliary excretion），其他组织器官如肺、皮肤也参与某些成分的排泄。排泄过程的特点是：①多数成分和代谢产物的排泄属于被动转运，少数成分属于主动转运；②在排泄或分泌器官中成分或代谢产物浓度较高时既具有治疗价值，同时也会造成某种程度的不良反应；③各类成分的主要排泄器官功能障碍时均能引起排泄速度减慢，产生蓄积、血药浓度增加，从而导致中毒，此时应注意调整用药剂量或给药时间间隔。

（五）影响中药体内过程的因素

影响中药成分体内过程的因素主要有两个方面：一是生物因素，包括种属差异、年龄、性别、个体差异、遗传变异性及病理状态等；二是药物因素，包括中药成分之间的相互作用、制剂因素等。因此，在研究中药成分体内代谢时，需要综合考察各方面因素对代谢过程的影响。

二、中药成分的体内代谢和生物转化

（一）苷类成分的体内代谢和生物转化

1. 胃内的酸水解　除碳苷类外，其他大部分苷类成分都在胃内酸水解。如人参皂苷 Rg_1 在胃内的代谢途径是：人参皂苷 Rg_1→20（S，R）－人参皂苷 Rh_1［20（S，R）－ginsenoside Rh_1］→24－氢－25－羟基－20（S，R）－人参皂苷 Rh_1［24－hydro－25－hydroxy－20（S，R）－ginsenoside Rh_1］，反应式如下：

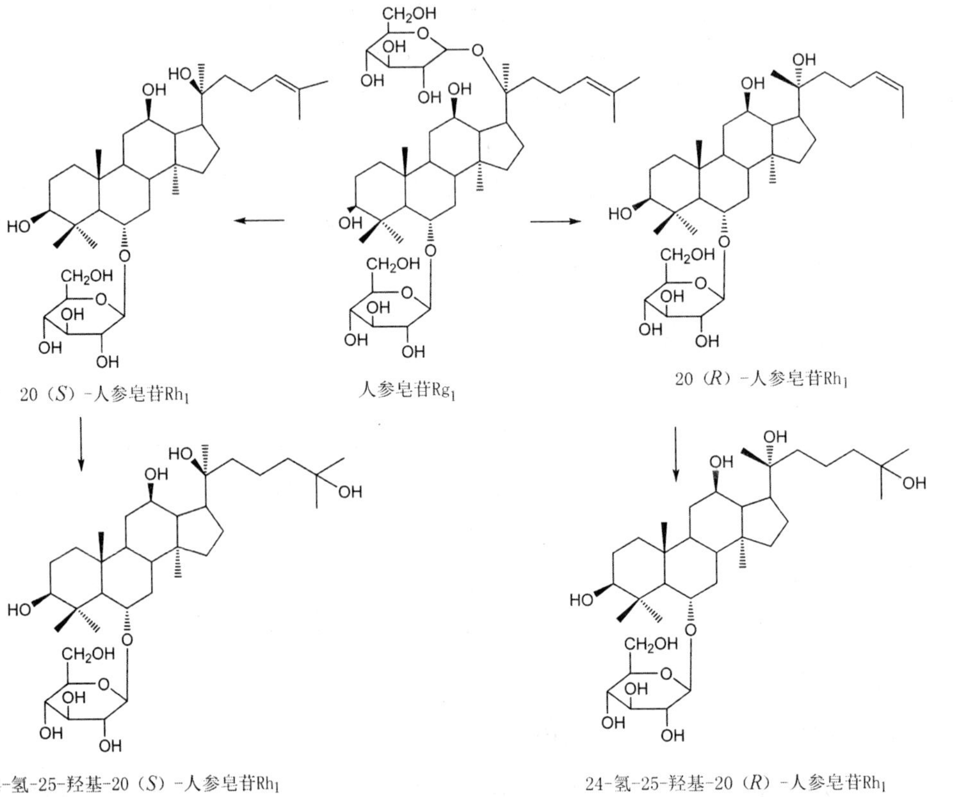

20（S）-人参皂苷Rh₁

人参皂苷Rg₁

20（R）-人参皂苷Rh₁

24-氢-25-羟基-20（S）-人参皂苷Rh₁

24-氢-25-羟基-20（R）-人参皂苷Rh₁

2. 肠内碱水解　一些能在碱性条件下水解的中药成分一般在小肠内（pH 值为 8.5 左右）发生水解反应。如芍药苷在肠内可碱水解,由健康成人粪便的肠内菌和单菌株在厌氧条件下可转化产生 3 种转化产物,分别为芍药苷代谢素（paeonimetabolin）Ⅰ、Ⅱ和Ⅲ,其中芍药苷代谢素Ⅲ仅在转化早期出现,根据芍药苷代谢素Ⅰ、Ⅱ的结构, 芍药苷的代谢反应式如下:

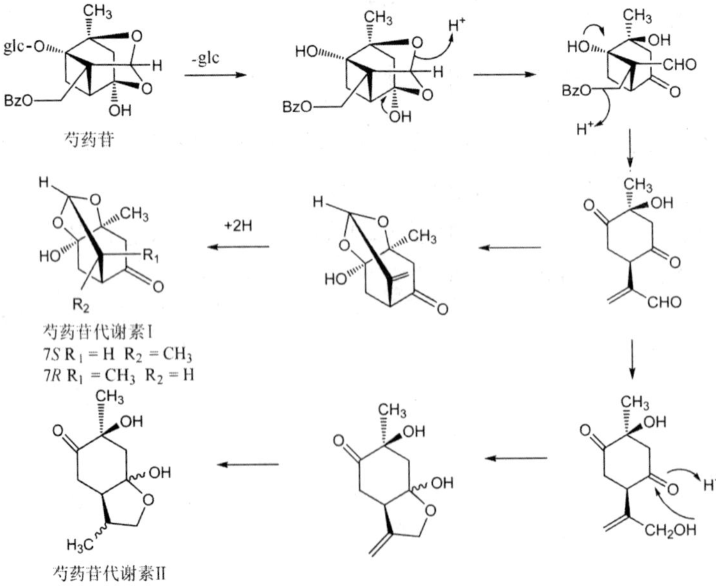

芍药苷

芍药苷代谢素Ⅰ
$7S \ R_1 = H \ R_2 = CH_3$
$7R \ R_1 = CH_3 \ R_2 = H$

芍药苷代谢素Ⅱ

3. 酶催化代谢转化

（1）**酶催化的苷类水解反应** 除碳苷类外，大部分苷类成分在肠道内被菌群产生酶代谢转化，完成第一步去糖链的水解反应。如人参皂苷 Rb_1 的肠内菌群转化代谢，肠内菌酶对其水解是温和的，类似于 Smith 降解，可得到天然型的皂苷元。少部分以原型吸收入血的苷类在肝内被水解去糖。

（2）**酶催化的苷类代谢转化** 苷类成分的苷元部分也可被肠道菌群酶代谢转化。如白芍苷（albiflorin）由健康成人粪便的肠内菌在厌氧条件下转化，可产生 2 种转化产物，即芍药内酯 A（paeonilactone A）和芍药内酯 B（paeonilactone B）。

（二）黄酮类成分的体内代谢和生物转化

黄酮苷类成分除黄酮碳苷（如葛根素）外，通常在吸收入血前被消化道的酸碱环境和肠道菌群酶水解成黄酮苷元和糖，而苷元还可以被肠道菌群进一步代谢转化，归纳起来有以下几种类型。

1. 黄酮类化合物的代谢 黄酮类化合物多发生 A 型开环裂解反应（苯丙酸衍生物的反应），裂解点为 C_4 连接 A 环的 C—C 键，生成具有苯环和 3 个碳原子侧链的苯丙酸型衍生物。例如芹菜素 $7-O-\beta-D-$ 葡萄糖苷（apigetrin）可在肠内代谢成其苷元芹菜素和转化产物对羟基苯丙酸（p -hydroxyphenylpropionic acid），反应如下：

芹菜素 7-O-β-D-葡萄糖苷　　　　　芹菜素　　　　　对羟基苯丙酸

2. 黄酮醇类化合物的代谢 黄酮醇类化合物多发生 B 型开环裂解反应，裂解点在 C_3 连接 C_4 的 C—C 键，生成具有苯环和 2 个碳原子侧链的苯乙酸型衍生物。如将人结肠内栖息的混合菌丛与芦丁厌氧培养 1 小时，芦丁可被完全水解；温孵培养 2 小时，则主要转化产物为 3，4 - 二羟基苯乙酸；温孵培养至 8 小时，产生脱羟基化产物 3 - 羟基苯乙酸。同时也得到微量的 4 - 羟基 - 3 - 甲氧基苯乙酸（4 -hydroxy -3 -methoxy -phenylacetic acid）。实际上，结肠内栖息的菌丛不能进行甲基化反应，甲基化反应是在组织中进行的。芦丁的人肠内代谢转化途径如下：

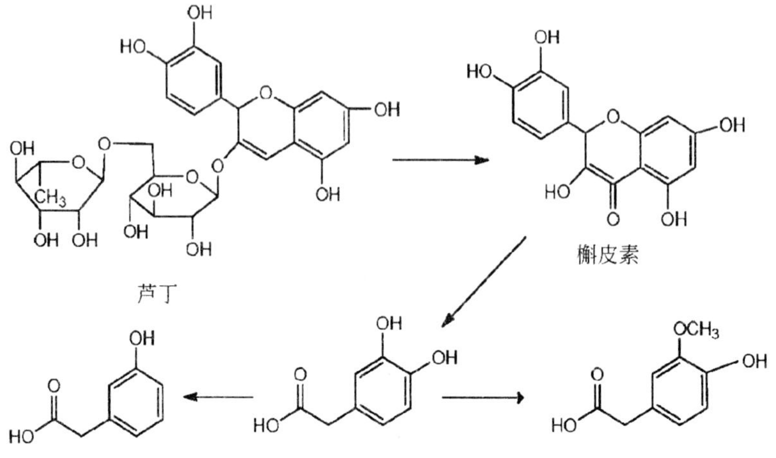

芦丁　　　　　　　　　　　　　　　　　槲皮素

3-羟基苯乙酸　　　3，4-二羟基苯乙酸　　　4-羟基-3-甲氧基苯乙酸

3. 二氢黄酮类化合物的代谢　二氢黄酮类化合物的代谢反应与黄酮类化合物类似，多发生 A 型裂解反应。如柚皮苷（naringin）可转化为对羟基苯丙酸、对羟基桂皮酸、对羟基苯甲酸和柚皮苷元（naringenin）4 个代谢产物。

4. 异黄酮类化合物的代谢　葛根素（puerarin）为异黄酮类化合物的碳苷。将葛根素与人肠内混合细菌在厌氧条件下温孵培养 12 小时，可检出 2 个转化产物，分别为大豆黄素（daidzein）和毛蕊异黄酮（calycosin），反应如下：

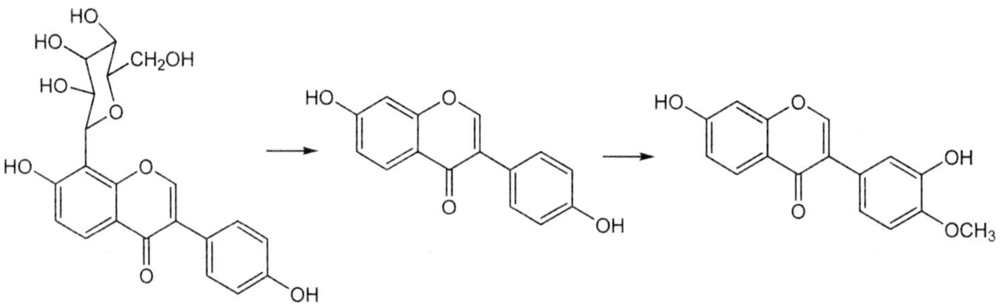

葛根素　　　　　　　　　大豆黄素　　　　　　　　毛蕊异黄酮

（二）醌类成分的体内代谢和生物转化

醌苷类成分多数在肠内代谢水解成糖和苷元，而苷元或者被吸收入血，再由肝进一步代谢转化；或者被肠内菌群进一步代谢转化。如大黄酸可被肠内菌群（主要是大肠菌群）转化为大黄酸蒽酮类衍生物表现出泻下作用。反应如下：

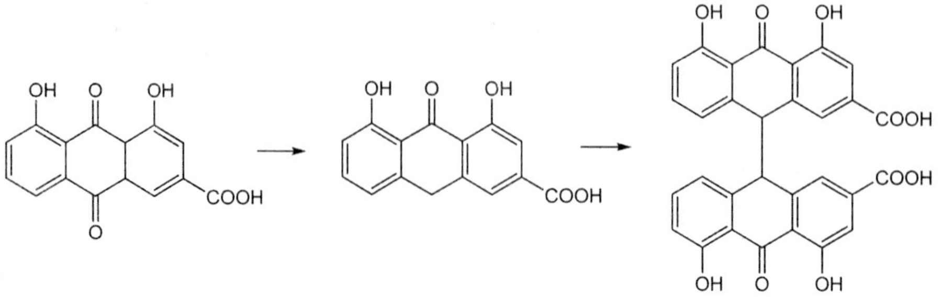

大黄酸　　　　　　　　　大黄酸蒽酮　　　　　　　番泻苷元A和B

（三）生物碱类成分的体内代谢和生物转化

生物碱类成分种类繁多，不易成苷，大多极性较小，被消化道吸收速度较快，如乌头碱在食道和胃即可被大量吸收，所以肠内菌群代谢和肠壁代谢发生的机会相对减少。总体上，生物碱类成分的代谢以肝代谢为主。在肝代谢中，主要产生 N－脱烃、N－氧化、脱氨基、酰胺水解等反应及其他肝内代谢反应，但共性特征不显著。例如士的宁 N－氧化物（strychnine N－oxide）肠内转化为 16－羟基士的宁（16－hydroxystrychnin）和士的宁。

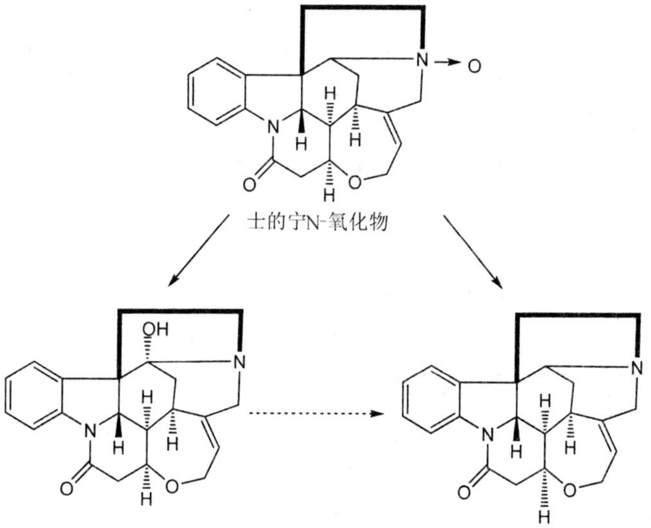

士的宁N-氧化物

16-羟基士的宁　　　　　士的宁

（四）香豆素类成分的体内代谢和生物转化

香豆素类化合物分子量和极性都较小，多易被肠道吸收，进入肝脏后代谢。部分化合物在吸收前内酯键被肠道菌群酶解，转化成相应的酚酸类成分。如岩白菜素（bergenin）在肠内转化为 4－O－甲基没食子酸（4－O－methylgallic acid）。

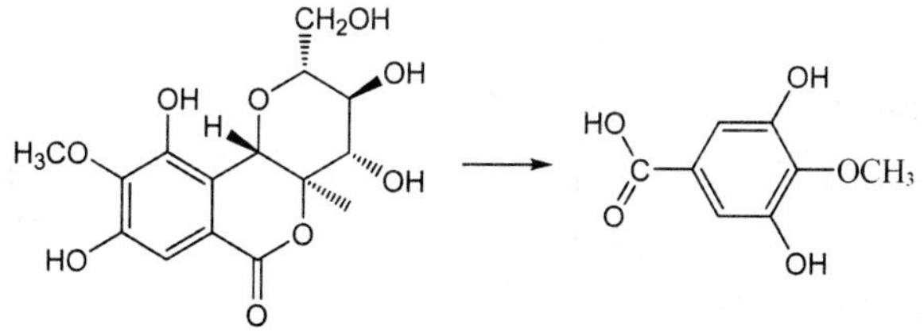

岩白菜素　　　　　　　　4-O-甲基没食子酸

秦皮乙素（aesculetin）在大鼠肝脏可被代谢为东莨菪亭（scopoletin）和异莨菪亭（isoscopoletin），两者的比例约为 2:1。

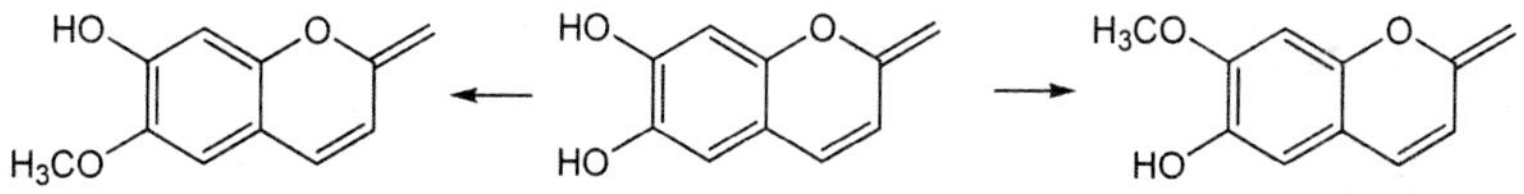

东莨菪亭　　　　　　秦皮乙素　　　　　　异莨菪亭

三、体内中药成分分析的特点

体内中药成分分析的样本，涉及人或动物的血液、尿液、唾液、胆汁、淋巴液、泪液、脊髓液、汗液、乳汁、粪便、各种器官、组织以及呼出的气体等。中药体内成分分析的目标，既包括原型成分也包括代谢产物。

体内中药成分分析的主要特点如下：

1. 分析样品量少，浓度低 体内中药成分分析最显著的特点是可供分析的样品量较少，样品中被测成分含量甚低，一般在每毫升纳克至微克之间，同时还受到给药剂量、给药途径、吸收、分布、代谢和排泄等诸多因素的影响，造成样品浓度变化大，时常达到 3 个数量级或以上。特别是在连续测定过程中，样品的重现性差。因此，分离提取后，常需要对被测组分进行富集。

2. 机体共存组分多，干扰大 与常规体外分析比较，生物样品内的共存组分和干扰因素都明显增多，除药源性的其他成分、杂质、添加剂及其代谢产物外，还包括体液和组织中的内源性物质，如蛋白质、多肽、脂肪酸、色素等，这些物质往往还会与中药成分及代谢物结合，致使原本微量的被测成分的分离、分析都更加困难。因此，应采取合适的预处理技术。

3. 样品稳定性差，要求快速测定 由于生物样品中存在多种代谢酶，取样后仍可与被测物作用。另外，生物内源性物质也极易发生氧化、变性等反应，导致样品不稳定，故保存条件要求较为严格。因此，制备生物样品时，通常要进行一些特殊的处理，如抗氧化或及时进行衍生化反应等，有时需低温冷藏。

基于上述原因，加之体内中药成分分析要求快速报告分析结果，如临床用药监测以及毒物分析等，所以要求选用简便、快速、灵敏度高、专属性强的分析测定方法。

第二节 体内中药成分分析样品的制备

一、常用生物样品的采集和贮存

体内中药成分分析工作中，生物样品的采集至关重要。要求采样方式必须能真实反映中药在体内过程中的吸收、分布、转运、代谢及其与靶点相互作用的情况。常见的生物样品有血样、尿样、脏器组织和粪便，在一些特定情况下，也可选用唾液、乳汁、胆汁、羊水、泪液等作为分析样品。

生物样品采集后，还要注意贮存。冷藏或冷冻保存是最常用的方法，冷冻的样品测定时需临时解冻，解冻后的样品应一次性测定完毕，避免反复冻融，如果样品不能一次性测定完毕，则应以小体积分装贮存，每次按计划取一定数量进行测定。冷冻温度一般为 -20℃，特殊情况下需在 -40℃ ~ -80℃贮存。

（一）血样

供测定的血样，应代表整体血药浓度，宜在血液中分布均匀后取样。试验中，应用

较多的方法是静脉采血。根据血中药物浓度和分析方法灵敏度的要求，一般每次采血 1
～5ml，且以采血量不宜超过动物总血量的十分之一为宜。静脉取血时，通常是直接将
注射器针头插入静脉血管内抽取，抽取的血液移至试管或其他容器时，注意不要用力压
出，最好取下针头后轻轻推出，以防血细胞破裂使血浆或血清带有红色。对于动物试
验，直接从动脉或心脏取血最为理想。常见动物及人的采血量、采血方法见表 9 –1。

表 9 – 1　常见动物及人的采血量和采血方法

类别	总血液量/体重（%）	采血量	采血方法
小鼠	5.4～8.2	多量（全血）	心脏穿刺，断头
		中量（0.1～0.2ml）	眼窝静脉丛穿刺
		少量（数滴）	尾尖取血
大鼠	4.0～5.3	多量（全血）	心脏穿刺，断头
		中量（1.0～1.5ml）	眼窝静脉丛穿刺
		少量（0.3～0.5ml）	尾尖取血
田鼠	5.0～5.8	多量（全血）	心脏穿刺，断头
		中量（0.5～1.0ml）	眼窝静脉丛穿刺
		少量（数滴）	足静脉穿刺
豚鼠	4.5～8.3	多量（全血）	心脏穿刺
		中量（3.0～5.0ml）	心脏穿刺
		少量（数滴）	足静脉穿刺
兔	4.5～8.1	多量（全血）	颈动脉穿刺
		中量（10～15ml）	心脏穿刺
		少量（3.0～5.0ml）	耳静脉穿刺
犬	5.0～8.5	5～10ml	前肢皮下静脉，后肢小隐静脉
人	7.0～8.0	5ml 左右	前臂静脉

　　体内中药成分分析常用的血样包括全血、血浆和血清，以血浆最为常用。血浆、血
清的化学成分与组织液相近，内含药物直接与组织液接触并达到平衡，测定血浆或血清
中的药物浓度比全血中的药物浓度更能反映作用部位药物浓度的变化，与药物的临床治
疗作用有较好的对应关系。

　　1. 血浆　血浆（plasm）是将采集的静脉血液置含有抗凝剂的离心管中，混合后，
以 2500～3000r/min 离心 5～10 分钟使血浆与血细胞分离，得淡黄色上清液。血浆的量
约为全血的 50%～60%。若血浆中含有的抗凝剂对药物浓度测定有影响时，则应使用
血清样品。

　　常用肝素作为抗凝剂。肝素是一种含硫酸的黏多糖，多用其钠盐和钾盐。肝素能阻
止凝血酶原转化为凝血酶，从而抑制纤维蛋白原转化为纤维蛋白。肝素是体内正常生理
成分，因此不会改变血样的化学组成进而引起药物的变化。通常每 1ml 血液加入肝素
0.1～0.2mg 或 20IU 左右（1mg 相当于 126IU）。方法：取血前取适量肝素钠溶液，置试
管等容器内，旋转试管，使肝素钠溶液均匀分布在容器壁上，干燥后加入血样，立即轻

轻旋摇即可。其他抗凝剂是一些能与血液中的 Ca^{2+} 结合的试剂，如 EDTA、枸橼酸盐等，因其能引起被测组分发生变化或干扰某些药物的测定，所以不常使用。

2. 血清 血清（serum）是将采集的静脉血液置离心管中，放置 30 分钟到 1 小时，再用 2500～3000r/min 离心 5～10 分钟，上层澄清的淡黄色液体即为血清。血清为全血的 20%～40%。目前，作为血药浓度测定的样品，血浆和血清可任意选用。现有的文献、资料所列的血药浓度，一般都是指血浆或血清中的药物总浓度（即游离型药物和结合型药物的总浓度）。

3. 全血 全血（whole blood）是将采集的血液置于含有抗凝剂的试管中，不经离心操作，保持血浆和血细胞混合在一起。全血样品可冷冻贮存或直接分析。全血样品放置或自贮存处取出解冻之后，可明显分为上、下两层；上层为血浆、下层为血细胞，轻微摇动即可混匀。某些情况下，如血浆内药物浓度波动太大，难以控制，或血浆药物浓度很低而影响测定时，也可以考虑使用全血样品。

血浆和血清都需要在采血后及时分离，最迟不超过 2 小时，分离后再置冰箱中保存。若不予分离，血凝后冰冻保存易引起细胞溶解，会阻碍血浆或血清的分离。血浆或血清样品不需经蒸发、浓缩，直接置于硬质玻璃试管中完全密封后保存。短期保存时，可置 4℃ 中；长期保存时，需置 -20℃ 中。

（二）尿样

尿样（urine）主要用于成分剂量回收、肾清除率、体内代谢及生物利用度等研究。尿样的收集是自然排出的尿液，属于非损伤性采样方式。但其易受食物种类、饮水量和排汗情况等影响，使尿药浓度变化较大。尿液中药物浓度的改变不能直接反映血药浓度，即与血药浓度相关性差。受试者的肾功能直接影响药物排泄，因而肾功能不良者不宜采用尿样，婴儿或动物的排尿时间难以掌握，不易采集完全。

采集动物尿液时，一般将动物禁食过夜后，先收集空白尿，再给药，并立即放入代谢笼中，收集给药后一定时间的尿液，合并，记录体积。

尿液主要成分是水、含氮化合物及盐类。放置后会析出盐类，因伴有细菌繁殖、固体成分的崩解等，使尿液混浊。因此，采集的尿样应立即测定。若需收集 24 小时的尿液时，应加入防腐剂置冰箱中保存。常用防腐剂有甲苯、二甲苯、三氯甲烷及乙酸等。其中利用甲苯等可以在尿液的表面形成薄膜，乙酸等可以改变尿液的酸碱性来抑制细菌的生长。保存时间为 24～36 小时，可置冰箱（4℃）中；长时间保存时，应冰冻（ -20℃）。

（三）脏器组织

脏器组织（organs and tissues）可为中药成分的吸收、分布、转运、代谢、排泄等体内过程提供重要信息，常需要采集肝、脾、肾、肺、胃、脑等脏器进行中药成分及代谢产物的检测。方法：分别于动物给药前、给药后不同时间点处死，迅速解剖取其脏器组织，用生理盐水冲洗，除去残血，滤纸吸干。测定之前，首先均匀化，制成水基质溶液，然后再用适当方法萃取药物。

1. 匀浆化法　取组织检材加入一定量的水或缓冲液，在刀片式匀浆机中匀浆，使被测成分溶解，取上清液备用。该法简单，但回收率较低。

2. 沉淀蛋白法　在组织匀浆中加入甲醇、乙腈、高氯酸、三氯乙酸、钨酸盐等沉淀剂，沉淀蛋白质后取上清液备用。该法操作简单，所得上清液常澄清透明，干扰物质较少，多被采用，但对有些成分回收率偏低。

3. 酸水解或碱水解法　在组织匀浆中加入一定量的酸或碱，置水浴中加热，待组织液化后，滤过或离心，取上清液备用。本法分别适合在热酸或热碱条件下稳定的少数中药成分。

4. 酶解法　在组织匀浆中加入一定量酶和缓冲液，置水浴上水解一定时间，待组织液化后，滤过或离心，取上清液备用。最常用的酶是蛋白水解酶中的枯草菌溶素（50℃～60℃活力最强）。它不仅可使组织溶解，还可使待测成分析出。本法优点是：可避免某些成分在酸或高温下降解；对与蛋白质结合紧密的药物，可提高回收率；当用有机溶剂直接提取酶解液时，则不会乳化；采用 HPLC 法检测时，无需再进行过多的净化处理，但本法不适宜在碱性下易水解的成分。

（四）唾液

唾液（saliva）是由腮腺、颌下腺、舌下腺和口腔黏膜内许多散在口腔内的小腺体分泌的，在口腔内合并成混合唾液。收集唾液是无损伤性取样，易收集。一些药物的唾液药物浓度与血浆游离药物浓度密切相关。唾液样品也可用于药物代谢动力学的研究。唾液的 pH 值范围为 6.2～7.4，当分泌增加，碳酸氢盐含量增高，pH 值会更高。唾液中蛋白质的总量接近血浆蛋白含量的十分之一左右。唾液的采集一般在漱口后 15 分钟左右，应尽可能在刺激少的安静状态下进行，用插入漏斗的试管接收口腔内自然流出的唾液，采集的时间至少要 10 分钟。唾液样品采集后，应立即测量其除去泡沫部分的体积，放置后分成泡沫部分、透明部分及乳白色沉淀部分三层。取透明部分以 3000r/min 离心 10 分钟，取上清液作为药物浓度测定的样品，可以供直接测定或冷冻保存。

（五）粪便

粪便（excrements）的组成四分之三是水分，其余大部分是蛋白质、无机盐、脂肪、未消化的食物纤维、脱水的消化液残余、从肠道脱落的细胞及死掉的细菌等。粪便是提供中药成分进入体内后代谢和消除情况的主要分析样品之一。粪便易于采集，但易受食物、药物、运动、睡眠等多种因素影响。

采集动物粪便时，一般将动物置于代谢笼中禁食过夜，先收集空白粪便，再给药，定时收集，称重、干燥、研碎备用。

二、常用生物样品的制备

进行体内（生物样品中）中药成分及其代谢物分析时，除了少数情况将体液做简单处理后进行直接测定外，一般都要根据分析对象的特点及成分的存在形式、转化情况等，在测定之前采取适当的预处理技术，如分离、净化、富集等，制备成供试品溶液，以保证测定结果的科学性和准确性。

生物样品的预处理方法主要有蛋白质沉淀法，分离、纯化与浓集法，缀合物水解法，有机消化法等。

（一）除去蛋白质的方法

1. 蛋白质沉淀法（protein precipitation，PPT）　即在测定血样及组织匀浆样品时，应去除蛋白质，以使结合型的待测成分释放出来，达到对待测成分纯化的目的，亦可减少对仪器设备的污染和损坏。下面介绍几种常用方法。

（1）酸性试剂沉淀法　当 pH 值低于蛋白质的等电点时，蛋白质以阳离子形式存在，此时加入强酸，可与蛋白质阳离子形成不溶性盐而沉淀，离心后可得到澄清的上清液。常用的强酸性沉淀剂有 10% 三氯乙酸、6% 高氯酸、硫酸－钨酸混合液及 5% 偏磷酸等。含待测成分血清与强酸的比例为 1:0.6 （*V/V*）混合，可以除去 90% 以上的蛋白质。

（2）有机溶剂沉淀法　加入水溶性的有机溶剂，可使蛋白质的分子内及分子间的氢键发生变化而使蛋白质凝聚，使与蛋白质结合的中药待测成分释放出来。操作时，将水溶性有机溶剂与血浆或血清按一定比例混合后离心分离，取上清液作为样品。常用的水溶性有机溶剂有乙腈、甲醇、乙醇、丙醇、丙酮、四氢呋喃等。含药的血浆或血清与水溶性有机溶剂的体积比为 1:1～1:3 时，即可将 90% 以上的蛋白质除去。

（3）盐析法　加入过量的中性盐，使溶液的离子强度发生变化，中性盐能将蛋白质中的水合水分子置换出来，使蛋白质脱水而沉淀。常用的中性盐有饱和硫酸铵、硫酸钠、镁盐、磷酸盐及枸橼酸盐等。

（4）金属盐沉淀法　当 pH 值高于蛋白质的等电点时，金属阳离子与蛋白质分子中带负电荷的羧基形成不溶性盐而沉淀。常用的沉淀剂有 $CuSO_4-Na_2SO_4$、$ZnSO_4-NaOH$ 等。含药血清与沉淀剂的比例为 1:1～1:3 时，可以将 90% 以上蛋白质除去。

（5）加热法　当待测组分热稳定性好时，可采用加热的方法将一些热变性蛋白沉淀。加热温度视待测组分的热稳定性而定，通常可加热到 90℃。蛋白沉淀后可离心或滤过除去，这种方法最简单，但只能除去热变性蛋白。

2. 超滤法　超滤法是以多孔性半透膜、超滤膜作为分离介质的一种膜分离技术。与通常的分离方法比较，超滤不需要加热，不需要添加化学试剂，操作条件温和，没有相态变化，具有破坏待测成分的可能性小、能量消耗少、工艺流程短等优点。适合测定超滤液中的待测成分浓度，即游离待测成分浓度。该方法简便快捷，从样本处理到测定结束耗时仅 1～1.5 小时，且结果稳定、可靠，已成为游离待测成分测定的首选方法。因所需血样量极少，尤其适合临床病人血样分析。

（二）缀合物水解的方法

待测成分或其代谢物与体内的内源性物质结合生成的产物称为缀合物（conjugates）。内源性物质主要包括葡萄糖醛酸、硫酸、甘氨酸、谷胱甘肽和醋酸等，如葡萄糖醛酸可与一些含羟基、羧基、氨基、巯基的待测成分形成葡萄糖醛酸苷缀合物；硫酸可与一些含酚羟基、芳胺及醇类的待测成分形成硫酸酯缀合物。尿中药物多数呈缀合状态，与原型待测成分相比极性增大，不易被有机溶剂提取。因此，测定尿液中待测成分总量时，无论是直接测定还是提取分离后测定，都需要进行水解，将缀合物中的待测成分释放出来，常用如下方法。

1. 酸水解法 通常加入适量的盐酸溶液进行水解。酸的用量、浓度、反应时间及温度等条件需通过试验来确定。该法简便、快速，但应注意有些药物在水解过程中会发生分解。

2. 酶水解法 对于遇酸及受热不稳定的药物，可以采用酶水解法，常用葡萄糖醛酸苷酶或硫酸酯酶。前者可专一地水解药物的葡萄糖醛酸苷缀合物，后者水解药物的硫酸酯缀合物。在尿样处理中，最常使用的是葡萄糖醛酸苷酶－硫酸酯酶的混合酶，一般控制 pH 值为 4.5～5.5，37℃培育数小时进行水解。本法比酸水解法温和，专属性强，且不易引起被测物分解。缺点是耗时、费用高，有些酶制剂可能带入的黏蛋白会导致乳化或色谱柱阻塞。在采用本法时，还应注意事先除去尿中能抑制酶的阳离子。

3. 溶剂分解法 缀合物亦可通过加入的溶剂在萃取过程中被分解，称作溶剂解。例如尿中的甾体硫酸酯在 pH =1 时，加乙酸乙酯提取及溶剂解，本法条件也比较温和。

目前对缀合物的分析，逐渐趋向于直接测定缀合物的含量，以获得中药成分体内代谢的更多信息。如体内以缀合物形式存在的成分量，排泄后缀合物占所有排出成分总量的比例等。

（三）分离、纯化与富集

生物样品分析时，通常在去除蛋白质之后，还需要对待测成分进一步分离、纯化和富集。分离、纯化的目的是除去机体其他干扰物质，富集是为了使待测成分达到一定的检测限度。

1. 分离、纯化方法

（1）**液－液提取法** 液－液提取法（liquid－liquid extraction，LLE）是基于样品中待测成分与干扰物质在互不相溶的两种溶剂中的分配系数不同进行分离、纯化的。体内多数中药成分具有亲脂性，而血样或尿样中含有的内源性物质大多亲水性较强，这样，用有机溶剂提取一次即可除去大部分杂质。提取条件选择包括提取溶剂、pH 值及有机相与水相比例等。最常用的提取溶剂有乙醚、乙酸乙酯、甲基叔丁基醚。本法操作简单、快速、应用广泛，但有时会发生乳化现象及被测成分的损失。

（2）**液－固提取法** 液－固提取法（liquid－solid extraction，LSE）又称"固相萃取法"（solid－phase extraction，SPE），即将不同填料作为固定相装入小柱，经柱活化、加样、柱清洗、样品洗脱等步骤，使其药物或杂质保留在固定相上，再用适当溶剂将药物洗脱下来。该方法具有样品处理速度快、有机溶剂用量少、回收率高等优点，与 LLE 比较，避免了乳化现象，大大缩短了样品制备时间，而且便于自动化操作，特别适用于挥发性及热不稳定药物的提取。

值得一提的是，当用 SPE 分离、富集生物组织样品中的小分子分析物时，经常碰到的一个问题就是样品中的生物大分子如蛋白质及核酸等，遇到疏水性反相固相萃取填料时会发生生物大分子变性，变性后的大分子物质会吸附在填料的表面，造成填料孔径堵塞、分析物在固定相上的传质效率下降等不利现象，从而使柱效降低、吸附容量下降、萃取柱寿命缩短，最终造成对小分子分析物测定的严重干扰。涡流色谱（turbulent flow chromatography，TFC）是利用大粒径填料使流动相在高流速下产生涡流状态，从而对生物样品进行净化与富集。涡流色谱技术最大的特点是富集小分子化合物的同时除去生物大分子化合物，与液相色谱、质谱在线联用可对复杂的生物样品直接进样测定，而不受样品中蛋白质等大分子物质的干扰，分析速度快、效率高、灵敏度和选择性好。随着该技术的发展，已经出现了 4 类商品化的涡流色谱柱（反相柱、正相柱、离子交换柱、混合模式柱），其性能各有差异，对不同极性的化合物具有不同的萃取能力。

此外，柱切换（column switching）、固相微萃取（solid – phase micro – extraction，SPME）、微透析（microdialysis，MD）、膜提取（membrane extraction，ME）等适用于体内中药成分分析的提取技术可将样品预处理与分析测定方法连接起来，便于自动化操作，避免了繁琐的分离、纯化、浓缩等操作，节省了样品处理与测定时间。

2. 富集方法　经过一定处理后的生物样品，往往是微量的被测组分分布在较大体积（数毫升）的溶剂中。一些分析方法如 GC 法和 HPLC 法等都受进样量的限制，直接进样很难达到检测灵敏度要求，因此，常需要对被测组分富集后再进行测定。

生物样品常用的富集方法主要有两种：一是在末次提取时加入的提取液尽量少，使被测组分提取到小体积溶剂中，然后直接吸出适量提取液测定。二是挥去提取溶剂法。如直接通入氮气流吹干。对于易随气流挥发或遇热不稳定的药物，可采用减压法挥去溶剂。溶剂蒸发所用的试管，底部应为尖锥形，这样可使最后数微升溶剂集中在管底部，便于量取。

（四）化学衍生化法

有时为了提高分析检测灵敏度，或使被测组分具有更好的稳定性，或与干扰组分分离，或便于选择合适的分析方法，必须先经过衍生化反应制备成衍生物后才能进行测定。分子中含有活泼氢，如 $RCOOH$、ROH、RNH_2、$RNHR$ 等官能团的药物成分易被化学衍生化。

1. GC 法中的化学衍生化　对一些极性较大、挥发性较低以及稳定性差的组分或代谢物进行 GC 法测定时，不但保留时间长，而且峰形不对称或拖尾，因此需将其转变成稳定的挥发性衍生物，以提高分离分析效果。目前应用较为广泛的衍生化反应主要有硅烷化、酰化、烷基化及生成非对映异构体等衍生化方法。

（1）硅烷化　用于具有 ROH、$RCOOH$、$RNHR$ 等极性基团成分的衍生化。以三甲基硅烷化试剂，取代药物分子中极性基团上的活泼氢原子，生成三甲基硅烷化衍生物。

（2）酰化　用于具有 ROH、RNH_2、$RNHR$ 等极性基团药物的衍生化。

（3）烷基化 用于具有 ROH、RCOOH、RNHR 等极性基团成分的衍生化。

（4）生成非对映异构体衍生化法 具有光学异构体的成分，由于 R（－）与 S（＋）构型不同，使之具有不同的药效和药动学特性。因此，异构体的分离也是十分重要的。分离光学异构体的方法之一，就是采用不对称试剂，使其生成非对映异构体衍生物，然后采用 GC 法进行分析测定。

2. HPLC 法中的化学衍生法 在高效液相色谱分析中，对分子结构中没有紫外吸收或吸收比较弱的成分及代谢物，为了便于检测或提高分析检测灵敏度，在测定前需要将它们转变为具有较强紫外吸收或荧光的衍生物，以便于用紫外或荧光检测器进行检测，提高药物的检测灵敏度。

HPLC 法中的化学衍生法分为：①以是否与 HPLC 系统联机划分为在线衍生与离线衍生两种；②以发生衍生化反应的前后区分为柱前（pre－column）衍生法与柱后（post－column）衍生法。柱前衍生法是在色谱分离前，预先将样品制成适当的衍生物，然后进样分离和检测。该方法具有衍生试剂、反应条件和反应时间的选择不受色谱系统的限制，衍生产物易进一步纯化，不需要附加的仪器设备等优点，但操作过程较繁琐，具有相同官能团的干扰物，也能被衍生化，影响定量的准确性。柱后衍生法是在色谱分离后，于色谱系统中加入衍生试剂及辅助反应液，与色谱流出组分直接在系统中进行反应，然后检测衍生反应的产物。该方法具有操作简便，可连续反应以实现自动化分析等优点，但在色谱系统中反应，对衍生试剂、反应时间和反应条件均有很多限制，而且还需要附加的仪器设备，如输液泵、混合室和加热器等，还会导致色谱峰展宽。常见的 HPLC 法中的衍生化反应及其作用见表 9－2。

表 9－2 HPLC 法中的衍生化反应

衍生化反应	作用
紫外衍生化反应	一些化合物在紫外光区无吸收或摩尔吸收系数很小而不能被检测，将它们与具有紫外吸收基团的衍生试剂反应，生成具有紫外吸收的衍生物，从而被紫外检测器检测
荧光衍生化反应	荧光检测器是一种高灵敏度、高选择性的检测器，比紫外检测器的灵敏度高约 $10 \sim 100$ 倍，适合痕量分析。但对于脂肪酸、氨基酸、胺类、生物碱、甾体类等本身不具荧光或荧光较弱的成分，需与荧光衍生试剂反应，生成具有强荧光的衍生物以达到痕量检测的目的
电化学衍生化反应	电化学检测器灵敏度高、选择性强，但对没有电化学活性的成分，需与某些试剂反应，生成具有电化学活性的衍生物，以便在电化学检测器上检测
手性衍生化法	采用手性衍生化试剂将成分对映异构体转变为相应的非对映异构体，用常规非手性 HPLC 法进行分离分析

第三节　体内中药成分分析方法的建立

一、常用体内中药成分分析方法

20世纪80年代初,生物样品分析多采用分光光度法、薄层色谱法、微生物学法、气相色谱法及放射免疫分析法等。随着现代分离和检测技术特别是联用分析技术的不断发展和完善,体内中药成分分析逐步进入方法准确、灵敏、精密、技术自动化、智能化的时代。这些分析技术包括气相色谱法及其联用技术、高效液相色谱法及其联用技术等色谱技术,以及免疫分析法、生物检定法等方法。

体内中药成分分析常用分析方法及特点见表9-3,可供选择时参考。

表9-3　体内中药成分分析常用分析方法及特点

分析方法	绝对检测限(g)	分离能力(选择性)
紫外分光光度法(UV)	10^{-8}	—
荧光分光光度法(MFS)	10^{-9}	±
火焰原子吸收分光光度法(FAAS)	10^{-10}	+
石墨炉原子吸收分光光度法(GFAAS)	10^{-14}	+
ICP-原子发射光谱法(ICP-AES)	10^{-11}	+
ICP-质谱法(ICP-MS)	10^{-12}	+ +
薄层扫描法(TLSC)		
紫外检测器(UVD)	10^{-8}	+ +
荧光检测器(FD)	10^{-9}	+ +
气相色谱法(GC)		
氢火焰离子化检测器(FID)	10^{-9}	+ +
氮磷检测器(NPD)	10^{-10}	+ + +
电子捕获检测器(ECD)	10^{-11}	+ + +
气相色谱-质谱联用(GC-MS)	10^{-12}	+ + + +
高效液相色谱法(HPLC)		
紫外检测器(UVD)	10^{-9}	+ +
荧光检测器(FD)	10^{-10}	+ + +
电化学检测器(ECD)	10^{-11}	+ + +
高效液相色谱-质谱联用(HPLC-MS)		
四级杆质量分析器(Q-MS)	10^{-12}	+ + +
三重四级杆质量分析器(QQQ-MS)	10^{-12}	+ + +
离子阱质量分析器(IT-MS)	10^{-12}	+ + + +
飞行时间质谱(TOF-MS)	10^{-14}	+ + + +
四级杆/飞行时间质谱(Q/TOF-MS)	10^{-14}	+ + +
免疫法(IA)		
发射免疫法(RIA)	10^{-12}	+ +
酶免疫法(EIA)	10^{-12}	+ +

二、体内中药成分分析方法的建立

生物样品内原型成分或其代谢产物浓度较低（$10^{-6} \sim 10^{-10}$ g/ml），且样品量通常又很少。因此，体内分析首选高灵敏度的分析方法。

1. 检测条件的选择　取待测成分或其特定的活性代谢产物、内标物质（必要时）的标准物质（对照品、标准品），按照拟定的分析方法进行测定。根据分析结果，确定最佳分析检测条件和检测灵敏度。通过选择适当的检测器，以获得足够的方法灵敏度。

2. 分离条件的选择

（1）空白溶剂试验　取待测成分的非生物基质溶液（通常为水溶液），采用拟定的分析方法测定响应信号（如 HPLC 峰面积或峰高）。考察方法的专属性，空白响应值应尽可能小，并能得到有效校正。

（2）空白生物基质试验　取空白生物基质，如空白血浆，采用拟定的分析方法进行样品预处理。主要考察生物基质中内源性物质对测定的干扰，在待测物、特定的活性代谢物、内标物质等的信号附近不应出现内源性物质信号。

（3）模拟生物样品试验　取空白生物基质，加入待测物制成模拟生物样品，照拟定的方法，考察方法的线性与范围、精密度与准确度、灵敏度以及提取回收率等各项指标，同时进一步检验生物基质中内源性物质以及可能共存成分对测定的干扰程度。对于色谱法，应进一步考察待测物、内标物质与内源性物质或其他共存成分的分离情况。例如，色谱峰的 t_R 等是否与水溶液的一致，色谱峰是否为单一成分，标准曲线的截距是否显著偏离零点等，均可说明内源性物质是否对待测成分或内标物质构成干扰。

（4）实际生物样品的测试　通过空白生物基质和模拟生物样品试验，所确定的分析方法及其条件尚不能完全确定是否适合于实际生物样品的测定。因为待测成分在体内可能与内源性物质结合（如与血浆蛋白结合），或经历各相代谢生成数个代谢产物及其进一步的结合物或缀合物，使得从体内获得的实际生物样品变得更为复杂。所以，在分析方法建立后，尚需进行实际生物样品的测试，考察代谢产物对待测成分、内标物质的干扰情况，以进一步确证方法的可行性。

三、体内中药成分分析方法验证与评价

为了确保中药成分分析方法的重现性与可靠性，在实际样品分析之前，必须对所建立的方法进行全面的生物分析方法验证。方法学验证内容包括专属性、线性与范围、定量下限、精密度与准确度、基质效应及提取回收率。

（一）专属性

专属性（specificity）是指在生物样品中所含内源性和外源性物质及相应代谢产物同时存在时，所用方法准确测定待测物质的能力，通常表示所检测的信号（响应）应是属于待测成分所特有。如果有几个分析物，应保证每一个分析物都不被干扰。

专属性验证，对于色谱法至少要考察 6 个不同来源空白生物样品色谱图、空白生物样品加对照物质（模拟生物样品）色谱图及给药后的生物样品色谱图来验证分析方法

的专属性，检查每个空白样品的干扰情况并确保在定量下限处的专属性。生物基质中可能的干扰物质包括内源性介质组分、代谢物、降解产物，以及配伍用药和其他外源性成分。如 HPLC 法应着重考察色谱图中各待测物色谱峰的 t_R，以及与内源性物质色谱峰的分离度（R），确证内源性物质对分析方法无干扰；质谱法则应着重考察分析过程中的基质效应。

（二）线性与范围

标准曲线（standard curve）又称校正曲线（calibration curve）或工作曲线（working curve），系指生物样品中所测定成分的浓度与响应（如 HPLC 峰面积或峰高）的相关性，通常用回归方程来评价。除少数方法（如免疫分析法）外，标准曲线通常为线性模式。最常用的回归分析法为最小二乘法或加权最小二乘法。回归方程的自变量（X）为生物样品中待测成分的浓度，因变量（Y）为响应信号的强度。标准曲线的最高与最低浓度的区间为线性范围（linear range），待测成分浓度在线性范围内的模拟生物样品的测定结果，应达到试验要求的精密度和准确度。

对于体内中药成分分析，标准曲线应用模拟生物样品建立，其线性范围（不包括零点）应能覆盖全部待测生物样品中的中药成分浓度，不能使用线性范围外推的方法求算未知生物样品中的成分浓度。建立标准曲线所使用的模拟生物样品应与待测的含药生物样品相同的生物基质制备。如测定血浆中成分浓度时，应使用空白血浆添加待测成分制成的模拟血浆样品进行试验。标准曲线的一般建立方法如下。

1. 标准溶液的制备　精密称取待测成分的标准物质（对照品或其他标准物质）适量，用适宜溶剂（通常为水、甲醇或其他溶剂）溶解并定量稀释制成一定浓度的标准贮备液，置冰箱保存备用；精密量取标准贮备液适量，用适宜溶剂定量稀释制成系列标准溶液。标准溶液的浓度一般为标准模拟生物样品中成分浓度的 50 倍以上，使标准溶液的加入量为生物样品总体积的 2% 以下，以避免因大量溶剂的加入而导致标准模拟生物样品与实际样品存在较大差异。若为难溶性成分，其浓度可适当降低，要求成分完全溶解，但在制备标准模拟生物样品时，应除去溶剂后再加入生物基质。否则，在实际样品测定时应加入等体积的溶剂并涡旋混匀后，再依法操作。

线性模拟的标准曲线至少应包含 6 个浓度点（不包括零点，即空白），非线性模式的浓度点应适当增加。标准溶液的浓度系列一般为等比梯度模式，通常比例常数约为 2。

2. 内标溶液的制备　精密称取内标物质适量，用适宜溶剂溶解并定量稀释制成一定浓度的内标贮备液，置冰箱保存备用；精密量取内标贮备液适量，用适宜溶剂定量稀释制成内标溶液。内标溶液的浓度一般选择与系列标准溶液的几何平均浓度相当。

3. 系列标准样品的制备　取空白生物基质，分别加入系列标准溶液适量，涡旋混匀，即得系列浓度的标准样品。当空白生物基质中加入体积较大、且含有高浓度的有机溶剂（如甲醇、乙腈等）的标准溶液时，可先将标准溶液加至适宜的容器内，挥干溶剂后，再加入空白生物介质并涡旋溶解、混匀，防止因标准溶液的加入而造成标准样品与用药后的实际生物样品不一致，导致分析结果的偏差。

4. 标准曲线的绘制 取系列标准样品，按拟定方法预处理后分析，以待测物的检测响应（如色谱峰面积）与内标物质（内标法）的响应的比值（Y）对标准样品中的待测物浓度（X），用最小二乘法或加权最小二乘法进行线性回归分析，求得回归方程及其相关系数，并绘制标准曲线。标准样品中的待测物浓度，以单位体积（如血浆）或质量（如肝脏）的生物介质中加入标准物质的量表示，如 μg/ml 或 μg/g 等。

标准曲线的定量范围要能覆盖全部待测的生物样品浓度范围，标准曲线的最高浓度点，即定量上限（upper limit of quantification，ULOQ）应高于用药后生物介质中药物的达峰浓度（C_{max}）；定量下限（lower limit of quantification，LLOQ）是标准曲线上的最低浓度点，表示方法的灵敏度，即测定样品中符合准确度和精密度要求的最低药物浓度。取同一生物介质，制备至少 5 个独立的标准样品，其浓度应使信噪比（S/N）大于 10，依法进行精密度与准确度验证。其准确度应在标示浓度的 80% ~120% 范围内，相对标准差（RSD）应小于 20%，在药代动力学与生物利用度研究中，LLOQ 应能满足测定 3 ~5 个消除半衰期时生物样品中的药物浓度或能检出 C_{max} 的 1/10 ~1/20 的药物浓度。

（三）精密度与准确度

精密度（precision）是指在确定的分析条件下相同生物介质中相同浓度样品的一系列测量值的分散程度，通常用质控样品（quality control sample，QC sample，系将已知量的待测药物加到生物介质中配制的样品，用于质量控制，同时进行方法的精密度和准确度考察）的相对标准偏差（RSD）表示。精密度一般要求 RSD 不超过 15%，在 LLOQ 附近 RSD 应不超过 20%。

准确度（accuracy）是指在确定的分析条件下测得的生物样品浓度与真实浓度的接近程度，通常用 QC 样品的实测浓度与标示浓度的相对回收率（relative recovery，RR）或相对偏差（relative error，RE）表示。准确度可通过重复测定已知浓度的待测物样品获得，也可以用多次测定结果的平均值与制备时的加入量比较计算，一般准确度 RR 应在 85% ~115% 范围内（RE 不超过 ±15%），在 LLOQ 附近应在 80% ~120% 范围内（RE 不超过 ±20%）。

方法的精密度与准确度考察一般都选择低、中、高 3 个浓度的 QC 样品同时进行。低浓度通常选择在 LLOQ 的 3 倍以内；中间浓度选择应接近低、高浓度的几何平均数，即以几何级数排列的标准曲线的中部；高浓度接近标准曲线浓度上限，即在 ULOQ 的 70% ~85% 浓度范围。与随行的标准曲线同法操作，每个样品测定 1 次。在测定批内 RSD 时，每一浓度至少测定 5 个样品。为获得批间 RSD，应在不同天（每天 1 个分析批）连续制备并测定，至少有连续 3 个分析批，不少于 45 个样品的分析结果。

（四）定量下限

定量下限是标准曲线上的最低浓度点，要求至少能满足测定 3 ~5 个半衰期时样品中的药物浓度，或 C_{max} 的 1/10 ~1/20 时的药物浓度，其准确度应在真实浓度 80% ~

120% 范围内，RSD 应小于 20%，信噪比应大于 10。

（五）稳定性

生物样品往往数量较大，常需在多个工作日内完成。故根据具体情况，对含药生物样品在室温、冰冻和冻融条件下以及不同存放时间进行稳定性考察，以确定生物样品的存放条件和时间。

（六）提取回收率

提取回收率又称绝对回收率，系指从生物样本介质中回收得到待测物的响应值与标准物质产生的响应值的比值，通常以百分数表示。主要考察生物样品在制备过程中造成的待测成分的损失。由于生物样品的量较少、待测物的浓度通常较低，不宜进行多步骤操作，且要求样品处理方法尽量简便、快速。所以，对于生物样品处理方法的评价主要在于结果的准确性与重现性，而待测物提取的完全与否是次要的。一般提取回收率应大于 50%，要求结果重现性好。

提取回收率要求考察高、中、低 3 个浓度的 QC 样品，每一浓度至少测定 5 个样品。低浓度的 RSD 应不大于 20%；中、高浓度的 RSD 应不大于 15%。

（七）样品测定与质量控制

应在生物样品分析方法验证完成之后开始测试未知样品。每个未知样品一般测定一次，必要时可进行复测。生物样品每个分析批测定时应建立新的标准曲线，并随行测定高、中、低 3 个浓度的质控样品。每个分析批质控样品数不得少于未知样品数的 5%，且不得少于 6 个。质控样品测定结果的偏差一般应小于 15%，低浓度点偏差一般应小于 20%。

第四节 体内中药成分分析示例

【例 9 –1】Beagle 犬血浆中 2，3，5，4′ – 四羟基二苯乙烯 – 2 – O – β – D – 葡萄糖苷的浓度及体内代谢产物分析

2，3，5，4′ – 四羟基二苯乙烯 – 2 – O – β – D – 葡萄糖苷（SBGC）（结构式如下）为中药何首乌（Polygoni Multiflori Radix）的主要有效成分，具有抗氧化、抗衰老、抗肿瘤、降脂保肝等作用。

一、体内代谢产物分析

采用 LC - MS^n 联用技术定性分析 SBGC 在 Beagle 犬体内的代谢产物。在灌胃给药的血浆中检测到原成分及其 4 种代谢产物 M1、M2、M3、M4。其中 M1 为 SBGC 的葡萄糖硫酸结合物，M2、M3、M4 为 SBGC 的葡萄糖醛酸结合物。

1. 样品采集 健康 Beagle 犬 3 只，体重（10±1）kg，用药前禁食 18 小时，分别单剂量 0.4g/kg 体重灌胃 SBGC，于给药 60 分钟后肢静脉取血 5ml，血样用肝素抗凝，3000r/min 离心 10 分钟，分取血浆，于 -40℃保存备用。

2. 样品预处理 取血浆样品 1.0ml，通过 Cleanert C$_{18}$ SPE 固相萃取柱（3ml，200mg，60μm，甲醇 5ml 活化后用水 5ml 平衡），先用 5ml 水洗脱，再用 2ml 甲醇洗脱，收集甲醇洗脱液，常温下冷风吹干溶剂，残渣加甲醇 500μl 涡旋溶解，即得血浆样品溶液。

3. 分析方法

（1）色谱条件 色谱柱为 Agilent Zorbax Extend - C$_{18}$ 柱（4.6mm×250mm，5μm），柱温 30℃；流速 1.0ml/min；检测波长 320nm；流动相为乙腈 - 0.1% 甲酸（12∶88）；进样量 20μl。

（2）质谱条件 电喷雾离子化（ESI）源；负离子检测；雾化气压力 40kPa；干燥气流速 10L/min；干燥气温度 350℃；喷雾电压 4kV；多级扫描碰撞气为氮气。

4. 代谢物的鉴定

（1）代谢物的紫外光谱分析 取血浆样品溶液，在上述条件下进行 HPLC - DAD 检测分析，比较 SBGC 及其代谢物的紫外光谱图（200~400nm），发现 SBGC 及其代谢物的最大吸收波长均在 320nm，且吸收光谱相似，由此可以初步推断其代谢物为二苯乙烯类化合物。

（2）代谢物的结构鉴定 取空白血浆样品溶液和给药后 60 分钟的血浆样品溶液注入 LC - MS^n 仪，分析检测，分别得到二者的 HPLC 图谱和总离子流图谱。其中 M0 号峰为母体成分 SBGC，峰 M1、M2、M3、M4 为代谢物，母体成分与各代谢物分离良好，且空白血浆样品的内源性物质不干扰测定，如图 9-1。

根据 SBGC 及其可能代谢物的特点采用 ESI 源，以负离子方式进行检测。在试验条件下，得到空白血浆样品及含药血浆样品的 HPLC 图谱和总离子流图谱，以及各色谱峰的一级和二级质谱信息，如图 9-2。通过综合分析代谢物的色谱保留行为、一级和二级质谱信息，并与对照品比较，进行代谢物的结构解析。所获相应数据见表 9-4。

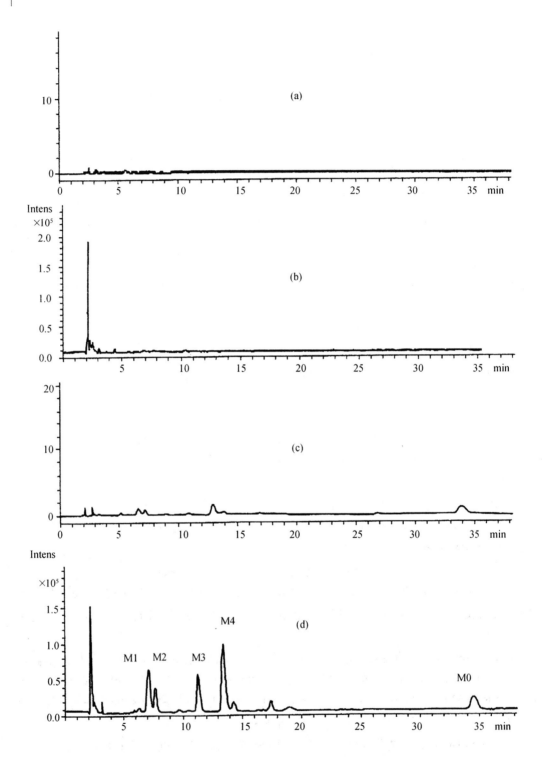

图 9 – 1 Beagle 犬血浆中 SBGC 及其代谢物的 HPLC 色谱图谱及 LC – MS 总离子流图谱

（a）空白血浆 HPLC 色谱图谱；（b）空白血浆总离子流图谱；（c）样品 HPLC 色谱图谱；

（d）样品总离子流图谱。M0：SBGC；M1～M4：二相代谢产物

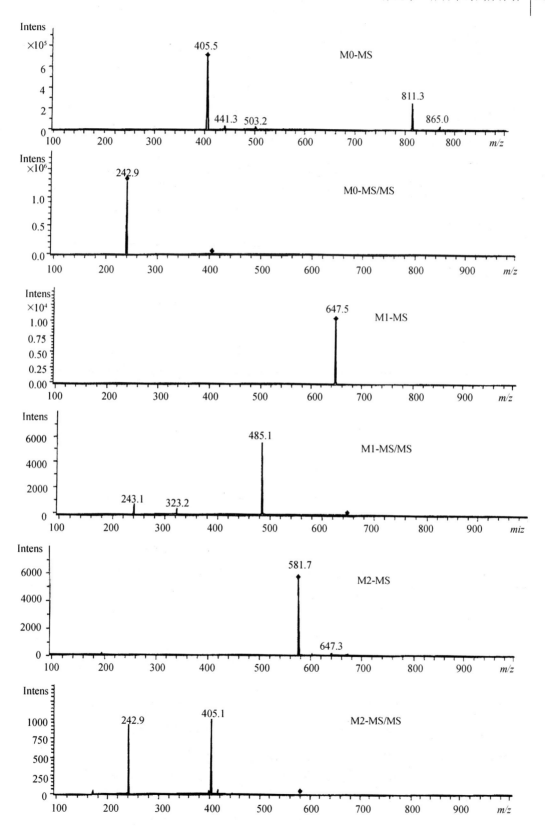

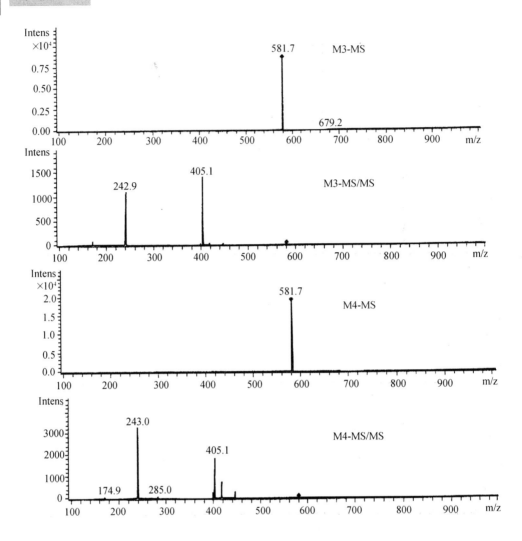

图 9 – 2 M0、M1、M2、M3、M4 的一级、二级质谱图

表 9 – 4 Beagle 犬血浆中 SBGC 及其代谢物的 LC – MS" 分析数据

化合物	保留时间（分钟）	准分子离子（m/z）	质谱（m/z）
M0	34.5	405	243
M1	7.0	647	485，243，243
M2	7.6	581	405，243，175
M3	11.3	581	405，243，175
M4	13.4	581	405，243，175

①M0：M0 的 t_R =34.5 分钟，在一级负离子全扫描质谱中的准分子离子 ［M－H］⁻为 m/z 405，准分子离子的二级质谱中生成碎片离子 m/z 243，为 m/z 405 脱去葡萄糖后的碎片离子，M0 与 SBGC 对照品在相同条件下的色谱行为和质谱行为完全一致，证明此化合物为母体成分 SBGC。

②M1：M1 的 t_R =7.1 分钟，在一级负离子全扫描质谱中的准分子离子 ［M－H］⁻

为 $m/z\,647$，比 SBGC 的准分子离子 $m/z\,405$ 多 242（162 +80），推测该代谢物可能在母体成分 SBGC 上同时结合了一分子葡萄糖（葡萄糖碎片离子 m/z 为 162）和一分子硫酸（硫酸根碎片离子 m/z 为 80）。在准分子离子 $m/z\,647$ 的二级质谱中生成了碎片离子 m/z 485、323 和 243。其中 $m/z\,485$ 为 $m/z\,647$ 脱去葡萄糖后的碎片离子，$m/z\,323$ 为 m/z 485 脱去葡萄糖后的碎片离子，$m/z\,243$ 为 $m/z\,323$ 脱去硫酸根后的碎片离子，由此证明 M1 是 SBGC 的葡萄糖硫酸结合物（SBGC 结合了一分子葡萄糖和一分子硫酸）。鉴于 SBGC 分子中 3、5、4′位都有游离羟基存在，该葡萄糖硫酸结合物中葡萄糖、硫酸的具体结合位点尚待进一步研究确定。但综合分析电位效应和空间位阻效应的影响，以及色谱保留时间，推测其最可能的结构如下：

　　③M2、M3 和 M4：M2、M3 和 M4 色谱保留时间分别为 7.6 分钟、11.3 分钟和 13.4 分钟，在一级负离子全扫描质谱中的准分子离子 ［M－H］⁻均为 $m/z\,581$，比 SBGC 的准分子离子 $m/z\,405$ 多 176，结合文献报道，推测为 SBGC 的葡萄糖醛酸结合物。根据这一质谱裂解规律，在准分子离子 $m/z\,581$ 的二级质谱中，M2、M3 和 M4 生成了相同的碎片离子 m/z 405、243 和 175。其中 $m/z\,405$ 为 $m/z\,581$ 脱去葡萄糖醛酸后的碎片离子，$m/z\,243$ 为 $m/z\,405$ 脱去葡萄糖后的碎片离子，$m/z\,175$ 为葡萄糖醛酸的特征碎片离子。由此证明 M2、M3 和 M4 是 SBGC 的葡萄糖醛酸结合物。SBGC 分子中 3、5、4′位都有游离羟基存在，根据电位效应和空间位阻效应，SBGC 葡萄糖醛酸结合物以 3 位羟基结合葡萄糖醛酸时极性最大，5 位次之，4′位极性最小。因此，根据 M2、M3 和 M4 的色谱保留时间，确定 M2 为 SBGC 3 位羟基结合葡萄糖醛酸的结合产物，M3 为 5 位羟基结合葡萄糖醛酸的结合产物，M4 为 4′位羟基结合葡萄糖醛酸的结合产物。

　　5. 代谢途径分析　综合上述结果，Beagle 犬灌胃 SBGC 后，在血浆中检测到母体成分 SBGC 和 4 种二相代谢产物。SBGC 分别以 3、5、4′位羟基与葡萄糖醛酸结合，形成葡萄糖醛酸结合物 M2、M3 和 M4；SBGC 还可同时与一分子葡萄糖和一分子硫酸结合，形成葡萄糖硫酸结合物 M1。

二、Beagle 犬血浆中 SBGC 浓度测定

　　1. 溶液配制　精密称取 SBGC 对照品 10.32mg，置 10ml 量瓶中，加甲醇制成浓度为 1.032g/L 的对照品储备液，精密吸取储备液适量，用甲醇分别稀释成 SBGC 系列标准溶液。精密称取虎杖苷 10.55mg，置 50ml 量瓶中，用甲醇稀释成浓度为 0.05275g/L 的内标溶液。

　　2. 血浆样品的预处理　取血浆样品 1.0ml，精密加入内标溶液 15μl，涡旋混合 1 分钟，通过 Cleanert C₁₈固相萃取柱，先用 3ml 水洗脱，再用 2ml 甲醇洗脱，收集甲醇洗脱

液，常温下冷风吹干溶剂，残渣加甲醇500μl涡旋溶解，即得血浆样品溶液。不加内标溶液同法制备空白血浆样品溶液。

3. 色谱条件　色谱柱为 Agilent Zorbax Extend－C_{18}柱（4.6mm×250mm，5μm），柱温30℃；流速1.0ml/min；检测波长320nm；流动相为乙腈－水（15∶85）；进样量20μl；虎杖苷为内标。

4. 系统适用性试验　分别吸取对照品溶液、内标溶液、空白血浆样品溶液、血浆样品溶液各10μl，注入液相色谱仪，测定，结果 SBGC 及内标保留时间分别为16.3和14.4分钟，且二者色谱峰与相邻杂质色谱峰的分离度均大于1.5，结果见图9－3。

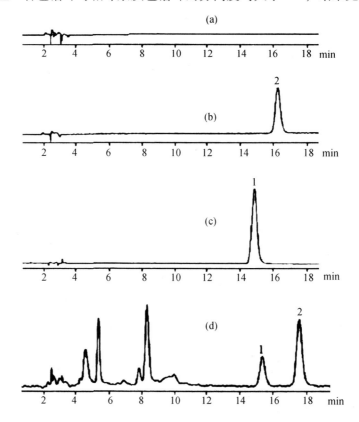

图9－3　系统适用性实验 HPLC 色谱图谱
（a）空白血浆；（b）SBGC；（c）虎杖苷；（d）血浆样品
1. 虎杖苷；2. SBGC

5. 标准曲线及检测限　取空白血浆1.0ml，分别加入标准系列 SBGC 对照品溶液10μl，内标溶液15μl，制成质量浓度分别为0.2064、0.4128、0.8256、1.6512、2.064、4.128和8.256mg/L的血浆样品各5份，测定对照品峰面积及内标峰面积，以对照品峰面积与内标峰面积比值为纵坐标，对照品质量浓度为横坐标，绘制标准曲线并进行线性回归，得回归方程：$Y=1.0731X-0.0366$，$r=0.9994$。结果表明，SBGC 在0.2064～8.256mg/L范围内线性关系良好。按以上条件得到 SBGC 在血浆中最低定量限为0.2064mg/L，以信噪比（$S/N>3$），测得最低检测限为0.035mg/L。

6. 精密度 取空白血浆 1.0ml，加入标准系列 SBGC 对照品溶液 10μl，内标溶液 15μl，制成高、中、低 3 个质量浓度的血浆样品，测定对照品峰面积及内标峰面积，日内每个质量浓度测定 5 次，通过峰面积比值计算对照品血浆浓度及 RSD，结果表明，日内精密度良好；连续测定 5 天，同法计算对照品血浆浓度及 RSD，结果表明，日间精密度良好。

7. 回收率 取空白血浆 1.0ml，加入标准系列 SBGC 对照品溶液 10μl，内标溶液 15μl，制成高、中、低 3 个质量浓度的血浆样品，每个浓度各 5 份，测定对照品峰面积及内标峰面积，计算峰面积比值，用标准曲线法计算浓度，所得浓度与实际质量浓度比值即为相对回收率；测得对照品峰面积与相应浓度对照品（未加空白血浆处理）峰面积的比值，即为绝对回收率。

8. 测定法 取血浆 1.0ml，按"血浆样品的预处理"项下方法处理，进样 20μl，测定峰面积，由标准曲线计算得各时间点血药浓度，采用 DAS 软件自动拟合，高、中、低 3 个剂量组的药－时曲线均符合非静脉注射给药二室模型。用该模型拟合药－时曲线，如图 9－4，计算药动学参数，见表 9－5。

表 9－5 **Beagle 犬灌胃何首乌后 SBGC 主要药动学参数（$n=3$，$\overline{X}\pm S$）**

药动学参数	剂量（g/kg）		
	1	1.5	2
P_{max}（mg/L）	0.8303 ±0.04087	1.1593 ±0.06214	2.4280 ±0.2243
t_{max}（h）	1	1	1
$t_{1/2\alpha}$（h）	0.2047 ±0.02542	0.1040 ±0.01513	0.1353 ±0.01710
$t_{1/2\beta}$（h）	0.5650 ±0.05126	0.5943 ±0.02631	0.6390 ±0.1553
$t_{1/2k\alpha}$（h）	0.3873 ±0.02250	0.4203 ±0.04782	0.2600 ±0.06144
AUC_{0-6}（mg/（h·L））	1.5267 ±0.06950	2.3690 ±0.05897	3.6827 ±0.01704
$AUC_{0-\infty}$（mg/（h·L））	2.0410 ±0.01900	3.4973 ±0.1900	4.5873 ±0.3543
V/F（L/kg）	0.0760 ±0.03020	0.1433 ±0.04452	0.07967 ±0.03953
CL/F（L/h）	0.1133 ±0.04452	0.1973 ±0.06753	0.1593 ±0.05784

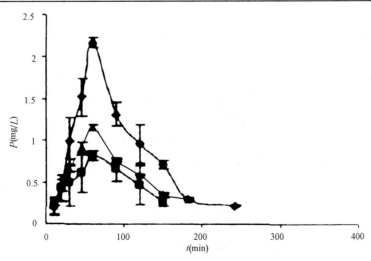

图 9－4 Beagle 犬灌胃何首乌后 SBGC 血浆药－时曲线

第十章 中药生产过程质量分析

中药产品的质量是在生产过程中形成的，与生产过程中每个环节的影响因素密切相关。因此，除对终极产品要按照质量标准进行严格分析、检验、控制外，更有必要建立从药材到产品生产全过程的质量控制体系和分析技术标准，从而为中药产业的现代化、国际化提供有力保障。本章主要介绍中药生产过程分析常用的方法原理及应用。

第一节 中药生产过程分析的主要内容及特点

一、中药生产过程分析的意义

传统的中药质量分析主要包括：对中药材、饮片、提取物和制剂等产品按照既定的质量标准进行分析和检验。然而，对于来源、组成、工艺都十分复杂的中药来说，要真正确保质量均一、稳定，就必须对其生产全过程进行实时监测和质量控制。

随着科学技术的发展，特别是各种传感器和计算机技术的发展，过程分析（process analysis technology，PAT）在许多工业生产领域（包括制药）中得到了广泛的应用。美国食品与药品监督管理局（FDA）于 2004 年 9 月颁布了《PAT 工业指南》，将 PAT 定义为一种可以通过测定关键性的过程参数和指标来设计、分析、控制药品生产过程中的机理和手段。其技术的核心是及时获取生产过程中间体的关键质量数据和工艺过程的各项数据，掌握中间体或物料质量，跟踪工艺过程的状态，并对工艺过程进行监控，使产品质量向预期的方向发展，以此降低由生产过程造成的产品质量差异。

FDA 认为，通过在药品生产过程中使用 PAT 技术，可以提高对工艺设计、生产过程和产品各阶段的重视及质量保证。PAT 与常规药品质量分析的主要区别在于过程分析的基础是在线、动态的质量控制，即通过检测找到引起产品质量变动的影响因素，再通过对所使用的原材料、工艺参数、环境和其他条件设立一定的范围，使药物产品的质量属性能够得到精确、可靠的预测，从而达到控制生产过程的目的。

二、中药生产过程质量控制的主要内容

中药生产过程是一个多环节的复杂工艺体系。从工程分析的角度，其质量控制的主要对象包括两部分：一是工艺过程，如温度、压力、溶剂比等确保工艺过程重现的工艺

参数；二是质量指标，包括生产过程原辅料、中间体及成品的各项理化指标，如 pH 值、密度、水分、药物成分含量等药物品质指标。其总体内容构成的基本框架如图 10 -1所示。

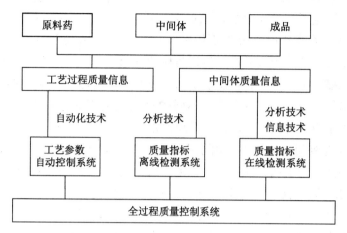

图 10 - 1 中药生产过程质量控制系统的基本框架

中药生产过程质量分析是采用各种传感器检测被控参数的数值，将其与工艺设定的数值对比，并根据偏差进行调控，使其维持在设定的范围内，以保证生产工艺遵循设定的路线进行。工艺过程参数的控制技术已比较成熟，并在其他工业生产过程中广泛应用。对于质量指标的控制，根据操作程序的不同，可分为离线分析法（off - line）和在线分析法（on - line）两种模式。离线分析是对原辅料或工艺环节完成后的中间体进行质量指标检测，其方法为常规的实验室分析法。在线分析是在工艺环节进行过程中对中间体的质量指标进行在线检测，包括在线质量控制指标的选择、在线检测、在线质量评价模型的建立、质量控制模型的建立等程序。二者的方法特点见表 10 -1。在实际工作中可采用几种不同的分析模式和方法，而以连续式的在线分析为首选。

表 10 -1 中药生产过程分析模式

过程分析模式	操作方法技术	方法技术特点
离线分析法 （off -line）	离线分析 （off -line）	从生产现场取样，再回到实验室进行分析，准确度较高，但分析速度慢，信息滞后
	现场分析 （at -line）	人工取样后，在现场进行分析，分析速度较快，但不能实时监测
在线分析法 （on -line）	在线分析 （on -line）	采用自动取样和样品处理系统，将分析仪器与生产过程直接联系起来，进行连续或间歇连续的自动分析
	原位分析（in -situ） 或内线 分析（in -line）	将传感器（如探头、探针等）直接插入生产流程中，所产生的信号直接进入检测器，并通过微机系统实现连续的或实时地自动分析监测
	非接触分析 （noninvasive）	利用遥感技术对生产过程进行检测，分析探头（或探针）不与试样直接接触，无需采样预处理，进行遥感和无损检测

三、中药生产过程质量分析的特点

1. 分析对象的复杂性　由于中药来源广泛、品种繁多、成分复杂，生产环节多样，生产工艺繁复，决定了其过程分析对象的多样性和复杂性。从来源看，包括植物、动物、矿物，植物、动物药材又分为不同的药用部位，如植物药有根、根茎、茎、叶、花、果实、种子等；从生产过程看，包括药材的种植（养殖）、采收加工、炮制、提取分离、纯化、浓缩、干燥、粉碎、制剂中间体及产品、包装、清洁等过程；从待测物聚集状态看，包括气态、固态、液态等。不同的对象所选用的分析方法和要求都不尽相同，但总的要求是应具有快速、简便、重现性好等特点。

2. 样品采集与处理的特殊性　由于中药生产物料量大，组成在很多情况下不够均匀，故采样必须注意代表性，样品自动采集和预处理是过程分析的发展趋势。

3. 分析方法的时效性　中药生产过程分析方法是建立在对其生产过程深刻理解的基础上的。样品采集于生产线，要求在较短时间内迅速获取分析结果信息，并及时反馈，以便监测生产环节，调节生产参数，控制生产过程，减小生产风险，从而达到控制生产过程质量的目的。因此，过程分析与一般药物分析要求不同，其时效性是第一要求，而准确度则可以根据实际情况在允许限度内适当放宽。

如物料混合均匀度、混合终点的确定，可选择近红外光谱法、激光诱导荧光法、热扩散法等；制粒的含量均匀度、颗粒粒径和密度的测定可选用近红外光谱法、拉曼光谱法、聚焦光束反射测量法、声学发射法等；颗粒粒径分布可采用激光衍射法、成像分析方法等；水分的测定可采用近红外光谱法；压片和装胶囊的效价、含量均匀度、硬度、孔隙率及重量差异等可选用近红外光谱法、激光诱导荧光法；包衣厚度和均匀度、包衣终点、喷枪与片床距离等测定可选用近红外光谱法、光反射法等。

4. 仪器结构性能的适应性　离线分析方法和所用仪器与一般常规分析方法相同。在线分析仪器应具备对试样的化学成分、性质及含量进行在线自动测量的特点：①具有自动取样和试样预处理系统；②具有全自动化控制系统；③稳定性好，使用寿命长、易维护，能耐受高温、高湿、腐蚀、振动、噪声等工作环境，结构简单，测量精度可以适当放宽。

过程分析仪器常由如图 10 - 2 所示的自动取样装置、样品预处理系统、检测系统、信号处理及输出系统和整机自动控制系统等 5 部分组成。

5. 应用化学计量学的重要性　化学计量学（chemometrics）是应用数学、统计学、计算机等方法和手段选择最优试验设计和测量方法，并通过对测量数据处理和解析，最大限度地获取分析对象的相关信息，构建过程检测和过程控制的软件系统，是 PAT 建立和发展的重要基础。其主要作用是：①检测信号的提取和解析；②过程建模；③过程控制。在中药生产过程控制中常用的方法包括主成分分析、主成分回归、多变量统计过程控制、偏最小二乘法、聚类分析和人工神经元网络等。

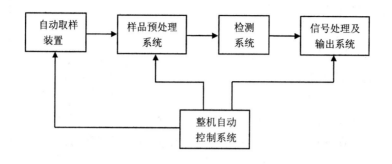

图 10 - 2　过程分析仪器结构示意图

第二节　中药生产过程分析方法

目前，应用于 PAT 的主要有紫外 - 可见分光光度法、近红外光谱法、红外光谱法、拉曼光谱法、X 射线荧光法、质谱法、电化学法、流动注射分析法、过程色谱法等，现就几种常用方法作简要介绍。

一、紫外 - 可见分光光度法

用于 PAT 的紫外 - 可见分光光度计的光源、色散元件、光检测器与普通仪器相同，只是将样品池改为流通池。如图 10 - 3 所示。

其测定原理依据 Lambet - Beer 定律，若需进行显色反应，则在取样器和分光光度计之间增加一个反应池。一般用自动采样器从生产工艺流程中取样，同时进行过滤、稀释、定容等预处理，然后进入反应池，依法加入相应试剂，如显色剂等，反应后进入比色池测定。本法适用于在紫外 - 可见区有吸收或能能与显色剂定量反应、且无其他干扰的液体样品的测定。

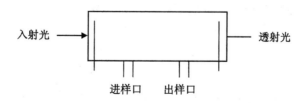

图 10 - 3　流通式样品池示意图

二、近红外光谱分析法

（一）基本原理

近红外光谱（near - infrared spectrometry，NIR）主要由分子中 C—H、N—H、O—H 和 S—H 等基团基频振动的倍频吸收与合频吸收产生，谱区是波长范围位于 780 ~ 2500nm（或 12800 ~ 4000cm^{-1}）。NIR 信号频率近似于可见区，易于获取和处理；信息丰富，但吸收强度较弱，谱峰宽、易重叠，因此必须对所采集的 NIR 数据经验证的数学方法处理后，才能用于定性定量分析。

（二）NIR 的测量

获得 NIR 的方法主要有透射（transmittance）法和漫反射（diffuse reflectance）法两种。

1. 透射法 透射光谱的吸光度与样品浓度之间遵守 Lambert–Beer 定律，测量的参数是透光率（T）或吸光度（A），主要用于均匀透明的真溶液样品，对于透明固体样品也可选择合适的采样附件进行测量。

透射模式中还有一种叫透反射，即检测器和光源在样品的同侧。测量透反射率时，用一面镜子或一个漫反射的表面将透过样品的近红外光线第二次反射回样品。

上述两种情况皆可用透光率（T）或吸光度（A）表示。

$$T = I/I_0 \text{ 或 } A = -\lg T = \lg (I/T) = \lg (I_0/I) \qquad （式 10 - 1）$$

式 10 - 1 中，I_0 为入射光强度，I 为透射光强度。

2. 漫反射法 漫反射法测量的是反射率（R），即从样品反射的光强度（I）与参考物或背景表面反射光的强度（I_r）的比率，即

$$R = I/I_r \text{ 或 } A_r = \lg (I/R) = \lg (I_r/I) \qquad （式 10 - 2）$$

式 10 - 2 中，I 为样品反射光的强度，I_r 为参考物或背景反射光强度，A_r 为漫反射吸光度。

漫反射法一般用于固体或半固体样品测定，典型的近红外光谱可以通过计算，并以 A_r 或 $\lg (I/R)$ 对波长或波数作图而得到。

影响 NIR 的因素主要有样品的含水量、残留溶剂、样品浓度、样品光学性质、多晶型以及样品的实际贮存时间等。

（三）仪器装置及分析流程

1. 仪器装置 在线 NIR 分析系统由硬件、软件和模型三部分组成。硬件包括近红外分光光度计及取样、样品预处理、测样、防爆等附件装置。近红外分光光度计由光源、分光系统、检测系统、数据处理及评价系统等组成。光源常采用稳定性好、强度高的石英壳卤钨灯；分光系统有滤光片、光栅扫描、傅里叶变换、二极管阵列和声光可调节滤光器（acousto – optic tuneable filter，简称 AOTF）等类型；检测器常用材料有硅、硫化铅、砷化铟、铟镓砷、汞镉碲、氘代硫酸三甘肽等，采样装置有普通样品池、光纤探头、液体透射池、积分球等，使用时可根据供试品类型选择合适的检测器和采样系统。

软件包括化学计量学光谱分析软件和仪器自检系统。光谱测量通用软件完成近红外光谱图的获取、存储等常规功能，化学计量学光谱分析软件完成对样品的定性或定量分析，是近红外光谱快速分析技术的核心。常用的化学计量学方法有多元线性回归（multivariable linear regression，MLR）、主成分回归（principal component regression，PCR）、偏最小二乘法回归（partial least squares regression，PLSR）、人工神经网络（artificial neural networks，ANN）和拓扑（Tonological，TP）等。另外，还需要建立相应的模型库（训练集）。

2. 分析流程 近红外光谱分析工作基本流程如图 10 - 4。

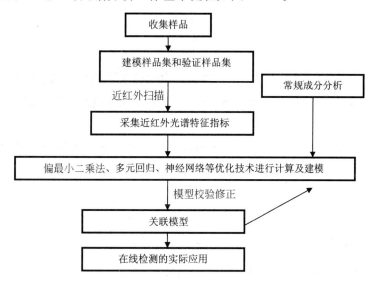

图 10 - 4 NIR 分析工作流程图

NIR 是一种间接测量方法，应先建立标准样品的近红外光谱和待测组分含量的校正模型，然后再将待测样品的 NIR 数据带入校正模型，计算其含量。

（1）**收集训练样本** 测定 NIR 光谱，选择训练样本采集要有代表性，其浓度能涵盖待分析样品范围。样品分析背景（如水分、pH 值、辅料等）应与实际样品尽量一致。对于单组分体系，一般至少需 10 ~ 15 个样本，或用所得 PLSR 模型因子数的 3 ~ 4 倍作为最低标准。

液体样品的测定与紫外 - 可见分光光度法相同，可在不同光程的吸收池中进行，也可用光纤采集信号。其吸光度服从 Lambert - Beer 定律，因而样品一般无需专门处理。但应注意所用溶剂应不含有 C—H、N—H、O—H 基团，对于复杂样品如中药，寻找理想溶剂较为困难，可借助数学手段对样品光谱进行背景扣除或基线校正。

固体样品的分析信号采集通常选用积分球样品杯和固体光纤探头两种方法。积分球杯可收集各方向的漫反射光，且其器件在样品光谱扫描期间以匀速旋转，以便光源充分照射，得到信噪比较高的多次扫描的平均光谱。

（2）**光谱预处理** NIR 分析易受高频噪音、基线漂移、信号本底、样品不均匀及光散射等影响而产生误差。为了克服各种因素对光谱产生的干扰，从光谱中获取有效特征信息，筛选用于建立校正模型的波数范围，则需对光谱进行预处理。常用平滑处理、组分处理、归一化处理、小波变换等方法。

（3）**建立 NIR 的校正模型** 在 NIR 分析中，常用的建模方法有 MLR、PCR、PLSR等。现市售的商品仪器均带有常用的定性、定量分析程序，常用统计软件如 SAS、SPSS、S - PLUS 等，亦包含简单的多元校正方法如 MLR、PCR 和逐步回归等。

（4）定量校正模型评价　对建立好的模型还需通过验证集（或称预测集）样本的验证，以判断校正模型的质量。常用如下指标来评定：

①相关系数（correlation coefficient，r^2）：计算公式为：

$$r^2 = 1 - \frac{\sum (c_i - \hat{c_i})^2}{\sum (c_i - c_m)^2} \qquad （式10-3）$$

式10-3中，c_i 为对照分析方法测定值，$\hat{c_i}$ 为通过 NIR 测量及数学模型预测的结果，c 为 c_i 的均值，若 r^2 越接近1，则校正模型预测值与标准对照方法分析值之间的相关性越强。

②交叉验证误差均方根（root mean square error of cross validation，$RMSECV$）：计算公式为：

$$RMSECV = \sqrt{\frac{\sum (\hat{c_i} - c_i)^2}{(N-P)}} \qquad （式10-4）$$

式10-4中，N 为建立模型用的训练集样本数；P 为模型所采用的因子数。计算时，$\hat{c_i}$ 采用留一法（假设样本数据集中有 N 个样本数据。将每个样本单独作为测试集，其余 $N-1$ 个样本作为训练集，这样得到了 N 个分类器或模型，用这 N 个分类器或模型的分类准确率的平均数作为此分类器的性能指标。）对全部训练集做交叉验证计算而得出。

③预测误差均方根（root mean square error of prediction，$RMSEP$）：计算公式为：

$$RMSEP = \sqrt{\frac{\sum (\hat{c_i} - c_i)^2}{m}} \qquad （式10-5）$$

式10-5中，m 为用于检验模型的预测样本数，该法是将已建立的校正模型用来预测 m 个独立的样本（不在训练集内），并比较对照分析测量法（c_i）和 NIR 预测值（$\hat{c_i}$）而得出。其值可评估所建校正模型的预测性能。

④相对预测误差（relative suspected error，RSE）：计算公式为：

$$RSE = \sqrt{\frac{\sum (\hat{c_i} - c_i)^2}{\sum c_i^2}} \qquad （式10-6）$$

上述 $RSECV$、$RSEP$ 可反映所建模型训练和预测结果的相对误差大小；$RMSECV$、$RMSEP$ 与 RSE 的值愈小，则模型预测精度愈高。

（5）样品分析　依据所建立的符合要求的分析方法模型对实际样品进行分析。

（四）应用示例

1. NIR 分析方法的特点　NIR 分析法主要特点是操作简便、快捷、应用广泛，可不破坏样品进行原位测量，测量信号可以远程传输和分析；可不进行样品预处理，直接分析气、液和各种形状的固态样品如颗粒粉末、糊状物体；不使用溶剂，减少污染，成本较低。NIR 几乎可用于所有与含氢基团有关的样品,不仅能反映绝大多数有机化合物组成和结构信息,对某些无 NIR 吸收的物质(如某些无机离子化合物),也可通过其对共存的基体物质影响引起光谱变化进行间接分析。采用多元校正方法及一组已知的同类样品所建立的定量校正模型,可快速得到相对误差小于 0.5% 的测量结果。但应注意,NIR 的检测极限为 0.1%,一般只能作常量分析,尚难进行痕量分析。

2. NIR 在中药生产过程质量分析中的应用

(1)定性分析 可对中药品种、入药部位、活性成分、提取物、饮片、制剂、中间产物以及包装材料等进行分析,如包装材料高密度聚乙烯、聚氯乙烯、锡箔、铝塑板等,可通过 NIR 在线分析,对其密度、交联度、结晶度等进行综合评价。

(2)定量分析 可快速测定中药活性成分在生产过程中的变化,在生产工艺中,判断化学反应进行程度及终点;监测发酵反应过程中的营养素的变化;测定脂肪类化合物的酸值、碘值、皂化值等,进行粒度、混合均匀度、硬度、溶出度、水分、吸收溶剂量的测定与控制。

(3)物理性状分析 如结晶性、晶型、多晶型、假多晶型等。

(4)中药种植养殖、贮运等过程环境、条件分析 如土壤、微生物等。

【例 10 - 1】采用 AOTF 近红外技术在线检测黄芪的提取与浓缩过程

采用多通路 AOTF 近红外光谱技术对黄芪提取及浓缩过程中主成分的含量及浓缩过程中溶液的密度进行在线测试。

1. 实验方法 采用旁路在线检测的方式,从主管道引出一旁路,在旁路上接上十字型流体测样器,在测样器的下游安装一个支管,管上安装阀门,通过开关阀门使流体从管中流出。如图 10 -5 所示。

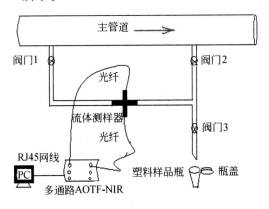

图 10 - 5 旁路检测示意图

因短时间内,溶液的状态不会发生变化,因此可以认为扫描的光谱即为样品瓶中溶液样品的光谱。

取一定量料液用 HPLC 测定含量作为评价指标;将指标的含量数据与对应的光谱数据相关联,当样品达到一定的数量时,用化学计量学软件计算,得到模型。

本实验分为黄芪提取与浓缩两个过程,提取时溶液的温度为 95℃左右,浓缩时溶液的温度为 80℃左右。提取分两步:一煎和二煎,每个步骤约 90 分钟。每个步骤的取样方式为：开始每隔 5 分钟取一个样品，取约 6 个样品后，剩余时间每隔 10 分钟取一个样品。每个步骤约取 12 个样品。浓缩分两次，每次约 4 个小时。取样方式为：每次开始的时候每隔 20 分钟取一个样品，2 小时后每隔 10 分钟取一个样品，共收集到 70 份样品。

将光纤接到特定通路，利用光纤通过透射的方式采集样品的光谱数据。提取过程每一张光谱都是 100 次扫描的平均结果，浓缩过程每一张光谱都是 200 次扫描的平均结果。波长范围 1100～2300nm，波长间隔 1nm。光谱数据以透过方式采集并处理为吸收光谱的一阶微分。然后利用每个样品主成分含量数据（或密度数据）和该样品的光谱数据一一对应，创建校正模型。利用建好的校正模型对样品进行预测，并计算出各组分的预测偏差。

2. 试验结果

（1）光谱图　如图 10 -6～10 -9。

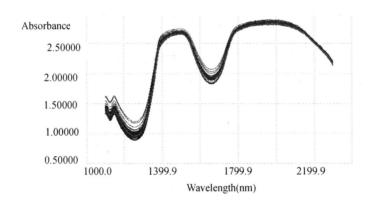

图 10 -6　提取溶液的吸收光谱图

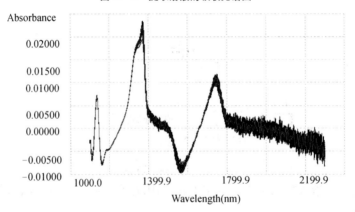

图 10 -7　提取溶液的一阶导数光谱图

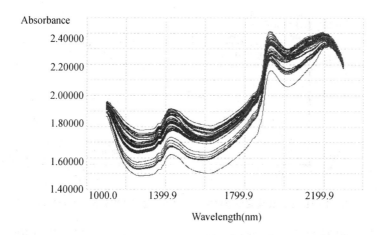

图 10 – 8 浓缩溶液的吸收光谱图

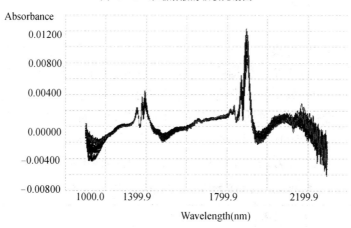

图 10 – 9 浓缩溶液的一阶导数光谱图

（2）**建模** 利用偏最小二乘回归法对浓缩溶液密度和黄芪甲苷含量两个参数进行回归、建模。如图 10 –10、10 –11。

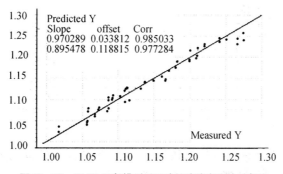

图 10 –10 PLSR 回归模型用于浓缩溶液密度的回归线

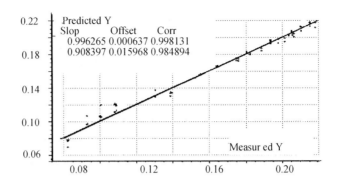

图 10-11 PLSR 回归模型用于浓缩溶液黄芪甲苷百分含量的回归线

从 PLSR 回归模型上看，浓缩溶液密度和黄芪甲苷百分含量的模型较好，相关系数分别为 0.9773 和 0.9849。

（3）预测

①浓缩过程密度的建模：浓缩实验共取 70 个光谱数据。即样品数量共 70 个，没有记录密度数据的样品有 4 个，数据明显异常的样品有 2 个。余下的样品数据为 64 个。通过分析有明显异常或数据不够准确的样品有 9 个。这样总共有 55 个合格的样品，将这些样品按编号进行排序，每隔 5 个样品取一个样品（即顺序号为 5、10、15、20、25、30、35、40、45、50），共 10 个样品为验证集样品，不参与建模；另外的 45 个样品用于建立模型。用建立好的密度模型来预测 10 个验证集样品，结果见表 10-2。

表 10-2 AOTF 在线近红外光谱仪对密度的预测结果

样品编号	近红外预测值	化学值	相对偏差（%）	绝对偏差
2709	1.184	1.190	0.50	0.006
2716	1.036	1.036	0.00	0
2721	1.112	1.104	0.72	0.008
2727	1.128	1.114	1.26	0.014
2732	1.142	1.141	0.09	0.001
2804	1.152	1.150	0.17	0.002
2809	1.235	1.234	0.08	0.001
2814	1.324	1.280	3.44	0.044
2824	1.105	1.093	1.10	0.012
2829	1.105	1.138	2.90	0.033
		平均偏差	1.03	0.012

②浓缩过程黄芪甲苷百分含量的建模：共测 35 个样品的黄芪甲苷百分含量，即用 35 个样品来建立黄芪甲苷模型。其中 1 个样品数据明显异常，其余 34 个样品按样品编号排序，每隔 5 个样品取一个作为验证集样品，编号为 2702、2707、2717、2722、2727、2732，共 6 个用来验证模型。余下的 28 个样品为校正集样品用来建立模型。模型的验证结果见表 10-3：

表 10 – 3　AOTF 在线近红外光谱仪对黄芪甲苷的预测结果

样品编号	近红外预测值	化学值	相对偏差（%）	绝对偏差
2702	0.0916	0.0911	0.56	0.001
2707	0.1670	0.1700	1.76	0.003
2717	0.1230	0.1250	1.60	0.002
2722	0.1890	0.1830	3.28	0.006
2727	0.2050	0.2110	2.84	0.006
2732	0.2140	0.2070	3.38	0.007
		平均偏差	2.24	0.004

分析以上的结果可以看出：在整个黄芪的提取过程中，用 AOTF 近红外光谱仪在线检测密度的平均绝对偏差为 0.012，黄芪甲苷百分含量的平均绝对偏差为 0.004，完全可以实现 AOTF 近红外光谱仪在线监测和控制黄芪提取过程的目的。另外，也可以通过在线监测水分的指标，来判断浓缩的程度，实现浓缩过程的全自动控制。

三、拉曼光谱法

拉曼光谱法（Raman spectroscopy）是建立在拉曼散射基础上的光谱分析法，主要用于物质鉴别、分子结构及定量分析。拉曼光谱与 IR 光谱同属于分子振动光谱，具有互补性，二者结合应用可以获得更多的分析信息。

（一）基本原理

1. 拉曼效应与拉曼位移

当一定波长的单色光入射到介质（样品）时，除了被介质吸收、反射和透射外，还会有一部分光被散射。散射光分为丁泽尔（Tyndnll）散射和分子散射两大类。对于分子散射，当光子与物质分子发生弹性碰撞，相互作用时无能量交换，散射光频率与入射光频率相同，这种散射光称为瑞利（Rayleigh）散射；当光子与物质分子发生非弹性碰撞，相互作用时有能量交换，结果是光子从分子处获得能量或将一部分能量给予分子，散射频率发生变化，这时将产生与入射光波长不同的散射光，相当于分子振动 – 转动能级能量差，这一现象称为拉曼效应，这种散射光称为拉曼散射光。

拉曼散射中光有两种情况，一种情况是入射光子（$h\nu_0$）把处于基态（E_0 能级）的分子激发到虚拟态（$E_0 + h\nu_0$）（即介于基态与第一激发态电子能级之间），如果该受激分子去激时，不是返回原来能级（E_0），而是返回到基态较高的振动能级，此时发射的光子能量为 $h\nu_0 - \Delta E$，由此产生的拉曼散射线称为 stokes 线；另一种情况是分子开始处于基态某一振动能级 E_n，激发至虚拟态后，返回比 E_n 较低的振动能级，其散射的光子能量为 $h\nu_0 + \Delta E$，所产生的拉曼散射线称为反 stokes 线，如图 10 – 12 所示。stokes 线和反 stokes 线的频率与入射光频率（ν_0）之差（$\Delta\nu$）称为拉曼位移。其是分子结构的特征参数，是对物质进行结构分析和定性分析的依据。拉曼线的强度与入射光的强度和样品的浓度成正比，当入射光强度一定时，可用于定量分析。

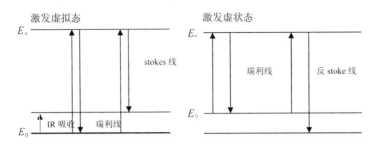

图 10 -12　Raman 散射与 Rayleigh 散射机理示意图

2. 拉曼光谱　由散射光相对于入射光频率位移与散射光强度形成的光谱称为拉曼光谱，其纵坐标是散射强度，横坐标是拉曼位移，通常用相对于 Rayleigh 线的位移表示其数值，单位为波数（cm^{-1}），以 Rayleigh 线的位置为零点，位移为正数是 stokes 线，为负数是反 stokes 线，因二者完全对称分布在 Rayleigh 线的两侧，故一般记录的拉曼光谱是 stokes 线。

拉曼光谱与 IR 光谱相似，拉曼位移频率与红外吸收频率都等于分子振动频率，但二者起源不同，IR 活性取决于分子振动过程中偶极距的变化；拉曼活性则取决于分子振动极化率的变化。在同一分子中，某个振动既可以具有拉曼活性，又可以具有 IR 活性，也可以只具有拉曼或 IR 活性。如 C—C、S—S、N—N 键等，在 IR 光谱上几乎看不到吸收峰，但在光激发下，会发生分子极化，有很强的拉曼活性；又如—OH、—C ═O、—C—X 等强极性基团，在 IR 光谱中有强吸收，而无拉曼峰显示。拉曼光谱最适于研究同原子的非极性键，而 IR 光谱最适于研究不同原子的非极性键，故二者可以互为补充。

（二）拉曼光谱仪

激光拉曼光谱仪可分为色散和傅里叶变换两种类型。仪器结构主要由激光光源、样品装置、滤光器、单色器（或干涉仪）和检测器等组成。拉曼光谱仪还可以和多种仪器如扫描电镜、红外光谱仪等联用。

1. 样品装置　样品承载装置及方式有多种，如直接的光学界面、显微镜、光纤维探针（不接触或光学浸入）和样品室（包括特殊的样品盛器和自动样品转换器）等。样品装置的选择可根据待测物的具体情况（如样品的状态、体积等）以及测量的速度，激光的安全性和样品图谱的质量要求等决定。

2. 滤光装置　激光波长的瑞利散射光要比拉曼信号强几个数量级，必须在进入检测器前滤除。另外，为防止样品不被外辐射源（如灯光、激光等离子体等）照射，需要设置适宜的滤波器或者物理屏障。

3. 光波处理装置　光波信号可通过色散或者干涉（傅里叶变换）来处理。

4. 检测器　硅质 CCD 是色散仪器中最常用的检测器，可直接将光学信号转换为模拟电流信号，这种冷却的阵列检测器允许在低噪声下地行快速全光谱扫描。常与 785nm 二极管激光器配合使用。傅里叶变换仪器通常采用单通道锗或铟镓砷化合物（InGaAs）

检测器以配合钕：钇－铝－石榴红（Nd：YAG）1064nm 的激光器在近红区使用。

5. 仪器校正 拉曼仪器的校准包括三个要素：初始波长（X 轴）、激光波长以及强度（Y 轴）。使用者应根据仪器所提供的校准方法和参数进行校正和验证。

（三）应用示例

1. 定性分析 拉曼光谱可以用于鉴别化学物质的种类、特殊的结构特征或特征基团，其位移大小，强度及拉曼峰形状是化学键、官能团鉴定的重要依据，其偏振特性，可以作为分子异构体判断的依据。与红外光谱类似，也具有库检索功能，可用于化合物结构分析。

2. 定量分析

在一定条件下，拉曼信号强度与产生拉曼散射的待测物浓度成正比。即：

$$I_v = KLCI_0 \qquad\qquad （式 10 -7）$$

式 10 -7 中，I_v 为给定波长的峰强度，K 为仪器和样品参数，L 为光程长度，C 为样品中检测总分的浓度，I_0 为入射（激光）强度。在实际工作中，光路长度被更准确地描述为样品体积，此即一种描述激光聚焦和采集光学的仪器变量。此为拉曼光谱定量分析的依据。

3. 影响定量测定的因素 最主要的干扰因素是荧光、样品的热效应和基质或样品自身的吸收。在拉曼光谱中，荧光干扰表现为一个典型的倾斜宽背景。因此，荧光对定量的影响主要为基线的偏离和信噪比下降，荧光的波长和强度取决于荧光物质的种类和浓度。使用更长波长（例如785nm 或1064nm）的激发光可使荧光显著减弱。然而，拉曼信号的强度与 λ^{-4} 成比例，λ 是激发波长。通过平衡荧光干扰、信号强度和检测器响应可获得最佳信噪比。

测量前将样品用激光照射一定时间（称为光致漂白），也可以使固态物质的荧光减弱。

样品加热会造成物理状态的改变（熔化）、晶型的转变或样品的烧灼，在一定时间内会造成拉曼光谱或样品的表观变化。可通过减少激光通量、移动样品或激光、通过热接触或液体浸入来改善样品的热传导。

基质或样品本身也可吸收拉曼信号。这些影响可以通过能重复的或有代表性的样品处置方式予以减小。

入射激光的功率、样品池厚度和光学系统的参数也对拉曼信号强度有很大的影响，故多选用能产生较强拉曼信号并且其拉曼峰不与待测拉曼峰重叠的基质或外加物质的分子作内标加以校正。其内标的选择原则和定量分析方法与其他光谱分析方法基本相同。

由于拉曼光谱具有快速、准确、应用范围广泛（固体，半固体，液体或气体）、样品制备简单甚至不需样品制备等优点，在中药制药过程质量控制中得到越来越多的应用。另外拉曼光谱法还可进行无损、实时在线、多点检测、远程测量，提供制药工艺的动态信息。适用于有毒、高温、高压或样品处于保护气体中，而不适于人工干预或有危害的情况下进行测量。

【例 10 -2】 拉曼光谱法对黄芩苷固体分散体分散性的研究

1. 黄芩苷固体分散体（SD1）的制备 采用溶剂法，按质量比 1∶6 称取黄芩苷与聚维酮（聚乙烯吡咯烷酮 -K30，PVP -K30），将 PVP -K30 置于 50℃～60℃ 水浴中，加入适量无水乙醇，搅拌使其溶解；将黄芩苷粉末用适量无水乙醇溶解，边搅拌边加入到上述溶液中，使其均匀分布，保持水浴温度 60℃～70℃，搅拌挥去溶剂，放入 60℃ 烘箱干燥，取出，放入干燥器中，干燥 24 小时，粉碎，过 100 目筛，即得。

2. 拉曼光谱的测定 采用显微共聚焦拉曼光谱仪，测定条件为激发波长 457.5nm，物镜 50 ×0.75，目镜 10 ×0.4，50% 功率时照射到样品表面的激光功率为 50mW，扫描范围 100 ～3600cm^{-1}，分辨率 1cm^{-1}。分别取黄芩苷粉末、PVP -K30、物理混合物（physical mixture，PM）、SD1 少许，于载玻片上压平，置于显微镜的物台上，调好样品测试点，使激光通过物镜聚焦到样品测试点上进行测定，即得拉曼光谱图，如图 10 - 13 所示。

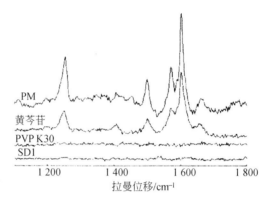

图 10 - 13 四种样品的拉曼光谱图

3. 结果分析 黄芩苷的拉曼特征峰归属：1660cm^{-1} 为 C ═O 伸缩振动峰，很弱；1602cm^{-1} 与 1571cm^{-1} 处的肩峰为 C 环 C—C 伸缩振动峰；1500cm^{-1} 为 C 环 H—C—C 弯曲振动峰，中等强度；1407cm^{-1} 为 O—C 伸缩振动峰（A - B 环），较弱；1252cm^{-1} 为 A 环 H—C—C 弯曲振动峰，中等强度。

PVP -K30 在 1100 ～1800cm^{-1} 无拉曼散射峰。

SD1 的拉曼图谱中黄芩苷的特征峰没有出现，而 PM 的拉曼图谱中则出现黄芩苷的特征峰。可能由于 PVP -K30 在溶液中呈网状结构，黄芩苷分子进入 PVP -K30 的网状骨架中，其特征结构被 PVP -K30 掩盖，拉曼特征峰消失。由于黄芩苷与 PVP -K30 的相互作用，并且在溶剂共蒸发过程中，PVP -K30 黏度增大，从而抑制黄芩苷晶核形成和结晶的生长，使黄芩苷以无定形态分散在固体分散体中。

与同时进行的其他试验如红外光谱法、X 射线衍射法等比较，拉曼光谱法不需要复杂的样品制备，粉末固体样品可以直接测定，谱线简单、清晰，且能提供分子骨架结构（如碳链）和分子间相互作用等信息，是对固体分散体进行物相鉴别的良好方法。

四、过程色谱分析法

用于工业生产过程分析的色谱，称为工业色谱（industrial chromatography）或过程色谱（process chromatography）。与常规实验室分析不同，在过程色谱中，要求从样本采集、预处理至分析、检测、记录等分析操作环节都是自动化的。目前的过程色谱主要是采用循环分析模式，并通过柱切换的方法，缩短分析时间。通常循环周期为几分钟到几十分钟。

（一）过程色谱系统的组成

过程色谱主要由取样与样品预处理系统、分析系统和程序控制系统等组成。如图10-14为典型的色谱在线分析系统。

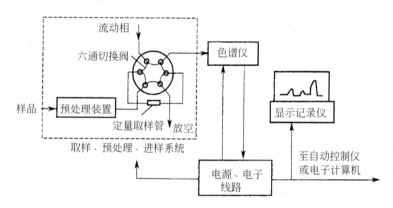

图10-14　在线色谱系统结构示意图

1. 取样与预处理系统　本系统是从生产工艺物流中采集样品，并根据样品的理化性质进行适当预处理，之后输送到色谱分析流路中。由于不同中药生产工艺所涉及的物流样品性质差异较大，故各种工艺监控系统样品采样和样品预处理装置亦有所不同。样品预处理装置一般包括过滤器、调节器、控制阀门、转子流量计、压力表和冷凝器等部分。如图10-15为气体样品的预处理系统结构图。

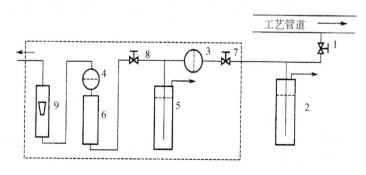

图10-15　气体样品的预处理系统结构图

1. 减压阀；2. 前置稳压装置；3~4. 过滤器；5. 稳压器；
6. 干燥器；7~8. 调节阀；9. 转子流量计

2. 分析系统　包括进样器、色谱柱和检测器等。进样器的作用是每一分析循环周期开始时，将一定量样品注入色谱柱系统，一般采用六通阀进样器。分析系统中常采用两根或多根色谱柱，以缩短分析周期。色谱柱间通过切换阀，按程序将待测组分切入色谱柱，并将无关物质排空。包括：①分离柱位于分析通路中或切换阀的两个通道之间，起到样品分离作用；②保留柱连接于色谱阀两个通道之间，起阻留样品中某些组分（如单组分和水）的作用；③储存柱的作用是按照预定程序，在规定时间内将某些组分排出系统之外（如轻组分）；④选择柱的作用是扣除高浓度组分，而使低浓度组分进入分离系统，可根据需要选择性连接；⑤检测器种类很多，过程气相色谱常用热导检测器（TCD）、氢焰离子检测器（FID）等；过程液相色谱常用紫外检测器（UVD）、电化学检测器（ECD）、示差检测器（RID）或蒸发光散射检测器（ELSD）等。亦可与其他分析技术联用，获得更为丰富的定性、定量信息。如质谱、傅里叶变换红外光谱等。

3. 程序控制系统　作用是按预先确定的工作程序，向各环节发出循环分析控制指令，如取样、样品预处理和注入、分析管路、色谱柱切换、信号衰减、基线校正、数据分析与存储，流路自动清洗等。

（二）应用

过程气相色谱是较成熟的方法。近年来，由于一些新的样品处理方法如固相萃取（SPE）、超临界流体萃取（SFE）、微透析和膜分离等技术的应用，为样品搜集、在线预处理和分析废液处理等提供了新思路，使反相高效液相色谱、离子交换色谱、亲和色谱、超临界流体色谱、毛细管电泳等方法在过程色谱中有所应用。

五、流动注射分析法

流动注射分析（flow injection analysis，FIA）是将一定体积的样品注入无气泡间隔的流动试剂中，保证混合过程与反应时间的高度重现性，在热力学非平衡状态下完成样品在线处理与测定的定量分析方法。具有仪器简单、适应范围广、分析效率高（每小时可分析几十个到几百份样品）、精度好（精度可达到 $0.5\% \sim 1\%$，复杂样品不超过 3%）、低消耗（一次分析消耗的样品及试剂量在微升级水平）以及可与多种分析方法联用等特点。

（一）FIA 原理与分析过程

1. FIA 分析系统　FIA 分析系统结构如图 10 - 16 所示，包括蠕动泵、注样阀或注样器、反应器、检测器、信号输出装置、记录仪等。

蠕动泵的作用是驱动载流进入管路，载流即携载样品的流动液体，常用水或与样品相反的试剂；注样阀或注样器的作用是将一定体积的样品注入载流中；反应器的作用是实现样品与试剂间的反应，常用四氟乙烯或塑料细管道盘绕而成；检测器的作用是对试样区带进行检测，通常的检测技术有紫外 - 可见分光光度法、原子吸收分光光度法、荧光分光光度法、化学发光法、电位法、安培法、伏安法等。

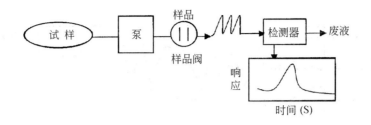

图 10 - 16　流动注射分析系统及过程示意图

2. 分析过程　首先由注样阀将一定体积的样品注入流速一定的连续载流中，继而样品组分随载流进入反应器，在反应器中样品组分与载流中的试剂发生反应，反应产物流经检测器时被检测，记录仪可记录或经扫描得到响应值对时间的曲线，在 FIA 分析中常以峰高进行定量。

3. 影响因素与条件选择　样品在 FIA 系统中的状态是一个分散过程。当一个样品以塞状注入载流中的瞬间，其组分浓度在管路中呈矩形分布，随着样品被载流携带前进，形成层流状态，且随移动距离增长、峰宽增大，峰高降低。

样品的分散状态可用分散系数（dispersive coefficient，D）来描述。分散系数定义为在分散过程发生前后产生信号的流体中待测组分的浓度比，亦为分散的样品区带中某一流体元分散状态的数学表达式：

$$D = C_0 / C \qquad\qquad （式 10 - 8）$$

式 10 - 8 中，C_0 和 C 分别代表样品分散前和分散后某一流体元中的待测组分浓度。FIA 系统的设计理论依据分散原理，可根据分散系数的大小将 FIA 的流入分为高、中、低分散体系，其中 $D > 10$ 为高分散体系；$D = 2 \sim 10$ 为中分散体系；$D = 1 \sim 2$ 为低分散体系。分散程度可以通过控制管路系统参数来实现，从而选择最佳分析性能，受分散度的大小及样品体积、管路长度、管径及流速等因素影响。一般分散度增大，可以提高分析速度，但低分散度有利于提高灵敏度，可通过增大样品体积、降低流速或使用短管路获得。

（二）应用

1. FIA 分析操作模式　FIA 有单道、多道和顺序注射等多种操作模式。单通道模式如图 10 -16，仅由一条管路组成，载流由一单泵输送，适合于单一试剂反应的测定，仪器简单，但试剂消耗量大，检测灵敏度较低；多道型模式如图 10 -17 所示，载流和反应试剂通过不同泵输送，样品在载流中分散度较低，具有较高的检测灵敏度，且试剂不必加在载流中，成本低。

顺序注射模式如图 10 -18 所示，是采用一个多道选择阀，其各通道分别与试剂、样品、检测器等管路相连，泵按一定顺序将样品、试剂、载流等吸入贮存管中，反应后输送至检测器检测，该模式更易于实现集成化和自动化，适于过程分析。

另外，在基本模式上进行扩展，又建立了多种新方法，如合并区带技术、流动注射梯度技术等。

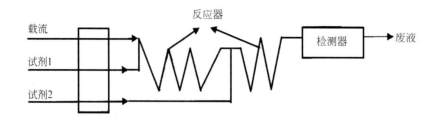

图 10 - 17   多道型流动注射分析系统

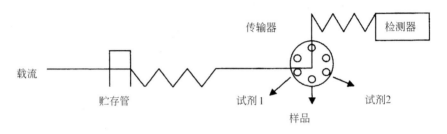

图 10 - 18   流动注射分析顺序注射模式示意图

2. 在中药生产过程分析中的应用   目前 FIA 在中药生产过程分析中应用的报道日渐增多，主要有提取物制备和反应过程监测、发酵过程监测、废水中废弃物检测等。

例如，流动注射在线水解光度法快速测定川芎多糖的研究，实验方法为：于 95℃ 水浴，0.50mol/L 盐酸在线水解川芎多糖提取物为还原糖，由蠕动泵推动进入反应管。经中和后与 3,5 - 二硝基水杨酸（DNS）试液在相同水浴条件下反应显色，排除气泡后进入检测器，在 540nm 波长处测定吸光度。以葡萄糖标准溶液为对照建立回归方程，结果以葡萄糖计算多糖含量。本法在 20 ~ 150μg/ml 范围内具有良好的线性关系，检出限为 10.0μg/ml，采样频率为每小时 60 次。该法应用于川芎多糖或其他多糖含量的测定，简便、快速、准确度和重现性良好。

六、光纤传感器技术

传感器（sensor）是一种检测装置，能接收被测定信息，并将其按一定规律转换成电信号或其他可识别的信息输出。通常分为物理传感器（physical sensor）和化学传感器（chemical sensor）。前者如中药生产过程监控中的温度、压力传感器等；后者主要是在分析样品与分析仪器之间实时传递选择性信息的界面，可选择性地将样品的物理或化学性质、化学组成、浓度等连续转变为分析仪器易于测量的信号。化学传感器按其功能分为湿度传感器、气体传感器、离子传感器和生物传感器；按其原理又可分为热化学传感器、质量传感器、电化学传感器和光化学传感器。

化学传感器由分子识别原件（感受器）和转换部分（换能器）组成。感受器用来识别被测对象，并通过引起某些光、热、化学变化等物理或化学变化以及直接诱导产生电信号，然后再利用电学测量方法进行检测和控制。近年来，在中药生产过程分析中应用较多的是光纤传感器。光纤（optical fiber）是一种对光传导能力很强的纤维，由玻璃、石英或高分子材料制成内芯，外有一折射率比内芯低的包层。当光线以小角度入射到光纤的端面上时，在纤芯和包层的界面上通过全反射在光纤传输。光纤与待测物质接触的一端常做成探头，直接或间接与待测物质作用后，使光的性质或强度发生变化，从而达到检测目的。

光纤传感器或探针常作为紫外－可见、红外、近红外、拉曼光等光谱仪和样品间的简单接口，用于过程分析。带有光纤探针的光谱仪无样品室，光纤把光传递到样品上，然后把经样品修饰后的光传回到分析器中进行测量。通常，在将样品放入光路前，首先进行参比扫描并将其数据存于计算机内，随后对光程中的样品扫描，并与参比相比，结果以吸光度或透光率等形式表示。光纤传感器具有以下特点：①可以同时获得多元多维信息，并通过波长、相位、衰减分布、偏振和强度调制、时间分辨、收集瞬时信息等加以分辨，实现多通道光谱分析和复合传感器阵列的设计，达到对中药等复杂混合样品中目标物的检测；②光线的长距离传输还可实现生产过程的快速在线遥测或多点同时检测，如近红外光谱仪可以在线检测100m以外的样品；③易于制成便携式仪器，通过光纤探头，可直接插入特殊生产装置的或狭小的空间中，进行原位、实时、无损定位分析。同时也可以在人不可到达的困难或危险环境中采样分析。

第三节　中药生产过程分析的应用

中药生产过程包含多种操作环节和操作单元。每一个生产环节或操作单元都可以选择合适的方法进行过程质量分析和监测；一种分析方法也可以用于不同的生产环节或单元操作中。以中药固体制剂的生产为例，在中药原料粉碎单元可以采用近红外光谱法、拉曼光谱法、光纤传感技术等对其粒度、均匀度及质量进行测定、评价和控制；在提取浓缩单元可采用工艺控制系统对提取罐内的温度和压力、提取罐内的液位、冷却器的冷却水进口温度和出口温度、热油泵的出油口温度和进油口温度等工艺参数进行自动控制，可以采用近红外光谱法、拉曼光谱法、紫外－可见光谱法、光纤传感技术、流动注射分析等对其成分、浓度的质量参数进行分析和控制；在混合单元，可采用近红外光谱法、光诱导荧光法或热扩散法监测混合均匀度，确定混合终点；在制粒单元，可采用近红外光谱法、拉曼光谱法、聚焦光束反射测量法或声学发射法监测含量均匀度、颗粒粒径和密度；在干燥单元，可采用近红外光谱法、微波法监测水分含量；在整粒单元，可采用激光衍射法或成像技术监测颗粒粒径分布；在压片和装胶囊单元，可采用近红外光谱法或光诱导荧光法监测效价、含量均匀度、硬度、孔隙率和重量差异；在包衣单元，可采用近红外光谱法或光反射法等，监测和判断包衣终点（衣膜的厚度和均匀度）。下面通过示例说明过程分析方法与技术在中药生产过程主要环节中的应用。

一、中药饮片生产过程分析

中药饮片生产过程的自动化和集成化是中药现代化的重要内容之一，其生产过程的在线质量控制还处于起步阶段。目前中药炮制和饮片生产过程的自动控制系统主要包括硬件和软件两大部分。硬件包括控制计算机、各种自动阀门和切换器、自动传感装置、自动测试装置、自动输出装置等;软件包括计算机信息集成软件平台、集散控制系统及可编程控制器等。自动控制系统对生产或炮制过程的温度、压力、流量、液位、重量、浓度或含量等工艺参数和质量参数,进行数据采集、分析、显示、报警和控制,以实现对各工艺操作的自动控制。常用的传感器有光敏传感器、压力敏传感器、湿敏传感器、气敏传感器、热敏传感器等。可根据测定条件、传感器性能和使用条件进行选择。

计算机对炮制过程的在线控制,经历了由集中控制到控制分散而管理集中的过程。且在硬件标准化的同时,对软件进行优化。如在单回路直控仪的基础上,发展了用于单元操作上的控制器,可以按照过程规模或控制目的进行使用。也可随生产的需要,以"接水龙头"的方式到处装接终端。如图 10 -19 所示,为计算机控制系统基本组成框图。

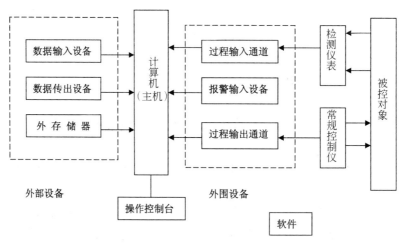

图 10 -19 计算机控制系统基本组成框图

二、中药粉碎生产过程分析

中药粉碎是中药生产的主要环节之一,其质量控制是中药产品质量的基础。近年来,多应用近红外光谱技术对中药物料粉碎和药粉生产进行过程分析和质量监控。其原理是通过光导纤维将传感探头与 NIRS 分析仪连接,可在原料进入生产车间时,实时分析检测药粉的质量,包括药材品种、真伪、优劣,以及辅料的品质等。

【例 10 -3】颠茄原料药粉生产的近红外光谱法监测

颠茄原料药粉在生产过程中,通常的检测操作较为复杂。一般需先将样品粉碎、溶解、调节 pH 值,然后再加入相应试剂后,用紫外 - 可见分光光度法测定,需要环节较多、操作繁琐、耗时。近有学者研究采用近红外漫反射光谱法,建立了颠茄粉末主要成分的快速分析方法,可用于过程控制,其方法如下。

1. 样本收集 将 120 批颠茄粉末样品随机分成校正集(106 个)和预测集(14 个)。以传统的紫外 - 可见分光光度法测定的浓度为参考值。

2. NIR 谱的采集 将颠茄粉末样品压片置于紫外 – 可见 – 近红外分光光度计的积分球中，光谱带宽 12nm，中速扫描，波长扫描范围 800～1100nm，各样品扫描 3 次，取平均值。所得的原光谱谱图、一阶及二阶导数光谱图如图 10 – 20。

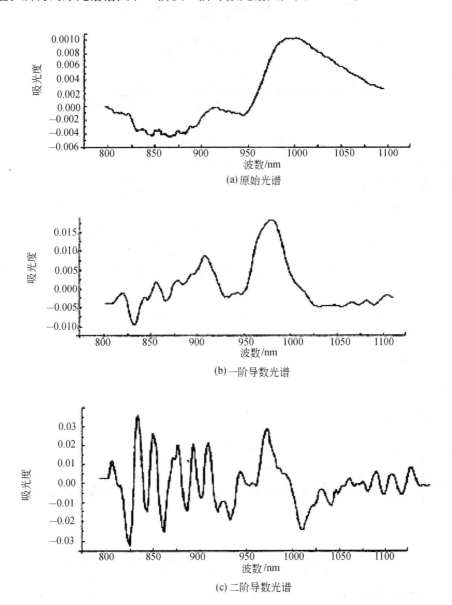

(a) 原始光谱

(b) 一阶导数光谱

(c) 二阶导数光谱

图 10 – 20 颠茄粉末样品的近红外光谱 (a)、一阶 (b)、二阶导数 (c) 光谱图

3. 样品在前两个主成分上的得分 多元校正方法要求适当设计校正集样品，以获得较好的预测结果。106 个校正集和 14 个预测集样品的原始光谱数据在第一主成分和第二主成分上的得分分布见图 10 –21。

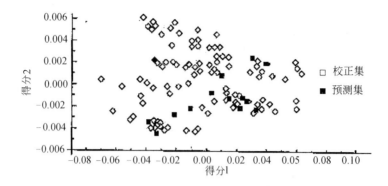

图 10 - 21 两种主成分的得分图

从图 10 - 21 可以看出，预测集样品较均匀地分布于校正集样品之中。

4. 偏最小二乘法建模 颠茄粉末样品除了颠茄粉末之外，还有辅料淀粉、硬脂酸镁。三组分的 NIRS 谱重叠非常严重，用经典的光谱方法难以定量。利用主成分分析法将吸光度矩阵和浓度矩阵先分别分解为特征向量和载荷向量，然后用 PLS 法在这些变量之间建立相互关系，得到吸光度矩阵与浓度矩阵之间的数学校正模型。通过交互验证法考察主成分数对校正样品集的 *RMSECV* 和 *PRESS* 值的影响。当 *RMSECV* 和 *PRESS* 值均最小时，所选主成分数最佳。由图 10 - 22 可看出，当原始、一阶和二阶导数三种光谱的主成分数分别为 5、4、5 时，模型均有最小的 *RMSECV* 和 *PRESS* 值；当主成分数继续增加时，两者均呈现上升趋势，说明样品三种光谱的最佳主成分数分别为 5、4、5。

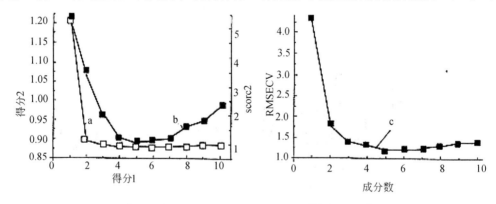

图 10 - 22 主成分数对 PLS 定量分析模型的 *RMSECV* 和 *PRESS* 值的影响

a. 原光谱；b. 一阶导数光谱；c. 二阶导数光谱

5. 模型的可靠性评价 最佳主成分数确定后，分别用 3 种光谱数据建立的最佳校正模型预报预测集样本的浓度。一阶导数光谱的颠茄粉末的相对标准偏差最小（1.91%），且相关系数 *R* 最佳（0.9978），结果令人满意。

三、中药提取生产过程分析

中药提取是指利用适当的溶剂和方法，将药材中有效成分或组分溶解出来的过程，是许多中药生产过程中的重要环节。因此，提取过程的质量控制，是保证产品质量的关键。不同的提取工艺，可通过不同的过程分析方法进行监测。

【例 10 - 4】乳块消片生产过程中醇提液的近红外光谱快速质量评价方法

乳块消片由丹参、橘叶、地龙、王不留行、皂角刺、川楝子 6 味中药组成，用于治疗乳腺增生。其中地龙、王不留行以 70% 乙醇进行提取。在以前的生产中，仅对提取的温度、压力等工艺参数进行质量控制，无法实时动态地反映生产过程中出现的质量问题。目前采用 NIRS 技术，以总氮为评价指标，建立了乳块消片生产中醇提过程快速质量评价方法。

1. 醇提液中总氮的含量测定 采用凯氏定氮法测定醇提液中总氮含量。

2. 醇提液的 NIR 图谱的测定 醇提液的 NIR 原始光谱图见图 10 - 23。

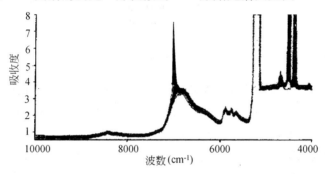

图 10 - 23 醇提液的 NIR 光谱图

3. 建模方法的选择 对 NIR 光谱进行处理，建立多元校正模型，以模型的相关系数（r）、交叉验证均方根差（$RMSECV$）、校正集均方根差（$RMSEC$）和预测均方根差（$RMSEP$）为指标；比较了 SMLR 法、PLS 法和 PCR 法所建模型的参数（见表 10 - 24），确定采用 PLS 法建模。

表 10 - 4 不同建模方法的比较

建模方法	r	$RMSECV$
SMLR 法	0.7925	0.283
PLS 法	0.9396	0.160
PCR 法	0.5101	0.434

4. 波段选择 以 r 和 $RMSECV$ 为评价参数，考察建模波段的影响，最终确定以 8341.02 ~ 7158.06cm^{-1} 作为建模区间，采用透射检测系统，分辨率为 16cm^{-1}；增益为 2，以内置背景为参照，每批样品平行测定 3 次，取均值。

5. 光谱预处理方法选择 通过考察导数光谱分别与 SG（Savitzky - Golay filter smoothing）平滑法、ND（Norris derivative filter smoothing）平滑法相结合的光谱预处理对模型的影响，最终确定最佳光谱预处理方法为 SG 平滑法。

6. 替变量数选择 以 $RMSEC$ 和 $RMSEP$ 为指标，采用交叉验证法对 PLS 建模时所需替变量数进行选择，确定替变量数为 6。

7. 模型建立　醇提液的原始光谱经过预处理后，以 PLS 法建模，得 NIR 预测值与凯氏定氮法实测总氮的含量相关性较好。如图 10 -24 所示。

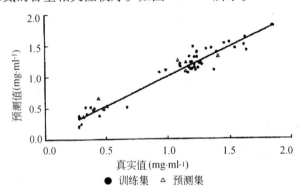

图 10 - 24　实测值与 NIR 预测值的相关性

【例 10 -5】三七渗漉法提取液中有效组分的近红外光谱快速在线分析

1. 实验仪器　BRUKERIFS 28/N 傅里叶变换近红外光谱仪（Bruker Optic Comany），附有光程 2mm、长度 2m 的石英光导纤维透射式探头。

2. 样品及浓度测定　三七药材粉碎后过孔径 270nm 筛，用 75% 乙醇浸润 24 小时后，均匀装入圆锥形渗漉器中，以每千克药材 3 ~ 4min/rain 的体积流速渗漉。为了收集足够的样品，渗漉提取平行进行 3 次，前 2 次分别采集 12 个和 13 个提取液样品，组成校正集用于建模。第 3 次采集 8 个样品组成预测集。

标准值按《中国药典》方法测定，取样品溶液上 D101 大孔树脂柱，用水漂洗除去强极性杂质，然后用 70%（体积）乙醇洗脱。洗脱液以人参皂苷 Rg_1 为对照品，用香草醛 – 高氯酸比色法在 545nm 测定三七总皂苷（PNS）的含量，以 HPLC 法测定人参皂苷 Rg_1、人参皂苷 Rb_1 和人参皂苷 Rd 的含量。

3. NIRS 光谱扫描　以空气作为参比，分辨率 $4cm^{-1}$，光谱范围 $11000 ~ 4000cm^{-1}$，扫描 32 次，获得三七渗漉提取液的原始 NIRS 光谱和一阶微分光谱，如图 10 -25。

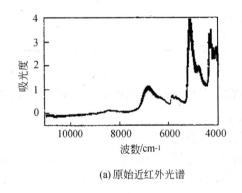

(a) 原始近红外光谱

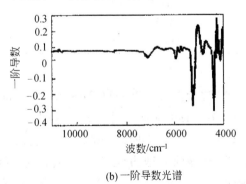

(b) 一阶导数光谱

图 10 - 25　三七渗漉提取液的原始 NIRS 光谱和一阶微分光谱

4. 光谱数据的预处理　原始光谱数据经 13 点平滑处理，然后求一阶和二阶微分光谱，分别用径向基函数神经网络（RBFNN）和偏最小二乘法（PLSR）建模，用交叉验证误差均方根（*RMSECV*）评价校正模型，结果见表 10 - 5。结果表明，对同一指标，不同预处理方法得到的交叉验证结果 *RMSECV* 显著不同。三七总皂苷用径向基函数神经网络建模时，二阶微分光谱得到的 *RMSECV* 最小，而其余都以一阶微分最小。从图 10 - 25 也可看出，微分处理可明显消除基线偏移，扣除本底吸收，更细致地反映样品光谱特征。

表 10 - 5 不同预处理方法对 RBFNN 和 PLSR 法建立的模型的 RMSECV 的影响

预处理	RBFNN				PLSR			
	人参皂苷 Rg_1[①]	人参皂苷 Rb_1[①]	人参皂苷 Rd[①]	PNS[②]	人参皂苷 Rg_1[③]	人参皂苷 Rb_1[③]	人参皂苷 Rd[④]	PNS[⑤]
光度	2.522	1.786	0.395	10.931	3.962	2.209	0.842	11.045
一阶导数	1.120	1.230	0.267	5.107	1.802	1.730	0.406	5.530
二阶导数	1.983	1.789	0.421	4.749	1.939	2.135	0.437	5.565

注：①7474.7～4987.0cm^{-1}，主因子数 =5；②5584.8～4987.0cm^{-1}，7474.7～6090.9cm^{-1}，主因子数 =4；③11000～4000cm^{-1}，主因子数 =2；④5584.8～4987.0cm^{-1}，7474.7～6090.9cm^{-1}，主因子数 =3；⑤7474.7～4987.0cm^{-1}，主因子数 =2。

5. 建模谱段的选择 从原始 NIRS 谱图及 RMSECV 看，建模前对光谱波段进行筛选，可避免引入过多冗余信息，改善模型性能，提高计算速度。在 RBFNN 校正模型中，人参皂苷 Rg_1、人参皂苷 Rh 和人参皂苷 Rd 对应的最佳谱段范围为 7474.7～4987cm^{-1}，PNS 对应的最佳谱段范围是 5584.8～4987.0cm^{-1} 和 7474.7～6091.0cm^{-1}。

6. 模型参数的优化 图 10 - 26 为分别采用 RBFNN 和 PLSR 时 *RMSECV* 随 PCA 主成分数和 PLSR 主因子数变化的趋势图，箭头所指为主成分数和主因子数的最佳值。用 RBFNN 建模时，对人参皂苷 Rg_1、人参皂苷 Rb_1 和人参皂苷 Rd 的光谱数据经一阶微分处理，最佳主成分数均为 5；对三七总皂苷，经过二阶微分处理，最佳主成分数为 4。用 PLSR 建模时，均作一阶微分处理，主因子数除人参皂苷 Rb_1 以 3 为最佳外，其余指标均以 2 为最佳。在最佳建模条件下，以 *RMSECV* 衡量，RBFNN 建立的校正模型优于 PLSR。

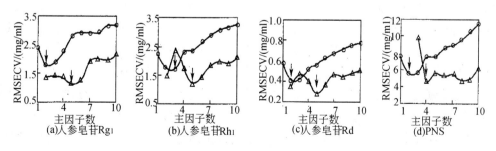

图 10 - 26 采用 RBFNN 和 PLSR 时 *RMSECV* 随 PCA 主成分数和 PLSR 主因子数变化的趋势

注：△ -RBFNN，○ -PLSR

7. 交叉验证和预测效果 经内部交叉验证优选后的波长范围、光谱预处理方法、模型参数及模型性能等结果表明，除对三七总皂苷的预测效果略逊于 PLSR 外，用 RBFNN 建立的校正模型对人参皂苷 Rg_1、人参皂苷 Rb_1 和人参皂苷 Rd 的浓度预测效果均明显优于 PLSR。这表明 RBFNN 建立的校正模型对渗漉提取过程中人参皂苷 Rg_1、人参皂苷 Rb_1 和人参皂苷 Rd 的浓度预测准确度较好，但对总皂苷的预测效果较差，可能是由于测定总皂苷含量的比色法重现性较差，影响了模型的校正性能。

四、中药制剂生产过程分析

中药制剂的特点是除中药药味外，通常含有较多的辅料，并在制剂过程中还要经过混料、制粒、干燥、制剂、包衣、包装等多种工艺过程。不同企业的产品，由于处方的差异，不仅辅料的组成可能不同，活性成分的含量也会产生差异。因此，建立中药制剂生产过程质量控制和分析方法，对保证中药制剂质量的稳定性和均一性都极其重要。

【例 10 - 6】NIRS 对双黄连口服液中黄芩苷、绿原酸和连翘苷进行现场快速定量分析

双黄连口服液是由金银花、黄芩和连翘 3 味药制备而成，具疏风解表、清热解毒的作用，是治疗外感风寒的常用中成药。由于传统质量分析方法样品需要前处理、成本高、操作繁琐，难以做到现场快速检测，更无法实现对生产过程的在线质量监控和现场假劣药品的快速实验筛查。目前研究采用便携式 AOTF - NIR 光谱仪，结合偏最小二乘法（PLS）分别建立了绿原酸、黄芩苷和连翘苷的定量模型，结果重复性、稳定性均较好。步骤如下。

1. 样品收集　收集 7 个厂家 58 个批号双黄连口服液供试样品，随机选取 5 个样品组成验证集，其他作为校正集样品。

2. 样品测定　依照《中国药典》分别测定 58 个样品中黄芩苷、绿原酸、连翘苷的含量，每批样品取 3 份测定，相对偏差均小于 1.5%，以平均值作为测定结果。58 批样品中，黄芩苷含量最高的达 12.32mg/ml，最低的仅为 8.22mg/ml；绿原酸含量最高的达 2.47mg/ml，最低的仅为 1.09mg/ml；连翘苷含量最高的达 0.64mg/ml，最低的仅为 0.36mg/ml。说明不同厂家、不同批号之间含量差异较大，迫切需要加强对产品整个生产过程的系列质量监控。

3. 近红外光谱采集　将口服液样品置于备用试管中，用光纤探头插入试管，液体需将光纤探头的缺口部分完全覆盖，轻微晃动探头，使缺口部分可能存在的气泡消除，稳定后，开始扫描光谱。主要工作参数为：探头光程 10mm，测量方式为透反射测试，每一张光谱均为 300 次扫描的平均结果，波长范围从 1100 ～ 2300nm，波长增量为 2nm。每个样品重复扫描 3 次，得到原始光谱。双黄连口服液的原始光谱见图 10 - 27。

4. 光谱预处理方法的选择　对扫描得到的原始吸收光谱进行微分处理，可以消除基线漂移的影响，提高分辨率和灵敏度。但导数光谱法放大了相邻波长点差异的同时也可能导致噪声被放大，信噪比降低，因而针对不同的检测样本，建立模型前应对其光谱预处理方法进行优选。利用校正集决定系数（r^2）、内部交叉验证均方差（$RMSECV$）和验证集预测均方差（$RMSEP$）为综合指标考察不同光谱处理方法对模型性能的影响。结果显示一阶导数光谱法的预测效果最好。见图 10 - 28。

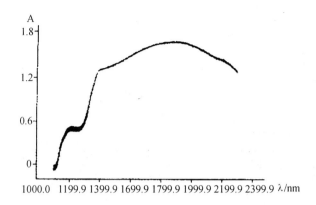

图 10 – 27 双黄连口服液 NIR 原始光谱图

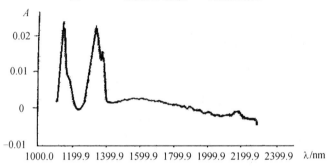

图 10 – 28 样品的一阶导数光谱谱图

5. 建模谱段的选择 近红外全波段光谱可能会有冗余信息，对光谱波段进行选择，如图 10 – 28 所示，1400～2300nm 区间内吸光度变化不明显，噪音干扰较大，可能影响模型的预测能力，而 1100～1400nm 区间信息量丰富。为进一步优选建模谱段，选择以上 2 个波段进行分析，以 r^2、*RMSECV* 和 *RMSEP* 为综合考察指标，结果以上 2 个波段均符合近红外定量分析模型方法学验证（r^2 越接近 1 越好、*RMSECV* 和 *RMSEP* 值越小越好）的常规要求。而 1100～1400nm 区间预测 3 个成分的模型 r^2 值相对小些，故选择在 1100～1400nm 谱段同时测定 3 种成分，可适应现场快速检测之需要。

6. 最优定量分析模型的确定 综合上述建模条件优选结果，决定采用一阶导数光谱，波长区间为 1100～1400nm 建立模型，将经过一阶导数光谱预处理后的光谱数据与 HPLC 分析数据进行关联，采用偏最小二乘法（PLS）、交叉验证法，用 The Unscrambler 定量分析软件建立模型。黄芩苷、绿原酸和连翘苷 3 个成分的主成分数则通过预测残差平方和（*PRESS* 值）－主成分（PC）数目的关系图来确定，见图 10 – 29，*PRESS* 值越小，说明模型的预测能力越好。

最终选定 3 个成分的主成分数分别为 6、5、5。从而得到较为理想的黄芩苷、绿原酸和连翘苷的定量模型。由模型看出样品中黄芩苷、绿原酸和连翘苷预测值与 HPLC 分析值之间相关性良好，测定数据偏差较小，内部交叉验证决定系数（R^2）分别是 0.9852、0.9705、0.9749，内部交叉验证均方差（*RMSECV*）分别为 0.1367、0.0766、0.0301。定量分析模型见图 10 – 30。

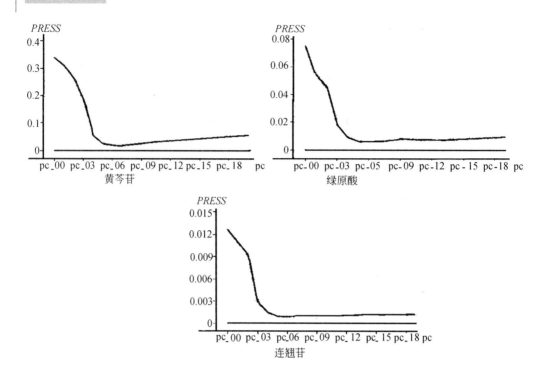

图 10 – 29　双黄连口服液中 3 个成分的 PRESS 值 – PC 关系图

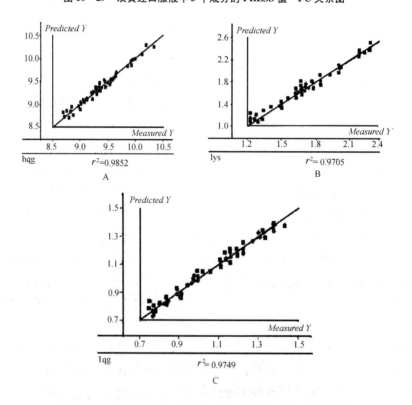

图 10 – 30　黄芩苷（A）、绿原酸（B）、连翘苷（C）、定量模型

7. 检测模型效果　分别以 PLS 建立 3 个成分的量模型，对 5 个外部验证集样品进行分析，样品的 NIR 光谱预测值与 HPLC 分析值之间相关性良好，相关系数 R 分别是 0.9909、0.9913、0.9640。

通过外部验证集样品验证，3 种指标成分的预测值与 HPLC 值的测定结果趋于一致，方法的精密度、稳定性可基本满足药物分析的要求。

【例 10 – 7】乳块消糖衣片包衣质量的近红外光谱法监测

乳块消片的包衣厚度是其质量控制的重要指标。与薄膜衣相比，由于糖衣片较厚，不能通过增重法测定厚度，而采用螺旋测微仪测定厚度的方法麻烦、耗时，生产过程中通过经验用包衣时间来控制包衣厚度，从而产生很大误差，影响药品的质量。采用 NIRS 技术建立了包衣厚度的快速测定方法。即运用 Kennard – Stone 法对乳块消糖衣片的近红外光谱样本进行校正集和验证集分类，然后采用偏最小二乘回归方法（PLSR）建立模型，测定其包衣厚度。研究结果表明，所建方法快速、无损、可靠。

1. 样品的包衣厚度测定　每个取样点取样品 4 ~ 6 片，共 104 个样本，用螺旋测微仪测定厚度。首先用螺旋测微仪测定片剂正中顶端厚度，然后剥去糖衣及隔离层，再测片心正中顶端厚度，取两厚度之差的 1/2 即为该片包衣厚度。

2. 近红外光谱的采集　光谱采集条件：采用积分球漫反射检测系统；NIR 光谱扫描范围 10000 ~ 4000 cm^{-1}；扫描次数 32；分辨率 8 cm^{-1}；以内置背景为参照。每份样品重复测定 6 次，取其平均光谱用于数据处理，样品的原始 NIR 光谱见图 10 – 31。

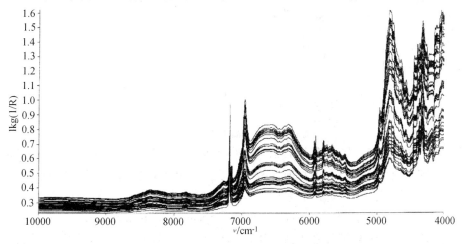

图 10 – 31　样品的原始 NIR 漫反射光谱图

3. 校正模型评价参数　光谱经过预处理后，采用 PLSR 建立乳块消糖衣片包衣厚度与 NIR 光谱之间的定量校正模型，以模型的相关系数（r）、内部交叉验证均方根差（RMSECV）、校正误差均方根（RMSEC）、预测均差方根（RMSEP）为指标，优化模型参数。

4. 校正集和验证集选取　采用 Kennard – Stone 法是把所有的样本都看作校正集候选样本，依次从中挑选样本进校正集。首先，选择欧氏距离最远的 2 个向量对进入校正集；定义 $ZnO\% = \dfrac{C \times V \times \dfrac{M_{ZnO}}{1000}}{S} \times 100$ 为从第 i 个样本向量到 j 样本向量的欧氏距离，假

设已有 k 个样本向量被选进校正集，这里 k 小于样本总数 n，针对第 v 个待选样本向量，定义最小距离：

$$D_{kv} = \min \ (d_{1v}, \ d_{2v}, \ \cdots, \ d_{kv}) \qquad (式 10-9)$$

所有待选样本向量的 D_{kv} 最大值：$D_{\min} = \max \ (D_{kv})$，拥有最大最小距离 D_{mkv} 的待选样本进入校正集。依此类推，达到要求的样本数目。此法优点是能保证校正集样本按照空间距离分布均匀，缺点是需要进行数据转换和计算样本两两空间距离，计算量大。

采取 PLSR 进行回归，共 104 个样本，取其中的 2/3 作为校正集，1/3 作为验证集。选择有代表性的校正集不但可以减少建模的工作量，而且直接影响所建模型的适用性和准确性。

图 10-32 为通过 Kennard-Stone 法挑选 104 个样本的主成分得分图。因前 2 个主成分（PC）已经代表了大于 90% 的光谱信息，所以将 PC1 对 PC2 作图，可得样本在主成分空间的分布情况。可以看出，所选样本的分布比较均匀，基本没有异常点存在，而且 34 个验证集样本也都被包容在校正集的空间内，校正集和验证集的取舍也比较合理。

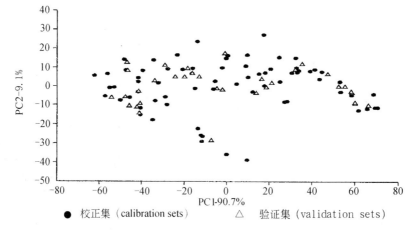

图 10-32　样品的主成分得分图

5. 建模方法选择　经研究分别比较逐步多元线性回归（SMLR）、偏最小二乘回归（PLSR）、主要成分回归（PCR）所建模型，表明以 PLSR 建立的模型性能较好。

6. 光谱预处理方法　研究中考察了多元散射校正（MSC）与标准正则变换（SNV）分别与导数法（First Derivation，FD 法；Second Derivation，SD 法）及平滑法 ［Savitzky-Golay（SG）滤波器平滑、Norris Derivative（ND）滤波器平滑］结合，作为光谱预处理方法，对模型性能的影响进行比较，发现 SNV 法、FD 和 SG 平滑法（五点三次多项式平滑）相结合作为光谱的预处理方法效果较好。这是因为在进行 NIR 漫反射光谱采集时，由于样品颗粒尺寸、均匀性等的影响，光程无法保持恒定，使用 MSC 与 SNV 对光谱进行处理，可以消除这些因素的影响。而导数处理既可以消除基线漂移，还可以起到一定的放大和分离重叠信息作用，但在对光谱进行微分处理时，由于噪声信号也同时被放大，因此需要和平滑处理结合。平滑处理的作用是提高信噪比，减少随机噪音。

7. 光谱波段选择范围　建立模型时可采用全谱或部分波段，虽然全谱包含的信息丰富，但存在各成分谱图重叠严重，光谱信息冗余，特征吸收区域不明显的问题，需要对采集到的波长进行优选。从 NIR 角度分析，5800.3～4994.73cm^{-1}是糖衣材料蔗糖中 CH、CH$_2$ 的一级倍频吸收，6861.48～6001.39 cm^{-1} 是蔗糖中的羟基的二级倍频吸收。

8. PLSR 主因子数的确定　在采用 PLSR 建模过程中，应对主因子数进行合理选择。通过留一交互验证方法，当 *RMSECV* 最小时的主因子数，即最佳主因子数。其结果见图 10−33。当主因子数为 8 时，*RMSECV* 值最小，确定其最佳主因子数为 8，此时 *RM-SECV* 为 0.0252。

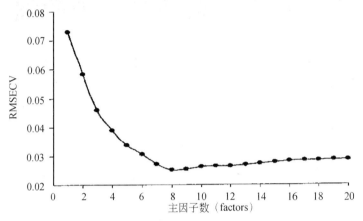

图 10−33　最佳主因子数和交叉验证结果

9. 预测结果　光谱经 SNV 法、FD 和 SG 平滑法相结合预处理后，在 6861.48～6001.39cm^{-1}和 5800.83～4994.73cm^{-1}2 个波段，采用 PLSR 建立包衣厚度最优的校正模型并进行预测，结果见图 10−34，校正模型的相关系数 *r* 为 0.9961，校正误差均方根（*RMSEC*）为 0.0149，预测误差均方根（*RMSEP*）为 0.0194，说明糖衣片的近红外光谱预测值能够准确地逼近实测值。

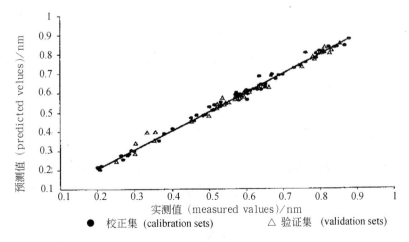

图 10−34　验证集样品 NIRS 预测值和包衣厚度相关图

本方法具有一定的普适性，有望推广用于其他片剂糖衣厚度的在线检测。

第十一章 中药质量标准的制定

　　中药质量标准是用以检验中药质量是否达到药用要求，以及其质量是否稳定均一的技术规定。研究制定出科学、合理、可行的质量标准，确保质量标准所设定的检测方法与指标能控制中药的质量，是中药质量分析的终端目标。本章介绍中药质量标准的主要内容以及质量标准研究制定的技术要求。

第一节 药品质量标准制定原则

一、药品质量标准的特性

　　药品应具安全性、有效性、稳定性及可控性。而质量标准在保证药品上述性质的同时，本身又具有如下特性。

　　1. 权威性　《中华人民共和国药品管理法》规定，药品必须符合国家药品标准，遇有产品处于合格边缘，或需要仲裁时，只有国家药品标准，特别是国家药典具有权威性。

　　2. 科学性　质量标准的制定，需要有足够量的实验次数，积累大量的数据资料，其方法的确定与限度的制定均应有充分的科学依据。

　　3. 进展性　质量标准是对客观事物认识的阶段小结，即使国家标准也难免有不够全面之处。随着生产技术水平提高和测试手段的改进，应对药品标准不断进行修订和完善。

二、质量标准制定原则

　　1. 质量标准的可控性原则　"质量可控"是药品标准的目标性原则。为了实现"质量可控"，药品质量标准的建立应充分考虑来源、生产、流通以及使用等各个环节可能影响质量的因素，有针对性的确定标准制定的内容，建立相应的检测方法。即一个完善的质量标准既要设置通用性项目，又要设置体现该药品自身特点的针对性项目，并能灵敏地反映质量的变化情况。

　　2. 检测方法的科学性原则　"准确灵敏"是检测方法选用的科学性原则。检测方法在可控的基础上应尽可能体现与真实值接近的准确性，最大限度减少各种偏差，同时体现该检测方法对被测药品的专属性。随着现代分析技术的发展，药品检测手段也已由经典方法向仪器化、自动化方向推进。现代分析技术具有快速、灵敏、专一的特点，但需要特殊的仪器设备。经典方法如滴定法、分光光度法等，简便易行，准确度高，不受设备条件的限制，在当前的药检工作中，仍占有一定的地位。选择检测方法，既要积极采用现代分析技术，又要结合药检工作的实际情况，把先进性和可行性相结合。此外，在选择检测方法时还要注重绿色环保，避免对检验者健康造成威胁和对环境造成污染，尽量采用毒害小、污染少的试剂，如提倡不使用毒性较大试剂苯、三氯甲烷等。

3. 标准制定的合理性原则　　"简便实用"是药品标准制定的合理性原则。药品质量标准的建立，应在实现科学性的前提下考虑其合理性，即不必要制定操作繁琐、费用高昂的检测方法去控制那些用简单方法即可实现的检测项目。

4. 标准格式规范化原则　　"格式规范"是国家药品标准规范统一的原则。所制定的药品质量标准应按现行版《中国药典》和《国家药品标准工作手册》的格式和用语进行规范，务求做到体例格式、文字术语、计量单位、数字符号以及通用检测方法等统一规范。

5. 标准持续改进原则　　"持续改进"是与时俱进而又需要相对稳定并逐步优化的过程。药品质量标准持续提高必须做到：一方面是通过实践，验证分析方法的可控性和稳定性，随着分析方法新技术的发展，不断地改变或优化方法，使检验项目设置更科学、合理，方法更成熟、稳定，操作更简便、快捷，结果更准确、可靠，以保证药品的安全、有效和质量的提高；另一方面是随着基础研究的不断深入，其质量标准也应随着不断提高完善，使之能更客观、更全面地反映药品质量。

三、中药质量标准研究程序

1. 依据相关法规制定研究方案　　研究方案的设计应根据国家食品药品监督管理局颁发的《药品注册管理办法》中对中药制剂及其原料药材质量标准研究的技术要求，以及国家药典委员会颁发的《中国药典中药质量标准研究制定技术要求》等相关法规，质量标准拟定的各项内容参照现行版《中国药典》。

2. 查阅有关文献资料　　根据研究对象，查阅其在化学成分、药理作用以及质量控制等方面的研究资料，为制定质量标准提供参考和依据。

3. 试验研究　　针对影响中药质量的关键因素进行细致的考察及试验，积累的各项原始试验数据要求准确可靠，以保证药品质量的可控性和重现性。

4. 制定质量标准草案并编写起草说明　　根据已确定的质量标准的项目和限度，参照现行版《中国药典》的规范用语及格式，制定出合理、可行的质量标准。起草说明的项目应与质量标准草案正文一一对应。

第二节 中药质量标准的制定

一、中药质量标准的主要内容

中药材质量标准的内容，一般包括：名称、来源、性状、鉴别、检查、浸出物、含量测定、炮制、性味与归经、功能与主治、用法与用量、注意及贮藏等项目。

单列饮片标准的内容，基本同药材标准，但来源简化为"本品为××（指原药材）的炮制加工品"，并增加【制法】项，收载相应的炮制工艺；饮片的【性味与归经】、【功能与主治】如有改变，应收载炮制品的性能。列在药材【炮制】项下的饮片，不同于原药材的项目应逐项列出，如【制法】、【性状】、【含量测定】等，并需明确规定饮片相应项目的限度。

与药材标准收载内容比较，植物油脂和提取物标准的内容变化在于：①名称上不设拉丁名，但增设了英文名；②增加了【制法】项；③增加了【特征图谱】或【指纹图谱】项。

中药制剂的质量标准，一般包括：名称（中文名和汉语拼音）、处方、制法、性状、鉴别、特征图谱或指纹图谱、检查、含量测定、功能与主治、用法与用量、注意、规格及贮藏等项目。

二、药材和饮片质量标准制定的技术要求

（一）名称

名称包括中文名、汉语拼音及拉丁名。卫生部颁布的《中药命名原则》中关于中药材及饮片的命名，有如下原则。

1. 中药材的命名

（1）中文名

①一般应以全国多数地区习用的名称命名；如各地习用名称不一致或难以定出比较合适的名称时，可选用植物名命名。

②中文名一般不加药用部位，如麻黄不叫麻黄草；若采用习用名，其中已包括药用部位者，可保留药用部位名，如白茅根、枇杷叶等。

③对于地区用药习惯不同、品种来源比较复杂的中药材，如需分列几个中药材，命名时应考虑使它们之间保持一定的联系，如五加皮和香加皮。

④药材人工方法制成品，其中文名称应与天然品的中文名称有所区别，如人工麝香、培植牛黄。

⑤中药材的汉语拼音名，第一个字母需大写，并注意药材读音习惯，如阿胶 Ejiao、阿魏 Awei；药名较长（一般在五个字以上）者，可按音节分为两组拼写，每组的第一个字母需大写，如凤仙透骨草 Fengxian Tougucao；在拼音中如有与前一字母合拼能读出其他音的，要用隔音符号，如地耳草 Di'ercao。

（2）拉丁名

①除少数藻、菌、动物、矿物药材可不标明药用部位外，大多需要标明药用部位。药用部位拉丁名用第一格，原植（动）物拉丁名用第二格，如远志 Polygalae Radix；如有形容词，则放在最后，如苦杏仁 Armeniacae Semen Amarum、淡豆豉 Sojae Semen Praeparatum。需要说明的是，组成药材拉丁名的两部分词序位置可以互换，2005 年版及以前历版《中国药典》中药材拉丁名采用"药用部位拉丁名在前，原植（动）物拉丁名在后"的命名形式，《中国药典》（2010 年版）则采用"原植（动）物拉丁名在前，药用部位拉丁名在后"的命名形式。

②一味药材包括两个不同药用部位时，把主要的或多数地区习用的药用部位列在前面，用"et"相连接，如大黄 Rhei Radix et Rhizoma。

③一味药材的来源为不同科、属的两种植物或同一植物的不同药用部位，需列为并列的两个拉丁名，如昆布 Laminariae Thallus Eckloniae Thallus。

④药材的拉丁名一般采用属名或属种名命名，分为以下几种情形：

以属名命名：在该属中只有一个种作药用，或该属有几个药用种，但均作为一味药材使用，如白果 Ginkgo Semen（一属只一个植物种作药材用）、麻黄 Ephedrae Herba（一属有几个植物种作同一药材用）；有些药材虽然所在属中有几个物种作不同的药材使用，但习惯已采用属名作拉丁名，一般不改动，而把同属其他种的药材，加上种名使之得以区分，如细辛 Asari Herba 与杜衡 Asari Forbesii Herba、黄精 Polygonati Rhizoma 与玉竹 Polygonati Odorati Rhizoma。

以属种名命名：同属中有几个物种来源，分别作为不同药材使用的，按此法命名，如当归 Angelicae Sinensis Radix、独活 Angelicae Pubescentis Radix、白芷 Angelicae Dahuricae Radix。

以种名命名：属于习惯用法，应少用，如人参 Ginseng Radix et Rhizoma、柿蒂 Kaki Calyx、红豆蔻 Galangae Fructus。

少数药材按照国际上常用的俗名作拉丁名，且来源与国外相同的，也可采用，如全蝎用 Scopio 而不用 Buthus、芥子用 Sinapis Semen 而不用 Brassicae Semen；但阿魏在国际上用 Asafoetida，而我国产的植物种来源不同，所以改用 Ferulae Resina。

2. 饮片的命名

（1）饮片是中药材经过炮制后可直接用于中医临床或制剂生产使用的处方药品，其名称应与药材名称相对应，如炙黄芪、蜜麻黄、熟地黄。

（2）以鲜品应用的饮片，在原药材前冠上"鲜"字，如鲜薄荷；以修治、净选、切制成的生用饮片，按原药材命名；剧毒和生熟品差异较大的药材，在药材名前加"生"字，以资区别，如生草乌、生天南星等。

（3）以炒、蒸、煅等方法炮制的饮片，在中药材名前冠以炮制方法或后缀以炮制后的形态，如煨肉豆蔻、煅石膏、巴豆霜、地榆炭；加辅料炮制或以功能定名的饮片，冠以辅料名或习惯用名，如酒白芍、清半夏。

（4）炮制品的汉语拼音名与中药材的汉语拼音命名方法相同。

（5）炮制品的拉丁名在其中药材的拉丁名后加上 Praeparata。

（二）来源

包括基原即原植（动）物的科名、植（动）物的中文名、拉丁学名，以及药用部位、采收时间、产地加工和药材传统名称；矿物药包括该矿物的类、族、矿石名或岩石名、主要成分及产地加工。

1. 基原与药用部位 原植物的科名、拉丁学名的主要参照依据为《Flora of China》及《中国高等植物图鉴》，如该植物不在《Flora of China》已出版卷册及《中国高等植物图鉴》收载范围，则依照《中国植物志》的相关卷册核定。各地方植物志、《新编中药志》《常用中药材品种整理和质量研究》等资料可供参考。

现行版《中国药典》未收载的新增药材品种，应进行原植物的鉴定。

药用部位是指植（动、矿）物经产地加工后可药用的某一部分或全部。

2. 采收时间 采收时间与药材质量有密切关系，故应对采收时间进行考察，使规定的最佳采收时间能保证药材质量。

采收时间如必须控制在某生长阶段的，则应明确规定，如"花盛开时采收"、"枝叶茂盛时采收"；有的品种对采收时间段虽不十分敏感，但某生长阶段的采收质量相对较好，则可规定为"全年均可采收，以枝叶茂盛时采收为佳"等；凡全年均可采收，对药材质量无影响者，规定为"全年均可采收"。

3. 产地加工 主要规定药材采收后进行加工处理的基本要求。有的药材由于地区习惯不同，加工的方法不一，尽可能选择能确保质量具有代表性的一种方法，必要时也可列两种方法。

加工处理应重点注明以下方法，因其影响药材质量及性状，如"烤干"、"趁鲜切片后干燥"、"开水略烫后干燥"、"刮去外皮后干燥"等。

（三）性状

性状主要指药材、饮片的形状、大小、表面（色泽、特征）、质地、断面、气、味等特征。按药材、饮片的实际形态描述，描述要抓主要特征，文字要简练，用语要准确。

性状的观察方法主要是运用感官来鉴别，如用眼看（较细小的可借助扩大镜或解剖镜）、手摸、鼻闻、口尝等方法。

多来源的药材，其性状无明显区别者，可合并描述；有明显区别者，应分别描述。药材形状有明显区别，但来源相互交叉，则按传统习惯以药材的形状分别描述，如川贝母中"松贝"、"青贝"、"炉贝"。

无论是根、根茎、藤茎、果实、皮类药材，应尽量多描述断面特征，以便进行破碎药材或饮片的性状鉴别，也可避免饮片性状的重复描述内容。

（四）鉴别

鉴别是指鉴别药材、饮片真伪的方法，包括经验鉴别、显微鉴别（组织切片、粉末或表面制片、显微化学反应等)、理化鉴别(一般理化鉴别、色谱鉴别和光谱鉴别等)和 DNA 分子标记鉴别。所选用方法要求专属、灵敏、快速、简便,并应尽可能区别同类相关品种或可能存在的易混淆品种。

1. 经验鉴别 是用传统的实践经验,对药材、饮片的某些特征,采用直观方法进行鉴别真伪的方法,如蟾酥药材的经验鉴别方法是"取本品断面沾水,即呈乳白色隆起"、胖大海药材的经验鉴别方法为"取本品数粒置烧杯中,加沸水适量,放置数分钟即吸水膨胀成棕色半透明的海绵状物"。

2. 显微鉴别 是指用显微镜对药材、饮片的切片、粉末、解离组织或表面制片的显微特征进行鉴别的一种方法。

(1)凡有下列情况的药材、饮片,应尽量规定显微鉴别,即组织构造特殊或有明显特征可以区别类似品或伪品的;外形相似或破碎不易识别的;或某些常以粉末入药的毒性或贵重药材、饮片。

(2)鉴别时选择具有代表性的样品,根据鉴定的对象与目的,制备组织、表面或粉末显微切片,观察。对植物类药材,如根、根茎、藤茎、皮、叶等类,一般制作横切片观察,必要时制作纵切片;果实、种子类多制作横切片或纵切片观察;木类药材制作横切片、径向纵切片及切向纵切片三个面观察;观察粉末类药材或药材粉末特征时,制作粉末装片。

(3)显微粉末鉴别,通常观察并收载药材细粉(过 5 号筛)的特征,以便与成方制剂粉末药材投料的生产实际相一致。但观察药材粉末,尤其是腺毛、非腺毛、纤维、导管等细长特征时,也可取过 4 号筛的药材粉末观察。

(4)对于多来源药材或易混淆品应注意考察显微特征是否一致,在组织构造和粉末特征研究的基础上,确定显微特征的相同和不同点,并说明其专属性。

(5)显微特征描述力求准确规范。应选择容易观察、具有鉴别意义的专属特征列入标准。

3. 理化鉴别 包括物理、化学、光谱、色谱等方法,根据药材、饮片中所含化学成分而规定,但必须注重方法的专属性及重现性。中药材因成分复杂,干扰物质多,一般理化鉴别、光谱鉴别方法很难符合专属性的要求,因此,除矿物药材及炮制品外,原则上不予采用。

(1)**一般理化鉴别** 应在明确鉴别成分或成分类别时,选择专属性强及反应明显的显色反应、沉淀反应、荧光现象等理化鉴别。选择显色反应、沉淀反应,一般选择 1~2 项,供试液应经初步分离提取,以避免出现假阳性的结果。

选择荧光特征鉴别时,可采用药材新的切面(或粉末),置紫外光灯下直接观察,或药材、饮片经过提取处理后直接观察,或将溶液滴在滤纸上观察,使用波长根据实际应用标明。注意荧光颜色描述应尽量准确。荧光鉴别的收载一定要慎重,应考察药材、饮片放置不同时间引起的荧光变化情况。

(2)**光谱鉴别** 矿物药的某些光谱特征,可作为鉴别的依据。

对于某些药材、饮片,当难以建立专属性鉴别方法时,如含有的化学成分在紫外或可见光区有特征吸收光谱，也可作为鉴别的依据。鉴别特征可采用测定最大吸收波长，如有 2~3 个特定吸收波长时，可测定各波长吸收度的比值。

（3）**色谱鉴别** 色谱鉴别是利用薄层色谱、气相色谱或液相色谱等对中药材、饮片进行真伪鉴别的方法。薄层色谱法具有专属性强、快速、经济、操作简便、重现性好等优点而被广泛采用，气相色谱与高效液相色谱鉴别一般用于薄层色谱分离度差、难以建立有效鉴别方法的样品，其条件一般不能采用与含量测定相同的色谱条件进行，因为含量测定色谱条件的建立只考虑单一或几个被测成分，而鉴别需要获得能表征该品种有别于其他品种的整体特征，因此气相色谱与高效液相色谱在鉴别中主要用于多来源的种间和种内或难鉴别易混淆药材特征图谱鉴别。

4. DNA 分子标记鉴别 DNA 分子标记鉴别是指通过比较药材间 DNA 分子遗传多样性差异来鉴别药材基原、确定学名的方法。适用于采用性状、显微、理化以及色谱鉴别等方法难以鉴定药材的鉴别，如同属多基原药材、动物药等的鉴别。

（五）检查

检查是指对药材、饮片的含水量、纯净程度、有害或有毒物质等进行的限量或含量检查。应根据药材、饮片的具体情况规定检查项目，制定能真实反映其质量的指标和限度，以确保安全与有效。如产地加工中易带进非药用部位的应规定杂质检查；易夹带泥沙的需做酸不溶性灰分检查；一般均应有水分、灰分检查；栽培药材，还应提供重金属及有害元素、农药残留量等研究资料，必要时在质量标准正文中做相应规定；易霉变的品种应增加黄曲霉毒素检查；某些品种还需进行二氧化硫残留量检查。

《中国药典》附录收载的检查方法，根据药品的不同情况会按序排列多个方法，制定质量标准时，应考察每种方法对所测药材、饮片的适用性，一般应在标准中明确具体的试验方法，同时描述供试品溶液制备的方法。

在制定限度时，注意应使用代表性的样品来积累数据，制定出切实可行的限度。

（六）浸出物测定

浸出物是指用水、乙醇或其他适宜溶剂，有针对性地对药材、饮片中相应的有效物质群进行测定，根据采用溶剂不同分为水溶性浸出物、醇溶性浸出物及挥发性醚浸出物等。适用于尚无法建立含量测定，或虽已建立含量测定、但所测定成分与功效相关性差或含量低的药材和饮片，以便更好地控制质量。测定方法照《中国药典》附录"浸出物测定法"测定，并注明所用溶剂。含量按药材、饮片的干燥品计算，并规定限度指标。

（七）含量测定

含量测定是指用化学、物理或生物方法，对药材含有的有效成分、指标成分或类别成分进行测定，以评价其内在质量的项目和方法。凡已知有效成分、毒性成分及能反映药材内在质量的指标成分，均应建立含量测定项目。

1. 测定成分的选定

（1）应首选有效或活性成分，如药材、饮片含有多种活性成分，应尽可能选择与中医用药功能与主治相关成分。

（2）为了更全面控制质量，可以采用同一方法测定 2 个以上多成分含量，制定各成分的含量限度或以总量计制定含量限度。

（3）对于尚无法建立有效成分含量测定，或虽已建立含量测定、但所测定成分与功效相关性差或含量低的药材和饮片，而其有效成分类别又清楚的，可进行有效类别成分的测定，如总黄酮、总生物碱、总皂苷、总鞣质等的测定；含挥发油成分的，可测定挥发油含量。

（4）某些品种，除检测单一专属性成分外，还可测定其他类别成分，如五倍子测定没食子酸及鞣质；姜黄测定姜黄素及挥发油含量等。

（5）应选择测定药材、饮片所含的原型成分，不宜选择测定水解成分。

（6）不宜采用无专属性的指标成分或微量成分（含量低于万分之二的成分）定量。

2. 含量测定方法的选择　含量测定方法很多，常用的如经典分析方法（容量法、重量法）、紫外－可见分光光度法、高效液相色谱法、薄层扫描法、气相色谱法、其他理化检测方法以及生物测定法等。对测定方法的选择应遵循"准确、灵敏、简便、快速"的原则，同时要考虑到方法的专属性、重现性、稳定性及实际工作中的可操作性等。

3. 含量测定方法的验证　含量测定应进行分析方法验证，确证其可行性，验证方法按照《中国药典》"中药质量标准分析方法验证指导原则"进行。验证内容有准确度（即回收率试验）、精密度、专属性、线性、范围、检测限、定量限、耐用性等。

4. 含量限（幅）度的制定　含量限（幅）度的制定，应根据药材、饮片的实际情况来制定。一般应根据不低于 10 批样品的测定数据，按其平均值的 ±20% 作为限度的制定幅度，以干燥品来计算含量；毒性药材、饮片要制定限度范围，根据毒理学研究结果及中医临床常用剂量，确定合理的上下限数值。

含量限度表示的方式，有以下几种。

（1）所测定成分为有效成分时可只规定下限；所测定成分为有毒成分时可作限量检查，只规定上限。

（2）所测定成分为有毒成分同时又为有效成分时必须规定幅度，如马钱子规定"本品按干燥品计算，含士的宁（$C_{21}H_{22}N_2O_2$）应为 1.20%～2.20%"。

（3）凡含有两种以上的有效成分，而且该类成分属于相互转化的，可规定二种成分之和，如苦参规定"本品按干燥品计算，含苦参碱（$C_{15}H_{24}N_2O$）和氧化苦参碱（$C_{15}H_{24}N_2O_2$）的总量，不得少于 1.2%"。

（4）多植物来源的药材、饮片，如外形能区分而其含量差异又较大者，可制定两个指标，如昆布规定"本品按干燥品计算，海带含碘不得少于 0.35%；昆布含碘不得少于 0.20%"。

三、植物油脂和提取物质量标准制定的技术要求

植物油脂和提取物是指从中药材或饮片及其他药用植物中制得的挥发油和油脂、粗提物、有效部位、组分提取物和有效成分。具体包括：

①挥发油和油脂：系指压榨或提取制成的油状提取物。

②粗提物：系指以水或醇为溶剂经提取制成的流浸膏、浸膏或浸膏粉。

③有效部位、组分提取物：系指含有一类或数类成分的有效部位或组分，其含量应达到50%以上。

④有效成分提取物：系指有效成分含量达到90%以上。

（一）名称

包括中文名、汉语拼音名及英文名。挥发油和油脂命名以药材名加"油"构成；粗提物命名以药材名加"提取溶剂"加"提取物"构成，提取溶剂为水时可省略为药材名加"提取物"构成；有效部位、组分提取物命名以药材名加有效部位、组分名构成，如有效部位、组分是由两类成分构成，均应在名称中体现，例如"银杏酮酯"；有效成分提取物命名以有效成分名称命名，不同来源的同一种有效成分在命名时要冠以药材名，如从西红花中提取得到西红花苷Ⅰ，可以命名为"西红花苷Ⅰ"，从栀子中提取得到西红花苷Ⅰ，应命名为"栀子西红花苷Ⅰ"。

（二）来源

多来源药材提取物应固定一个基原，如必须采用两种以上基原植物的必须固定相互间的比例，并说明其以何种中药或药用植物加工制得。

需写明该中药或药用植物的原植（动）物科名、植（动）物中文名、拉丁学名、药用部位，有效成分应写出分子式、分子量和结构式，挥发油和油脂要写明简要提取方法。

（三）制法

挥发油和油脂、有效成分不写制法；粗提物和有效部位、组分提取物应列制法项，包括药材名称、用量、前处理方法、使用溶剂、提取方法、提取次数、浓缩方式等，应研究得率的范围，但对制成总量不作规定。

应对药材的前处理方法（包括粉碎、切制等）进行研究，还应考察提取工艺所采用溶剂、提取方法、提取次数等主要参数、浓缩的方法与指标、分离纯化的方法与主要参数。分述如下。

1. 采用水煮醇沉工艺的制法项下，应规定煎煮次数与每次煎煮的时间、浓缩的指标、乙醇用量或含醇量（%）、放置条件与时间等。

2. 采用醇提工艺的制法项下应规定加热回流提取所用乙醇的浓度、回流次数、每次回流的时间等。

3. 采用渗漉法提取工艺的制法项下应规定渗漉所用溶剂种类、浸渍时间、渗漉速度、渗漉液收集量等。

4. 采用浸渍工艺的品种，制法项下应规定浸渍溶剂的名称、浓度、用量与浸渍的方法与时间。

5. 采用活性炭处理的品种应注明其来源和活性范围、使用次数与用量。

6. 使用吸附树脂进行分离纯化工艺的品种，应注明吸附树脂的名称与型号，洗脱溶剂、用量与方法。

7. 考察提取液的浓缩干燥方法、应控制的浓缩指标（如测定相对密度）、干燥所需温度与时间等。

（四）性状

挥发油和油脂应规定外观颜色、气味、溶解度、相对密度和折光率等；粗提物和有效部位提取物应规定外观颜色、气味等；有效成分提取物应规定外观颜色、溶解度、熔点、比旋度等。

（五）鉴别

因为植物油脂和提取物已经不具备原药材形态鉴别的特征，其鉴别方法除理化鉴别外，还应建立能表征其化学成分整体轮廓的特征或指纹图谱。

提取物特征或指纹图谱的建立，应重点考察制备工艺过程中谱图的变化；在对药材产地、采收期、基原调查基础上，建立药材图谱。药材与提取物特征或指纹图谱应具相关性，提取物图谱中的特征或指纹峰在药材的色谱图上应能指认。原则上应根据所含主成分进行相关表征，并体现在特征图谱或指纹图谱中，要求至少指认其中 3 个以上的有效成分、特征成分或主成分，并对指认色谱峰的相对保留时间和相对峰面积作出规定，或用相似度评价软件规定其相似度。

（六）检查

检查项下规定的各项内容是指提取物在生产、贮藏过程中可能含有并需要控制的物质，包括安全性、均一性与纯度要求。应根据原料药材中可能存在的有毒成分、生产过程中可能造成的污染情况、剂型要求、贮藏条件等建立检查项目，检查项目应能真实反映中药提取物质量，并确保安全。

检查项一般应根据剂型的情况选择以下项目进行研究：相对密度、酸碱度或 pH 值、乙醇量、水分、灰分、总固体、干燥失重、碘值、酸败度、炽灼残渣、酸值、皂化值、有毒有害物质检查（重金属与有害元素、农药残留、有机溶剂残留、大孔树脂残留物）等。

提取物的检查项应视具体情况按上述要求进行，对于有效成分提取物，应对主成分以外的其他成分进行系统研究，讲清化学组成，并设相关物质检查，其要求同化学原料药。

作为注射剂原料的提取物检查项除上述检查项外，还包括色度、酸碱度、水分、总固体、蛋白质、鞣质、树脂、草酸盐、钾离子、有害元素（铅、镉、汞、砷、铜）、溶剂残留等，并制定控制限度。

（七）含量测定

应对提取物进行相关成分的含量测定并制定限度；对于有效部位、组分提取物必须建立成分类别的含量测定。

（八）稳定性研究

提取物属制剂中间体，应对光照、温度、湿度（包括含水量）等因素作稳定性考察研究，一般按照《中国药典》现行版附录"药物稳定性试验指导原则"进行。

（九）包装与贮藏

应对直接接触提取物的包装材料和贮藏条件进行考察。

四、中药制剂质量标准制定的技术要求

制定中药成方制剂质量标准，首先应注意与方中原药材或提取物质量标准的衔接性与一致性。例如，成方制剂中含有现行版药典未收载的药材，应在起草说明中注明所执行的标准，如中药材部颁标准、进口药材标准、民族药标准、地方药材标准等，并附标准复印件；无药材标准的应制定地方药材标准一并上报。又如，成方制剂中处方药味以提取物（浸膏）表述的，其制法如与药典已收载的提取物标准相同，则应使用药典提取物名称，执行该提取物标准；若与药典标准不同或药典未收载，则应将该提取物标准列于标准正文之下。此外，中药成方制剂质量标准在处方、制法、性状、检查、含量测定等方面有其不同之处，简要列举如下。

1. 处方

（1）成方制剂应列处方；单味制剂为单一药味，故不列处方，而在制法中说明药味及其分量；制剂中使用的药引、辅料及附加剂一般不列入处方中，在制法中加以说明。

（2）处方中的药材名称，凡国家标准已收载的药材，一律采用最新版规定的名称。地方标准收载的品种与国家药品标准名称相同而来源不同的，应另起名称。国家药品标准未收载的药材，应采用地方标准收载的名称，并另加注明。

（3）处方药味的排列，根据中医理论，按"君、臣、佐、使"顺序排列，书写从左到右、从上到下。

（4）处方中药材不注明炮制要求的，均指净药材（干品）；某些剧毒药材生用时，冠以"生"字，以引起重视；处方中药材属炮制品的，一般用括号注明，与药典方法不同的，应另加注明。

（5）处方中各药材的量一律用法定计量单位，重量以"g"为单位，容量以"ml"

为单位，全处方量应以制成 1000 个制剂单位的成品量为准。

2. 制法

（1）制法项下主要叙述处方中药物共多少味（包括药引、辅料）。各味药处理的简单工艺，对质量有影响的关键工艺应列出控制的技术条件（如时间、温度、压力、pH 值等）。

（2）属于常规或《中国药典》已规定的炮制加工品，在制法中不需叙述，特殊的炮制加工可在附注中叙述。

（3）制法中药材粉末的粉碎度用"粗粉"、"中粉"、"细粉"、"极细粉"等表示，不列筛号。

（4）单味制剂如属取原料直接打粉或直接投料，按常规方法制作、不需经过各种处理的，可不列制法，如珍珠粉胶囊。

3. 性状　一种制剂的性状往往与投料的原料质量及工艺有关。原料质量有保证，工艺恒定，则成品的性状应该基本一致，故质量标准中规定制剂的性状，能初步反映其质量情况。制剂的性状指成品的颜色、形态、形状、气味等。

（1）除去包装后的直观情况，按颜色、外形、气味依次描述；片剂、丸剂如有包衣的还应描述除去包衣后的片芯、丸芯的颜色及气味，硬胶囊剂应写明除去胶囊后内容物的色泽；丸剂如用朱砂、滑石粉或煎出液包衣，先描述包衣色，再描述除去包衣后丸芯的颜色及气味。

（2）制剂色泽如以两种色调组合的，描写时以后者为主，如棕红色，以红色为主，书写时颜色、形态后用分号（；）。色泽避免用各地理解不同的术语，如青黄、土黄色、肉黄色、咖啡色等。

（3）外用药及剧毒药不描述味。

4. 检查　中药制剂的检查包括制剂通则检查和杂质检查。在检查项中应先描述制剂通则规定以外的检查项目，再写上"其他应符合×剂项下有关的各项规定"。如治糜康栓检查项描述为："酸度……应为 3.5～4.5。其他应符合栓剂项下有关的各项规定"。

中药制剂中的杂质检查项目，应根据处方组成、制备工艺、剂型及临床应用等具体情况而定。例如：

（1）含有毒性药材的制剂，原则上应制定有关毒性成分的检查项目，以确保用药安全。

（2）生产过程可能造成重金属和砷盐污染的中药制剂，使用含有矿物药、海洋药物、地龙等动物药及可能被重金属和砷盐污染的中药材生产的中药制剂，应制定重金属和砷盐的限量检查。

（3）中药注射剂应制定铅、镉、砷、汞、铜检查项，含雄黄、朱砂的制剂应采用专属性的方法对可溶性砷、汞进行检查，并制定限度，严格控制在安全剂量以下。

（4）使用乙酸乙酯、甲醇、三氯甲烷等有机溶剂萃取、分离、重结晶等工艺的中药制剂，应检查溶剂残留量，规定残留溶剂的限量。

（5）工艺中使用非药用吸附树脂进行分离纯化的制剂，应控制树脂中残留致孔剂和降解产物。根据吸附树脂的种类、型号规定检查项目，主要有苯、二甲苯、甲苯、苯乙烯、二乙基苯等。

5. 含量测定

（1）测定成分的选定

①应首选制剂处方中的君药、臣药、贵细药及毒性药中的有效成分进行含量测定；如处方中君药、臣药、贵细药及毒性药的有效成分不明确或无专属性方法进行测定时，也可选择组方中佐、使药或其他能反映药品内在质量的成分进行含量测定。若处方中含有化学药成分应进行含量测定。

②如被测成分与其他性质相近的成分难以分离或提取分离方法过于繁琐，可以测定相应成分的总量再以某一主成分计算含量。

③为了更全面控制中药制剂质量，可以分别测定两个以上单一有效成分的含量；也可以测定单一有效成分后再测定其类别成分总量，如总黄酮、总生物碱、总皂苷、总鞣质等。

④尽量与药材测定成分相对应，以便更有效的控制质量。

（2）含量限度的确定

①含量限度应根据中药制剂实测结果与原料药材的含量情况确定。尽可能多的测定数据才有足够的代表性，至少应有 10 批以上样品与原料药材数据为依据，一般原粉入药的转移率要求在 90% 以上。

②有毒成分及中西药复方制剂中化学药品的含量应规定上下限，上下限幅度应根据测试方法、品种情况、转移率及理论值确定，一般应在 ±5% ～ ±20% 之间，并在安全有效范围内，制定上下限应有充分依据。

五、供研究制定质量标准用样品

1. 样品收集　收集样品前应认真考证该药材品种的来源、产地、资源情况（写入起草说明）。收集的样品应具有代表性，应选择在主产区收集，如有道地产区则选择在道地产区收集，避免在迁地植物种质保存区（如标本园）采集；药材样品产地加工遵循当地传统方法；对于容易区分的多来源品种，每种来源都要收集 3～5 批样品，单来源的品种至少应收集 10 批以上（道地产地样品至少不少于 2～3 批）。同时还应注意多收集该品种的易混伪品供比较研究用。

收集的饮片、提取物、成方制剂样品应由通过 GMP 认证的全国不同省份的加工生产企业提供（同时收集对应生产饮片、提取物的原药材），并标明生产企业、生产批号、炮制工艺、制备工艺等相关信息。对于具有多种不同规格的品种，尽量收齐全部规格的样品。避免从同一供货渠道收集实际为一批样品的"多批样品"。

中药制剂质量标准研究所用阴性对照，系指生产单位按处方除去被测定的药味，按制法制备的样品，注意应包括所有的辅料和工艺步骤，制成量应与原标准相符。

2. 样品鉴定　收集的药材样品应标明产地（如有可能标明野生或家种）、收集地、收集时间等。现行版《中国药典》未收载的新增药材品种，要求附带 2 份蜡叶标本，蜡叶标本需经相关专家鉴定、签名并写入起草说明中。

六、供研究制定质量标准用标准物质

标准物质是质量标准制定和质量检验实施的基础与关键。中药标准物质由国家药品监督管理部门指定中国食品药品检定研究院制备、标定和供应。实际工作中，如果所用标准物质为现行国家药品标准收载并由中国食品药品检定研究院提供者，可直接采用；其他来源的标准物质，则应按以下工作程序制备，并提供资料，经省级以上药品检验所（研究院）标定或鉴定后方可使用，并同时向中国食品药品检定研究院申请备案。

中药质量标准用标准物质包括化学对照品、对照药材和对照提取物。

1. 化学对照品 化学对照品是结构确认的、纯的化合物。供含量测定用的对照品，含量（纯度）应在98%以上，供鉴别用的对照品，含量（纯度）应在95%以上。《中国药典》（2010年版）收载有中药化学对照品464种。

2. 对照药材 对照药材指经过准确鉴定、基原明确的药材粉末。对照药材是我国药品检验工作中按标准规定供薄层鉴别使用的、除中药化学对照品外的另一类对照物质，主要用于中药材、中药饮片、中药提取物、中药制剂的薄层鉴别。对照药材在充分利用色谱信息、提高鉴别方法的专属性上，具有其他对照物质不可替代的重要作用。《中国药典》（2010年版）收载有对照药材369种。

3. 对照提取物 对照提取物包括药材提取对照物和挥发油对照物。这是一类非单体成分对照物，但要求其主要成分比例相对固定。对照提取物若用于鉴别，具有类似于对照药材在提高鉴别方法专属性上的优点；若用于含量测定，则具有制备简单、价格低廉等优点。《中国药典》（2010年版）收载有银杏叶对照提取物、三七总皂苷对照提取物等16种对照提取物。

第三节　中药质量标准的起草说明

在制定中药质量标准的同时，还应编写起草说明，以阐述标准起草过程中，规定的各个项目的理由以及各项检测方法和指标的依据。起草说明应包括理论性解释和实践工作中的经验总结，尤其是对中药的真伪鉴别及质量控制方面的经验和实验研究，即使不太成熟（质量标准正文中没有收载的项目），但有实用意义的也可编写在内。

一、中药材、饮片质量标准起草说明

1. 名称 对正名选定的说明，以及历史名称、别名或国外药典收载名。

2. 来源

（1）历史沿革 简要说明始载于何种本草，历代本草的考证及历代本草记载中有无品种改变情况，目前使用和生产的药材品种情况，以及历版《中国药典》的收载、修订情况。

（2）原植（动、矿）物 原植（动、矿）物形态按常规描写。突出重点，同属两

种以上的可以前种为主描述，其他仅写主要区别点。学名有变动的应说明依据。

（3）生境与主产地　野生或栽培（有无 GAP 基地）。主产的省、市、自治区名称按产量大小次序排列。地道药材产地明确的可写出县名。

（4）采收时间　采收时间与药材质量有密切关系的，采收时间应进行考察，并在起草说明中列入考察资料。

（5）采收加工　产地加工的方法，包括与主要主产地不同的方法或有关这方面的科研结果。

3. 性状　说明性状描述的依据，主要包括：①正文描述性状的药材标本来源；②增修订性状的理由，若由于栽培发生性状变异，应附详细的质量研究资料；③各药材标本间的差异，多基原药材合写或分写的理由；④曾发现过的伪品、类似品与本品性状上的区别点；⑤未列入正文的某些性状特点及理由。

4. 成分　摘引文献已报道的化学成分。注意核对其原植（动、矿）物品种的拉丁学名，应与标准收载的品种一致。化学成分的中文名称后用括号注明外文名称，以免混淆。

5. 鉴别　应说明正文规定各项鉴别的依据并提供全部试验研究资料，包括：①老药工对本品的经验鉴别的方法；②理化鉴别反应原理；③薄层色谱法试验条件选择的说明；④多基原品种的间鉴别试验情况；⑤伪品、类似品与正品鉴别试验的比较情况，并进一步说明选定方法的专属性；⑥起草过程中曾做过的其他试验，但未列入正文的显微鉴别及理化试验方法。

6. 检查　说明正文规定各检查项目的理由及其试验数据，阐明确定该检查项目限度指标的意义及依据。

7. 浸出物　需要说明：①规定浸出物测定的理由，选用浸出溶剂和方法的依据；②浸出物测定结果与商品等级规格或药工经验鉴别质量优劣是否相关；③实验数据以及规定浸出物限量的依据。

8. 含量测定　需要说明：①选定测定成分和测定方法的理由，测定条件确定的研究资料；②测定方法的原理及其研究资料（方法学验证如重现性、精密度、稳定性、回收率等研究资料）；③实验数据（至少应有 10 批样品 20 个数据）以及规定限度的理由，其他经过试验而未选用的含量测定方法也应提供其全部试验资料。

9. 炮制　需提供以下资料：①历代本草对本品的炮制记载；②本品的炮制研究情况（包括文献资料及起草时研究情况）；③简述全国主要省份炮制规范收载的方法，说明正文收载炮制方法的理由；④正文炮制品性状、鉴别及规定炮制品质量标准的理由和实验数据。

10. 药理作用　综述本品文献报道及实际所做的药理试验研究结果。

11. 性味与归经、功能与主治　综述历代本草以及现代临床报道的性味与归经、功能与主治。

12. 贮藏　需特殊贮存条件的应说明理由。

13. 参考文献　起草说明中涉及的相关文字内容和数据，若引自前人文献报道，需列出具体参考文献。

14. 附图　如说明与伪品、类似品的区别，尽可能附正品与伪品、类似品的药材照片；显微鉴别组织或粉末特征应提供彩色图片，图片应标注各个特征，并附标尺或放大倍数；薄层色谱应附彩色照片；光谱鉴别应附光谱图；含量测定应附相应的谱图如液相色谱图、气相色谱图。

二、植物油脂、提取物质量标准起草说明

植物油脂、提取物质量标准起草说明的编写原则，与药材、饮片类似，仍然是对质量标准正文中规定的各个项目的理由，以及各项检测方法和指标的依据作出具体阐述。针对个别不同之处，简要列举如下。

1. 名称　说明命名的依据，挥发油和油脂应突出所用原植物名称，粗提物应加上提取溶剂名称，有效部位提取物应突出加上有效部位名称，有效成分提取物应以有效成分名称命名。

2. 来源　扼要说明其以何种原植（动）物及部位加工制得，目前的使用和生产现状。

3. 制法　需要说明：①粗提物和有效部位提取物应列出详细的制备工艺，应说明关键的各项技术指标和要求的含义，及确定最终制备工艺及主要参数的理由；②对药材的前处理方法进行说明，包括粉碎、切制等；③工艺过程中需注意的事项。

4. 稳定性研究　应提供光照、温度、湿度（包括含水量）等因素对提取物稳定性影响的实验数据，确定使用期、有效期的建议或说明。

三、中药制剂质量标准起草说明

针对中药制剂质量标准起草说明的编写原则的不同之处，简要列举如下。

1. 处方　需对处方药味排列次序进行说明。若处方中的药味不是现版药典所收载的品种，应附标准，说明其标准收载情况，并注明其科、属、种、拉丁学名及药用部位。处方中如有药典未收载的炮制品，应详细说明炮制方法和质量要求。

2. 制法　需要说明：①详细的工艺流程，包括全部工艺参数和技术指标、关键半成品的质量标准及确定最终制备工艺及其技术条件的依据。②如需粉碎的药材应说明药粉粒度；药材经提取后制成清膏的应说明出膏率（干膏率）并列出相应数据；写明制成品总量及允许的公差率等。③主要辅料品种及用量，标准收载情况，药典未收载的辅料应附执行标准。④同一品种下收载不同规格应分别说明，如蜜丸，收载水蜜丸、小蜜丸、大蜜丸应分别说明；又如片剂，收载大片与小片、糖衣片、薄膜衣片，应分别说明；如颗粒剂有含糖颗粒、无蔗糖颗粒、含乳糖颗粒等应分别说明。⑤制法过程中的注意事项。

3. 鉴别　需提供以下资料：①说明正文收载的各项鉴别试验所鉴别的药味，包括鉴别增订、修订的理由，操作中应注意事项。②显微鉴别说明正文各鉴别特征所代表的药材。③理化鉴别试验若非药典附录"一般鉴别试验"收载的方法，应说明鉴别反应

的原理，并说明所鉴别的药味。④鉴别试验应提供前处理条件选择的依据和实验数据，说明阴性对照溶液的制备方法，详述专属性、重现性与耐用性考察结果，并附含阴性对照的彩色照片或色谱图。

4. 检查 对药典附录通则规定以外的检查项目除说明制定理由，还要说明其限度拟定的理由。

5. 含量测定 需提供以下资料：①含量测定所测药味和成分选定的理由及测定方法选定的依据。②测定方法的原理及其研究资料（包括各项实验条件选择的依据及方法验证的数据与图谱，如干扰成分的去除、阴性对照试验情况以及方法的专属性与可行性，按中药质量标准分析方法验证指导原则的要求，列出方法学考察的全部研究资料，包括准确度、精密度、专属性、线性、范围、耐用性等考察项目的试验方法、实验数据、结果结论等）。③说明含量限度拟定的依据。④起草过程中所进行的含量测定研究，若未列入标准正文，也应详尽地记述于起草说明中。

第四节　中药质量标准制定及起草说明示例

【例11-1】牛膝药材、饮片质量标准制定及起草说明

收载于《中国药典》（2005年版）的牛膝质量标准在以下方面需要进行标准提高：①薄层色谱鉴别以牛膝中三萜皂苷的水解产物齐墩果酸为对照品，不能真实反映药材中原型成分的存在情况；②缺含量测定项；③牛膝、酒牛膝饮片无鉴别、检查、含量测定项等。在原质量标准基础上修订的质量标准收载于《中国药典》（2010年版）。现将其质量标准草案和修订起草说明简介如下。

一、牛膝质量标准草案

牛膝

Niuxi

ACHYRANTHIS BIDENTATAE RADIX

本品为苋科植物牛膝 *Achyranthes bidentata* Bl. 的干燥根。冬季茎叶枯萎时采挖，除去须根及泥沙，捆成小把，晒至干皱后，将顶端切齐，晒干。

【性状】 本品呈细长圆柱形，挺直或稍弯曲，长15~70cm，直径0.4~1cm。表面灰黄色或淡棕色，有微扭曲的细纵皱纹、排列稀疏的侧根痕和横长皮孔样的突起。质硬脆，易折断，受潮后变软，断面平坦，淡棕色，略呈角质样而油润，中心维管束木质部较大，黄白色，其外周散有多数黄白色点状维管束，断续排列成2~4轮。气微，味微甜而稍苦涩。

【鉴别】 （1）本品横切面：木栓层为数列扁平细胞，切向延伸。栓内层较窄。外韧型维管束断续排列成2~4轮，最外轮的维管束较小，有的仅1至数个导管，束间形成层几连接成环，向内维管束较大；木质部主要由导管及小的木纤维组成。根中心木质部集成2~3群。薄壁细胞含有草酸钙砂晶。

（2）取本品粉末 4g，加 80% 甲醇 50ml，加热回流 3 小时，滤过，滤液蒸干，残渣加水 15ml，微热使溶解，加在 D101 型大孔树脂柱（内径为 1.5cm，柱高为 15cm）上，用水 100ml 洗脱，弃去水液，再用 20% 乙醇 100ml 洗脱，弃去洗脱液，继用 80% 乙醇 100ml 洗脱，收集洗脱液，蒸干，残渣加 80% 甲醇 1ml 使溶解，作为供试品溶液。另取牛膝对照药材 4g，同法制成对照药材溶液。再取 β-蜕皮甾酮、人参皂苷 Ro 对照品，加甲醇分别制成每 1ml 含 1mg 的溶液，作为对照品溶液。照薄层色谱法（附录ⅥB）试验，吸取供试品溶液 4~8μl、对照药材溶液和对照品溶液各 4μl，分别点于同一硅胶 G 薄层板上，以三氯甲烷-甲醇-水-甲酸（7:3:0.5:0.05）为展开剂，展开，取出，晾干，喷以 5% 香草醛硫酸溶液，在 105℃ 加热至斑点显色清晰。供试品色谱中，在与对照药材和对照品色谱相应的位置上，显相同颜色的斑点。

【检查】　水分　不得过 15.0%（附录ⅨH 第一法）。

总灰分　不得过 9.0%（附录ⅨK）。

【浸出物】　照醇溶性浸出物测定法（附录ⅩA）项下的热浸法测定，用水饱和正丁醇作溶剂，不得少于 6.5%。

【含量测定】　照高效液相色谱法（附录ⅥD）测定。

色谱条件与系统适用性试验　用十八烷基硅烷键合硅胶为填充剂；以乙腈-水-甲酸（16:84:0.1）为流动相；检测波长为 250nm。理论板数按 β-蜕皮甾酮峰计算应不低于 4000。

对照品溶液的制备　取 β-蜕皮甾酮对照品适量，精密称定，加甲醇制成每 1ml 含 0.1mg 的溶液，即得。

供试品溶液的制备　取本品粉末（过三号筛）约 1g，精密称定，置具塞锥形瓶中，加水饱和正丁醇 30ml，密塞，浸泡过夜，超声处理（功率 300W，频率 40kHz）30 分钟，滤过，用甲醇 10ml 分数次洗涤容器和残渣，合并滤液和洗液，蒸干，残渣加甲醇使溶解，转移至 5ml 量瓶中，加甲醇至刻度，摇匀，即得。

测定法　分别精密吸取对照品溶液与供试品溶液各 10μl，注入液相色谱仪，测定，即得。

本品按干燥品计算，含 β-蜕皮甾酮（$C_{27}H_{44}O_7$）不得少于 0.030%。

饮片

【炮制】　牛膝　除去杂质，洗净，润透，除去残留芦头，切段，晒干。

本品呈圆柱形的段。外表面灰黄色或淡棕色，有微细的纵皱纹及横长皮孔。质硬脆，易折断，受潮变软。切面平坦，淡棕色或棕色，略呈角质状而油润，中心维管束木部较大，黄白色，其外围散有多数黄白色点状维管束，断续排列成 2~4 轮。气微，味微甜而稍苦涩。

【浸出物】　同药材，不得少于 5.0%。

【鉴别】【检查】【含量测定】　同药材。

酒牛膝　取净牛膝段，照酒炙法（附录ⅡD）炒干。

本品形如牛膝，色略深，偶见焦斑。微有酒香气。

【浸出物】 同药材，不得少于 4.0% 。

【鉴别】【检查】【含量测定】 同药材。

【性味与归经】 苦、甘、酸，平。归肝、肾经。

【功能与主治】 逐瘀通经，补肝肾，强筋骨，利尿通淋，引血下行。用于经闭，痛经，腰膝酸软，筋骨无力，淋证，水肿，头痛，眩晕，牙痛，口疮，吐血，衄血。

【用法与用量】 5～12g。

【注意】 孕妇慎用。

【贮藏】 置阴凉干燥处，防潮。

二、牛膝质量标准起草说明

（一）概述

在牛膝原质量标准［《中国药典》（2005 年版）］基础上，本质量标准修订了薄层鉴别项，并增订了含量测定项。关于含量测定项，原拟增订 β - 蜕皮甾酮及人参皂苷 Ro 的含量测定，但在实验中发现牛膝中人参皂苷 Ro 不稳定，在储藏过程中会发生成分间的相互转化，因此人参皂苷 Ro 不适合作为质控指标（未列入正文）。在本质量标准草案中，含量测定项以 β - 蜕皮甾酮作为质控指标。

此外，还增订了牛膝、酒牛膝饮片鉴别、检查、含量测定项等。经河南省药品检验所复核，增修订项目的方法可行，重现性较好。

（二）质量标准起草说明

【名称】 牛膝之名始载于《神农本草经》，现全国多数地区也用此名称，故其药材名仍沿用牛膝原名。别名：淮牛膝（北京、广西）、百倍、红牛膝（江西、四川、云南）、接骨丹（河南）、牛盖膝头（湖南）。

【来源】 始载于《神农本草经》，列为上品。《图经本草》云："有节如鹤膝，又如牛膝状，以此名之。"《本草纲目》载："《本经》名百倍，隐语也。言其滋补之功如牛之多力也。"论其形态，《本草纲目》谓其"方茎暴节，叶皆对生，颇似苋叶而长且尖梢，秋月开花，作穗结子，状如小鼠负虫，有涩毛，皆贴茎倒生。"论其产地，《名医别录》谓："生河内川谷及临朐。"《本草经集注》谓："今出近道，蔡州者最长大柔润。"宋代《本草图经》载："牛膝生河内川谷及临朐。今江、淮、闽、粤、关中亦有之，然不及怀州者为真。"河内为今河南黄河以北大部分地区，即古怀庆府治，包括沁阳、武陟、孟县、辉县、博爱县一带。临朐在今山东境内，蔡州为河南新蔡。结合《本草图经》中"怀州牛膝"图及历代本草对牛膝植物形态、产地的描述，结合牛膝的产地，可判断现今药用之牛膝与历代本草中的牛膝来源一致，均为苋科植物牛膝 Achyranthes bidentata Bl. 的干燥根。

牛膝的采收加工，南方地区在 11 月下旬至 12 月上旬，北方地区在 10 月中旬至 11 月上旬采收。先割去地上茎叶，依次将根挖出，剪除芦头，去尽细根及泥沙，晒至六七成干后，集中室内加盖草席堆闷 2～3 日，按根的粗细分级扎把晒干或硫黄熏干。牛膝主产于河南武陟、温县、孟县、博爱、沁阳、辉县等，内蒙古、河北、山西、山东、江苏及辽宁等省也有生产，以河南栽培的牛膝质量最好，畅销全国，并有出口。

【性状】 根据不同产地的10批药材描述。传统经验认为本品"以条长、皮细、肉肥、色黄者为佳"。

【成分】 主要含皂苷类、甾酮类和多糖类。其中皂苷以齐墩果酸型为主，如人参皂苷 Ro（ginsenoside Ro）、竹节参苷 Ⅳa（chikusetsusaponin Ⅳa）、牛膝皂苷 A（achyranthoside A）、牛膝皂苷 E（achyranthoside E）、竹节参苷 V（chikusetsusaponin V）、姜状三七苷 R_1（zingibroside R_1）、28－去葡萄糖竹节参皂苷Ⅳa（28－deglucose chikusetsusaponin Ⅳa）、竹节参皂苷－1、牛膝皂苷 Ⅰ～Ⅳ（achyranthoside Ⅰ～Ⅳ）等。甾酮主要包括β－蜕皮甾酮（ecdysterone）、水龙骨甾酮 B（polypodine B）、$25R$－牛膝甾酮（$25R$－inokosterone）、$25S$－牛膝甾酮（$25S$－inokosterone）、牛膝甾酮 A（achyranthesterone A）等。

β-蜕皮甾酮（ecdysterone）　　　　　　　　人参皂苷 Ro（ginsenoside Ro）

【鉴别】

(1) 显微鉴别　本品横切面可见异常构造，即外韧型维管束断续排列成 2～4 轮；细胞含有草酸钙砂晶（见彩图21）。

(2) 薄层色谱　《中国药典》（2005 年版）收载牛膝的薄层色谱法是以盐酸水解牛膝的乙醇提取溶液，以齐墩果酸为对照进行鉴别。此方法中对照品为水解产物，不能真实反映药材的质量，现修订为以牛膝对照药材及β－蜕皮甾酮、人参皂苷 Ro 对照品为对照进行薄层色谱鉴别。

供试品溶液的制备，曾考察不同的提取溶剂，如不同比例的甲醇－水、乙醇－水和正丁醇等溶剂以及不同提取方法如超声、回流、索氏提取、冷浸等，结果表明以甲醇－水（4:1）回流提取 3 小时效果最佳。供试品溶液的前处理方法，比较了正丁醇萃取、中性氧化铝柱层析和 D101 大孔树脂柱层析，结果表明 D101 大孔树脂柱层析能较好的除去药材中的多糖及干扰成分，色谱峰分离效果最好；通过比较正丁醇－冰醋酸－水、三氯甲烷－甲醇－水和三氯甲烷－甲醇－水－甲酸等展开系统，确定采用三氯甲烷－甲醇－水－甲酸（7:3:0.5:0.05）为展开剂（温度15℃，相对湿度72%）。薄层色谱图见彩图22。

【检查】

（1）水分　本品不含挥发性物质，照《中国药典》（2010 年版）水分测定法（附录Ⅸ H 第一法），测定药材所含水分。对 10 批牛膝药材进行测定，结果在 7.4% ~ 13.3%之间，平均值为 12.4%（详细数据略）。牛膝在贮存过程中易"泛糖"，变质的主要原因与所含水分及贮存温度有关，其中水分是主要因素，故规定水分不得过 15%。

（2）总灰分与酸不溶性灰分　本品的药用部位为根，易带泥土，需要限定总灰分的含量。照《中国药典》（2010 年版）灰分测定法（附录Ⅸ K），对 10 批牛膝药材进行测定，结果在 5.1% ~8.2%之间，平均值为 7.6%（详细数据略），故规定总灰分不得过 9.0%。10 批牛膝药材酸不溶灰分较低（均在 2.0% 以下，详细数据略），故未收入正文。

【浸出物】　照《中国药典》（2010 年版）附录醇溶性浸出物测定法（附录 X A）项下的热浸法，用水饱和正丁醇作溶剂，对 10 批牛膝药材进行测定，结果在 8.3% ~ 14.2%之间，平均值为 12.2%（详细数据略）。故规定浸出物不得少于 6.5%。

【含量测定】

（1）待测成分的选定　牛膝中含有大量的甾酮类成分。这类成分具有促进蛋白质的合成、抑制由于药物引起的血糖升高，以及降低胆甾醇、使受损的细胞再生等功能，与牛膝"补肝肾，强筋骨"的传统功效相吻合，是牛膝中的有效成分之一。因此选择 β-蜕皮甾酮作为牛膝药材质量控制的指标。

（2）测定方法的选择　β-蜕皮甾酮在 250nm 处有强的紫外吸收，所以采用反相高效液相色谱法紫外检测器（检测波长 250nm）测定 β-蜕皮甾酮的含量。样品溶液的制备过程中，对提取溶剂、提取方式以及提取时间进行了考察。经方法学验证，所建立方法的精密度、重复性、准确度等均符合要求。

①仪器与色谱条件：HP1100 高效液相色谱仪：Agilent G1312A 二元泵，自动进样器，Chemstation6.01 色谱工作站；色谱柱：Kromasil 100 - 5 C$_{18}$（250mm × 4.6mm，5μm）；流动相：以乙腈 - 水 - 甲酸（16:84:0.1）为流动相；流速：1ml/min；检测器：VWD 紫外检测器；KH - 500DB 型超声波提取器（功率 300W，频率 40kHz）；百万分之一电子天平（上海天平仪器厂）。β-蜕皮甾酮为自制，经 MS、NMR 鉴定结构，HPLC 测定纯度达 98.5%以上。乙腈为色谱纯，水为重蒸水，其余为分析纯。

②对照品纯度检查及检测波长确定：按上述色谱条件对 β-蜕皮甾酮三个不同进样浓度的样品用归一化法进行纯度检查，色谱图如图 11 -1，结果表明 β-蜕皮甾酮对照品的纯度可以达 98.5% 以上。

β-蜕皮甾酮的紫外扫描图如图 11 -2 所示。由图可知，β-蜕皮甾酮的最大吸收波长为 250nm。

③提取条件的优化：以 β-蜕皮甾酮提取率为考察指标，采用单因素试验方法，先后对提取溶剂（如不同比例的甲醇 - 水、乙醇 - 水和正丁醇等）、提取方式（如超声、热回流、索氏提取、冷浸等）以及提取时间进行了考察，最终确定最佳提取条件为药材以水饱和正丁醇冷浸过夜、超声提取 30 分钟。

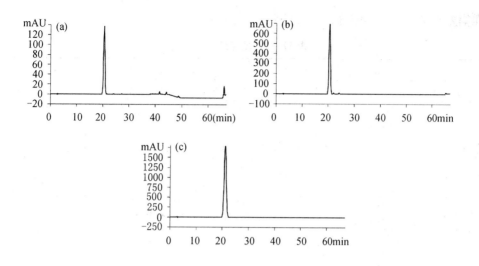

图 11 - 1 β - 蜕皮甾酮对照品高效液相色谱图

（a）进样量 3.45μg，纯度 98.9%；（b）进样量 17.3μg，纯度 99.0%；

（c）进样量 51.8μg，纯度 98.5%

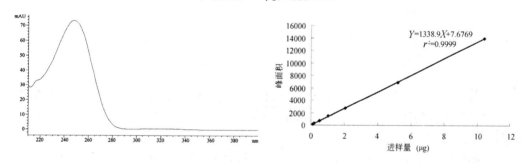

图 11 - 2 β - 蜕皮甾酮的紫外扫描图   **图 11 - 3 β - 蜕皮甾酮的线性关系图**

④线性关系考察：精密称取 β - 蜕皮甾酮 5.20mg，置于 5ml 量瓶中，加甲醇溶解并定容，制成对照品储备液；将此储备液依次精密稀释为原浓度的 1 倍、1/2 倍、1/5 倍、1/10 倍、1/20 倍、1/50 倍、1/100 的浓度梯度，分别进样 10μl 进行分析，测定峰面积，以进样量（X）为横坐标，峰面积（Y）为纵坐标，作标准曲线（见图 11 -3），并以最小二乘法分别计算得回归方程：$Y = 1338.9X + 7.6769$（$r^2 = 0.9999$），结果显示 β - 蜕皮甾酮在进样量 0.104 ~ 10.4μg 范围内有良好的线性关系。

⑤检测限与定量限测定：先进样一针空白溶剂，测出噪音水平，再进样已知低浓度的对照品溶液，根据其对应的峰高值，将对照品溶液稀释至约 3 倍信噪比的浓度（S/N =3），即为检测限（LOD）；约 10 倍信噪比的浓度（$S/N = 10$）即为定量限（LOQ）。在选定的色谱条件下，β - 蜕皮甾酮的检测限与定量限分别为 13ng 和 52ng，并且在定量限浓度下重复进样 6 次，β - 蜕皮甾酮峰面积的 RSD 为 1.5%。

⑥精密度试验：取"线性关系考察"项下 β - 蜕皮甾酮高、中、低 3 个梯度浓度的对照品溶液，按以上色谱条件，每份样品每天连续进样 6 次，测定峰面积，计算相对标准偏差来考察日内精密度；每份样品每天进样 1 次，连续 3 天，测定峰面积，计算相对

标准偏差来考察日间精密度，结果见表 11 -1。

表 11 -1　精密度试验结果

浓度（μg/ml）	日内精密度（n=6）			日间精密度（n=3）		
	峰面积（X）	X±SD	RSD（%）	峰面积（X）	X±SD	RSD（%）
52.0	741.2			740.5		
	744.0					
	746.4	734.2±2.5	0.33	731.0	738.5±5.4	0.74
	738.8					
	744.4			743.9		
	744.3					
208	2799.1			2748.2		
	2808.0					
	2781.8	2801.5±17	0.60	2771.3	2771.9±20	0.71
	2826.7					
	2813.5			2796.3		
	2779.7					
520	7373.4			6887.2		
	7486.5					
	7544.6	7522.1±75	1.0	7145.0	7166.8±237	3.4
	7547.3					
	7584.9			7468.2		
	7595.7					

⑦重复性试验：称取牛膝药材粉末（过三号筛，1g）6 份，精密称定，按标准草案中"供试品溶液的制备"项制备供试品溶液并记录峰面积，计算 β -蜕皮甾酮的 6 次含量测定结果的 RSD 值为 2.4%。

⑧加样回收率试验：取已知含量的牛膝药材粉末（样品 NX01，β -蜕皮甾酮的含量为 0.0429%）0.5g，平行 9 份，分别精密加入 β -蜕皮甾酮对照品适量，按标准草案中"供试品溶液的制备"制备供试品溶液并记录峰面积，计算加样回收率。结果见表 11 - 2。

表 11 -2　加样回收率试验结果

药材量（g）	含有量（μg）	加入量（μg）	测得总量（μg）	回收率（%）*	平均回收率（%）
0.5010	215	210	428	101.2	
0.5007	215	210	422	98.8	98.6
0.5014	215	210	416	95.7	
0.5008	215	262	489	104.8	
0.5012	215	262	491	105.5	104.5
0.5010	215	262	485	103.2	
0.5015	215	314	514	95.3	
0.5030	216	314	547	105.6	99.7
0.5013	215	314	523	98.2	

* 回收率（%）＝〔（测得总量－药材中含量）/加入量〕×100%

⑨耐用性考察：采用 Agilent1100 系列高效液相色谱仪，在上述色谱条件下考察了三种不同品牌的 C_{18} 柱对分离度的影响，结果 β -蜕皮甾酮均能得到较好分离，考察结果见图 11 -4。

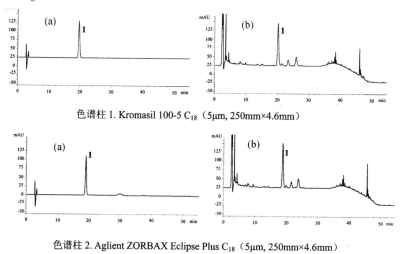

色谱柱 1. Kromasil 100-5 C_{18}（5μm，250mm×4.6mm）

色谱柱 2. Aglient ZORBAX Eclipse Plus C_{18}（5μm，250mm×4.6mm）

色谱柱 3. Diamonsil C_{18}　（5μm，250mm×4.6mm）

图 11 -4　β -蜕皮甾酮对照品（a）和牛膝样品（b）在不同 C_{18} 柱上的高效液相色谱图

1. β -蜕皮甾酮

⑩样品测定：按正文方法分析了 10 批样品，结果见表 11 -3。

表 11 -3　10 批样品中 β -蜕皮甾酮的含量（%）（$n=3$）

编号	产地或来源	β -蜕皮甾酮含量（%）
NX01	河南武陟（2007 年）	0.0429 ±0.0001
NX02	河南武陟（2008 年）	0.0518 ±0.0005
NX03	河南武陟（2008 年）	0.0564 ±0.0003
NX04	河南温县（2007 年）	0.0437 ±0.0000
NX05	河南温县（2008 年）	0.0620 ±0.0011
NX06	河北安国（2008 年）	0.0644 ±0.0001
NX07	河南武陟（2007 年）	0.0525 ±0.0008
NX08	河南武陟（2007 年）	0.0415 ±0.0003
NX09	内蒙古赤峰（2007 年）	0.0797 ±0.0012
NX10	河北安国（2008 年）	0.0549 ±0.0007

由上表可知，10 批牛膝药材中 β - 蜕皮甾酮含量为 0.0415% ~ 0.0797%。由于所测药材样品多为道地产区药材，因此牛膝中 β - 蜕皮甾酮含量限度以最低值下浮 20% 为依据，将限度定为"本品按干燥品计算，含 β - 蜕皮甾酮（$C_{27}H_{44}O_7$）不得少于 0.030%"。

【饮片】 照牛膝药材检测方法，对其牛膝、酒牛膝饮片进行了【鉴别】、【检查】、【浸出物】、【含量测定】等项目的检验（详细数据及图谱略）。根据检测结果，规定：饮片牛膝的【浸出物】不得少于 5.0%，【鉴别】、【检查】、【含量测定】同药材；饮片酒牛膝的【浸出物】不得少于 4.0%，【鉴别】、【检查】、【含量测定】同药材。

【性味与归经】、【功能与主治】、【用法与用量】、【注意】、【贮藏】略。

【例 11 -2】安宫牛黄丸质量标准制定及起草说明

一、安宫牛黄丸质量标准草案

安宫牛黄丸
Angong Niuhuang Wan

【处方】
牛黄 100g	水牛角浓缩粉 200g
麝香或人工麝香 25g	珍珠 50g
朱砂 100g	雄黄 100g
黄连 100g	黄芩 100g
栀子 100g	郁金 100g
冰片 25g	

【制法】 以上十一味，珍珠水飞或粉碎成极细粉，朱砂、雄黄分别水飞成极细粉；黄连、黄芩、栀子、郁金粉碎成细粉；将牛黄、水牛角浓缩粉、麝香或人工麝香、冰片研细，与上述粉末配研，过筛，混匀，加适量炼蜜制成大蜜丸 600 丸，或包金衣，即得。

【性状】 本品为黄橙色至红褐色的大蜜丸，或为包金衣的大蜜丸，除去金衣后显黄橙色至红褐色；气芳香浓郁，味微苦。

【鉴别】 （1）取本品，置显微镜下观察：不规则碎片灰白色或灰黄色，稍具光泽，表面有灰棕色色素颗粒，并有不规则纵长裂缝（水牛角浓缩粉）。不规则碎块无色或淡绿色，半透明，有光泽，有时可见细密波状纹理（珍珠）。不规则细小颗粒暗棕红色，有光泽，边缘暗黑色（朱砂）。不规则碎块金黄色或橙黄色，有光泽（雄黄）。纤维束鲜黄色，壁稍厚，纹孔明显；石细胞鲜黄色（黄连）。韧皮纤维淡黄色，梭形，壁厚，孔沟细（黄芩）。果皮含晶石细胞类圆形或多角形，直径 17 ~ 31μm，壁厚，胞腔内含草酸钙方晶（栀子）。糊化淀粉粒团块几乎无色（郁金）。

（2）取本品 2g，剪碎，加乙醇 20ml，加热回流 1 小时，放冷，滤过，滤液作为供试品溶液。另取胆酸对照品，加乙醇制成每 1ml 含 1mg 的溶液，作为对照品溶液。照薄层色谱法（附录ⅥB）试验，吸取上述两种溶液各 10μl，分别点于同一硅胶 G 薄层板上，以乙醚－三氯甲烷－冰醋酸（2:2:1）为展开剂，展开，取出，晾干，喷以10%磷钼酸乙醇溶液，在105℃加热约10分钟至斑点显色清晰。供试品色谱中，在与对照品色谱相应的位置上，显相同颜色的斑点。

（3）取盐酸小檗碱、黄芩苷对照品，分别加乙醇制成每1ml含盐酸小檗碱0.2mg的溶液和每1ml含黄芩苷0.5mg的溶液，作为对照品溶液。照薄层色谱法（附录ⅥB）试验，吸取【鉴别】（2）项下的供试品溶液20μl及上述两种对照品溶液各10μl，分别点于同一用4%乙酸钠溶液制备的硅胶G薄层板上，使成条状，以乙酸乙酯－丁酮－甲酸－水（10:7:1:1）为展开剂，展开，取出，晾干，分别在日光和紫外光灯（365nm）下检视。供试品色谱中，在与黄芩苷对照品色谱相应的位置上，日光下显相同颜色的条斑；在与盐酸小檗碱对照品色谱相应的位置上，紫外光灯下显相同的黄色荧光条斑。

（4）取本品1.5g，剪碎，加乙酸乙酯5ml，超声处理15分钟，放冷，离心，取上清液作为供试品溶液。另取冰片对照品，加乙酸乙酯制成每1ml含1mg的溶液，作为对照品溶液。照薄层色谱法（附录ⅥB）试验，吸取上述两种溶液各3μl，分别点于同一硅胶G薄层板上，以甲苯－丙酮（9:1）为展开剂，展开，取出，晾干，喷以5%香草醛硫酸溶液，在105℃加热至斑点显色清晰。供试品色谱中，在与对照品色谱相应的位置上，显相同颜色的斑点。

（5）取本品3g，剪碎，照挥发油测定法（附录ⅩD），加环己烷0.5ml，缓缓加热至沸，并保持微沸约2.5小时，放置30分钟后，取环己烷液作为供试品溶液。另取麝香酮对照品，加环己烷制成每1ml含2.5mg的溶液，作为对照品溶液。照气相色谱法（附录ⅥE）试验，以苯基（50%）甲基硅酮（OV－17）为固定相，涂布浓度为9%，柱长为2m，柱温为210℃。分别吸取对照品溶液和供试品溶液适量，注入气相色谱仪。供试品色谱中应呈现与对照品色谱峰保留时间相同的色谱峰。

【检查】　猪去氧胆酸　取本品10丸，剪碎，取1g，加入等量硅藻土，研细，加乙醇20ml，加热回流提取1小时，放冷，滤过，滤液作为供试品溶液。取猪去氧胆酸对照品，加乙醇制成每1ml含0.5mg的溶液，作为对照品溶液。照薄层色谱法（附录ⅥB）试验，吸取上述两种溶液各6μl，分别点于同一硅胶G薄层板上，以环己烷－乙酸乙酯－冰醋酸－甲醇（20:25:2:3）的上层溶液为展开剂，展开2次，取出，晾干，喷以10%硫酸乙醇溶液，在105℃加热至斑点显色清晰。供试品色谱中，在与对照品色谱相应的位置上，不得显相同颜色的斑点。

酸不溶性灰分　取本品1g，金衣丸除去金衣，剪碎，精密称定，依法（附录ⅨK）检查，不得过1.0%。

其他　应符合丸剂项下有关的各项规定（附录ⅠA）。

【含量测定】　胆红素　照高效液相色谱法（附录ⅥD）测定（避光操作）。

色谱条件与系统适用性试验　以十八烷基硅烷键合硅胶为填充剂；以乙腈－1%冰醋酸溶液（95:5）为流动相；检测波长为450nm。理论板数按胆红素峰计算应不低于3000。

对照品溶液的制备　取胆红素对照品适量，精密称定，加二氯甲烷制成每1ml含

6μg 的溶液，即得。

供试品溶液的制备 取本品 10 丸，剪碎，取约 4g，精密称定，精密加入等量硅藻土，研细，取约 0.1g，精密称定，置具塞锥形瓶中，加入 0.2mol/L 乙二胺四醋酸二钠溶液（配制时应适当加热使完全溶解，放冷，临用新制）5ml，混匀，精密加入水饱和的二氯甲烷 50ml，密塞，称定重量，超声处理（功率 180W，频率 42kHz，冰水浴）30分钟，再称定重量，用二氯甲烷补足减失的重量，摇匀，离心，取二氯甲烷液，用微孔滤膜（0.22μm）滤过，取续滤液，即得。

测定法 分别精密吸取对照品溶液与供试品溶液各 5μl，注入液相色谱仪，测定，即得。

本品每丸含牛黄以胆红素（$C_{33}H_{36}N_4O_6$）计，不得少于 18.5mg。

黄芩 黄连 照高效液相色谱法（附录ⅥD）测定。

色谱条件与系统适用性试验 以十八烷基硅烷键合硅胶为填充剂；以乙腈为流动相A、0.05mol/L 磷酸二氢钾溶液为流动相 B，按下表中的规定进行梯度洗脱；检测波长为 278nm。理论板数按黄芩苷计算应不低于 6000。

时间（分钟）	流动相 A（%）	流动相 B（%）
0～5	21	79
5～15	33	67

对照品溶液的制备 取黄芩苷对照品和盐酸小檗碱对照品适量，精密称定，加甲醇制成每 1ml 含黄芩苷 20μg、盐酸小檗碱 10μg 的混合溶液，即得。

供试品溶液的制备 取本品 10 丸，剪碎，取约 0.45g，精密称定，置具塞锥形瓶中，精密加入 70% 乙醇 100ml，密塞，称定重量，超声处理（功率 350W，频率 50kHz）30 分钟，放冷，再称定重量，用 70% 乙醇补足减失的重量，摇匀，滤过，取续滤液，即得。

测定法 分别精密吸取对照品溶液与供试品溶液各 10μl，注入液相色谱仪，测定，即得。

本品每丸含黄芩以黄芩苷（$C_{21}H_{18}O_{11}$）计，不得少于 10.0mg；含黄连以盐酸小檗碱（$C_{20}H_{17}NO_4 \cdot HCl$）计，不得少于 4.5mg。

【功能与主治】 清热解毒，镇惊开窍。用于热病，邪入心包，高热惊厥，神昏谵语；中风昏迷及脑炎、脑膜炎、中毒性脑病、脑出血、败血症见上述证候者。

【用法与用量】 口服。一次 1 丸，一日 1 次；小儿三岁以内一次 1/4 丸，四至六岁一次 1/2 丸，一日 1 次；或遵医嘱。

【注意】 孕妇慎用。

【规格】 每丸重 3g。

【贮藏】 密封。

二、安宫牛黄丸质量标准起草说明

（一）概述

安宫牛黄丸自《中国药典》（1977 年版）收载后，历版药典均有收载。其中《中国药典》（1977 年版）中安宫牛黄丸除检查项外，仅制定了显微鉴别项和冰片的升华反应；《中国药典》（1985 年版）删除了冰片的升华反应，修订了显微鉴别项，增订了牛黄和盐酸小檗碱、黄芩苷的薄层鉴别项，麝香酮的气相鉴别项，在检查项下增加了酸不溶性灰分检查；《中国药典》（2005 年版）再次修订了显微鉴别项，增订了冰片的薄层鉴别。

在安宫牛黄丸原质量标准基础上［《中国药典》（2005 年版）］，本质量标准：①明确了显微鉴别中的药味归属；②增订了猪去氧胆酸检查项；③建立了用高效液相色谱法测定胆红素含量的方法；④建立了用高效液相色谱法测定黄芩苷和盐酸小檗碱含量的方法。

（二）质量标准起草说明

【名称】本处方来源于清代吴鞠通《温病条辨》，系在万氏牛黄清心丸的基础上增加麝香、犀牛角、冰片、珍珠和雄黄 5 味组方而成。方中牛黄苦凉，清心解毒，辟秽开窍；水牛角咸寒，清心凉血解毒；麝香芳香开窍醒神。三药相配，是为清心开窍、凉血解毒的常用组合，共为君药。臣以大苦大寒之黄连、黄芩、山栀清热泻火解毒，合牛黄、犀角则清解心包热毒之力颇强；冰片、郁金芳香辟秽，化浊通窍，以增麝香开窍醒神之功。佐以雄黄助牛黄辟秽解毒；朱砂、珍珠镇心安神，以除烦躁不安。用炼蜜为丸，和胃调中为使药。本方清热泻火、凉血解毒与芳香开窍并用，但以清热解毒为主，意使邪火随诸香一齐俱散也。

【处方】、【制法】 均同《中国药典》（2005 年版）一部，未作修订。

【性状】 同《中国药典》（2005 年版）一部，未作修订。

【鉴别】 （1）显微鉴别 对原质量标准中的显微鉴别进行了药味归属，分别为水牛角浓缩粉、珍珠、朱砂、雄黄、黄连、黄芩、栀子、郁金的显微特征。

（2）薄层色谱鉴别 对方中栀子进行了薄层色谱鉴别，因空白存在干扰而未收载入质量标准。

【检查】 猪去氧胆酸 安宫牛黄丸为国家药品标准处方中含牛黄的临床急重病证用药之一，根据国家食品药品监督管理局"关于牛黄及其代用品使用问题的通知"的规定，可以将处方中的牛黄以培植牛黄、体外培育牛黄替代牛黄等量投料使用，但不得以人工牛黄替代。为防止有不法经营商将人工牛黄代替牛黄使用，利用培植牛黄、体外培育牛黄和牛黄中均不含猪去氧胆酸、而人工牛黄含有猪去氧胆酸的特点，建立了薄层色谱法检查猪去氧胆酸的方法，从而实现了对投料用牛黄的监控。（彩图 23）。

【含量测定】 胆红素 牛黄为本方的君药，胆红素为其主要有效成分之一，故选择胆红素作为本制剂质控指标。胆红素在水中难溶，溶于苯、氯仿、氯苯、二硫化碳，微溶于乙醇和乙醚，对光、热均不稳定，多采用高效液相色谱法进行测定，少数也采用紫外－可见分光光度法。本品为11味药材组成的复方制剂，干扰胆红素测定的因素较多，紫外－可见分光光度法不适用，故本试验采用高效液相色谱法测定体外培育牛黄中胆红素的含量。胆红素对光不稳定，故需避光操作。

（1）仪器与药品　Agilent1100 液相色谱仪（美国 Agilent 公司），胆红素对照品（中国食品药品检定研究院提供，批号 10077－0201）；乙腈为色谱纯，水为重蒸馏水，其他试剂均为分析纯。

（2）色谱条件　迪马 Kromasil100 C$_{18}$色谱柱（150mm×4.6mm，5μm）；流动相为乙腈－1% 冰醋酸（95:5）；检测波长为450nm；柱温为30℃；流速为1.0ml/min；进样量为5μl。供试品色谱中，呈现与胆红素对照品保留时间一致的色谱峰，且无其他成分干扰；空白样品（缺体外培育牛黄）在胆红素对照品保留时间处无色谱峰见图11－5。

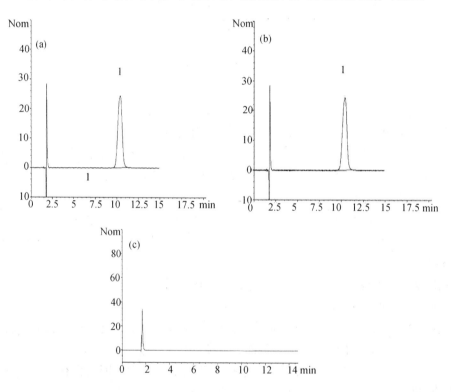

图11－5　对照品（a）、样品（b）和阴性样品（c）高效液相色谱图
1. 胆红素

（3）供试品溶液制备方法的考察

对本品处方进行分析，发现本品含有 10.0% 的朱砂和 10.0% 的雄黄，根据文献报道，胆红素的氢键结构极易和金属离子形成络合物。本品含有较多矿物药，在溶液条件下，金属离子游离出来，与胆红素结合，使胆红素吸收波长发生改变，液相色谱行为产生变化，造成胆红素含量的不稳定，从而影响含量测定。根据这种情况，考虑加入络合剂消除金属离子的干扰。试验中选择常用的络合剂（乙二胺醋酸二钠，EDTA－2Na）

进行试验，EDTA -2Na 可在水中溶解，但溶解度不高，通过试验，EDTA -2Na 在水中的最大溶解浓度可达到 0.25mol/L，因此选用 0.2mol/L EDTA -2Na 溶液进行试验，体积选择 5ml。对胆红素超声提取时间进行了考察，具体过程如下。

取本品 40 丸，精密称定，剪碎，精密加入等量硅藻土，研细，精密称取 0.46g [样品Ⅰ（含人工牛黄）] 或 0.1g [样品Ⅱ（含体外培育牛黄）]，各式 8 份，分别加入 0.2mol/L EDTA -2Na 溶液 5ml，混匀，前者分别精密加入水饱和二氯甲烷 5ml，后者分别精密加入水饱和二氯甲烷 50ml，分别冰浴超声（180W，42kHz）10、20、30、40 分钟（各 2 份），再称定重量，用水饱和二氯甲烷补足减失的重量，离心，取二氯甲烷液用微孔滤膜（0.22μm）滤过，取续滤液，注入液相色谱仪，记录峰面积，计算胆红素峰面积，结果见表 11 -4。

表 11 -4 胆红素超声提取时间的考察

提取时间（分钟）	10	20	30	40
样品Ⅰ	751.0326	742.2231	730.2055	733.4088
样品Ⅱ	3147.8894	3162.1985	3149.0709	3171.5822

结果表明，超声处理 30 分钟即可完全提取出胆红素，故确定提取时间为 30 分钟。

（4）线性关系的考察 精密量取胆红素对照品适量，加二氯甲烷制成浓度为 61μg/ml 的对照品贮备液；再精密吸取上述对照品贮备液适量，分别制成含胆红素 12.2、1.22μg/ml 的对照品溶液。

精密吸取 1.22μg/ml 对照品溶液 5μl，12.2μg/ml 对照品溶液 1μl、2μl、5μl，61μg/ml 对照品溶液 2μl、4μl、5μl，注入液相色谱仪，记录峰面积，以进样量（ng）为横坐标（X），峰面积为纵坐标（Y），绘制标准曲线。结果（表 11 -5、图 11 -6）表明，胆红素在 6.1~305.0ng 范围内，进样量与峰面积呈良好的线性关系。

表 11 -5 胆红素线性关系考察

进样量（ng）	6.1	12.2	24.4	61.0	122.0	244.0	305.0
峰面积	29.6325	59.1266	119.3283	301.1174	605.8185	1221.6687	1542.0554
回归方程			$Y = 5.0486X - 4.6267$				
相关系数（r^2）			0.9999				

（5）精密度试验

①重复性试验：取样品Ⅰ（含人工牛黄）、样品Ⅱ（含体外培育牛黄），分别按标准草案胆红素供试品溶液的制备方法制备和测定，共 3 个浓度，每个浓度制备 3 份供试品溶液进行测定，结果见表 11 -6。

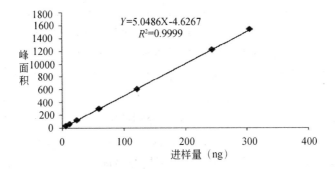

图 11 -6 胆红素的线性关系图

表 11 -6 胆红素重复性试验结果

供试品		样品 I 含量（μg/g）	样品 II 含量（mg/g）
低浓度	1	278. 9086	11. 3230
	2	275. 2407	11. 3234
	3	275. 7475	11. 2796
中浓度	1	277. 0262	11. 6405
	2	283. 9248	11. 6992
	3	277. 1840	11. 7828
高浓度	1	276. 1910	11. 3989
	2	272. 3039	11. 3472
	3	273. 2207	11. 1675
RSD（%）		1. 2	1. 8

结果表明：拟订的胆红素方法重复性较好。

②中间精密度：在不同时间内，选择甲、乙两位操作人员，采用不同仪器进行试验，结果见表 11 -7。

表 11 -7 中间精密度试验结果

样品（批号）	胆红素（mg/丸）		RSD（%）
	甲	乙	
样品 -1（050901）	25. 6	27. 1	5. 7
样品 -2（0801103）	4. 7	5. 1	8. 2
样品 -3（20080401）	36. 7	39. 6	7. 6
样品 -4（9017003）	28. 9	28. 0	3. 2

结果表明：不同人员采用不同仪器在不同时间内测得的含量结果基本一致，说明胆红素方法适用性较强，中间精密度符合要求。

（6）稳定性试验 因胆红素性质不稳定，因此对胆红素对照品溶液（12.2μg/ml）及按照标准草案方法制备的样品 I、样品 II 供试品溶液，于不同时间不间断进样分析，记录峰面积。结果见表 11 -8，表明在 0～24 小时内胆红素对照品溶液和供试品溶液基本稳定。

表11-8 胆红素稳定性试验

时间（小时）	对照品峰面积	样品Ⅰ峰面积	样品Ⅱ峰面积
0	276.6001	365.3064	314.7257
1	276.6421	365.3064	312.8965
2	276.9928	354.3747	313.9933
4	276.9803	349.6143	315.0546
6	274.7251	342.2929	314.7325
12	275.2552	334.6173	319.5532
24	278.0480	331.3253	322.9047
RSD（%）	0.4	3.9	1.1

（7）回收率试验　精密称取已测定含量的样品Ⅰ（含人工牛黄，胆红素含量为276.6386μg/g）和样品Ⅱ（含体外培育牛黄，胆红素含量为11.4402mg/g），精密加入胆红素对照品适量，按标准草案"供试品溶液的制备方法"制备和测定，结果见分别见表11-9、11-10。

表11-9 加样回收率试验结果表（样品Ⅰ）

编号	称样量（g）	含有量（μg）	加入量（μg）	测得量（μg）	回收率（%）	平均回收率（%）	RSD（%）
1	0.1199	33.1580	24.14	57.7774	101.98		
2	0.1209	33.4322	24.14	56.8898	97.17		
3	0.1194	33.0208	24.14	57.3908	100.95		
4	0.1146	31.7044	30.175	61.6670	99.30		
5	0.1196	33.0757	30.175	62.7587	98.37	100.32	1.8
6	0.1199	33.1717	30.175	63.2916	99.82		
7	0.1146	31.7181	36.21	68.7910	102.38		
8	0.1170	32.3763	36.21	69.2220	101.75		
9	0.1152	31.8552	36.21	68.4775	101.14		

表11-10 加样回收率试验结果表（样品Ⅱ）

编号	称样量（mg）	含有量（μg）	加入量（μg）	测得量（μg）	回收率（%）	平均回收率（%）	RSD（%）
1	27.42	313.6967	241.40	548.0103	97.06		
2	27.52	314.8459	241.40	548.5676	96.86		
3	26.98	308.6398	241.40	546.1597	98.39		
4	27.21	311.2832	301.75	610.9917	99.32		
5	27.32	312.5474	301.75	609.2163	98.32	98.40	0.9
6	27.38	313.1795	301.75	610.4604	98.52		
7	27.47	314.2713	362.10	673.5075	99.21		
8	27.50	314.5586	362.10	672.8198	98.94		
9	27.52	314.7885	362.10	673.1648	98.97		

结果表明，加样回收率处于 95% ~ 105% 之间，RSD 值小于 5%，表明拟订的胆红素测定方法准确度较好。

(8) **样品测定** 收集的 8 批样品均以体外培育牛黄或牛黄投料，故采用体外培育牛黄中胆红素的含量测定方法进行测定，结果见表 11-11。

表 11-11 样品中胆红素测定结果 ($n = 3$)

批号	胆红素（mg/丸）
050901	25.6
0801103	4.7
20080401	36.7
20080402	35.5
20080403	39.2
9017003	28.9
8017016	24.5
8017015	24.6

以上 8 批样品的含量测定结果，批号为 0801103 结果明显偏离正常值，故舍去，其余 7 批样品中胆红素平均含量为 30.71mg/丸。考虑到原料制成制剂的损失，且胆红素易分解，以平均含量的 60% 制定含量限度。即"本品每丸含牛黄以胆红素（$C_{33}H_{36}N_4O_6$）计，不得少于 18.5mg"。

此外，本质量标准还制定了本品中黄芩、黄连的含量测定项，限于篇幅，该部分内容略去。

【功能与主治】、【用法与用量】、【注意】、【规格】、【贮藏】均同《中国药典》（2005 年版）一部，未作修订。

参 考 文 献

［1］国家药典委员会．中华人民共和国药典（一部）．北京：中国医药科技出版社，2010．

［2］国家药典委员会．中华人民共和国药典（二部）．北京：中国医药科技出版社，2010．

［3］国家药典委员会．中华人民共和国药典（三部）．北京：中国医药科技出版社，2010．

［4］国家药典委员会．中国药典中药材薄层色谱彩色图集（第一册）．北京：人民卫生出版社，2010．

［5］李好枝．体内药物分析．第2版．北京：中国医药科技出版社：2011．

［6］刘斌．中药成分体内代谢与分析研究．北京：中国中医药出版社．2011．

［7］罗国安，梁琼麟，王义明．中药指纹图谱——质量评价、质量控制与新药研发．北京：化学工业出版社，2009．

［8］谢培山．中药色谱指纹图谱．北京：人民卫生出版社，2005．

［9］周海钧．药品生物检定．北京：人民卫生出版社，2005．

［10］李萍．生药学．第2版．北京：中国医药科技出版社，2010．

［11］傅强．中药分析．北京：化学工业出版社，2010．

［12］曾苏．药物分析学．北京：高等教育出版社，2008．

［13］贺浪冲．工业药物分析．北京：高等教育出版社，2006．

［14］杨秀伟，郝美荣，服部征雄．中药成分代谢分析．北京：中国医药科技出版社．2003．

［15］杨立新，张永欣，易红，等．气相色谱－质谱法测定鱼腥草挥发油中甲基正壬酮含量．中国中药杂志，2010，35（15）：1987－1989．

［16］Ma Jiang，Qi Lian－Wen，Li Hui－Jun，et al. A segmental monitoring strategy based on variable wavelength detection for quality control of three Polygonaceae herbs. J Pharm Biomed Anal，2012，62：155－161.

［17］陈在敏．薄荷素油特征图谱的研究及多组分含量测定．药物分析杂志，2011，31（10）：1957－1960．

［18］王玮，李晓曼，田京辉，等．振动光谱法研究黄芩苷固体分散体的分散性．中国中药杂志，2011，36（5）：573－575．

［19］孟珺，王立军．HPLC法同时测定槐角丸中槐角苷、黄芩苷和柚皮苷的含量．中成药，2011，34（4）：638－639．

［20］张元元，李进，陈涛，等．高效液相色谱法同时测定金银花中绿原酸和木犀草苷的含量．天津中医药大学学报，2011，30（2）：107－109．

［21］张蕾，郭卫东，曹玲．HPLC－ELSD法测定黄氏响声丸中贝母素甲和贝母素乙的含量．中国药品标准，2011，11（5）：369－372．

[22] 蔡伟，林宏英，张宏桂，等．气相色谱法测定不同采收月份和年限金钗石斛中石斛碱．中国实验方剂学杂志，2011，17（11）：62 −64.

[23] 舒莉．RP −HPLC 测定大黄清胃丸中大黄素和大黄酚的含量．湖南中医杂志，2011，27（1）：109 −110.

[24] 王宁，武卫红，李中文，等．基于近红外光谱技术对双黄连口服液中黄芩苷、绿原酸和连翘苷进行现场快速定量分析方法的研究．药物分析杂志，2010，30（9）：1689 −1694.

[25] 刘友刚，王威，徐荣．肉苁蓉及其醇提物的傅里叶变换红外光谱研究．中国医院药学杂志，2010，30（15）：1257 −1260.

[26] 徐传林，李会军，李萍，等．川贝母药材分子鉴定方法研究．中国药科大学学报，2010，41（3）：226 −230.

[27] 毕志明，周小琴，汤丹，等．内标校正法在中药栀子多成分同时定量分析中的应用．中国药科大学学报，2010，41（1）：50 −54.

[28] 刘朋，周建良，安婧婧，等．涡流色谱技术在生物样品分析中的应用．色谱，2010，28（2）：168 −174.

[29] 鄢丹，任永申，骆骄阳，等．中药质量生物测定的思考与实践——以板蓝根为例．中国中药杂志，2010，35（19）：2637 −2640.

[30] 敖茂宏，宋智琴．黔产栽培龙胆药材龙胆苦苷的含量测定．浙江农业科学，2010，（6）：1397 −1398.

[31] Wang Yue −Fei，Wu Bin，Yang Jing，et al. A rapid method for the analysis of ten compounds in Psoralea corylifolia L. by UPLC Chromatographia，2009，70：199 −204.

[32] 李寒冰，鄢丹，王伽伯，等．基于神经氨酸酶活性检测的板蓝根品质生物评价的研究．药学学报，2009，44（2）：162 −166.

[33] 李寒冰，鄢丹，曹俊岭，等．中药生物效价检测用对照品的选择与标化．中国中药杂志，2009，34（3）：363 −365.

[34] 李寒冰，鄢丹，金城，等．基于化学荧光测定的板蓝根抗病毒效价检测方法的建立．光谱学与光谱分析，2009，29（4）：908 −912.

[35] Cao Jun，Chen Jun，Yi Ling，et al. Comparison of oil −in −water and water −in −oil microemulsion electrokinetic chromatography as methods for the analysis of eight phenolic acids and five diterpenoids. Electrophoresis，2008，29：2310 −2320.

[36] Liu Hai −Ling，Xia Li，Cao Jun，et al. Simultaneous determination of twelve saponins in Radix et Rhizoma Notoginseng by rapid resolution LC −ESI −TOF −MS. Chromatographia，2008，68：1033 −1038.

[37] 王福刚，刘斌，王伟，等．RP −HPLC 测定 Beagle 犬血浆中 2,3,5,4′ −四羟基二苯乙烯 −2 −O −β −D −葡糖苷的浓度及药动学研究．中国药学杂志，2008，43（8）：613 −616.

[38] 陆倩，邵青，瞿海斌，等．柱切换色谱峰法同时测定香丹注射液中水溶性成分及橙花叔醇的含量．中国中药杂志，2008，33（23）：2776 −2780.

[39] 史新元，张燕玲，王耘，等．中药生产过程中质量控制的思考．世界科学技术：中医药现代化，2008，10（5）：121 −125.

[40] 展晓日，史新元，乔延江，等．乳块消片生产过程中醇提液快速质量评价方法研究．世界科学技术：中医药现代化，2008，10（5）：130 −133.

[41] 李义志，毛春芹，陆兔林，等．不同产地红参中总皂苷及人参皂苷 Rg₁、Re、Rb₁ 的含量比较．中国实用医药，2008，3（28）：1 −3.

［42］Wei Ying － Jie, Qi Lian － Wen, Li Ping, et al. Improved quality control method of Fufang Danshen preparations through simultaneous determination of phenolic acids, saponins and diterpenoid quinones by high performance liquid chromatography coupled with diode array and evaporative light scattering detectors. J Pharm Biomed Anal, 2007, 45: 775 －784.

［43］Qian Zheng － Ming, Li Hui － Jun, Li Ping, et al. Simultaneous quantification of seven bioactive components in Caulis Lonicerae Japonicae by high performance liquid chromatography. Biomed Chromatogr, 2007, 21: 649 －654.

［44］Qian Zheng － Ming, Li Hui － Jun, Li Ping, et al. Simultaneous qualitation and quantification of thirteen bioactive compounds in Flos Lonicerae by high －performance liquid chromatography with diode array detector and mass spectrometry. Chem Pharm Bull, 2007, 55: 1073 －1076.

［45］肖小河, 金城, 赵中振, 等. 论中药质量控制与评价模式的创新与发展. 中国中药杂志, 2007, 32（14）: 1377 －1381.

［46］唐晓晶, 冯成强, 黄璐琦, 等. 高特异性 PCR 方法鉴别乌梢蛇及其混淆品. 中国药学杂志, 2007, 42（5）: 333 －336.

［47］唐元泰, 芮菁. 关于中药标准采用"生物活性测定"项目的建议. 中国药品标准, 2007, 8（6）: 39 －45.

［48］谷丽华, 吴弢, 张紫佳, 等. 薄层色谱 －生物自显影技术评价乌药等三种中药的抗氧化活性. 药学学报, 2006, 41（10）: 956 －962.

［49］邢俊波, 吴禾, 刘云. HPLC 法同时测定灯七脉通注射液中 3 种皂苷的含量. 药物分析杂志, 2006, 26（4）: 511 －513.

［50］顾宇翔, 王尊生, 李素霞, 等. HPLC 分析虫草发酵制品中多种核苷及碱基. 药物分析杂志, 2006, 26（7）: 953 －957.

［51］鄢丹, 韩玉梅, 董小萍. 反相高效液相色谱 －蒸发光散射检测法同时测定阿胶中的 17 种未衍生氨基酸. 色谱, 2006, 24（4）: 359 －362.

［52］陈长水, 毛亚珠, 陈军. 薄层扫描法测定补骨脂中补骨脂素和异补骨脂素的含量. 齐鲁药事, 2005, 24（6）: 346 －347.

［53］张志琪, 范智超, 阎宏涛. 流动注射在线水解光谱法快速测定川芎多糖. 药物分析杂志, 2004, 34（3）: 320 －323.

［54］杨明华, 杨苏蓓, 金祖汉, 等. 益母草药材生物检定方法的研究（Ⅱ）——缩宫素、益母草量效关系和检定适用效应模式的建立. 中药材, 2002, 6（6）: 409 －411.

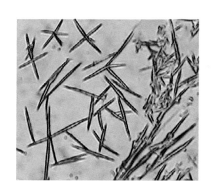

彩图1　大黄粉末微量升华产物

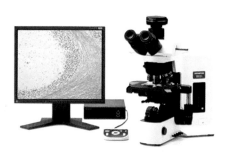

彩图2　显微摄影计算机成像系统

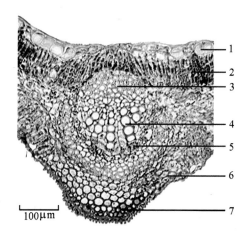

100μm

彩图3　番泻叶（Cassia acutifolia 叶）横切面
1. 上表皮；　2. 栅栏组织；3. 纤维束；4. 木质部；
5. 韧皮部；6. 下表皮；7. 厚角组织

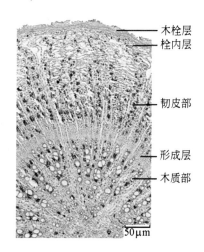

木栓层
栓内层

韧皮部

形成层
木质部

50μm

彩图4　黄芪（Astragalus membranaceus
var. mongholicus 根）横切面，示双子叶
植物根的次生构造

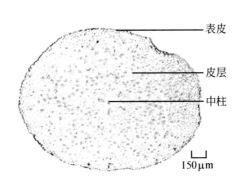

表皮

皮层

中柱

150μm

彩图5 细辛（*Asarum heterotropoides* 根）
横切面，示双子叶植物根的初生构造

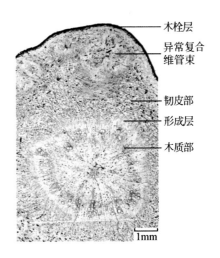

木栓层

异常复合
维管束

韧皮部
形成层
木质部

1mm

彩图6 何首乌（*Polygonum multiflorum*
根）横切面，示双子叶植物根的异常构造

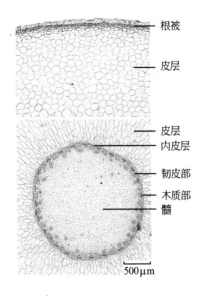

根被

皮层

皮层
内皮层
韧皮部
木质部
髓

500μm

彩图7 直立百部（*Stemona sessilifolia*
根）横切面，示单子叶植物根的构造

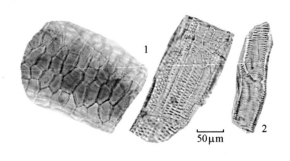

1

2

50μm

彩图8 木栓细胞与导管
1. 甘草（*Glycyrrhiza uralensis* 根）
2. 木香（*Aucklandia lappa* 根）

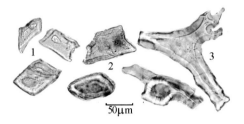

彩图9　石细胞
1. 党参（*Codonopsis pilosula* 根）
2. 川乌（*Aconitum carmichaelii* 根）
3. 北豆根（*Menispermum dauricum* 根）

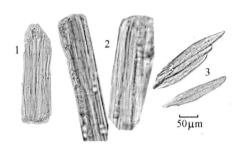

彩图10　纤维
1. 黄芪（*Astragalus membranaceus* var. *mongholicus* 根）
2. 甘草（*Glycyrrhiza uralensis* 根）
3. 黄芩（*Scutellaria baicalensis* 根）

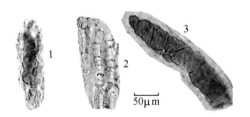

彩图11　分泌组织
1. 人参（*Panax ginseng* 根）
2. 党参（*Codonopsis pilosula* 根）
3. 防风（*Saposhnikovia divaricata* 根）

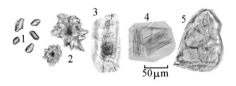

彩图12　结晶
1. 甘草（*Glycyrrhiza uralensis* 根）草酸钙方晶
2. 人参（*Panax ginseng* 根）草酸钙簇晶
3. 牛膝（*Achyranthes bidentata* 根）草酸钙砂晶
4. 天冬（*Asparagus cochinchinensis* 根）草酸钙针晶
5. 木香（*Aucklandia lappa* 根）菊糖

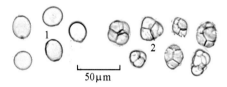

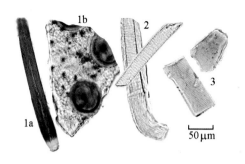

彩图13 淀粉粒
1. 天花粉 （*Trichosanthes kirilowii* 根）
2. 三七 （*Panax notoginseng* 根）

彩图14 动物类药材粉末显微特征
1. 全蝎（a. 刚毛； b. 体壁碎片）
2. 鹿茸（毛茸）； 3. 乌梢蛇（肌肉）

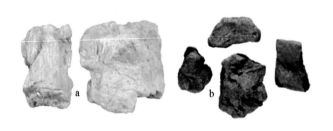

彩图15-A 雌黄、雄黄与信石药材
a. 雌黄；b. 雄黄；c. 信石

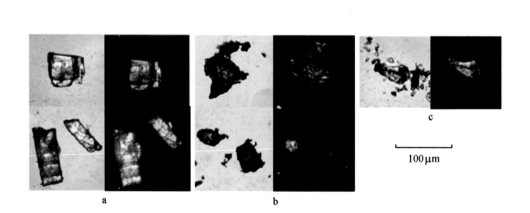

彩图15-B 雌黄、雄黄与信石显微特征（左：普通光学显微镜；右：偏光显微镜）
a. 雌黄；b. 雄黄；c. 信石

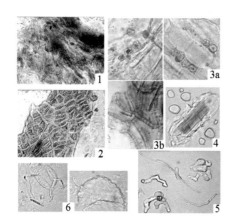

彩图16 六味地黄丸显微特征
1. 地黄（薄壁细胞碎片）；2. 山茱萸（果皮表皮细胞）；
3. 牡丹皮（a. 草酸钙簇晶；b. 木栓细胞）；4. 山药（草酸
钙针晶及淀粉粒）；5. 茯苓（菌丝及多糖团块）；
6. 泽泻（类圆形薄壁细胞及纹孔团）

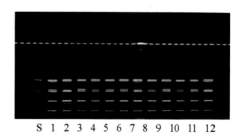

彩图17 三七薄层色谱图
S. 从上至下依次为人参皂苷Rg₁、人参皂苷Re、
三七皂苷R₁、人参皂苷Rb₁
1～11. 三七样品（产于云南）
12. 三七样品（产于广东）

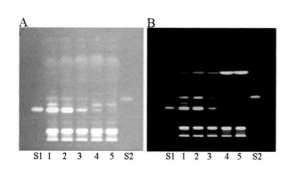

彩图18 紫苏子薄层色谱图
A. DPPH显色（日光灯下观察）B. 三氯化铝显色（紫外光灯
365nm下检视）
S1. 木犀草素对照品；S2. 芹菜素对照品；1～5. 紫苏子样品

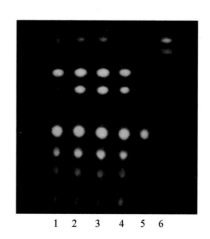

彩图19 左金丸薄层色谱图
1～3. 左金丸样品；4. 黄连对照药材；
5. 小檗碱对照品；6. 吴茱萸对照药材

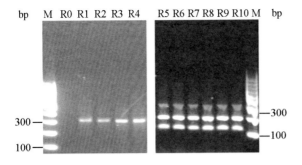

彩图20　非川贝母类与川贝母类药材PCR-RFLP电泳图

R0. 空白对照；　R1～R4. 非川贝母类药材（分别为Fritillaria hupehensis、F. ussuriensis、F. pallidiflora、F. thunbergii鳞茎）；R5～R10. 川贝母类药材（分别为F. unibracteata、F. przewalskii、F. cirrhosa、F. delavayi、F. taipaiensis、F. unibracteata var. wabuensis鳞茎）

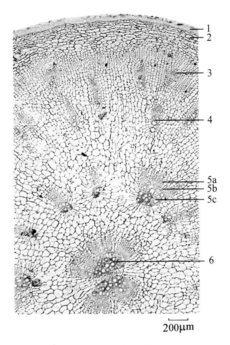

彩图21　牛膝横切面
1. 木栓层；　2. 栓内层；　3. 外轮维管束；
4. 第二轮维管束；　5. 第三轮维管束；　6. 中心木质部

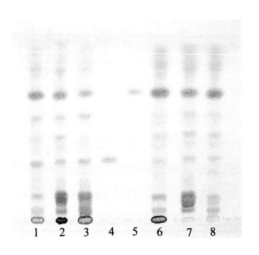

彩图22　牛膝薄层色谱图
1～2、6～8. 样品；　3. 牛膝对照药材；
4. 人参皂苷Ro；　5. β-蜕皮甾酮

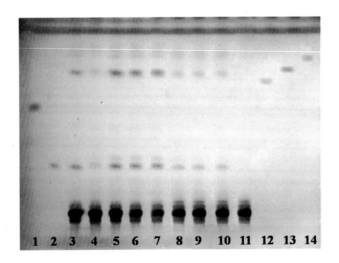

彩图23　安宫牛黄丸薄层色谱图（检查猪去氧胆酸）
1. 猪去氧胆酸；2. 胆酸；3～10. 样品；11. 空白对照（缺牛黄）；
12. 鹅去氧胆酸；13. 去氧胆酸；14. 石胆酸